PATHOLOGICAL KNOWLEDGE COMPETENCY TRAINING
——FROM BASICS TO CLINICAL PRACTICE

U0890547

病理知识胜任力实训

——从基础到临床

主　编　李懿萍　卜晓东

東南大學出版社
SOUTHEAST UNIVERSITY PRESS
南京

图书在版编目(CIP)数据

病理知识胜任力实训：从基础到临床 / 李懿萍，卜晓东主编 . -- 南京：东南大学出版社，2025. 8.

ISBN 978 - 7 - 5766 - 2301 - 7

Ⅰ. R36

中国国家版本馆 CIP 数据核字第 2025GA7072 号

责任编辑：陈潇潇 （责编邮箱 med@seupress.com）

责任校对：子雪莲 **封面设计**：余武莉 **责任印制**：周荣虎

病理知识胜任力实训——从基础到临床

Bingli Zhishi Shengrenli Shixun —— Cong Jichu Dao Linchuang

主　　编	李懿萍　卜晓东
出版发行	东南大学出版社
出 版 人	白云飞
社　　址	南京四牌楼2号　邮编：210096
网　　址	http：//www.seupress.com
经　　销	全国各地新华书店
印　　刷	广东虎彩云印刷有限公司
开　　本	787 mm×1092 mm　1/32
印　　张	22. 25
字　　数	480千字
版　　次	2025年8月第1版
印　　次	2025年8月第1次印刷
书　　号	ISBN 978 - 7 - 5766 - 2301 - 7
定　　价	88. 00元

* 本社图书若有印装质量问题，请直接与营销部联系，电话（传真）：025 - 83791830。

编写组成员

主　审 / 陈平圣　张丽华

Reviewers in chief
Pingsheng Chen, Lihua Zhang

主　编 / 李懿萍　卜晓东

Editors in chief
Yiping Li, Xiaodong Bu

副主编 / 魏晓莹　张爱凤　盛　蓁

Associate editors in chief
Xiaoying Wei, Aifeng Zhang, Zhen Sheng

编　者 / （按姓氏笔画为序）

卜晓东　东南大学医学院病理学系
王龙飞　东南大学附属中大医院病理科
王雪晴　东南大学附属中大医院病理科
汤涛涛　东南大学医学院病理学系
李　娜　东南大学医学院病理学系
李懿萍　东南大学医学院病理学系
张丽华　东南大学附属中大医院病理科
张爱凤　东南大学医学院病理学系
陈平圣　东南大学医学院病理学系
徐佳佳　东南大学附属中大医院病理科
盛　蓁　东南大学医学院病理学系
樊　翔　东南大学附属中大医院病理科
潘　旻　东南大学医学院病理学系
魏晓莹　东南大学附属中大医院病理科

Xiaodong Bu	Department of Pathology, Medical School, Southeast University
Longfei Wang	Department of Pathology, Zhongda Hospital, Southeast University
Xueqing Wang	Department of Pathology, Zhongda Hospital, Southeast University
Taotao Tang	Department of Pathology, Medical School, Southeast University
Na Li	Department of Pathology, Medical School, Southeast University
Yiping Li	Department of Pathology, Medical School, Southeast University
Lihua Zhang	Department of Pathology, Zhongda Hospital, Southeast University
Aifeng Zhang	Department of Pathology, Medical School, Southeast University
Pingsheng Chen	Department of Pathology, Medical School, Southeast University
Jiajia Xu	Department of Pathology, Zhongda Hospital, Southeast University
Zhen Sheng	Department of Pathology, Medical School, Southeast University
Xiang Fan	Department of Pathology, Zhongda Hospital, Southeast University
Min Pan	Department of Pathology, Medical School, Southeast University
Xiaoying Wei	Department of Pathology, Zhongda Hospital, Southeast University

PREFACE
前言

病理学是研究疾病的病因、发病机制、病理变化以及转归的一门医学基础学科，也是一门介于基础与临床之间的桥梁学科。病理知识的储备和积累对在校医学生进一步学习临床相关课程至关重要，目前，国内大部分医学院校的本科阶段基础病理知识授课学时相对较少，且授课内容中的临床病理诊断知识也接触甚少，迫切需要相关教材或复习用书帮助学生梳理知识点，进一步融会贯通，既加深对病理知识的印象，也有助于学生顺利通过各级各类学业测试。此外，进行规范化培训的临床医师在繁重的工作之余，也有必要对前期所学基础病理知识进行复习和梳理，并与临床实践相结合，以快速提高其综合思维能力和诊疗水平。

针对上述情况，东南大学医学院病理学系教师和东南大学附属中大医院病理科医师组成的虚拟教研室团队，依据医学院校临床医学专业（本科）水平测试大纲、临床执业医师资格考试大纲、临床病理科住院医师规范化培训结业理论考核大纲等要求，利用多年来积累的教学资源，以及借鉴国内外病理学教材和复习资料编写经验，撰写了一本兼顾基础和临床病理知识的复习用书，希望能满足不同阶段学习者的需求，发挥病理学科从基础到临床的桥梁作用。

本教材编写组成员，均为国家级一流本科课程教学团队或国家住院医师规范化培训基地指导教师，基础病理教学或临床病理诊断经验丰富。本教材紧扣最新版全国高等学校规划教材，基础病理与临床病理相结合，知识点丰富，多种题型兼备，解析详尽，侧重于临床诊断训练的部分进阶病理知识在正文中用“★”标识，并且适当增加了部分中英文双语内容，便于学习者进行个性化选择及知识拓展。本教材既可作为医学本科生复习指导用书，也可作为医学研究生、规范化培训医师和低年资病理医师的基础参考用书。

由于编者水平有限，本教材难免存在不足之处，还望同道们不吝赐教。

东南大学医学院病理学系　陈平圣
东南大学附属中大医院病理科　张丽华
2025 年 3 月

Pathology is a medical basic discipline that researches the etiology, pathogenesis, pathological changes, and outcomes of diseases. It also serves as a bridge between basic medicine and clinical practice. The accumulation of knowledge in pathology is crucial for medical students to further study clinic-related courses. Currently, most domestic medical schools offer relatively few class hours for basic pathology during their undergraduate programs, and the curriculum introduces very little diagnostic knowledge of clinical pathology. There is an urgent need for textbooks or review materials to help students organize key points, deepen their understanding of pathology knowledge, combine with clinical practice, and facilitate successes in various academic tests. Additionally, clinicians undergoing standardized training also need to review and consolidate their foundational knowledge in pathology after the heavy work, and combine the basic knowledge with clinical practice to rapidly enhance their comprehensive thinking abilities and clinical skills.

In response to the aforementioned situation, the virtual teaching and research teams composed of teachers from the Department of Pathology , Medical School, Southeast University and pathologists from the Department of Pathology, Zhongda Hospital, Southeast University has written the review book that covers both basic and clinical pathological knowledge. This is based on the requirements set forth in the testing guidelines for medical undergraduate programs, the national licensing examination for practicing physicians, and the theoretical assessment syllabus for standardized training of resident pathologists. The team utilized accumulated teaching resources over many years and drew upon their experience in compiling domestic and international pathology textbooks as well review materials to create the book. The book has been developed to address the needs of learners at distinct educational stages and to bridge the gap between basic medicine and clinical practice in pathology.

The editors of this textbook are members of national first-class undergraduate course teaching teams or instructors at national standardized resident training bases, and they have rich experience in both basic pathology education and clinical pathological diagnoses. This textbook closely follows the latest edition of the National Higher Education Planning Textbooks, integrating basic pathology with clinical pathology. It is rich in knowledge points, offers a variety of question types with detailed explanations, and provides some advanced pathological knowledge questions and explanations related to clinical diagnosis marked with ★ symbols in the main text. Additionally, it includes some bilingual content, which is convenient for learners to make personalized choices and knowledge expansion. This textbook can serve as not only review guidance for medical undergraduates, but also a basic reference book for medical graduate students, standardized training physicians, and junior pathologists.

Due to the limited abilities of the editors, there might be some mistakes and omissions in this textbook. We appreciate peers to offer guidance and corrections without hesitation.

Department of Pathology, Medical School, Southeast University,
Pingsheng Chen
Department of Pathology, Zhongda Hospital, Southeast University
Lihua Zhang

March 2025

目录

CONTENTS

第一章 细胞、组织的适应和损伤，损伤的修复

知识实训

一、选择题

A1 型题

1. 适应在形态学上的表现,不包括
   A. 萎缩　B. 肥大　C. 坏死
   D. 增生　E. 化生
2. 全身营养不良时,首先发生萎缩的组织或器官是
   A. 心肌组织　B. 脂肪组织　C. 骨骼肌组织
   D. 大脑　E. 肝脏
3. 下列哪项叙述不属于萎缩
   A. 恶病质患者的四肢变细　B. 脊髓灰质炎患者的下肢变细
   C. 老年女性的子宫体积变小　D. 严重脑动脉粥样硬化时脑体积变小
   E. 空洞型肾结核时肾实质变少
4. 下列不属于病理性萎缩的器官或组织是
   A. 晚期胰腺癌患者的肝脏　B. 晚期原发性高血压病人的肾脏
   C. 老年女性的卵巢　D. 骨折患者的患肢肌肉
   E. 脑动脉粥样硬化患者的脑
5. 下列器官或组织中,仅发生肥大的是
   A. 哺乳期乳腺　B. 功能亢进的甲状腺
   C. 运动员与运动有关的骨骼肌　D. 妊娠期子宫
   E. 肝脏部分切除后的残存肝组织
6. 下列描述中,不属于肥大的是
   A. 卵巢囊肿引起的卵巢体积增大　B. 举重运动员的上臂骨骼肌增大
   C. 幽门狭窄导致胃壁肌层增厚　D. 一侧肾脏切除后对侧肾脏增大
   E. 高血压病患者的左心室增大
7. 子宫内膜增生症属于
   A. 生理性增生　B. 内分泌性增生　C. 代偿性增生
   D. 不典型增生　E. 肿瘤性增生

8. 下列哪项叙述不属于化生
   A. 长期吸烟者的支气管黏膜中出现鳞状上皮
   B. 胃窦黏膜下层中出现胰腺腺泡和导管
   C. 膀胱结石患者的膀胱黏膜中出现鳞状上皮
   D. 慢性胆囊炎患者的胆囊黏膜中出现鳞状上皮
   E. 骨化性肌炎患者的软组织中出现骨组织
9. 心肌梗死后修复组织中查见骨组织，属于
   A. 上皮-间质转化　B. 不典型增生　C. 骨肉瘤
   D. 骨质增生　E. 间叶组织化生
10. 细胞早期不可逆性损伤的关键环节是
   A. 细胞膜破坏　B. 活性氧类物质的损伤
   C. 胞浆内游离钙增多　D. 缺血缺氧
   E. 溶酶体酶的释放和活化
11. 下列细胞器中对缺氧最敏感的是
   A. 溶酶体　B. 线粒体　C. 光面内质网
   D. 粗面内质网　E. 高尔基器
12. 缺氧时细胞最先出现的是
   A. 细胞形态变化　B. 细胞代谢变化　C. 细胞功能变化
   D. 细胞器形态变化　E. 细胞核形态变化
13. 肾脏近曲小管上皮细胞水肿时，细胞浆内的红染细颗粒状物质是
   A. 凝固的蛋白质　B. 增多的溶酶体
   C. 扩张的高尔基体　D. 肿胀的线粒体和扩张的内质网
   E. 崩解的细胞核
14. 气球样变的细胞最常见于
   A. 心　B. 肝　C. 脾
   D. 脑　E. 肺
15. 磷中毒时，肝脂肪变性主要位于
   A. 肝小叶周边带　B. 肝小叶中央区　C. 肝小叶内全部肝细胞
   D. 汇管区内　E. 中央静脉周围和汇管区内
16. “虎斑心”在光镜下可见
   A. 心肌间质纤维化　B. 心肌细胞脂肪变性
   C. 心肌细胞凝固性坏死　D. 心肌间质脂肪浸润
   E. 心肌细胞内色素沉积
17. 蓄积于细胞浆内的脂肪可被下列哪种染色染成橘红色
   A. 刚果红染色　B. 苏丹Ⅲ染色　C. 甲基紫染色
   D. PAS 染色　E. 锇酸染色

18. 细动脉壁玻璃样变最常发生于
A. 急进型高血压
B. 缓进型高血压
C. 急性弥漫性增生性肾小球肾炎
D. 急性肾盂肾炎
E. 嗜铬细胞瘤

19. 细动脉壁玻璃样变的发生机制最可能是
A. 增生性动脉内膜炎
B. 动脉中层钙化
C. 动脉内膜下胆固醇蓄积
D. 动脉壁内蛋白质蓄积
E. 动脉周围炎

★20. 沉积的淀粉样物质可采用下列哪种特殊染色加以明确
A. 刚果红染色
B. 普鲁士蓝染色
C. 苏丹Ⅲ染色
D. 磷钨酸苏木素染色
E. 阿尔新蓝染色

21. 局部出血或长期淤血的部位常可见
A. 胆红素沉积
B. 黑色素沉积
C. 含铁血黄素沉积
D. 脂褐素沉积
E. 炭末沉积

★22. 转移性钙化常见于
A. 静脉血栓内
B. 动脉粥样硬化斑块内
C. 甲状腺功能亢进的患者
D. 甲状旁腺功能亢进的患者
E. 结核坏死灶内

23. 不发生在细胞间质的可逆性损伤是
A. 玻璃样变
B. 脂肪变
C. 淀粉样变
D. 黏液样变
E. 病理性色素沉着

24. 下列关于坏死的描述中，正确的是
A. 坏死是活体内局部组织、细胞死亡的一种形式
B. 坏死是可逆性损伤
C. 坏死的主要形态学标志是细胞间质肿胀
D. 肾组织缺血性坏死常表现为液化性坏死
E. 脑组织的坏死常表现为凝固性坏死

25. 光镜下细胞坏死的主要形态学标志是
A. 胞浆嗜酸性变
B. 线粒体基质无定形钙致密物堆积
C. 核固缩、核碎裂、核溶解
D. 内质网肿胀
E. 溶酶体释放酸性水解酶

26. 结核病灶中的坏死常表现为
A. 凝固性坏死
B. 液化性坏死
C. 干酪样坏死
D. 纤维蛋白样坏死
E. 湿性坏疽

27. 急性胰腺炎时常可见
A. 脂肪坏死
B. 干酪样坏死
C. 凝固性坏死
D. 纤维蛋白样坏死
E. 点状坏死

28. 纤维蛋白样坏死常见于
A. 心肌细胞　B. 肾小管上皮细胞　C. 脑组织
D. 结核结节　E. 结缔组织和血管壁
29. 凝固性坏死和坏疽的主要区别在于
A. 坏死区有无静脉淤血　B. 坏死区有无动脉栓塞
C. 坏死区有无腐败菌感染　D. 坏死区与周围正常组织的分界是否清晰
E. 坏死区有无丰富水分
30. 下列关于坏死结局的描述中,不正确的是
A. 坏死组织的溶解吸收可依赖中性粒细胞释放水解酶和巨噬细胞吞噬
B. 皮肤或黏膜的坏死组织脱落可造成局部组织缺损,称为空洞
C. 坏死组织的机化主要依赖肉芽组织的替代
D. 坏死组织内的钙化属于营养不良性钙化
E. 坏死灶液化范围较大,不能完全吸收时,可形成囊腔
31. 由炎症 caspase 介导,伴随炎症反应出现的一种细胞程序性死亡方式称为
A. 细胞凋亡　B. 细胞焦亡　C. 坏死性凋亡
D. 细胞自噬　E. 铁死亡
32. 下列描述中,不符合干酪样坏死的是
A. 镜下呈无结构颗粒状红染物　B. 肉眼观坏死灶常呈淡黄色
C. 镜下可见原有组织结构轮廓　D. 主要见于结核病
E. 坏死区质地松软,细腻
33. 下列描述中,不属于再生的是
A. 中性粒细胞的更新　B. 表皮基底细胞增生,补充脱落的角化细胞
C. 消化道黏膜上皮的更新　D. 出芽式毛细血管生成
E. 心肌梗死后瘢痕组织形成
34. 属于稳定细胞的是
A. 心肌细胞　B. 肝细胞　C. 血管内皮细胞
D. 淋巴细胞　E. 神经细胞
35. 属于永久性细胞的是
A. 骨骼肌细胞　B. 成纤维细胞　C. 平滑肌细胞
D. 肾小管上皮细胞　E. 红细胞
36. 下列关于再生的描述中,不正确的是
A. 肝在部分切除后,可通过残留肝细胞分裂增生加以弥补
B. 在损伤的刺激下,受损处的成纤维细胞可增生,合成并分泌前胶原蛋白
C. 胃黏膜上皮缺损之后,由临近的基底部细胞分裂增生来修补
D. 平滑肌细胞的再生能力强于心肌细胞
E. 外周神经受损后,不能再生

37. 具有向骨、软骨、脂肪、肌肉及肌腱等组织分化潜能的细胞主要是
A. 间充质干细胞　B. 造血干细胞　C. 神经干细胞
D. 肝脏干细胞　E. 表皮干细胞

38. 下列描述中，正确的是
A. 肉芽组织中的大量渗出液主要来源于肌成纤维细胞
B. 肉芽组织中的成纤维细胞可产生基质和胶原
C. 肉芽组织是含有肉芽肿的结缔组织
D. 肉芽组织中常无炎细胞浸润
E. 肉芽组织中常含有神经纤维

39. 在肉芽组织逐渐成熟过程中，描述不正确的是
A. 间质水分逐渐增多　B. 炎细胞逐渐减少
C. 部分毛细血管管腔闭塞　D. 成纤维细胞产生越来越多的胶原纤维
E. 少数毛细血管改建为小动脉或小静脉

40. 下列描述中，符合二期愈合的是
A. 组织缺损少，创缘整齐　B. 无法整齐对合或伴有感染的伤口
C. 炎症反应轻　D. 愈合后形成一条白色线状瘢痕
E. 伤口中肉芽组织较少

41. 骨折愈合过程中，肉芽组织出现的时间一般是在
A. 骨折后 1 个月　B. 骨折后 3 个月　C. 骨折后 2～3 天
D. 骨折后 10～15 天　E. 骨折后 24 小时之内

42. 对创伤愈合较为重要的维生素是
A. 维生素 A　B. 维生素 E　C. 维生素 B_{12}
D. 维生素 C　E. 维生素 D

A2 型题

43. 男性，26 岁，在摩托车事故中左股骨骨折，石膏固定 6 周后左小腿直径明显减小，导致这种改变的主要原因是
A. 增生　B. 萎缩　C. 营养不良
D. 变性　E. 发育不良

44. 男性，56 岁，因肾功能不全，行右肾根治性切除术，术后大体标本如图所示，该肾脏最可能的病变是

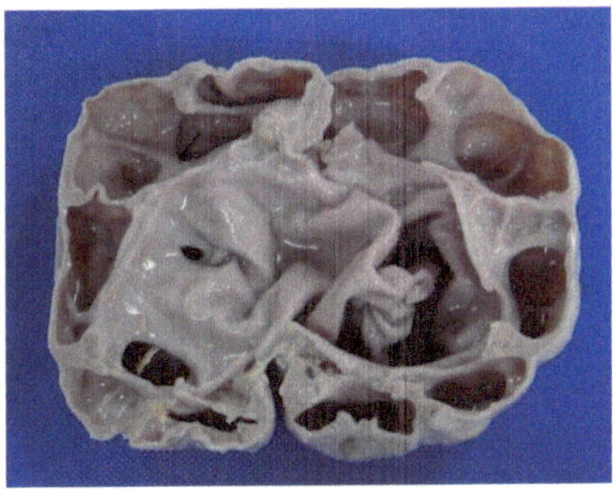

A. 凝固性坏死
B. 肾细胞癌
C. 干酪样坏死
D. 压迫性萎缩
E. 肾小球肾炎

45. 女性，24 岁，妊娠状态。超声检查显示：孕 13 周，子宫大小 12 cm×8 cm×7 cm。产妇分娩时子宫大小 34 cm×25 cm×20 cm。子宫增大的主要原因是

A. 子宫内膜腺体增生　　B. 子宫肌层成纤维细胞增生
C. 子宫内膜间质增生　　D. 子宫肌层平滑肌肥大
E. 血管内皮增生

★46. 女性，40 岁，因餐后反酸、烧心感就诊，行上消化道内窥镜检查，并进行食管下段活检，镜下形态如图所示，最有可能发生的形态改变是

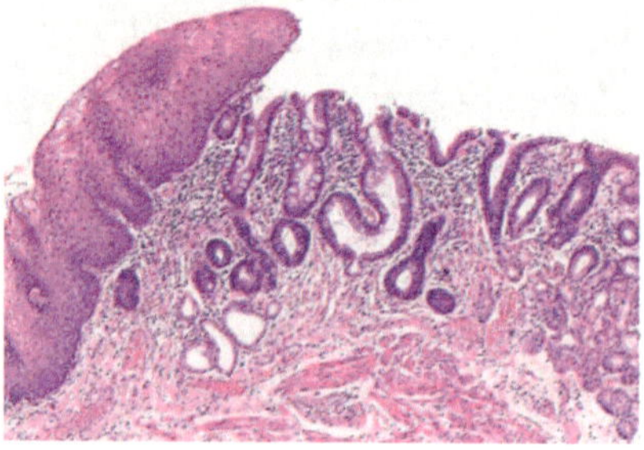

A. 柱状上皮化生　　B. 杯状细胞增生
C. 固有层萎缩　　D. 鳞状细胞不典型增生
E. 黏膜肥大

★47. 女性，68 岁，双侧眼睑近内眦部位见橘黄色大小不一的结节状隆起，送检病理组织光镜下可见真皮层内聚集大量胞浆呈泡沫状的巨噬细胞，该巨噬细胞胞浆内的物质最可能是

A. 蛋白质　　B. 中性脂肪　　C. 胆固醇
D. 糖原　　E. 含铁血黄素

★48. 男性，65 岁，临床诊断"酒精性肝炎"，经肝脏穿刺活检，光镜下见部分肝细胞胞浆内存在均质红染的嗜酸性包涵体，该形态最可能是

A. 肝细胞水肿　　B. 肝细胞气球样变　　C. 肝细胞脂肪变
D. 肝细胞玻璃样变　　E. 肝细胞淀粉样变

49. 女性，53 岁，体检超声发现甲状腺左叶内直径约 1.5 cm 结节，甲状腺细针穿刺细胞学病理报告"可疑乳头状甲状腺癌"，行甲状腺左叶切除手术，术后标本光镜下见肿瘤组织穿刺针道周围棕黄色色素颗粒沉积，该色素最可能是

A. 含铁血黄素　　B. 胆红素　　C. 黑色素
D. 脂褐素　　E. 胆绿素

50. 男性，72 岁，因"急性心肌梗死"死亡。尸检发现，光镜下冠状动脉粥样硬化斑块内可见灰蓝色不规则颗粒状或片状物质，该形态最可能是

A. 营养不良性萎缩　　B. 营养不良性钙化　　C. 转移性钙化
D. 凝固性坏死　　E. 干酪样坏死

★51. 男性，43 岁，体检发现肺结节，行右肺楔形切除术，术后见右肺 3 cm 结节，切面呈淡黄色，质地细腻，镜下形态如图，该病变最可能伴发的不可逆性损伤是

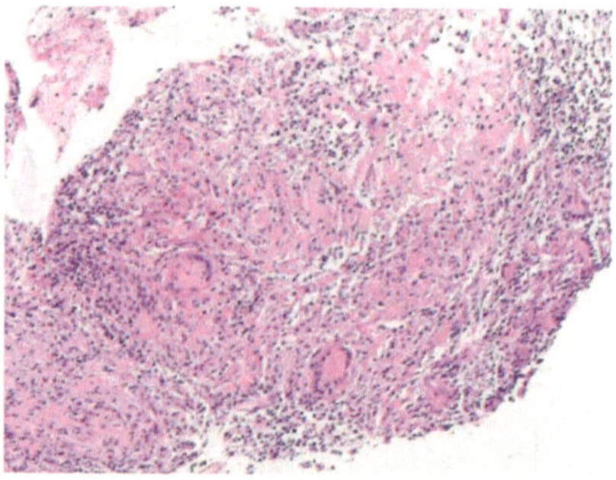

A. 凝固性坏死　　B. 细胞凋亡
C. 干酪样坏死　　D. 液化性坏死
E. 脂肪变性

★52. 男性，82岁，因“高血压病，脑出血”死亡。尸检发现，肉眼可见胃窦部小弯侧黏膜面有一直径约0.5 cm灰白色病灶，表面被覆黏膜、无明显隆起及出血改变，周围黏膜略呈放射状集中，该病灶镜下形态最可能是

A. 平滑肌瘤
B. 黏膜下胶原化，瘢痕组织形成
C. 癌组织浸润肌层
D. 肌层平滑肌细胞肥大
E. 脂肪瘤

A3/A4 型题

★(53～56题共用题干)

男性，46岁，体检发现胆固醇和甘油三酯升高，超声显示肝脏体积增大，行肝穿刺活检。

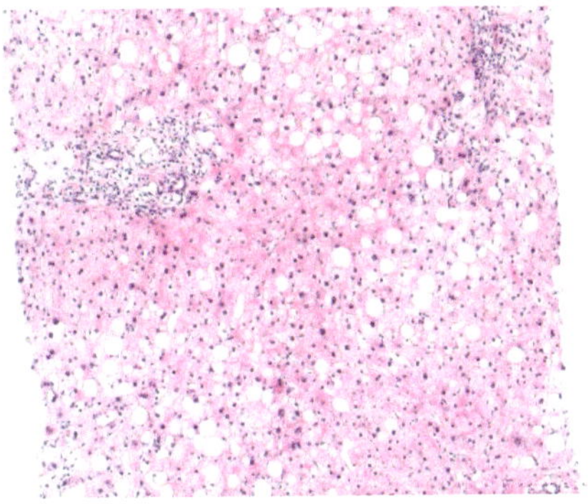

53. 镜下形态如图所示，肝细胞最可能的病变是

A. 液化性坏死
B. 淀粉样变性
C. 气球样变
D. 干酪样坏死
E. 脂肪变性

54. 在部分肝细胞胞浆内可见嗜酸性玻璃样包涵体，最可能是

A. Russell 小体
B. Mallory 小体
C. Verocay 小体
D. Aschoff 小体
E. Negri 小体

55. 下列特殊染色可用于本病辅助诊断的是

A. PAS 染色
B. 苏丹Ⅲ染色
C. 甲基紫染色
D. 刚果红染色
E. 黏液卡红染色

56. 引起上述形态改变最可能的原因是

A. 吸毒
B. 饮酒
C. 服用药物
D. 病毒感染
E. 抽烟

(57～59题共用题干)

女性，65岁，因“慢性左心衰竭”死亡。尸检发现肺淤血，肺泡腔内多量吞噬色素的组织细胞聚集，胞浆内见金黄色或褐色的折光性粗大色素颗粒。

57. 该色素最可能是

A. 黑色素
B. 含铁血黄素
C. 胆色素
D. 炭末沉积
E. 脂褐素

58. 关于该色素，下列说法错误的是

A. 主要见于陈旧性出血和溶血性疾病
B. 是巨噬细胞吞噬、降解红细胞血红蛋白所产生的铁蛋白微粒
C. 表明有红细胞的破坏和含铁物质的剩余

D. 既可见于细胞内，也可见于细胞外
E. 生理情况下不可见

59. 常用于此种色素的特殊染色是
A. 黏液卡红　B. GMS　C. 普鲁士蓝
D. 刚果红　E. 锇酸

(60～61 题共用题干)

男性，63 岁，因“突发胸痛 30 分钟，伴恶心”急诊入院，临床初步考虑“左室前壁心肌梗死”。

60. 心肌梗死属于下列哪一种类型的坏死
A. 液化性坏死　B. 凝固性坏死　C. 纤维蛋白样坏死
D. 干酪样坏死　E. 点状坏死

61. 经冠状动脉介入治疗后，患者症状缓解出院，梗死组织最后的结局最可能是
A. 机化　B. 吸收　C. 空洞形成
D. 分离排出　E. 心肌细胞再生修复

★(62～64 题共用题干)

男性，34 岁，因“发热、盗汗、发现颈淋巴结肿大”就诊，行淋巴结摘除术，术后见淋巴结内多个上皮样肉芽肿形成伴干酪样坏死。

62. 该患者最可能的疾病是
A. 传染性单核细胞增多症　B. 麻风病　C. 结核病
D. 风湿病　E. 阿米巴病

63. 本病干酪样坏死的本质是
A. 纤维蛋白样坏死　B. 脂肪坏死　C. 液化性坏死
D. 彻底的凝固性坏死　E. 干性坏疽

64. 如果患者未行淋巴结摘除手术，该坏死灶最不可能发生的结局是
A. 溶解吸收　B. 分离排出　C. 癌变
D. 钙化　E. 窦道形成

(65～67 题共用题干)

女性，72 岁，3 个月前无明显诱因出现左足趾红肿，第一、二趾明显，自行敷药后未见好转，足趾逐渐变黑、表面皮肤干燥。

65. 该足趾病变形态最可能是
A. 凝固性坏死　B. 干酪样坏死　C. 液化性坏死
D. 湿性坏疽　E. 干性坏疽

66. 病变足趾颜色变黑的主要原因是
A. 黑色素沉积　B. 炭末沉积　C. 硫化铁沉积
D. 脂褐素沉积　E. 含铁血黄素沉积

67. 下列引起该足趾病变的原因中，最不可能的是
A. 糖尿病
B. 产气荚膜杆菌感染
C. 血栓闭塞性脉管炎
D. 亚急性感染性心内膜炎
E. 动脉粥样硬化

★(68～69 题共用题干)

男性，35 岁，因“转移性右下腹痛 8 小时”入院，临床考虑“急性阑尾炎”，行阑尾切除术。送检阑尾长 7 cm，直径 1 cm，高度水肿，浆膜面充血明显、附着脓苔，切面层次尚清晰，近阑尾根部呈灰黑色，见一不规则破裂口。

68. 病变阑尾根部可能发生的病理变化是
A. 脂肪坏死伴空洞
B. 干性坏疽伴穿孔
C. 湿性坏疽伴穿孔
D. 纤维蛋白样坏死伴空洞
E. 干酪样坏死伴穿孔

69. 下列关于该患者术后皮肤切口愈合的描述中，正确的是
A. 一期愈合
B. 伤口收缩主要由巨噬细胞迁移引起
C. 术后 7 天左右，伤口中开始长出肉芽组织
D. 彻底破坏的皮肤附属器可完全再生
E. 随着愈合时间延长，伤口中浸润的炎细胞越来越多

B1 型题

(70～71 题共用备选答案)
A. 营养不良性萎缩
B. 废用性萎缩
C. 去神经性萎缩
D. 压迫性萎缩
E. 内分泌性萎缩

70. 垂体功能减退导致的肾上腺体积缩小属于
71. 尿路梗阻引起的肾脏实质变薄属于

(72～74 题共用备选答案)
A. 肿瘤性增生
B. 内分泌性增生
C. 代偿性肥大
D. 内分泌性肥大
E. 假性肥大

72. 临床表现为功能性子宫出血的子宫内膜增生症属于
73. 高血压病患者心脏后负荷增加，左心室壁增厚属于
74. Duchenne 型肌营养不良患者的腓肠肌肥大属于

(75～77 题共用备选答案)
A. 细胞水肿
B. 脂肪变
C. 玻璃样变
D. 淀粉样变
E. 黏液样变

75. 光镜下见脾包膜增厚，胶原纤维肿胀融合，均质红染，属于
76. 光镜下见二尖瓣瓣膜肿胀，间质内星芒状纤维细胞散在灰蓝色疏松基质中，属于
77. 光镜下见肝细胞胞浆疏松化，染色变淡，属于

（78～80 题共用备选答案）

A. 内皮细胞
B. 巨噬细胞和中性粒细胞
C. 淋巴细胞
D. 成纤维细胞
E. 血小板

78. 肉芽组织中坏死组织碎片的处理主要依赖于
79. 介导肉芽组织中血管新生的 VEGF 受体主要存在于
80. 肉芽组织逐渐成熟的过程中，胶原化主要依赖于

二、名词解释

1. 适应(adaptation)
2. 肥大(hypertrophy)
3. 增生(hyperplasia)
4. 萎缩(atrophy)
5. 化生(metaplasia)
6. 上皮-间质转化(epithelial-mesenchymal transition，EMT)
7. 可逆性损伤(reversible injury)
8. 细胞肿胀(cellular swelling)
9. 脂肪变(fatty change)
10. 虎斑心(tigroid heart)
11. 心肌脂肪浸润(myocardial fatty infiltration)
12. Russell 小体(Russell body)
13. 淀粉样变(amyloid change)
14. 玻璃样变(hyaline change)
15. Mallory 小体(Mallory body)
16. 黏液样变(mucoid change)
17. 营养不良性钙化(dystrophic calcification)
18. 转移性钙化(metastatic calcification)
19. 坏死(necrosis)
20. 凝固性坏死(coagulative necrosis)
21. 液化性坏死(liquefactive necrosis)
22. 干酪样坏死(caseous necrosis)
23. 坏疽(gangrene)
24. 脂肪坏死(fat necrosis)
25. 纤维蛋白样坏死(fibrinoid necrosis)
26. 溃疡(ulcer)
27. 空洞(cavity)
28. 机化(organization)
29. 凋亡(apoptosis)
30. 自噬(autophagy)
31. 修复(repair)
32. 再生(regeneration)
33. 纤维性修复(fibrous repair)
34. 不稳定细胞(labile cells)
35. 稳定细胞(stable cells)
36. 永久性细胞(permanent cells)
37. 创伤性神经瘤(traumatic neuroma)
38. 胚胎干细胞(embryonic stem cell，ESC)
39. 成体干细胞(adult stem cell)
40. 转分化(transdifferentiation)
41. 肉芽组织(granulation tissue)
42. 瘢痕组织(scar tissue)
43. 一期愈合(healing by first intention)
44. 二期愈合(healing by second intention)

三、问答题

1. 简述鳞状上皮化生和肠上皮化生常见的部位及意义。
2. 病理性萎缩主要有哪些类型？
3. 细胞、组织损伤的机制主要有哪些？

4. HE 染色的切片中，肝细胞胞浆空泡化可能的原因有哪些？如何进行鉴别？
5. 坏死的基本形态学改变主要有哪些？
6. 简述凝固性坏死的病理变化。
7. 简述坏死的结局。
8. 凋亡和坏死在形态学上有何区别？
9. 简述肉芽组织的构成及作用。
10. 简述瘢痕组织的作用及对机体的影响。

四、病例分析题

1. 男性，55 岁，在公交车上与人争吵后突发心跳呼吸骤停，经抢救无效死亡。尸检所见，肥胖体型，心脏重量 502 g，冠状动脉各分支内未见明显粥样硬化斑块及血栓形成，右心室壁厚0.8 cm，光镜下形态如图所示。
   (1) 该患者右心室壁内发生了何种病理变化？
   (2) 请思考该患者猝死的可能原因。

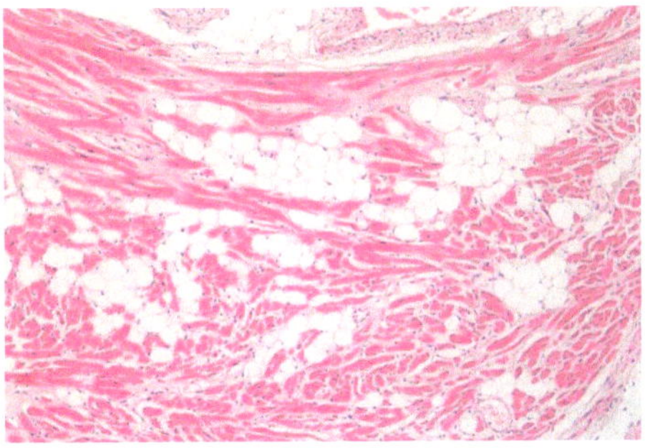

2. 女性，82 岁，“2 型糖尿病”病史 20 余年。1 个月前不慎撞伤右足小趾后，局部红肿疼痛，末端开始溃烂、发黑，经保守治疗无效后行足趾截断术。术后断趾送检病理。
   (1) 光镜下可见局部组织内血管壁发生了何种病理变化？
   (2) 断趾坏死组织边缘可见图中所示形态，该形态有何临床病理意义？

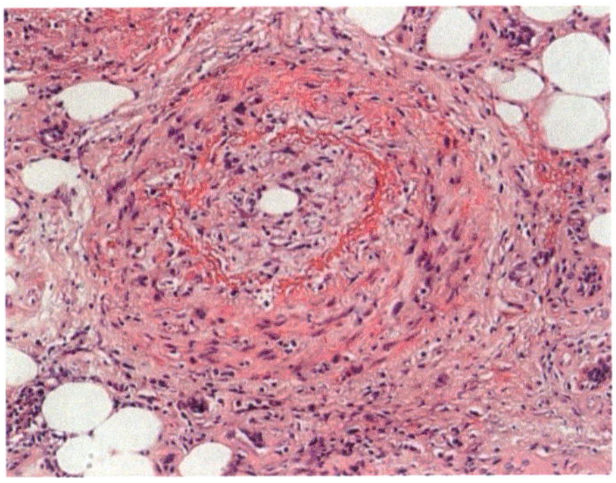

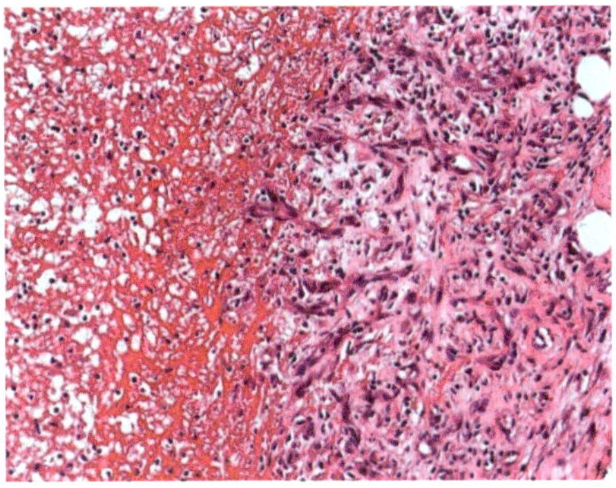

★ 3. 男性，35 岁，因“咳嗽伴发热、盗汗”就诊，影像学发现肺部占位，行纤维支气管镜活检，镜下形态如图所示。

(1) 该患者肺组织内发生了何种病理变化？

(2) 本例进行了抗酸染色，形态如图所示，请分析该患者的病理诊断。

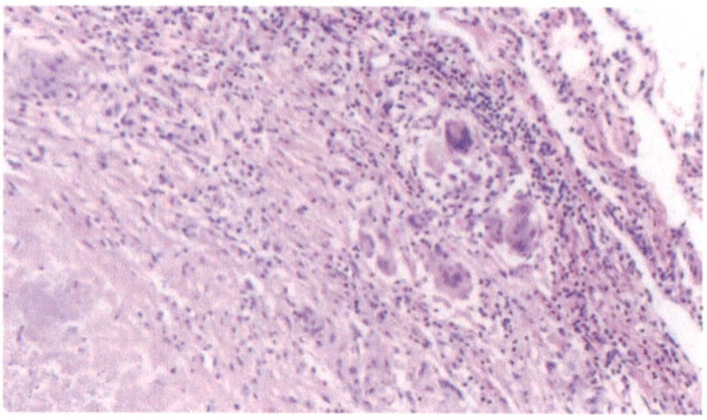

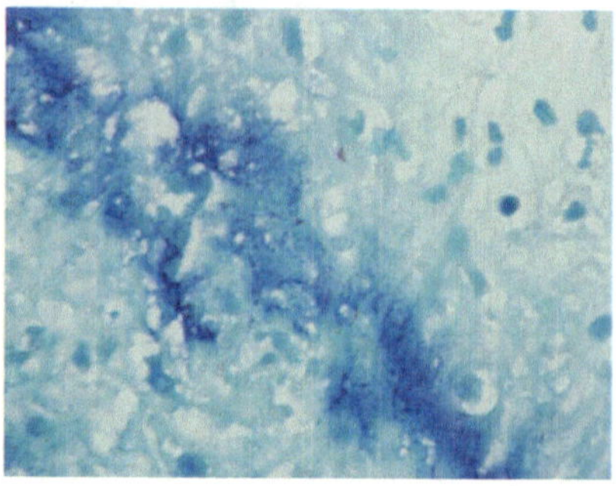

★ 4. 男性，37 岁，NK/T 细胞淋巴瘤放化疗后，出现鼻腔干燥，使用薄荷油滴鼻，胸部 CT 示两肺多发磨玻璃密度影。

(1) 患者行纤维支气管镜活检，送检病理组织光镜下可见肺泡腔内发生了何种病理变化？

(2) 该形态有何临床病理意义？

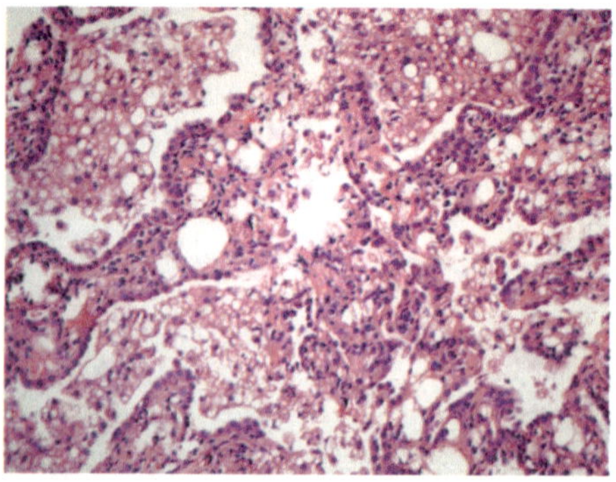

答案解析

一、选择题

A1 型题

1.【C】坏死属于不可逆性损伤，内外因素的刺激强度超过了细胞和组织的适应能力。

2.【B】全身营养不良时，机体首先发生萎缩的是功能相对不重要的组织或器官。

3.【E】空洞型肾结核时，干酪样坏死灶液化流出导致肾实质变少，本质上是疾病引起的肾组织发生的坏死，属于不可逆性损伤。

4.【C】老年女性的卵巢萎缩属于生理性萎缩。

5.【C】骨骼肌细胞属于永久性细胞，缺乏分裂增生能力，运动员的骨骼肌仅发生代偿性肥大。

6.【A】卵巢囊肿引起的卵巢体积增大属于占位性病变导致的器官体积增大，不属于适应性改变中的肥大。

7.【B】子宫内膜增生症是由内源性或外源性雌激素增高引起的子宫内膜腺体或间质增生。

8.【B】胃窦黏膜下层中出现胰腺腺泡和导管属于胃的胰腺异位。

9.【E】心肌梗死后修复组织中具有分化潜能的成纤维细胞可以化生为骨细胞，形成骨组织，属于间叶组织的化生。

10.【A】细胞坏死大多是从细胞膜通透性功能紊乱开始，以细胞膜完整性丧失为终结，因此细胞膜破坏常常是细胞损伤特别是细胞早期不可逆性损伤的关键环节。

11.【B】线粒体是细胞中耗氧量最多的细胞器，也是细胞能量产生的场所，对细胞内氧气浓度的敏感性较强。

12.【B】缺氧首先会导致细胞内氧化磷酸化障碍，影响胞内物质代谢，如果缺氧进一步加重，会引起细胞器或细胞的功能和形态发生变化。

13.【D】细胞水肿初期，线粒体和内质网等细胞器变得肿胀，形成光镜下细胞浆内的红染细颗粒状物。

14.【B】肝脏是物质代谢的重要器官，通常肝细胞水肿和脂肪变性均较为常见。气球样变是细胞水肿的极期表现。

15.【A】肝小叶周边带肝细胞对磷中毒更为敏感。慢性肝淤血时，小叶中央区缺氧较为严重，此时肝细胞脂肪变首先发生在小叶中央区。

16.【B】“虎斑心”是脂肪变的黄色条纹状心肌与未受累的红色心肌相间排列所导致的一种肉眼形态，镜下主要表现为心肌细胞脂肪变性。

17.【B】脂肪和苏丹Ⅲ染液有比较强的亲和力，苏丹Ⅲ染液遇脂肪可形成橘红色复合物。刚果红和甲基紫主要用于淀粉样物质的染色，PAS 染色为糖原染色，锇酸染色也可用于脂肪染色，但阳性结果为黑色。

18.【B】缓进型高血压病即良性高血压病，为最常见的高血压病类型，细小动脉硬化是该病最主要的形态特征。

19.【D】细动脉壁中有血浆蛋白渗入和基底膜样物质沉积，是其玻璃样变的主要机制。

20.【A】刚果红和甲基紫染色是诊断淀粉样变最经典和最特异的组织化学染色方法。

21.【C】含铁血黄素是巨噬细胞吞噬、降解红细胞血红蛋白所产生的铁蛋白微粒聚集体，局部出血或长期淤血的部位常有红细胞漏出及巨噬细胞的吞噬反应，因此可见含铁血黄素沉积。

22.【D】甲状旁腺功能亢进的患者，甲状旁腺激素分泌增加，导致血钙升高，引发高钙血症，使钙盐沉积在全身许多未受损伤的组织中，形成转移性钙化。

23.【B】脂肪变为细胞内脂肪的异常蓄积，不发生在细胞间质。玻璃样变和病理性色素沉着均可发生在细胞内或细胞间质，淀粉样变和黏液样变主要发生在细胞间质。

24.【A】坏死属于不可逆性损伤，其主要形态学标志是细胞核的变化，包括核固缩、核碎裂和核溶解。肾组织缺血性坏死常表现为凝固性坏死，脑组织的坏死常表现为液化性坏死。

25.【C】参见第 24 题。

26.【C】干酪样坏死主要见于结核病，镜下为无结构颗粒状红染物，不见坏死部位原有组织结构的残影，是坏死更为彻底的特殊类型凝固性坏死。

27.【A】急性胰腺炎时胰酶外溢并激活，将胰腺周围脂肪细胞内的甘油三酯分解为甘油和脂肪酸，引起酶解性脂肪坏死。

28.【E】纤维蛋白样坏死是发生在结缔组织和血管壁的一种坏死，心肌细胞、肾小管上皮细胞的坏死常为凝固性坏死，脑组织的坏死为液化性坏死，结核结节中可见干酪样坏死。

29.【C】坏疽主要是指继发有腐败菌感染的大块组织坏死。

30.【B】皮肤或黏膜的坏死组织脱落可造成局部组织缺损，称为溃疡。

31.【B】细胞焦亡又称细胞炎性坏死，是一种伴随炎症反应出现的细胞程序性死亡方式，主要由炎症 caspase 介导。细胞凋亡主要由凋亡相关 caspase 介导，坏死性凋亡常不激活 caspase。细胞自噬是细胞吞噬自身成分并同溶酶体融合，形成自噬溶酶体，消化降解吞噬成分的过程。铁死亡是一种铁依赖性，与脂质过氧化相关的细胞死亡方式。

32.【C】参见第 26 题。

33.【E】心肌梗死后瘢痕组织形成属于纤维性修复。

34.【B】在生理情况下，肝细胞增殖现象不明显，但受到一定程度刺激引起组织损伤时，可表现出较强的再生能力，属于稳定细胞。心肌细胞和神经细胞属于永久性细胞，血管内皮细胞和淋巴细胞属于不稳定细胞。

35.【A】骨骼肌细胞属于永久性细胞，成纤维细胞、平滑肌细胞和肾小管上皮细胞均属于稳定细胞，红细胞属于不稳定细胞。

36.【E】外周神经受损后，如果与其相连的神经细胞仍然存活，可完全再生。

37.【A】间充质干细胞具有向骨、软骨、脂肪、肌肉及肌腱等组织的分化潜能。造血干细胞主要分化为骨髓和血液淋巴造血细胞，神经干细胞主要分化为神经元、星形胶质细胞和少突胶质细胞，肝脏干细胞主要分化为肝细胞和胆管细胞，表皮干细胞主要分化为表皮和毛囊。

38.【B】肉芽组织中的成纤维细胞可通过产生胶原和合成细胞外基质，促进肉芽组织纤维化。肉芽组织中新生毛细血管的通透性较高，可导致血管内液体和炎细胞渗出在基质中，肉芽组织中不含神经纤维。

39.【A】在肉芽组织逐渐成熟过程中，间质水分和炎细胞均逐渐减少，部分毛细血管管腔闭塞，少数毛细血管改建为小动脉或小静脉，成纤维细胞产生越来越多的胶原纤维，趋向于瘢痕组织形成。

40.【B】无法整齐对合或伴有感染的伤口常表现为二期愈合，其余选项均为一期愈合的伤口特点。

41.【C】骨折后 2～3 天，肉芽组织即可出现，开始机化骨折局部的血肿。

42.【D】由于胶原蛋白 α-多肽链中的两个主要氨基酸（脯氨酸及赖氨酸），必须经羟化酶羟化，才能形成前胶原分子，而维生素C具有催化羟化酶的作用，维生素C缺乏时前胶原分子难以形成，从而会影响创伤愈合中胶原纤维的形成。

A2 型题

43.【B】该患者主要是由于肢体长期固定，骨骼肌运动减少导致的失用性萎缩。

44.【D】图中所示的肾脏实质明显变薄，肾实质受到长期潴留尿液的压迫而萎缩。

45.【D】妊娠子宫的体积增大以肌层的平滑肌细胞肥大为主，也可伴有平滑肌细胞增生。

46.【A】该患者因反流性食管炎导致反酸、烧心感，图中显示鳞状上皮化生为包含杯状细胞的肠型柱状上皮，而杯状细胞不是胃食管交界处正常的细胞成分。

47.【C】睑黄瘤是由于脂质沉积于眼睑部位而引起的皮肤的黄色或橙色斑块，镜下见吞噬胆固醇的巨噬细胞聚集。

48.【D】酒精性肝病患者肝细胞内出现红染玻璃样物质，是由中间丝的前角蛋白堆积变性而形成，称为Mallory小体，Mallory小体的实质是肝细胞内玻璃样变。

49.【A】患者术前曾行细针穿刺，针道部位的组织陈旧性出血，巨噬细胞可吞噬红细胞形成含铁血黄素沉积。

50.【B】营养不良性钙化可发生于粥样硬化斑块内，HE染色呈灰蓝色不规则颗粒状或片状物质。

51.【C】图中所示为上皮样细胞和朗汉斯巨细胞聚集形成的肉芽肿结构，首先考虑为结核病变。结核病中的坏死常表现为干酪样坏死。

52.【B】该患者胃窦部灰白色病灶最可能是良性胃溃疡的修复性瘢痕。

A3/A4 型题

53.【E】该患者肝穿刺标本镜下可见大量肝细胞胞浆内存在大小不一、界清的透亮空泡，结合血清学及超声检查，符合肝细胞脂肪变性。

54.【B】肝细胞内出现嗜酸性玻璃样包涵体，是由中间丝的前角蛋白堆积变性而形成，称为Mallory小体。

55.【B】苏丹Ⅲ染色可用于脂肪染色，从而显示和证实肝细胞内的脂肪变性。

56.【B】肝细胞脂肪变是酒精性肝损伤最常见的组织学表现。

57.【B】左心衰竭常引起慢性肺淤血，漏出到肺泡腔内的红细胞被巨噬细胞吞噬后形成含铁血黄素。

58.【E】生理情况下，一些脏器内也可见少量含铁血黄素。例如，脾脏内的巨噬细胞清除衰老红细胞，可形成含铁血黄素。

59.【C】普鲁士蓝染色是常用于含铁血黄素的特殊染色，三价铁与亚铁氰化钾反应，生成一种不溶解的蓝色化合物。黏液卡红常用于酸性黏液物质的染色，GMS常用于肾小球毛细血管基底膜及真菌染色，刚果红常用于淀粉样物质的染色，锇酸常用于脂肪染色。

60.【B】心肌梗死常表现为凝固性坏死形态。

61.【A】心肌细胞属于永久性细胞，不能通过再生的方式来修复坏死组织，心肌梗死灶通常由肉芽组织机化而纤维性修复，形成瘢痕。

62.【C】结核病常见的症状包括：低热、乏力和盗汗，镜下形态显示为上皮样肉芽肿形成伴干酪样坏死。

63.【D】参见第26题。

64.【C】干酪样坏死的结局主要包括吸收消散、分离排出、溶解播散、纤维化、包裹和钙化等，一般不会发生癌变。

65.【E】患者肢体末端组织坏死的肉眼形态符合干性坏疽。

66. 【C】腐败菌分解坏死组织过程中产生硫化氢，与血红蛋白中的铁离子结合，形成硫化铁，肉眼观呈黑色。
67. 【B】产气荚膜杆菌感染引起的组织坏死常表现为气性坏疽。糖尿病血管病变、血栓闭塞性脉管炎、亚急性感染性心内膜炎瓣膜赘生物脱落栓塞、动脉粥样硬化继发血栓形成及血栓脱落栓塞等原因均可导致局部组织供血障碍，导致肢体末端组织坏死。
68. 【C】湿性坏疽多发生于与外界相通的内脏，如阑尾，坏死组织含水分较多，腐败菌感染严重，局部明显肿胀，呈污黑色，可伴穿孔。
69. 【A】一期愈合指创口小、清洁、无感染、不产生或很少产生肉芽组织的愈合，典型的实例是外科切口的愈合。

B1 型题

70. 【E】垂体功能减退可引起促肾上腺皮质激素等内分泌激素产生减少，导致相应的靶器官出现内分泌性萎缩。
71. 【D】参见第 44 题。
72. 【B】功能性子宫出血中宫内膜腺体或间质增生，是由于雌激素绝对或相对增加导致，属于内分泌性增生。
73. 【C】高血压病患者左心室心肌细胞为适应外周阻力的增加而发生肥大，属于代偿性肥大。
74. 【E】Duchenne 型肌营养不良是进行性假肥大性肌营养不良，患者的肌纤维处于萎缩状态，间质由大量纤维组织和脂肪组织填充。
75. 【C】脾包膜玻璃样变常表现为包膜增厚，胶原纤维肿胀融合，均质红染。
76. 【E】二尖瓣瓣膜黏液样变时，可见星芒状纤维细胞散在于灰蓝色疏松的黏液样基质中。
77. 【A】肝细胞水肿时，常表现为肝细胞胞浆疏松化，染色变淡。
78. 【B】肉芽组织中的巨噬细胞和中性粒细胞能吞噬细菌和坏死组织碎片。
79. 【A】血管生成的过程中，多种间叶细胞均能分泌生长因子，但具有酪氨酸激酶活性的 VEGF 受体则主要存在于内皮细胞。
80. 【D】肉芽组织逐渐成熟的过程中，胶原化主要依赖成纤维细胞增殖，并合成更多的纤维性胶原。

二、名词解释

1. 适应(adaptation)：机体细胞和由其构成的组织、器官对于内外环境中的持续性刺激和各种有害因子而产生的非损伤性应答反应，表现为形态结构和功能代谢方面的变化，称为适应。
2. 肥大(hypertrophy)：细胞体积增大及其导致的组织或器官体积增大，称为肥大。
3. 增生(hyperplasia)：细胞有丝分裂活跃而致组织或器官内细胞数目增多的现象，称为增生。
4. 萎缩(atrophy)：已发育正常的细胞、组织或器官的体积缩小，称为萎缩。
5. 化生(metaplasia)：一种分化成熟的细胞被另一种分化成熟的细胞所替代的过程，称为化生。
6. 上皮-间质转化(epithelial-mesenchymal transition，EMT)：指上皮细胞通过特定程序转化为具有间质细胞表型的生物学过程。
7. 可逆性损伤(reversible injury)：是指细胞或细胞间质受损伤后，由于代谢障碍，其内出现异常物质或正常物质异常蓄积的现象，通常伴有细胞功能低下，在一定限度内，为可逆性改变。
8. 细胞肿胀(cellular swelling)：细胞内液体和离子稳态发生变化，导致细胞内的钠离子积聚，吸引大量水分子进入细胞所引起的可逆性损伤。

9. 脂肪变(fatty change)：细胞内脂肪的异常蓄积，称为脂肪变，可形成细胞内脂滴，主要成分为甘油三酯。
10. 虎斑心(tigroid heart)：脂肪变心肌的黄色条纹与正常心肌的暗红色相间排列，形成状似虎皮的斑纹，称为虎斑心，常累及左心室内膜下和乳头肌部位，多见于慢性酒精中毒或缺氧。
11. 心肌脂肪浸润(myocardial fatty infiltration)：心外膜增生的脂肪组织可沿间质伸入心肌细胞间，心肌受脂肪组织的挤压而萎缩变薄，称为心肌脂肪浸润，又称脂肪心。
12. Russell 小体(Russell body)：浆细胞胞浆内大量的免疫球蛋白蓄积在内质网中，使内质网明显扩张，形成大的、均质的胞浆内嗜酸性包涵体，称为 Russell 小体。
13. 淀粉样变(amyloid change)：细胞间质内出现淀粉样物质的异常蓄积，HE 染色特点为淡红色均质状物，并显示淀粉样呈色反应，即遇碘呈棕褐色，再加稀硫酸则呈蓝色，称为淀粉样变。
14. 玻璃样变(hyaline change)：细胞内或间质中出现 HE 染色呈均质红染的毛玻璃样物质蓄积，称为玻璃样变。
15. Mallory 小体(Mallory body)：酒精性肝病时，肝细胞胞浆内可见不同形状的嗜酸性小体，为细胞中间丝前角蛋白变性构成，称为 Mallory 小体。
16. 黏液样变(mucoid change)：细胞间质内黏多糖(透明质酸等)和蛋白质的蓄积，称为黏液样变，常见于间叶组织肿瘤、风湿病、动脉粥样硬化斑块及营养不良时的骨髓和脂肪组织等部位。
17. 营养不良性钙化(dystrophic calcification)：继发于局部组织损伤、坏死或异物中的异常钙盐沉积，称为营养不良性钙化，此时体内血钙、血磷水平正常。
18. 转移性钙化(metastatic calcification)：由于全身钙磷代谢失调而致正常组织内出现异常钙盐沉积，称为转移性钙化。
19. 坏死(necrosis)：以酶溶性变化为特点的活体内局部组织中细胞死亡的一种形式，称为坏死。
20. 凝固性坏死(coagulative necrosis)：蛋白质变性凝固且溶酶体酶水解作用较弱时，坏死区肉眼观呈灰黄灰白、干燥、质实的状态，称为凝固性坏死。
21. 液化性坏死(liquefactive necrosis)：由于坏死组织中可凝固的蛋白质少，或坏死细胞自身及浸润的中性粒细胞等释放大量水解酶，或组织富含水分和磷脂，组织坏死后易发生溶解液化，称为液化性坏死。
22. 干酪样坏死(caseous necrosis)：坏死区肉眼观呈微黄色，质松软、细腻，状似干酪，称为干酪样坏死。镜下为无定形、颗粒状的红染物，不见坏死部位原有组织结构的残影，是一种特殊类型的凝固性坏死。
23. 坏疽(gangrene)：局部组织大块坏死并继发腐败菌感染，称为坏疽。
24. 脂肪坏死(fat necrosis)：主要指机体内脂肪组织发生的坏死。急性胰腺炎时细胞释放胰酶分解脂肪酸，乳腺创伤时脂肪细胞破裂，可分别引起酶解性或创伤性脂肪坏死。
25. 纤维蛋白样坏死(fibrinoid necrosis)：主要指发生于纤维结缔组织及血管壁的一种坏死形式。坏死部位形成细丝状、颗粒状或小条块状的无结构物质，HE 染色呈深红色，由于其与纤维蛋白染色性质相似，故又名纤维蛋白样坏死。
26. 溃疡(ulcer)：皮肤或黏膜的坏死灶脱落，造成局部组织较深的缺损，称为溃疡。
27. 空洞(cavity)：内脏坏死组织液化后，经引流的自然管道排出，所残留的空腔称为空洞。
28. 机化(organization)：肉芽组织长入并取代坏死组织、血栓、脓液、异物等的过程，称为机化。
29. 凋亡(apoptosis)：活体内局部组织中单个细胞程序性细胞死亡的表现形式，以依赖能量的细胞内死亡程序活化而致的细胞自我清除为特征。
30. 自噬(autophagy)：是指细胞在饥饿和能量应激等状态下将自身的蛋白、细胞器和胞浆进行包裹并形成囊泡，然后在溶酶体中消化降解的过程。

31. 修复(repair):机体对损伤造成的组织缺损进行修补,以完全或部分恢复原组织的结构和功能的过程,称为修复。
32. 再生(regeneration):由同种细胞增生、分化来弥补生理性消耗的细胞或修复组织缺损,称为再生。
33. 纤维性修复(fibrous repair):机体损伤之后,由肉芽组织演变为纤维结缔组织进行修复的过程,称为纤维性修复。
34. 不稳定细胞(labile cells):再生能力强,可以不断地增殖,以代替衰亡或破坏的细胞的一类细胞。如被覆上皮细胞、淋巴造血细胞等。
35. 稳定细胞(stable cells):在生理情况下,增殖不明显,在细胞增殖周期中处于静止期(G0 期),但受到组织损伤的刺激时,则进入 DNA 合成前期(G1 期),表现出较强的再生能力的一类细胞。
36. 永久性细胞(permanent cells):在出生后不能分裂增生,一旦遭受破坏则成为永久性缺失的一类细胞。主要有神经细胞、骨骼肌细胞和心肌细胞。
37. 创伤性神经瘤(traumatic neuroma):外周神经受损时,若断离的两端相隔太远,或者两端之间有瘢痕或其他组织阻隔,或者因截肢失去远端,再生轴突均不能到达远端,而与增生的结缔组织混杂在一起,卷曲成团,成为创伤性神经瘤,可发生顽固性疼痛。
38. 胚胎干细胞(embryonic stem cell,ESC):胚胎干细胞是指起源于着床前胚胎内细胞群的全能干细胞,具有向三个胚层分化的能力,可以分化为成体所有类型的成熟细胞。
39. 成体干细胞(adult stem cell):成体干细胞是指存在于各组织器官中具有自我更新和一定分化潜能的不成熟细胞。
40. 转分化(transdifferentiation):部分组织中的成体干细胞不仅可以向自身组织分化,也可以向其他组织类型的成熟细胞分化,称之为转分化。
41. 肉芽组织(granulation tissue):由新生薄壁毛细血管以及增生的成纤维细胞构成,并伴有炎细胞浸润,肉眼观为鲜红色,颗粒状,柔软湿润,形似鲜嫩的肉芽,故而称之为肉芽组织。
42. 瘢痕组织(scar tissue):肉芽组织经改建成熟形成的纤维结缔组织,称为瘢痕组织。
43. 一期愈合(healing by first intention):创伤愈合的一种类型。主要见于组织缺损少、创缘整齐、无感染、经黏合或缝合后创面对合严密的伤口,愈合过程中炎症反应轻微,肉芽组织及瘢痕组织形成较少。
44. 二期愈合(healing by second intention):创伤愈合的一种类型。主要见于组织缺损较大、创缘不整、哆开、无法整齐对合,或伴有感染的伤口,愈合过程中炎症反应较明显,肉芽组织及瘢痕组织形成较多。

三、问答题

1. 简述鳞状上皮化生和肠上皮化生常见的部位及意义。

在长期慢性刺激因素作用之下,支气管假复层纤毛柱状上皮易发生鳞状上皮化生,唾液腺、胰腺、肾盂、膀胱等部位被覆的立方上皮、柱状上皮或尿路上皮都可化生为鳞状上皮。慢性胃炎时,胃黏膜上皮转变为含有帕内特细胞或杯状细胞的小肠或大肠黏膜上皮,称为肠上皮化生,慢性反流性食管炎、Barrett 食管时,食管下段鳞状上皮也可化生为肠型柱状上皮。

化生的意义利弊兼有。虽然化生的组织对有害的局部环境因素抵抗力增强,但部分或全部丧失了原有正常组织的功能。此外,如果引起化生的因素持续存在,则可能引起细胞恶变。例如,支气管鳞状上皮化生和胃黏膜肠上皮化生,分别与肺鳞状细胞癌和胃腺癌的发生有一定关系。

2. 病理性萎缩主要有哪些类型?

病理性萎缩按其发生原因主要分为以下几种类型:营养不良性萎缩、缺血性萎缩、失用性萎缩、去神经性萎缩、压迫性萎缩、内分泌性萎缩等。

3. 细胞、组织损伤的机制主要有哪些？

各种原因引起的细胞、组织损伤的机制比较复杂，主要机制有：

(1) ATP 耗竭

(2) 线粒体损伤

(3) 细胞膜通透性的缺陷

(4) 细胞内钙离子稳态的破坏

(5) 自由基的损伤作用

4. HE 染色的切片中，肝细胞胞浆空泡化可能的原因有哪些？如何进行鉴别？

常规 HE 染色的切片中，肝细胞均质红染的胞浆出现淡染、疏松、空泡化的形态可能有多种原因。常见的原因主要有：

(1) 肝细胞水肿：肝细胞肿胀，胞浆疏松化、淡染，细胞水肿明显时也可呈空泡状胞浆，甚至出现气球样变的形态。

(2) 肝脂肪变：肝细胞胞浆中可出现大小不等的球形、透亮的脂滴空泡，冷冻切片中应用苏丹Ⅲ、油红 O 等特殊染色，胞浆内的脂滴呈橘红或鲜红色，可将脂滴与其他物质进行鉴别。

(3) 肝细胞内糖原沉积：肝细胞肿胀，胞浆淡染，胞浆内可见局灶性的透明区或空泡化，应用 PAS 特殊染色可将胞浆内沉积的糖原染成紫红色。

5. 坏死的基本形态学改变主要有哪些？

(1) 细胞核的变化：细胞核的变化是细胞坏死的主要形态学标志，包括核固缩、核碎裂和核溶解。

(2) 细胞浆的变化：坏死细胞胞浆嗜酸性常增强，可出现虫蚀状或空泡化改变。

(3) 细胞膜的变化：细胞膜破裂或崩解，细胞内容物溢出，可引起周围组织的炎症反应。

(4) 间质的变化：间质细胞出现损伤的时间要迟于实质细胞。后期由于酶的作用，基质逐渐解聚，胶原纤维肿胀，崩解液化，呈片状的无结构红染物质。

6. 简述凝固性坏死的病理变化。

凝固性坏死多见于心、肝、脾和肾等实质性器官。坏死灶肉眼观常呈灰白或灰黄色、干燥、质实状态，新鲜坏死灶的周围可见与健康组织界限清晰的暗红色充血、出血和炎症反应带。镜下特点为坏死区细胞微细结构消失，而组织结构轮廓仍可在一定时间内保留。

7. 简述坏死的结局。

(1) 溶解吸收：坏死细胞及周围中性粒细胞释放水解酶，使坏死组织溶解液化，由淋巴管或血管吸收；不能吸收的碎片，则由巨噬细胞吞噬清除。

(2) 分离排出：坏死灶较大不易被完全溶解吸收时，坏死物可被分离排出，形成组织缺损。

(3) 机化：新生肉芽组织可长入并取代坏死组织，发生机化。

(4) 包裹、钙化：如坏死灶较大，难以完全机化或吸收，则由周围增生的肉芽组织或纤维组织将其包裹。其中的坏死物质存留时间较久后，易引起营养不良性钙化。

8. 凋亡和坏死在形态学上有何区别？

凋亡多为散在的单个细胞死亡，发生凋亡的细胞常皱缩，核染色质边集，胞浆嗜酸性增强，细胞膜及细胞器膜完整，细胞膜内陷或胞浆生出芽突并脱落，形成含核碎片和/或细胞器成分的膜包被凋亡小体。凋亡一般不引起周围炎症反应，不诱发周围细胞的增生修复。

坏死一般范围较大，常为集聚的多个细胞死亡，表现为细胞肿胀，核染色质凝聚成块状或边集，胞浆肿胀,细胞膜、细胞器膜及核膜破裂崩解,溶酶体酶释放使细胞自溶。坏死常引起周围炎症反应,可诱发周围细胞的增生修复。

9. 简述肉芽组织的构成及作用。

肉芽组织中新生毛细血管的周围可见成纤维细胞及肌成纤维细胞,此外常有大量渗出液及炎细胞浸润。炎细胞常以巨噬细胞为主,伴有数量不等的中性粒细胞及淋巴细胞。

肉芽组织在组织损伤修复过程中的作用主要是:① 抗感染保护创面;② 填补创口及其他组织缺损;③ 机化或包裹坏死组织、血栓、炎性渗出物及其他异物。

10. 简述瘢痕组织的作用及对机体的影响。

瘢痕组织的作用及对机体的影响主要为两个方面:

瘢痕组织的形成对机体有利的一面包括:① 把损伤的创口或其他缺损长期地填补并连接起来,保持组织器官的完整性。② 由于瘢痕组织含大量胶原纤维,比肉芽组织的抗拉力要强得多,因而这种填补及连接也是相当牢固的,可使组织器官保持其坚固性。

瘢痕组织的形成对机体不利或有害的一面包括:① 瘢痕收缩。特别是发生于关节附近和重要器官的瘢痕,常常引起关节挛缩或活动受限。② 瘢痕性粘连。特别是在器官之间或器官与体腔壁之间发生的纤维性粘连,常常不同程度地影响其功能。③ 瘢痕组织增生过度,又称肥大性瘢痕。如果这种肥大性瘢痕突出于皮肤表面并向周围不规则地扩延,称为瘢痕疙瘩。④ 器官硬化。⑤ 形成疝或室壁瘤。

四、病例分析题

1. (1) 图中可见患者右心室壁内存在大量纤维脂肪组织,心肌因间质内过多纤维脂肪组织的挤压而萎缩,称为心肌脂肪浸润,注意与心肌脂肪变相鉴别。

(2) 患者虽为肥胖体型,但冠状动脉各分支内未见明显粥样硬化斑块及血栓形成,故猝死原因中,冠状动脉粥样硬化性心脏病所致的急性心肌梗死可暂不考虑。患者心肌间质内大量脂肪浸润常常伴有心肌细胞萎缩,心功能下降,在与人争吵等情绪因素刺激作用下,发生心源性猝死的可能性大。

2. (1) 图中所示为断趾组织内局部一小动脉管壁的镜下形态,可见该动脉内膜增厚,管腔狭窄,管壁中尚可见染色深红的条索状纤维蛋白样坏死区域。

(2) 图中左侧红染无结构区域主要为坏死组织,右侧可见大量增生的小血管及成纤维细胞,混杂少量炎细胞浸润,该组织形态符合肉芽组织的镜下构成,出现在断趾坏死组织边缘的肉芽组织体现了机体对坏死组织的机化及修复过程。

3. (1) 如图所示,患者肺部活检组织镜下形态显示为干酪样坏死,坏死周围可见上皮样组织细胞、朗汉斯巨细胞聚集形成的肉芽肿结构。

(2) 抗酸染色能够将分枝杆菌染成红色,而其他细菌及背景中的物质为蓝色。如图所示,抗酸染色查见染成红色的阳性杆菌,提示分枝杆菌感染,结合临床表现和组织学中坏死性上皮样肉芽肿形态,符合结核病。

4. (1) 如图所示,肺泡腔内大量胞浆丰富呈泡沫状和空泡状的组织细胞聚集,提示巨噬细胞吞噬大量脂类物质,并见肺泡上皮反应性增生。

(2) 基于临床病史,患者曾使用薄荷油滴鼻,结合镜下组织形态,符合外源性脂质性肺炎病理改变。

(卜晓东　魏晓莹)

第二章 局部血液循环障碍

知识实训

一、选择题

A1 型题

1. 下列哪种情况不属于生理性充血
   A. 进食后的胃肠道黏膜充血　B. 运动时骨骼肌组织充血
   C. 妊娠时子宫充血　D. 热水浴后皮肤充血
   E. 炎性充血
2. 关于动脉性充血,下列哪项叙述是错误的
   A. 细动脉扩张　B. 常见于心力衰竭　C. 局部温度增高
   D. 可见于减压后充血　E. 局部呈鲜红色
3. 下列哪项不是慢性淤血的后果
   A. 实质细胞萎缩　B. 漏出性出血　C. 含铁血黄素沉积
   D. 间质纤维组织增生　E. 透明血栓形成
4. 如图为慢性肺淤血镜下表现,箭头所指细胞的本质是

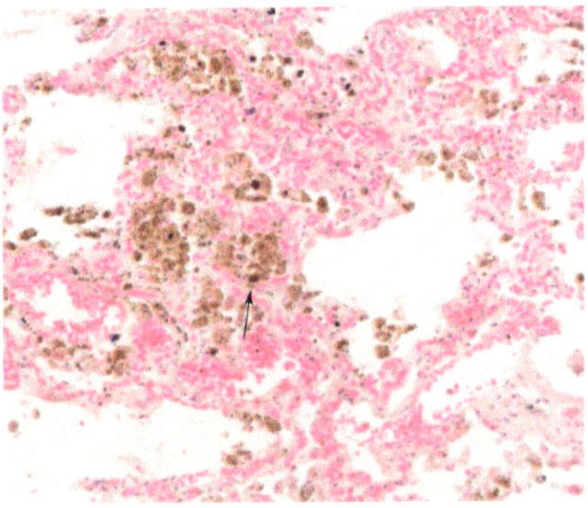

   A. 巨噬细胞
   B. 淋巴细胞
   C. 红细胞
   D. 肺泡上皮细胞
   E. 成纤维细胞
5. 下列慢性风湿性心瓣膜病中一般不引起肺淤血的是
   A. 二尖瓣狭窄　B. 二尖瓣关闭不全　C. 三尖瓣狭窄
   D. 主动脉瓣狭窄　E. 主动脉瓣关闭不全
6. 急性肺淤血时最典型的症状是
   A. 黄白色脓痰　B. 鲜红色血痰　C. 白色黏液痰
   D. 粉红色泡沫痰　E. 铁锈色痰
7. 关于肝淤血的说法错误的是
   A. 常由右心衰竭引起　B. 肝小叶中央静脉及肝窦扩张淤血

C. 急性肝淤血时肝脏体积增大
D. 急性肝淤血时可导致槟榔肝
E. 长期严重肝淤血可形成淤血性肝硬化

8. 漏出性出血的发生机制是由于
A. 组织渗透压降低
B. 毛细血管壁通透性增加
C. 血管壁周围病变侵蚀
D. 血浆胶体渗透压升高
E. 血管机械性损伤

9. 关于出血的病理变化,说法错误的是
A. 血液积聚于体腔内称体腔积血
B. 组织内局限性的大量出血为血肿
C. 皮肤、黏膜、浆膜面形成直径<2 mm 的出血点称为瘀点
D. 消化性溃疡或食管静脉曲张出血,血液经口腔排出体外称为咯血
E. 直径>5 mm(常常超过 1 cm)的皮下出血灶称为瘀斑

10. 关于出血后果说法错误的是
A. 少量局部组织出血可通过吸收消除
B. 较大的血肿吸收不完全则可被纤维包裹
C. 在短时间内丧失循环血量的 20%~25% 时,可发生失血性休克
D. 慢性反复性出血可引起缺铁性贫血
E. 出血对机体的影响与出血的类型无关

11. 下列情况下发生的出血不属于破裂性出血的是
A. 割伤引起的血管损伤
B. 结核性病变侵蚀肺空洞壁的血管
C. 肝硬化时食管下段静脉曲张
D. 过敏性紫癜引起超敏反应性血管炎
E. 主动脉瘤

12. 血栓形成是指
A. 在活体的心脏和血管内血液成分形成固体质块的过程
B. 血液发生凝固形成固体质块的过程
C. 在循环血液中的异常物质随着血流运行阻塞血管腔的过程
D. 机体死亡后血液在静止状态中发生的异常凝固
E. 活体组织内白细胞发生凝固形成固体质块的过程

13. 动脉粥样硬化合并血栓形成的最主要机制是
A. 血液形成涡流
B. 局部血流缓慢
C. 内膜受损,胶原纤维暴露
D. 局部血液凝固性增高
E. 炎性细胞浸润

14. 在血栓形成过程中,不属于血小板活化反应的是
A. 血小板脱颗粒
B. 血小板的黏集
C. 血小板与内皮细胞的黏附
D. 血小板与内皮下胶原的黏附
E. 内源性凝血途径激活

15. 关于血栓的说法错误的是
A. 急性风湿性心内膜炎时形成的血栓为白色血栓
B. 静脉内延续性血栓的头部为白色血栓
C. 红色血栓发生于微循环的血管内
D. 白色血栓镜下主要由血小板及少量纤维蛋白构成
E. 静脉内延续性血栓的体部为混合血栓
16. 关于血栓形成对机体的影响说法错误的是
A. 血栓形成对机体的影响都是不利的
B. 动脉管腔未被完全阻塞时,可引起局部器官或组织缺血
C. 心瓣膜上形成的血栓可脱落成为栓子
D. 微循环内广泛性纤维蛋白性血栓形成可导致广泛性出血
E. 冠状动脉血栓形成可引起心肌梗死
17. 手术后长期卧床患者好发血栓的部位是
A. 下肢静脉　B. 肾动脉　C. 颈静脉
D. 冠状动脉　E. 门静脉
18. 下肢静脉内血栓形成后,在机体内形成最为严重的后果是
A. 血栓脱落后引起冠状动脉栓塞　B. 阻塞血管,引起下肢急性梗死
C. 血栓被机化后永久阻塞下肢血管　D. 血栓脱落后引起肺动脉栓塞
E. 形成静脉石后造成下肢静脉的永久性阻塞
19. 血栓转归中不会发生的是
A. 钙化　B. 溶解吸收　C. 化生
D. 机化,再通　E. 脱落形成栓子
20. 在机化的血栓中形成与原血管腔相沟通的血管,使部分血流得以恢复,这种现象称为
A. 血栓脱落　B. 侧支循环形成　C. 血栓机化
D. 血栓硬化　E. 再通
21. 关于栓子的运行途径,下列说法错误的是
A. 静脉系统及右心栓子常引起肺动脉栓塞
B. 动脉系统及左心栓子常引起脑、脾、肾等器官的栓塞
C. 门静脉系统的栓子常引起肺动脉栓塞
D. 下腔静脉内的血栓在胸腹压突然升高时可发生逆行性栓塞
E. 交叉性栓塞又称反常性栓塞
22. 下列关于栓塞的叙述,哪项是正确的
A. 进入血液的癌细胞均可形成栓塞　B. 脂肪栓塞均由创伤引起
C. 羊水栓塞不会引起死亡　D. 肺动脉血栓栓塞的栓子多来自下肢深静脉
E. 减压病是氧气栓塞

23. 发生动脉栓塞较为少见的部位是
A. 下肢　B. 肝　C. 脑　D. 肠　E. 肾
24. 创伤性脂肪栓塞时，栓塞部位通常是
A. 肝　B. 肾　C. 肺　D. 脑　E. 心
25. 长骨骨折时引起的栓塞主要是
A. 空气栓塞　B. 脂肪栓塞　C. 血栓栓塞
D. 细胞栓塞　E. 细菌栓塞
26. 减压病的栓塞是
A. 血栓栓塞　B. 羊水栓塞　C. 气体栓塞
D. 脂肪栓塞　E. 虫卵栓塞
27. 下列哪个器官的梗死灶形态表现为节段性
A. 脑　B. 肝　C. 心脏　D. 小肠　E. 脾
28. 容易发生出血性梗死的器官是
A. 心　B. 肾　C. 脑　D. 脾　E. 肠
29. 引起脑梗死最常见的原因是
A. 脑动脉栓塞　B. 脑血管畸形
C. 脑动脉中层钙化　D. 脑动脉粥样硬化斑块内出血
E. 脑血管炎症
30. 左心衰竭病人的股静脉血栓脱落可引起
A. 肾凝固性坏死　B. 脑液化性坏死　C. 肺出血性梗死
D. 肺贫血性梗死　E. 心肌梗死
31. 关于水肿的说法错误的是
A. 水肿是指组织间隙内的体液增多　B. 体液积聚在体腔称为积液
C. 分为全身性水肿和局部性水肿　D. 炎症时水肿液为低蛋白含量的漏出液
E. 淤血时水肿液为低蛋白含量的漏出液

A2 型题

32. 女性，35 岁。因车祸导致骨盆骨折，入院后出现双下肢肿胀、疼痛。检查发现双下肢静脉回流受阻，下肢胀痛的原因主要是
A. 动脉性充血　B. 淤血　C. 出血
D. 血栓形成　E. 栓塞
33. 男性，30 岁，近日出现明显气促、发绀、咳粉红色泡沫痰等症状，X 线显示整个肺野透亮度降低，密度增高，边缘云雾状改变，肺内可能的病变是
A. 肺出血　B. 肺淤血　C. 肺脂肪栓塞
D. 肺气肿　E. 急性肺炎

34. 男性，65 岁，患有肺心病，近来因心悸、气短、双下肢浮肿而入院。查体：呼吸困难，口唇青紫，肝肋下 2.5 cm，颈静脉怒张，AFP 值正常。该患者肝脏的病变符合

A. 慢性肝淤血　B. 肝脂肪变性　C. 肝纤维组织增生
D. 肝细胞萎缩　E. 以上都可能出现

35. 女性，68 岁，沐浴时不慎摔倒致其额部磕碰。入院后 24 小时，患者持续昏迷，头部 CT 显示硬膜下液体积聚，压迫左侧大脑半球。此类液体积聚的最佳描述是

A. 血肿　B. 紫癜　C. 淤血　D. 瘀斑　E. 渗出

★36. 男性，43 岁，患有肝硬化，近期出现呕血、黑便。导致消化道出血的主要原因是

A. 食管胃底静脉曲张破裂　B. 胃溃疡
C. 胃癌　D. 胃炎
E. 以上都不是

★37. 女性，30 岁，妊娠 35 周，突然出现下肢水肿、蛋白尿。进一步检查发现胎盘早剥，大量出血。患者出现上述症状的主要原因是

A. 妊娠期高血压病　B. 子宫胎盘卒中　C. 弥散性血管内凝血
D. 心力衰竭　E. 血栓栓塞

★38. 女性，23 岁，患有系统性红斑狼疮。近日出现面部蝶形红斑、发热、关节痛。检查发现血小板减少，患者血小板减少的主要原因是

A. 血小板生成减少　B. 血小板破坏过多　C. 血小板消耗过多
D. 血小板分布异常　E. 血小板稀释

★39. 女性，58 岁，肥胖，高血脂。近日感觉右侧肢体无力，言语不清。检查发现脑血栓形成。以下哪项是形成血栓的最关键因素

A. 血液凝固性增高　B. 血流缓慢　C. 血管内皮损伤
D. 血小板增多　E. 以上都不是

40. 男性，52 岁，因车祸意外死亡。8 小时后行尸体解剖，在左心腔内见到暗红色固体质块最可能是

A. 白色血栓　B. 透明血栓　C. 红色血栓
D. 混合血栓　E. 血凝块

★41. 男性，43 岁，长期吸烟。近日因突发呼吸困难、胸痛入院。检查发现肺动脉栓塞。该患者栓子最可能的来源是

A. 下肢深静脉血栓　B. 上肢深静脉血栓　C. 左心房血栓
D. 右心房血栓　E. 下肢浅静脉血栓

★42. 女性，55 岁，有风湿性心脏病史，近日出现偏瘫症状。最可能的原因是

A. 脑血栓形成　B. 脑栓塞　C. 脑出血
D. 脑肿瘤　E. 以上都不是

43. 男性，25 岁，潜水 10 分钟后，由于自觉呼吸困难紧急返回水面，1 小时后，又出现肌肉疼痛。下列最有可能解释上述临床表现的是

A. 动脉内脂肪栓塞　B. 静脉血栓形成　C. 组织中广泛氮气栓塞
D. 全身性血管扩张　E. 弥散性血管内凝血

44. 女性，21 岁，妊娠 40 周，分娩过程中产妇猝死，推测死因为羊水栓塞。若进行尸检，发现何种病变才能支持上述推断

A. 肺组织小血管中有气泡　B. 肺泡腔有气体
C. 肺组织小血管中有脂滴　D. 肺泡腔有毳毛、角化上皮、胎粪颗粒
E. 肺组织小血管中有毳毛、角化上皮、胎粪颗粒

★45. 男性，78 岁，有冠心病病史 10 年。近日因情绪激动突发心前区疼痛，持续不缓解。心电图显示心肌梗死。该患者心肌梗死的原因主要是

A. 冠状动脉痉挛　B. 冠状动脉粥样硬化　C. 冠状动脉炎
D. 心肌耗氧量增加　E. 心动过速

A3/A4 型题

★(46～49 题共用题干)

男性，67 岁，有高血压病史 2 年。近日晨起时突然出现右侧肢体麻木、无力，不能活动，伴有言语不清。

46. 根据患者的症状和病史，最可能发生病变的器官是

A. 心　B. 肺　C. 脑　D. 肾　E. 肝

47. 导致该病变发生的主要原因是

A. 动脉栓塞　B. 动脉痉挛　C. 血管受压
D. 血栓形成　E. 以上都不是

48. 该器官最可能发生的病变性质是

A. 贫血性梗死　B. 出血性梗死　C. 败血性梗死
D. 液化性梗死　E. 以上都不是

49. 为进一步明确诊断，临床通常首选的辅助检查是

A. 头颅 CT　B. 头颅 MRI　C. 脑血管造影
D. 脑脊液检查　E. 以上都不是

★(50～52 题共用题干)

女性，28 岁，产后 1 个月，突然出现左下肢肿胀、疼痛，行走困难。

50. 该患者最可能的诊断是

A. 左下肢血栓性浅静脉炎　B. 左下肢深静脉血栓形成
C. 左下肢动脉硬化性闭塞症　D. 左下肢急性动脉栓塞
E. 左下肢大隐静脉曲张

51. 为进一步明确诊断，临床通常首选的辅助检查是
A. 下肢静脉造影　B. 下肢静脉超声　C. 磁共振血管成像
D. 动脉造影　E. 放射性核素检查
52. 预防该病的主要措施是
A. 早期下床活动　B. 应用止血药物　C. 穿弹力袜
D. 抬高患肢　E. 按摩下肢
(53～54 题共用题干)
男性，21 岁。因皮肤大面积烧伤急诊入院，经治疗病情好转。在植皮过程中，突感胸闷、气急，血压快速下降，呼吸、心跳骤停，经抢救无效死亡。
53. 尸检发现肺动脉主干血栓栓塞，本例血栓最可能来源于
A. 肠系膜下静脉　B. 脾静脉　C. 股动脉
D. 股静脉　E. 门静脉
54. 出现血栓栓塞的原因中不正确的是
A. 长期卧床，血流缓慢　B. 血液凝固性增加　C. 血液浓缩
D. 血中纤维蛋白原、凝血酶原含量增多　E. 血小板失活
★(55～56 题共用题干)
女性，30 岁，产后 1 周，突然出现呼吸困难、胸痛。
55. 最可能的诊断是
A. 肺炎　B. 肺栓塞　C. 气胸
D. 心肌梗死　E. 以上都不是
56. 确诊的首选检查是
A. 胸部 CT　B. 肺动脉造影　C. 心电图
D. 血 D-二聚体　E. 以上都不是

B1 型题

(57～61 题共用备选答案)
A. 破裂性出血　B. 漏出性出血　C. 肺淤血
D. 肝淤血　E. 缺血
57. 血小板减少性紫癜引起的出血属于
58. 外伤引起的血管破裂出血属于
59. 左心衰竭常引起
60. 右心衰竭常引起
61. 冠状动脉粥样硬化引起心肌梗死属于
(62～65 题共用备选答案)
A. 气体栓塞　B. 脂肪栓塞　C. 血栓栓塞
D. 羊水栓塞　E. 细菌栓塞

62. 长骨骨折容易发生
63. 亚急性感染性心内膜炎心瓣膜上的赘生物脱落易发生
64. 潜水员由水底上升到水面易发生
65. 分娩过程中羊水压入破裂的子宫静脉窦内，易发生

二、名词解释

1. 充血(hyperemia)
2. 淤血(congestion)
3. 心力衰竭细胞(heart failure cell)
4. 槟榔肝(nutmeg liver)
5. 血栓形成(thrombosis)
6. 透明血栓(hyaline thrombus)
7. 栓塞(embolism)
8. 减压病(decompression disease)
9. 梗死(infarction)
10. 贫血性梗死(anemic infarct)

三、问答题

1. 慢性肺淤血晚期肺褐色硬化是如何形成的?
2. 全身慢性淤血常见于什么疾病? 慢性淤血可能引起哪些后果?
3. 外科大手术后下肢静脉血栓形成可能与哪些因素有关?
4. 简述栓子的种类及运行途径。
5. 血栓的发展结局如何?
6. 下肢深部静脉血栓脱落后，对机体的影响有哪些?
7. 血栓形成、栓塞及梗死之间有何联系?

四、病例分析题

1. 女性，65 岁，因车祸出现股骨和腓骨粉碎性骨折入院。术后 2 天，患者生命体征平稳，一般情况良好。第 3 天，突然出现呼吸困难，意识丧失，迅速死亡。尸检后，肺组织 HE 及油红 O 染色如图所示。
   (1) HE 染色中肺泡腔内含有棕褐色颗粒的细胞是何种细胞? 有何临床意义?
   (2) 患者的死亡原因可能是什么?

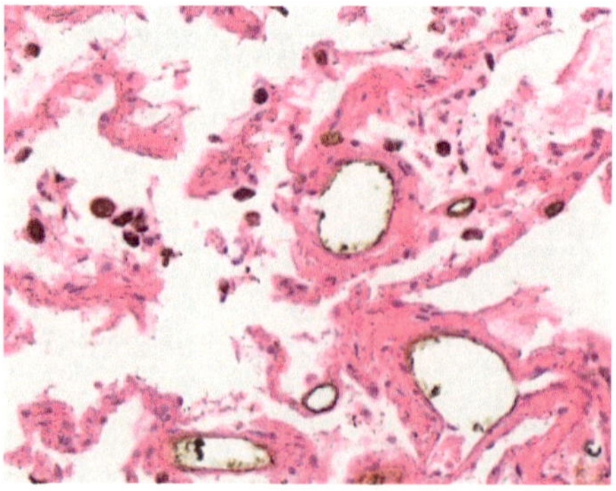

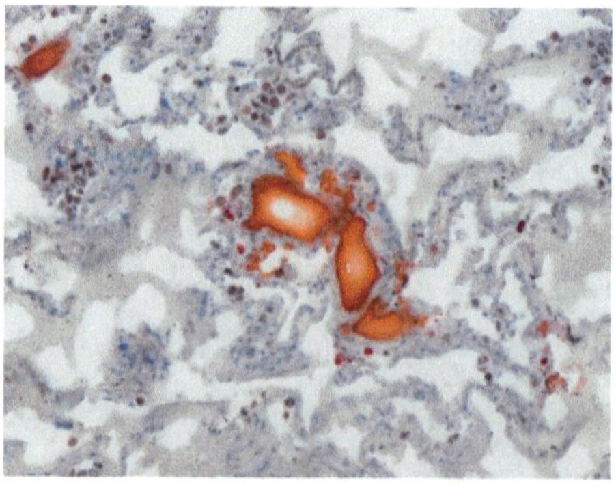

★2. 男性，65 岁。高血压病史 20 年，血压控制不佳。近一个月来，时常感到心前区疼痛，每次持续 3～5 分钟，休息后可缓解。在一次剧烈运动后，突然出现持续剧烈的心前区疼痛，

伴有大汗淋漓、呼吸困难，被紧急送往医院。心电图显示 ST 段抬高；心肌酶谱检查显示肌酸激酶同工酶(CK-MB)、肌红蛋白、肌钙蛋白 I 水平显著升高。

(1) 该患者心脏最可能的诊断是什么？

(2) 该患者经抢救无效死亡，尸检发现心脏的病理改变可能会有哪些？

3. 女性，78 岁。糖尿病病史 12 年，平时血糖控制不理想。近日晨起时发现右侧肢体无力，言语不清，被家人送至医院。头颅 CT 显示左侧大脑中动脉供血区低密度灶；血液检查显示血糖、血脂水平升高。

(1) 该患者脑组织可能的病理诊断是什么？

(2) 请根据病史分析脑组织病变的形成过程。

答案解析

一、选择题

A1 型题

1.【E】炎性充血主要是由于致炎因子通过神经轴索反射使血管舒张神经兴奋，以及炎症介质的作用而引起的充血，属于病理性充血。

2.【B】心力衰竭主要导致的是静脉性充血，不是动脉性充血。

3.【E】慢性淤血一般不直接导致透明血栓形成，透明血栓多见于弥散性血管内凝血。

4.【A】图中箭头所指为心力衰竭细胞。左心衰竭常导致肺淤血，漏出的红细胞被巨噬细胞吞噬后，在胞浆内形成棕黄色颗粒状的含铁血黄素，该巨噬细胞称为心力衰竭细胞。

5.【C】三尖瓣狭窄一般常引起体循环淤血。

6.【D】肺淤血时肺血管压力增高，毛细血管内血浆渗透到肺泡内，形成肺水肿，红细胞漏出进入肺泡，随着痰液排出，形成粉红色泡沫痰。

7.【D】槟榔肝常见于慢性肝淤血。

8.【B】由于毛细血管与细静脉的通透性升高，血液通过增大的内皮细胞间隙及损伤的基底膜缓慢地漏出血管外，称漏出性出血。

9.【D】消化性溃疡或食管静脉曲张出血，血液经口腔排出体外称为呕血，而支气管或肺出血经口腔排出到体外称为咯血。

10.【E】出血的后果主要取决于出血类型、出血量、出血速度和出血部位，少量漏出性出血一般不引起严重后果，但如出血范围广泛，亦可造成严重影响。

11.【D】过敏性紫癜引起超敏反应性血管炎属于漏出性出血。

12.【A】血栓形成是在活体的心脏和血管内血液发生凝固或血液中某些有形成分凝集形成固体质块的过程。

13.【C】动脉粥样硬化过程中，动脉内皮细胞受损，导致内膜下胶原纤维暴露，易引发血小板聚集和黏附，进而形成血栓。

14.【E】内皮细胞损伤后，暴露出内皮下胶原，激活血小板和凝血因子Ⅻ，启动内源性凝血系统，不属于血小板活化反应。

15.【C】红色血栓常见于静脉内，纤维蛋白血栓常见于微循环的血管内。

16.【A】血栓形成对破裂的血管起阻塞裂口和止血作用，这是对机体有利的一方面。

17.【A】手术后长期卧床患者，由于下肢活动量过少，静脉回流缺乏骨骼肌的挤压辅助，血流缓慢，易致血栓形成。

18.【D】下肢静脉内血栓脱落后随着血液回流会引起肺动脉栓塞，如血栓体积过大可导致患者猝死。

19.【C】化生属于机体适应性改变，不属于血栓的结局。

20.【E】在血栓机化后，由于水分被吸收，血栓干燥而出现裂隙，血管内皮细胞可以生长覆盖于裂隙的表面而形成新的血管，管腔之间可以相互吻合沟通，使被阻断的血流部分地恢复重建，这一过程称为再通。

21.【C】门静脉系统的栓子常引起肝内门静脉的分支栓塞。

22.【D】进入血液的癌细胞不一定形成栓塞;脂肪栓塞不全是骨折引起,脂肪组织严重挫伤、血脂过高等也可以引起;羊水栓塞是分娩过程中一种罕见的严重并发症,死亡率极高;减压病主要是氮气栓塞。

23.【B】肝内血管的栓塞常见于门静脉系统栓塞,而肝动脉栓塞较为少见。

24.【C】脂肪组织严重挫伤和烧伤、长骨骨折时,脂肪细胞受损破裂,游离脂肪滴通过破裂的小静脉进入血流,随血液循环进入右心,然后通过肺动脉栓塞于肺部。

25.【B】参见第 24 题。

26.【C】减压病又称沉箱病,是指人体从高气压环境急速转到低气压环境的减压过程中发生的气体栓塞。

27.【D】肠系膜动脉分成多个分支呈扇形分布,故当某个分支动脉阻塞,梗死灶常呈节段性分布。

28.【E】肠是组织结构疏松、侧支循环丰富的器官,在严重淤血的情况下,梗死灶内常有明显的出血。心、肾、脾、脑等组织易发生贫血性梗死。

29.【A】血管腔阻塞是梗死发生最重要的原因,脑动脉栓塞也是导致脑梗死的最常见原因。

30.【C】左心衰竭患者常伴有慢性肺淤血,股静脉血栓脱落后沿体静脉回流,可栓塞在肺动脉分支内,导致肺出血性梗死。

31.【D】炎症时血管壁通透性升高,可导致血浆内蛋白质渗出,因此炎性水肿液蛋白含量较高。

A2 型题

32.【B】骨盆骨折常会形成局部血肿,压迫下腔静脉,导致双下肢静脉回流受阻而淤血水肿,同时神经末梢受压迫刺激,故患者双下肢肿胀、疼痛。

33.【B】咳粉红色泡沫痰提示肺淤血、水肿,X 线也提示肺部实变,故本患者最可能的病变是肺淤血。脂肪栓塞会有明确的外伤病史,或者急性胰腺炎、血脂过高等临床病史,本例患者可以排除脂肪栓塞;肺出血一般临床会出现咯鲜红色血,急性肺炎会出现发热,肺气肿 X 线肺野透亮度增高、密度降低,均与患者临床表现及影像学改变不符。

34.【E】肺心病导致右心衰竭进而体循环淤血,慢性肝淤血是其中表现之一,继而引起一系列肝脏病变,淤血处的肝细胞受压萎缩。淤血周边部的肝细胞,因缺氧而发生脂肪变性,长期肝淤血时,由于缺氧引起肝内纤维组织增生,最终导致淤血性肝硬化。

35.【A】头部倒地磕碰,首先考虑脑外伤引起的出血,CT 显示硬膜下液体积聚,压迫左侧半球,颅内病变为血肿。

36.【A】肝硬化时,门静脉高压导致食管胃底静脉曲张,当压力过高或受到刺激时,容易破裂出血,引起呕血和黑便。胃溃疡、胃癌和胃炎也可导致消化道出血,但在肝硬化患者中,食管胃底静脉曲张破裂是更常见的出血原因。

37.【C】胎盘早剥时,大量组织凝血活酶释放入血,激活凝血系统,导致弥散性血管内凝血,患者可出现下肢水肿、蛋白尿等症状。

38.【B】系统性红斑狼疮患者体内产生大量自身抗体,导致血小板破坏过多,引起血小板减少。

39.【C】血管内皮损伤是血栓形成的最重要和最常见的原因。肥胖和高血脂患者的血管内皮容易受到损伤,从而启动血栓形成的过程。血液凝固性增高、血流缓慢和血小板增多常是血栓形成的促进因素。

40.【E】死亡后心腔内暗红色固体质块是血液凝固形成,为血凝块。

41.【A】长期吸烟是导致下肢深静脉血栓形成的危险因素之一,下肢深静脉血栓脱落是肺动脉栓塞最常见的原因。上肢深静脉血栓及下肢浅静脉血栓相对少见。

42.【B】风湿性心脏病患者,尤其是二尖瓣狭窄时,心房内易形成血栓。血栓脱落随血流进入脑血管,可导致脑栓塞,引起偏瘫。脑血栓形成一般与动脉粥样硬化等因素相关,脑出血常有高血压病史,脑肿瘤多为慢性起病。

43.【C】潜水返回水面是从水下高气压环境急速转到低气压环境的减压过程，容易发生气体栓塞，氧气、二氧化碳和氮气，迅速游离形成气泡，但是氧和二氧化碳很快被再溶解吸收，而氮气溶解较慢，导致在血液和组织内形成多量气泡，因此为氮气栓塞。

44.【E】产妇肺组织小血管中发现有毳毛、角化上皮、胎粪颗粒等胎儿的分泌物或组织成分，可以支持羊水栓塞。

45.【B】冠心病患者常伴有冠状动脉粥样硬化，粥样斑块破裂、出血，形成血栓，可导致冠状动脉管腔急性阻塞，引起心肌梗死。

A3/A4 型题

46.【C】该患者右侧肢体无力首先考虑为中枢神经系统病变，结合高血压病病史，最可能发生病变的器官是脑。

47.【D】高血压病患者由于血管长期处于高压状态，容易导致血管内皮损伤，促进血栓形成。动脉栓塞通常是由其他部位的栓子脱落引起；动脉痉挛一般是短暂性的，较少导致器官梗死；血管受压也不是常见的导致梗死的原因。

48.【A】脑的血液供应丰富且对缺氧极为敏感，当血栓阻塞脑血管时，会引起脑组织缺血缺氧，发生贫血性梗死。出血性梗死常见于肺、肠等有双重血液循环的器官；败血性梗死是由含有细菌的栓子阻塞血管引起。

49.【A】头颅 CT 是诊断脑血栓形成的首选检查，发病 24 小时后多数能显示梗死灶。头颅 MRI 对早期脑梗死诊断更敏感，但一般不作为首选。脑血管造影是诊断脑血管病变的金标准，但为有创检查。脑脊液检查对诊断脑梗死帮助不大。

50.【B】产后妇女血液处于高凝状态，容易发生下肢深静脉血栓形成，表现为下肢肿胀、疼痛、行走困难。

51.【B】下肢静脉超声操作简便、无创，可作为诊断下肢深静脉血栓形成的首选方法。

52.【A】产后早期下床活动可促进下肢血液循环，预防下肢深静脉血栓形成。

53.【D】烧伤患者会出现严重失血、失液，血液浓缩、血液凝固性增加，诱发血栓形成。肺动脉主干血栓栓塞常见于下肢股静脉的血栓脱落后随着血液循环停留在肺动脉主干并造成栓塞。

54.【E】血栓形成过程中血小板会活化，发生黏附、释放、黏集反应促进血栓形成，而并非血小板失活。其余选项均为血栓形成的原因。

55.【B】产后妇女血液处于高凝状态，容易形成血栓，出现上述症状，考虑肺栓塞可能性大。肺炎多有发热、咳嗽等症状；气胸常有突发的胸痛、呼吸困难，但与产后关系不大；心肌梗死一般有心脏疾病基础。

56.【B】肺动脉造影是诊断肺栓塞的金标准。胸部 CT 对肺栓塞有一定诊断价值，但不如肺动脉造影准确；心电图对肺栓塞诊断特异性不高；血 D-二聚体升高对肺栓塞有提示作用，但不能确诊。

B1 型题

57.【B】血小板减少性紫癜是由于血小板减少或功能障碍引起凝血障碍，容易导致漏出性出血。

58.【A】外伤引起的血管破裂出血属于破裂性出血。

59.【C】左心衰竭常引起肺淤血。

60.【D】右心衰竭常引起肝淤血。

61.【E】冠状动脉粥样硬化引起血管狭窄或者继发血栓形成引起心肌缺血，进而导致心肌梗死。

62.【B】长骨骨折容易发生脂肪栓塞。

63.【E】亚急性感染性心内膜炎心瓣膜上的赘生物因含有细菌，故容易发生细菌栓塞。

64.【A】潜水员由水底上升到水面易发生气体栓塞。

65.【D】分娩过程中羊水压入破裂的子宫静脉窦内，易发生羊水栓塞。

二、名词解释

1. 充血(hyperemia)：局部组织和器官的血管内血液含量增多称为充血，可分为动脉性充血和静脉性充血两大类。
2. 淤血(congestion)：由于静脉回流受阻，血液淤积于扩张的小静脉和毛细血管内引起的充血，也称静脉性充血或被动性充血。
3. 心力衰竭细胞(heart failure cell)：慢性肺淤血时，自肺泡壁毛细血管漏出的红细胞被巨噬细胞吞噬，红细胞的血红蛋白在巨噬细胞内分解成棕黄色颗粒状的含铁血黄素。这种吞噬有含铁血黄素的巨噬细胞如在心力衰竭时出现，称为心力衰竭细胞。
4. 槟榔肝(nutmeg liver)：慢性肝淤血时，肝小叶中央静脉及附近肝窦高度扩张淤血呈暗红色，小叶周边部的肝细胞因缺氧而发生脂肪变性呈灰黄色，因而肝切面为红黄相间的花纹状结构，类似中药槟榔的切面，常见于右心衰竭。
5. 血栓形成(thrombosis)：在活体心血管内，血液发生凝固或血液中某些成分凝集形成固体质块的过程，称为血栓形成。
6. 透明血栓(hyaline thrombus)：主要由纤维蛋白构成的均匀红染的小血栓，常见于弥散性血管内凝血时的微循环内，只能在显微镜下见到，故又称微血栓。
7. 栓塞(embolism)：循环血液中出现不溶于血液的异常物质，随血液流动，阻塞血管腔的过程称为栓塞。阻塞血管腔的异常物质称为栓子。
8. 减压病(decompression disease)：潜水员由海底迅速上升到水面，或飞行员由低空迅速飞入高空，在体外大气压骤然降低的情况下，原来溶解在血液中的空气很快被释放出来，形成气泡，其中氮气泡可在血管中形成广泛栓塞，引起多种临床症状。
9. 梗死(infarction)：器官或组织由于血管阻塞，血流停止导致缺氧而发生的坏死称为梗死。
10. 贫血性梗死(anemic infarct)：多发生于侧支循环不充分且组织结构较致密的实质性器官，如心、肾、脾等。因血管阻塞引起局部组织坏死后，坏死灶内出血量不多，呈贫血状态，多为灰白或灰黄色，称之为贫血性梗死。

三、问答题

1. 慢性肺淤血晚期肺褐色硬化是如何形成的？

左心衰竭时肺静脉回流受阻，引起肺淤血。肺泡壁毛细血管扩张充血，红细胞漏出到肺泡腔，肺泡腔内可见心力衰竭细胞。长期肺淤血可导致间质纤维组织增生，肺质地变硬，且伴有含铁血黄素广泛沉积于巨噬细胞内或肺间质内，使肺组织呈现棕褐色，这种改变称之为肺褐色硬化。

2. 全身慢性淤血常见于什么疾病？慢性淤血可能引起哪些后果？

全身慢性淤血多见于右心衰竭，淤血的后果取决于淤血的范围、淤血的程度、淤血发生的速度、淤血的器官以及侧支循环的状况。

长期慢性淤血可引起下列后果：

(1) 淤血性水肿和出血：由于血流缓慢及缺氧，使毛细血管壁通透性升高，毛细血管内流体静压升高，血液的液体成分漏出增多，形成淤血性水肿。严重时，红细胞亦可漏出，引起点状或斑状出血。

（2）实质细胞萎缩、变性和坏死：长期淤血的组织由于缺氧，氧化不全产物堆积，可引起实质细胞的萎缩、变性甚至坏死。

（3）淤血性硬化：长期淤血，间质内纤维组织增生而使器官变硬。这种改变常见于肺、肝及脾的慢性淤血。

（4）侧支循环开放：如肝硬化时门静脉慢性淤血，部分门静脉血液可经过开放的静脉吻合支回流至上、下腔静脉，导致食道下段静脉曲张，脐周腹壁静脉曲张和痔静脉丛曲张。

3. 外科大手术后下肢静脉血栓形成可能与哪些因素有关？

外科大手术后，下肢静脉血栓形成主要与血液凝固性增高有关。大手术后，由于输血或骨髓加快释放血细胞，血液中血小板数量特别是幼稚的血小板数量明显增多，它们具有较高的黏性，易发生黏集；同时，其他凝血因子，如纤维蛋白原、凝血酶原以及凝血因子Ⅻ、Ⅶ等含量也相应增多，促发凝血，形成血栓。

此外，血栓形成还与大手术后卧床休息造成的血流速度减慢、血管内皮细胞损伤有关。血流速度减慢可造成光镜下难以察觉的内膜损伤，电镜下可见内皮细胞胞浆内出现空泡，最后变成无结构的物质，这种变化不仅丧失了正常内皮细胞的抗凝作用，而且暴露了内皮下的胶原，促发内源性和外源性凝血机制。

4. 简述栓子的种类及运行途径。

栓子可为固体、液体或气体。最常见的是血栓栓子，其他还有脂肪栓子、空气栓子、瘤细胞栓子、细菌栓子和羊水栓子等。

栓子运行途径多与血流方向一致。

（1）左心和动脉系统的栓子，沿大循环运行，常停留在直径与其相当的体循环动脉内引起栓塞。

（2）右心和静脉系统的栓子，沿静脉回流方向运行，常在肺动脉的主干或分支形成栓塞。体积小的脂肪、气体或羊水栓子，因其具有一定的弹性，可通过肺循环进入大循环，继而引起动脉分支的栓塞。

（3）门静脉系统的栓子，通过门静脉进入肝脏，常在肝内门静脉的分支形成栓塞。

（4）在房/室间隔缺损或动静脉瘘的患者，栓子可通过缺损处，由压力高的一侧进入压力低的一侧，产生动、静脉系统栓子的交叉运行，形成交叉性栓塞。下腔静脉内的栓子，在胸、腹腔压力急剧升高（如咳嗽等）时，可逆血流方向运行，在肝静脉、肾静脉等分支内形成逆向性栓塞。栓子还可逆向经相应的吻合支进入椎静脉丛，从而累及颅脑。

5. 血栓的发展结局如何？

（1）软化、溶解、吸收：血栓形成后，由于纤维蛋白溶解系统的作用，以及血栓内白细胞崩解后释放溶蛋白酶，使血栓发生软化、溶解，变成细小颗粒或液体，它可被血流冲走，或被吞噬细胞吞噬。

（2）脱落成为栓子：在血流的冲击作用下，整个血栓或血栓的一部分可脱落成为血栓栓子，随血流运行至他处，引起该部位血管的阻塞，即栓塞。

（3）机化、再通：血栓形成后，血栓附着处的内膜下，有肉芽组织向血栓内生长，逐渐取代血栓，此过程称为血栓机化。在血栓机化的同时，由于水分被吸收，血栓干燥而出现裂隙，血管内皮细胞可以生长覆盖于裂隙的表面而形成新的管腔，这些管腔可以相互沟通，并可使被阻断的血流部分地恢复，这一过程称为再通。

（4）钙化：未发生软化或机化的血栓，钙盐沉积，使血栓部分或全部钙化，变为坚硬的质块，在静脉内即形成静脉石。

6. 下肢深部静脉血栓脱落后，对机体的影响有哪些？

下肢深部静脉血栓脱落后，栓子主要沿静脉回流方向运行，进入右心房、右心室，再随血流循环流入肺动脉，停留在肺动脉的主干或分支。

栓子进入肺动脉系统后是否引起症状及其严重程度与栓子的大小、数量及肺组织的原有状况有关。对机体的影响可能有以下几方面：① 如栓子较小，仅阻塞肺动脉的少数小分支，一般不产生严重后果。因为肺具有双重血液循环，所以 90%的栓子临床上无任何症状。② 在肺有严重淤血时，栓塞发生后支气管动脉侧支循环不能充分发挥作用，则可引起肺出血性梗死。③ 体积较大的栓子，栓塞于肺动脉主干或大分支，或小栓子广泛栓塞于肺动脉分支，可引起病人突然死亡，称为肺动脉栓塞症或肺卒中。

此外，下肢深静脉血栓脱落后也可出现交叉性栓塞或逆行性栓塞，但这种情况少见。

7. 血栓形成、栓塞及梗死之间有何联系？

(1) 血栓形成后对机体的危害主要是阻塞管腔，如果血栓脱落则可作为栓子沿血流运行引起栓塞。相应的器官或组织内供血动脉血流被中断，在不能建立有效的侧支循环情况下，常导致梗死。

(2) 梗死并非均由栓塞导致，动脉受压或持续痉挛也可造成相应组织的梗死。栓塞并非均由血栓脱落引起，空气、羊水、脂肪等不溶于血液的异常物质也可作为栓子引发栓塞。

四、病例分析题

1. (1) HE 染色图片中肺泡腔内出现的含有棕褐色颗粒的细胞为吞噬含铁血黄素的巨噬细胞，提示患者生前可能有慢性肺淤血，常见的原因是心力衰竭。

(2) HE 染色图片显示肺小动脉管腔内存在空泡，经油红 O 染色呈橘红色，说明空泡成分是脂滴，因此患者肺内出现了脂肪栓塞。结合患者骨折病史，考虑为骨髓腔中的脂滴进入下腔静脉，沿血液循环进入右心，经肺动脉栓塞至肺内。同时，由于患者生前有肺淤血，大量脂肪栓塞导致患者呼吸衰竭死亡。

2. (1) 该患者心脏最可能的诊断是心肌梗死。患者有长期高血压病史，此次在剧烈运动后出现持续剧烈的心前区疼痛，结合心电图和心肌酶谱的改变，提示心肌梗死。

(2) 肉眼可见心肌梗死灶形状不规则，呈地图状，灰白灰黄色；光镜下早期呈凝固性坏死，可见心肌细胞轮廓，细胞核消失，伴大量炎细胞浸润。晚期可见肉芽组织长入坏死区，伴纤维结缔组织增生，瘢痕组织形成。

3. (1) 脑组织可能的病理诊断是：脑梗死。患者出现右侧肢体无力和言语不清等症状，结合头颅 CT 结果，均提示脑梗死。脑梗死的形成主要是由于脑部血管粥样硬化，管腔狭窄，加之糖尿病导致血液黏稠度增加，在血流缓慢、血压下降等情况下，血栓形成，阻塞血管而引起。

(2) 结合患者病史及血糖血脂水平，考虑该患者存在颅内动脉粥样硬化基础病变。由于血糖控制不佳，高血糖可促进动脉粥样硬化的进展，同时血液黏稠度增加易继发血栓形成，引起左侧大脑中动脉血流中断，造成局部脑组织缺血缺氧性坏死。

（张爱凤　徐佳佳）

第三章 炎 症

知识实训

一、选择题

A1 型题

1. 炎症最常见的发病原因是
   A. 感染　　B. 变态反应　　C. 物理因素
   D. 化学因素　　E. 异物
2. 炎症的形态学病变特征是
   A. 增生　　B. 化生　　C. 变质　　D. 肥大　　E. 渗出
3. 炎症的基本病变包括
   A. 萎缩、肥大、增生　　B. 萎缩、渗出、增生　　C. 变质、渗出、增生
   D. 变质、淤血、渗出　　E. 变性、坏死、渗出
4. 渗出液和漏出液中细胞数量和蛋白质含量不同，最主要的原因是
   A. 毛细血管流体静压升高　　B. 组织胶体渗透压降低
   C. 淋巴循环障碍　　D. 血管壁通透性增高
   E. 血管扩张、血流减慢
5. 发生在体表的急性炎症，主要的局部表现包括
   A. 红、肿　　B. 热、痛　　C. 功能障碍
   D. A+B　　E. A+B+C
6. 炎症时局部组织肿胀的病理基础主要是
   A. 变性　　B. 坏死　　C. 肥大
   D. 渗出　　E. 增生
7. 急性链球菌感染早期，下列哪种炎细胞在病变组织最多见
   A. 中性粒细胞　　B. 嗜酸性粒细胞　　C. 嗜碱性粒细胞
   D. 单核细胞　　E. 淋巴细胞
8. 寄生虫感染的早期，下列哪种炎细胞在病变组织最多见
   A. 中性粒细胞　　B. 嗜酸性粒细胞　　C. 嗜碱性粒细胞
   D. 单核细胞　　E. 淋巴细胞
9. 细菌进入人体血液循环，但机体无任何症状，最符合这种情况的是
   A. 毒血症　　B. 败血症　　C. 菌血症

D. 脓毒败血症　　E. 以上都不对

10. 炎症时白细胞从血液的轴流进入边流的过程，称为

A. 白细胞边集　　B. 白细胞黏附　　C. 白细胞游出

D. 白细胞趋化　　E. 白细胞吞噬

11. 炎症过程中白细胞完成吞噬包括

A. 识别和附着　　B. 吞入　　C. 杀伤和降解

D. A+B　　E. A+B+C

12. 白细胞在炎症组织的局部作用包括

A. 吞噬作用　　B. 免疫作用　　C. 组织损伤作用

D. A+B　　E. A+B+C

13. 具有免疫作用的白细胞不包括

A. B 淋巴细胞　　B. T 淋巴细胞　　C. 中性粒细胞

D. 单核巨噬细胞　　E. 浆细胞

14. 中性粒细胞依赖氧的杀伤过程中形成的最有效的杀菌分子是

A. 次氯酸　　B. 过氧化氢　　C. 超氧负离子

D. NADPH 氧化酶　　E. 一氧化氮

15. 具有趋化作用的炎症介质不包括

A. 肿瘤坏死因子　　B. 白细胞三烯 B4　　C. C5a

D. IL-8　　E. 组胺

16. 引起局部组织疼痛的炎症介质主要是

A. 组胺　　B. 五羟色胺　　C. 前列腺素

D. 白细胞介素　　E. 白细胞三烯

17. 风湿性关节炎关节腔积液属于

A. 纤维蛋白性炎　　B. 浆液性炎　　C. 脓肿

D. 出血性炎　　E. 积脓

18. 绒毛心属于

A. 变质性炎　　B. 纤维蛋白性炎　　C. 化脓性炎

D. 出血性炎　　E. 浆液性炎

19. 急性蜂窝织性阑尾炎中浸润的炎细胞主要是

A. 肥大细胞　　B. 淋巴细胞　　C. 中性粒细胞

D. 组织细胞　　E. 浆细胞

20. 深部软组织的急性炎症发生局部蔓延，形成只有一端开口于体表的深在性盲管，这个盲管称为

A. 糜烂　　B. 溃疡　　C. 窦道　　D. 瘘管　　E. 脓肿

21. 图中箭头所示的炎细胞类型是

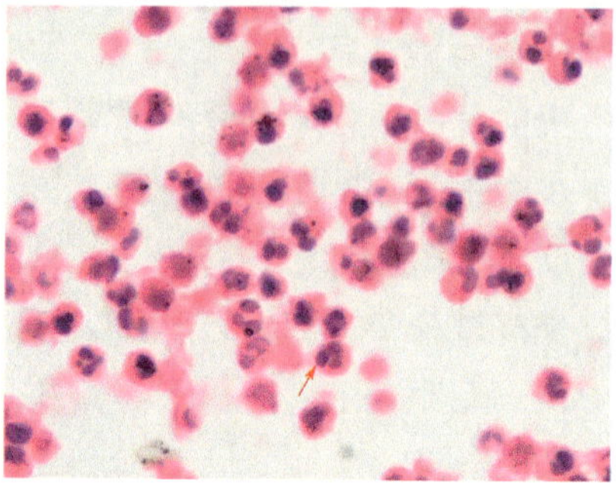

A. 嗜酸性粒细胞
B. 淋巴细胞
C. 单核细胞
D. 中性粒细胞
E. 嗜碱性粒细胞

22. 出血性炎时,炎症组织出血的主要原因是
A. 组织内胶体渗透压增高
B. 淋巴回流障碍
C. 静脉回流障碍
D. 血管壁通透性增高
E. 血浆胶体渗透压增高

23. 慢性炎症与急性炎症比较而言,下列说法正确的是
A. 修复反应明显、无损伤性变化
B. 修复反应明显、有损伤性变化
C. 修复反应不明显、无损伤性变化
D. 修复反应不明显、有损伤性变化
E. 浸润的炎细胞主要为中性粒细胞

24. 肉芽肿性炎的主要细胞成分是
A. 巨噬细胞
B. 上皮细胞
C. 嗜酸性粒细胞
D. 成纤维细胞
E. 淋巴细胞

25. 下列不属于肉芽肿的是
A. 结核结节
B. 伤寒结节
C. 风湿小体
D. 树胶肿
E. 肉芽组织

A2 型题

26. 男性,50 岁,因肝硬化入院治疗,医生查体腹部膨隆、移动性浊音阳性,予以腹腔穿刺抽出液体 1200 ml。符合该液体性质的是
A. 液体混浊
B. 液体清亮
C. 液体内有大量白细胞
D. 液体内有大量蛋白质
E. 液体静置后易凝固

27. 医生从一住院患者腹腔中抽出的液体特征为:黄色混浊、比重>1.018,静置后凝固。最可能的疾病是
A. 右心衰竭
B. 门脉性肝硬化
C. 感染性腹膜炎
D. 左心衰竭
E. 腹部肿瘤

28. 夏季养生,今年很流行"晒背",张先生也加入其中,但因未做防护被晒伤,背部皮肤可见多处红斑、水肿伴疼痛,这些变化是背部皮肤经紫外线照射后血管通透性增高所致。该事件中血管通透性增高的首要机制是
A. 毛细血管内皮细胞收缩
B. 血管内皮细胞的直接损伤
C. 白细胞介导的内皮细胞损伤
D. 毛细血管穿胞作用增强
E. 毛细血管内皮细胞连接发育不完善

★29. 男性，35 岁，常有应酬，最近十天有恶心、呕吐症状，且厌油腻饮食，皮肤、巩膜黄染，遂来医院检查，被诊断为乙型肝炎。该疾病的炎症类型是

A. 变质性炎　　B. 渗出性炎　　C. 增生性炎
D. 出血性炎　　E. 肉芽肿性炎

30. 女孩，1 岁，因发热咳嗽 2 天，呼吸急促 1 天就诊。咽部充血、软腭及咽后壁明显红肿并有灰白色膜状物附着。其母告诉医生，女孩因最近腹泻，未按时接种“百白破”疫苗。该女孩咽部病变性质最可能是

A. 浆液性炎　　B. 纤维蛋白性炎　　C. 表面化脓
D. 蜂窝织炎　　E. 出血性炎

31. 男孩，2 岁，因“发热伴呕吐 1 周，抽搐 2 次”入院。血常规提示白细胞明显增高，中性粒细胞占比明显增多；脑脊液混浊，有大量白细胞，主要是中性粒细胞。该男孩所患疾病的病变性质是

A. 表面化脓　　B. 蜂窝织炎　　C. 脓肿
D. 败血症　　E. 脓毒败血症

★32. 男性，25 岁，背部多个小疖肿一周，局部红肿、压痛明显，最常见的致病菌是

A. 溶血性链球菌　　B. 大肠杆菌　　C. 铜绿假单胞菌
D. 表皮链球菌　　E. 金黄色葡萄球菌

★33. 女性，28 岁，目前在哺乳期。半月前感觉左侧乳房外上象限红肿疼痛，热敷后有所缓解。可触到一结节，边界清楚、有波动感。医生予以结节穿刺，抽出混浊液体。液体内最主要的白细胞是

A. 巨噬细胞　　B. 嗜碱性粒细胞　　C. 中性粒细胞
D. 淋巴细胞　　E. 单核细胞

34. 男孩，8 岁，睡觉打鼾明显，近 2 年扁桃体经常发炎，入院行双侧扁桃体切除术。病理诊断为慢性扁桃体炎，浸润的白细胞主要类型是

A. 中性粒细胞和淋巴细胞　　B. 淋巴细胞和浆细胞
C. 嗜酸性粒细胞和中性粒细胞　　D. 嗜碱性粒细胞和肥大细胞
E. 中性粒细胞和肥大细胞

★35. 女性，45 岁，最近一年反复出现右上腹痛，B 超提示：胆囊体积增大，胆囊壁增厚、黏膜粗糙，囊腔内有多处强回声光团，直径最大者 9 mm。最可能的诊断是

A. 急性胆囊炎　　B. 胆囊癌　　C. 慢性胆囊炎
D. 慢性胆囊炎伴胆结石　　E. 胆囊腺肌症

36. 男性，28 岁，被诊断为颈部淋巴结结核，近一年经常有液体从颈部皮肤裂口处流出。颈部有液体流出处的皮肤病变是形成了

A. 瘘管　　B. 溃疡　　C. 窦道　　D. 空洞　　E. 糜烂

★37. 患者，男性，25 岁，诊断 Crohn 病多年，控制不佳，后反复肛周流脓，有时出现粪便样物。此时应考虑

A. 窦道 B. 瘘管 C. 溃疡 D. 糜烂 E. 发育畸形

38. 男性，45 岁，手指外伤出血后 3 天未见好转，2 天后突然高热、寒战，皮肤、黏膜出现多发性出血灶，全身淋巴结及脾脏轻度肿大。血培养检出金黄色葡萄球菌，经治疗无效，一周后死亡。尸检发现肺、肾多处脓肿灶。该患者临床经过主要表现为

A. 毒血症 B. 菌血症 C. 败血症
D. 脓毒败血症 E. 出血性炎

A3/A4 型题

（39～40 题共用题干）

天气突然转凉，患者上班路上感觉很冷。中饭后自觉非常疲倦，头晕乏力。晚上到家后自测体温 38.9℃，开始不停打喷嚏，流清水鼻涕。

39. 患者流清水鼻涕的主要原因可能是鼻黏膜发生了

A. 浆液性炎 B. 纤维蛋白性炎 C. 化脓性炎
D. 假膜性炎 E. 变质性炎

40. 与患者鼻黏膜病变炎症性质相同的是

A. 白喉 B. 皮肤烫伤的水疱 C. 鼻息肉
D. 绒毛心 E. 疖

（41～42 题共用题干）

男性，39 岁，吃了冰箱剩饭菜后 2 小时感觉腹痛、肠鸣音亢进，之后 2 小时腹泻 4 次，水样便。自行服药未见缓解，此时水样便转为脓血便，同时可见灰白色片状物。

41. 该患者出现水样便时炎症的类型是

A. 浆液性炎 B. 出血性炎 C. 纤维蛋白性炎
D. 化脓性炎 E. 假膜性炎

42. 该患者出现脓血便时炎症的类型是

A. 浆液性炎 B. 出血性炎 C. 纤维蛋白性炎
D. 纤维蛋白性化脓性炎 E. 蜂窝织炎

（43～46 题共用题干）

男性，38 岁，经常在吃了油腻食物或饮酒后感觉右上腹疼痛，伴恶心呕吐，自行用药后会缓解。但近半年来发作频繁，来医院求诊。医生体检发现其右上腹肌紧张、有压痛和反跳痛，Murphy 征阳性。一系列检查后医生给予胆囊切除术，术后胆囊组织形态如图。

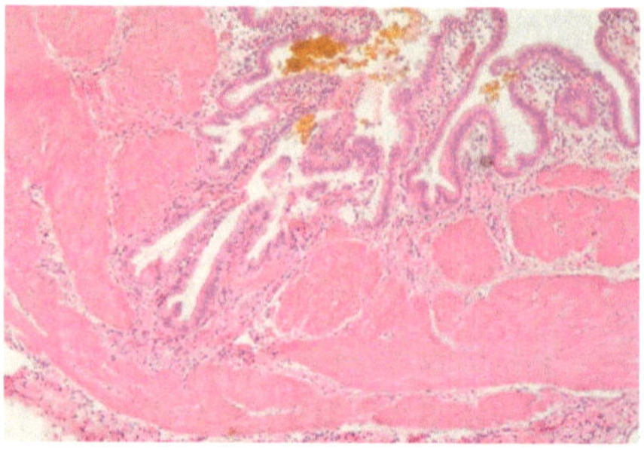

43. 基于上述信息，首先考虑的病理诊断是

A. 胆囊息肉 B. 急性胆囊炎 C. 慢性胆囊炎
D. 胆囊积脓 E. 胆囊癌

44. 该胆囊病变的性质是

A. 浆液性炎 B. 纤维蛋白性炎 C. 化脓性炎

D. 肉芽肿性炎　　E. 非特异性慢性炎

45. 该病变中主要浸润的炎细胞是
A. 淋巴细胞和浆细胞　　B. 淋巴细胞和中性粒细胞
C. 淋巴细胞和嗜酸性粒细胞　　D. 浆细胞和中性粒细胞
E. 浆细胞和嗜酸性粒细胞

46. 该疾病最常伴发的疾病是
A. 胆囊癌　　B. 胆囊积脓　　C. 胆囊结石
D. 胆囊腺肌症　　E. 胆囊穿孔

（47～49 题共用题干）

男性，28 岁，过敏性鼻炎十余年，近期清晨醒来自觉口干咽痛，自述可能是因为鼻呼吸不畅、张口呼吸所致。鼻腔内窥镜检查发现鼻腔内有灰白色结节状物，手术取出结节后组织学形态如图。

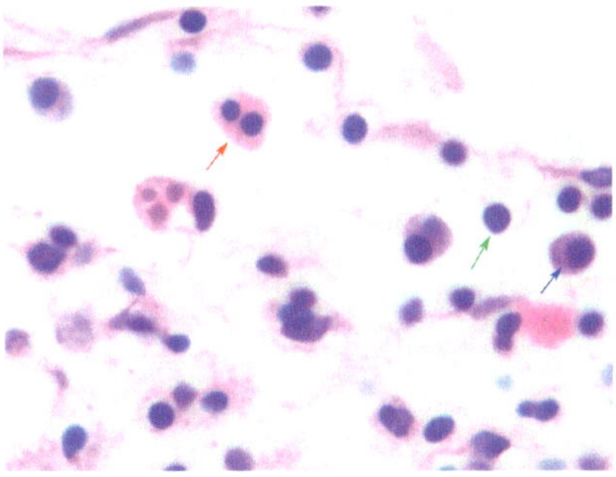

47. 红箭所指细胞为
A. 嗜酸性粒细胞
B. 淋巴细胞
C. 单核细胞
D. 中性粒细胞
E. 嗜碱性粒细胞

48. 红箭所指细胞的浸润提示该病变发生原因极可能是
A. 细菌感染　　B. 病毒感染　　C. 过敏反应
D. 理化因素　　E. 心理因素

49. 蓝箭和绿箭所指细胞分别为
A. 浆细胞、淋巴细胞　　B. 淋巴细胞、浆细胞　　C. 浆细胞、单核细胞
D. 单核细胞、浆细胞　　E. 单核细胞、淋巴细胞

（50～53 题共用题干）

男性，68 岁，因胃癌手术，送检组织病理活检发现图中所示组织形态。患者自诉多年前做过胆囊切除手术。

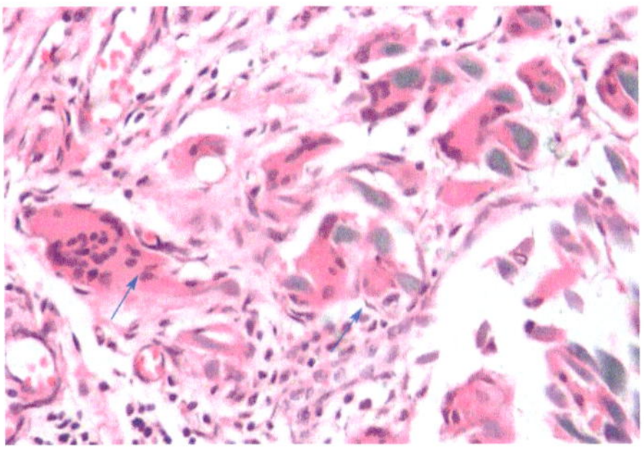

50. 箭头所指细胞为
A. 肿瘤细胞
B. 成纤维细胞
C. 异物巨细胞
D. 朗汉斯巨细胞
E. 单核细胞

51. 该细胞来源于
A. 中性粒细胞　　B. 巨噬细胞　　C. 嗜酸性粒细胞

D. 嗜碱性粒细胞　　E. 成纤维细胞

52. 箭头所指细胞聚集在一起形成结节状病灶，这个结节称为

A. 炎性息肉　　B. 炎性假瘤　　C. 肉芽组织

D. 肉芽肿　　E. 再生结节

53. 与该处病变性质不同的是

A. 结核结节　　B. 伤寒结节　　C. 风湿小体

D. 脓肿　　E. 虫卵结节

B1 型题

（54～55 题共用备选答案）

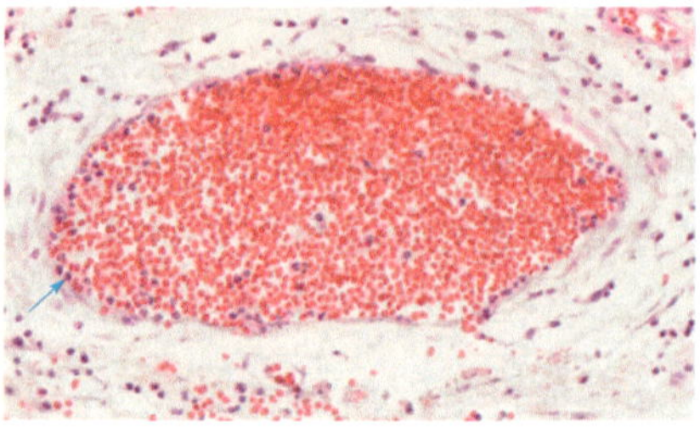

A. 血管扩张充血

B. 白细胞边集

C. 红细胞渗出

D. 白细胞游出

E. 红细胞漏出

54. 图中所示血管源自炎症组织，图片呈现的形态不包括

55. 基于白细胞渗出的基本过程，箭头所指白细胞属于

（56～57 题共用备选答案）

A. 嗜酸性粒细胞　　B. 中性粒细胞　　C. 单核细胞

D. 淋巴细胞和浆细胞　　E. 嗜碱性粒细胞

56. 图中浸润的炎细胞主要类型是

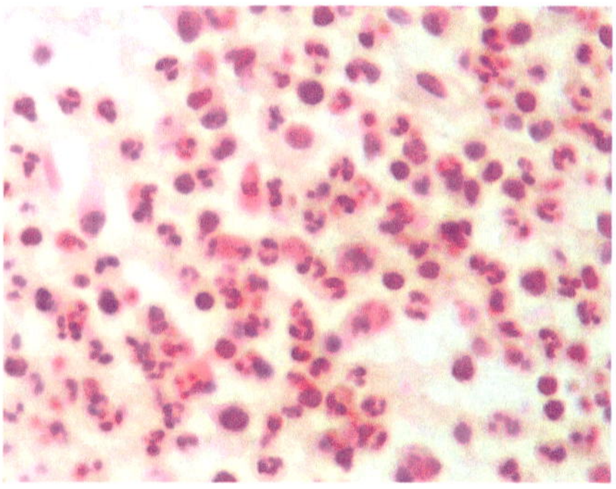

57. 图中浸润的炎细胞主要类型是

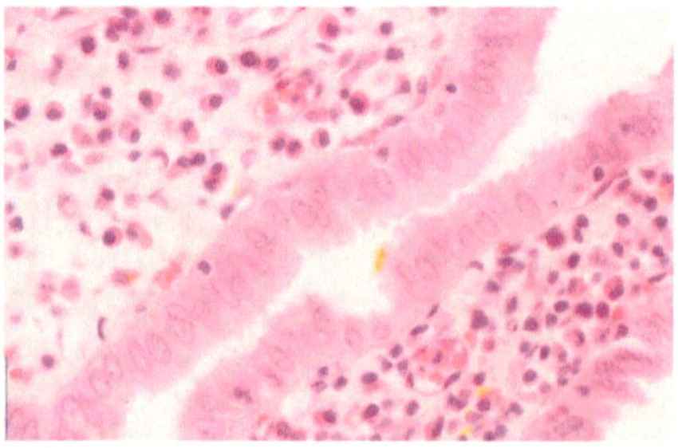

（58～61 题共用备选答案）

A. 白细胞黏附缺陷　　B. 吞噬溶酶体形成障碍　　C. 杀菌活性障碍

D. 骨髓白细胞生成障碍　　E. 白细胞破坏增多

下列情况对应的白细胞功能缺陷分别是：

58. Chediak-Hiagashi 综合征时的反复细菌感染

59. 唾液酸化 Lewis X 缺乏导致的反复细菌感染

60. NADPH 氧化酶基因缺陷导致的慢性肉芽肿性疾病

61. 再生障碍性贫血时的反复感染

二、名词解释

1. 炎症(inflammation)
2. 变质(alteration)
3. 渗出(exudation)
4. 炎细胞浸润(inflammatory cell infiltration)
5. 白细胞边集(leukocytic margination)
6. 中性粒细胞核左移(shift to left of neutrophil nuclei)
7. 趋化因子(chemotactic factors)
8. 趋化作用(chemotaxis)
9. 炎症介质(inflammatory mediator)
10. 浆液性炎(serous inflammation)
11. 纤维蛋白性炎(fibrinous inflammation)
12. 绒毛心(cor villosum)
13. 假膜性炎(pseudomembranous inflammation)
14. 化脓性炎(suppurative inflammation, purulent inflammation)
15. 表面化脓(superficial suppuration)
16. 积脓(empyema)
17. 脓肿(abscess)
18. 疖(furuncle)
19. 痈(carbuncle)
20. 蜂窝织炎(phlegmonous inflammation)
21. 菌血症(bacteremia)
22. 毒血症(toxemia)
23. 败血症(septicemia)
24. 脓毒败血症(pyemia)
25. 炎性息肉(inflammatory polyp)
26. 炎性假瘤(inflammatory pseudotumor)
27. 肉芽肿性炎(granulomatous inflammation)

三、问答题

1. 简述炎症的基本病变。
2. 炎症时血管壁通透性增高的机制是什么?
3. 简要说明渗出液和漏出液的区别。
4. 简述白细胞渗出到炎症灶的基本过程。
5. 简述吞噬细胞吞噬的过程。
6. 简述炎症介质的主要作用,并列举相应的炎症介质。
7. 渗出性炎主要包括哪些类型? 请举例说明。
8. 急性炎症的结局有哪些?
9. 简述急性炎症的局部表现和全身反应。
10. 光镜下如何区分肉芽肿和肉芽组织?

四、病例分析题

1. 女性，49 岁。2 天前无明显诱因出现腹痛，呈持续隐痛，无发热、恶心呕吐等。5 小时前疼痛加剧，并向右下腹转移，遂急诊入院。体检发现：腹部平软，麦氏点压痛、反跳痛。血常规检查：WBC 10.2×10^9/L，RBC 4.37×10^{12}/L，Hb 134 g/L，PLT 176×10^9/L，中性粒细胞比例 78.2%。与患者和家属沟通后进行了阑尾切除手术，术后阑尾镜下病理形态如图所示。

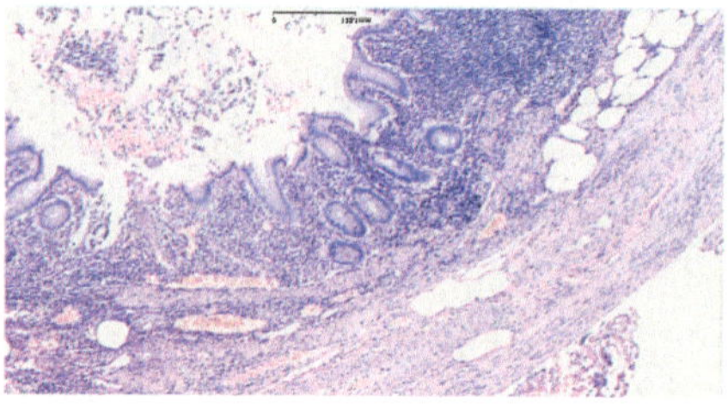
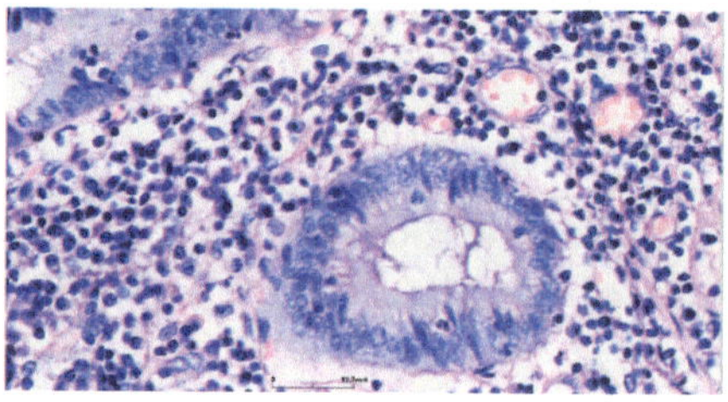

(1) 该患者阑尾可能的病理诊断是什么？请说明诊断要点。
(2) 患者腹痛和血常规结果异常的原因可能是什么？

★2. 女性，36 岁。体检发现左肺有一直径约 1.2 cm 的磨玻璃样结节，无咳嗽、咳痰、咯血、胸痛、呼吸困难等其他不适，患者无吸烟史，既往身体健康。为明确诊断，行 CT 引导下穿刺活检，镜下典型视野如图所示。

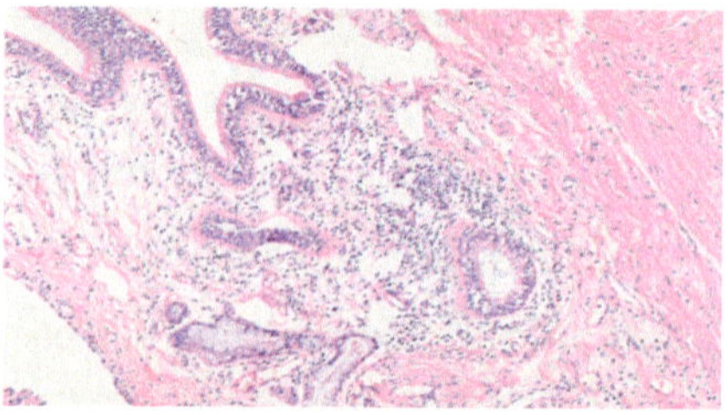
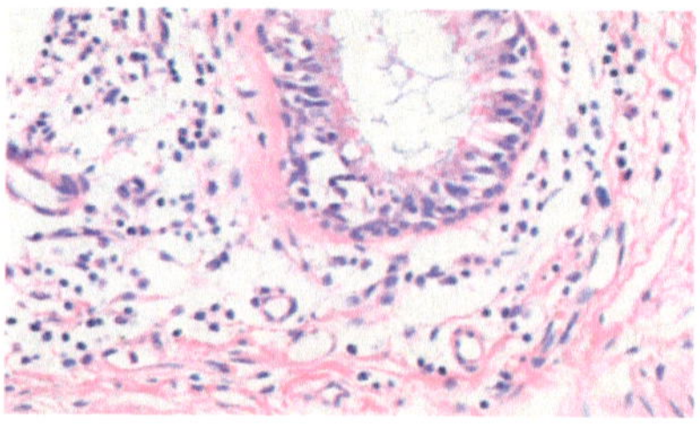

(1) 左肺磨玻璃样结节的病理诊断是什么？请说明诊断要点。
(2) 该疾病需要与哪些疾病相鉴别，请阐述主要的形态区别。

★3. 女性，60 岁，胸部 CT 显示右上肺多个实性结节及斑片，病程中无咳嗽、咯血、胸痛，既往体健。行右上肺切除术，病理组织学形态如图。

(1) 依据病变形态，该患者肺组织最合理的病理诊断是什么？请简述诊断依据。
(2) 简述肺组织中该类病变的诊断思路。

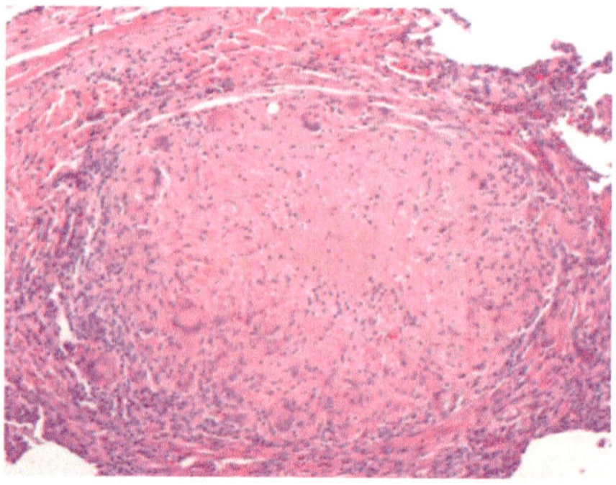

答案解析

一、选择题

A1 型题

1.【A】生物因子是最常见的引起炎症的原因，由生物因子引起的炎症反应又称感染。

2.【E】炎症是以血管反应为中心的防御反应，与血管反应关系最密切的形态学变化是渗出。

3.【C】炎症的基本病变包括变质、渗出和增生；萎缩和肥大是适应性形态变化；淤血是局部血液循环障碍时的形态变化。

4.【D】漏出液是血浆超滤的结果，而渗出液主要是血管壁通透性增加所致的结果。

5.【E】急性炎症的局部表现包括红、肿、热、痛和功能障碍，发生在体表时更容易观察到。

6.【D】炎症时局部组织的肿胀主要与局部充血，液体和细胞成分渗出有关。

7.【A】一般情况下，炎症早期的化学趋化因子主要是趋化中性粒细胞，大多数细菌如链球菌感染时病变组织中招募的白细胞也主要是中性粒细胞。

8.【B】嗜酸性粒细胞是寄生虫感染和过敏反应时主要的炎细胞；嗜碱性粒细胞主要与Ⅰ型变态反应有关；病毒感染、炎症晚期则主要与淋巴细胞和单核细胞渗出有关。

9.【C】细菌或其毒性产物进入血液循环时，根据进入的成分及机体表现可分为毒血症（仅细菌毒素入血、有中毒症状）、菌血症（仅细菌入血、无全身中毒症状）、败血症（细菌入血大量繁殖并产生毒素，有全身中毒症状、皮肤黏膜出血点、脾和淋巴结肿大等）、脓毒败血症（化脓菌所致，可表现为败血症和多发性栓塞性脓肿）。

10.【A】伴随血流缓慢和液体渗出，血管中的白细胞离开轴流，到达边流，称为白细胞边集。白细胞牢固地黏附于内皮细胞表面，称为白细胞黏附；白细胞从血管内逸出血管，进入周围组织的过程称为白细胞游出；白细胞沿化学物质浓度梯度向着化学刺激物做定向移动，称为白细胞趋化；白细胞吞入微生物和其他致炎物质，称为白细胞吞噬。

11.【E】白细胞吞噬的过程主要包括：识别和附着、吞入、杀伤和降解。

12.【E】白细胞在炎症部位被激活后通过吞噬作用和免疫作用发挥防御保护作用，同时也可能造成所在区域组织或细胞的损伤。

13.【C】中性粒细胞的主要作用是吞噬作用。人体具有免疫作用的细胞包括单核细胞、淋巴细胞和浆细胞。

14.【A】对中性粒细胞而言，最有效的杀菌系统是 H_2O_2-MPO-卤素。超氧负离子的产生不足以杀死细菌，中性粒细胞胞浆内的髓过氧化物酶 MPO 可催化 H_2O_2 和氯离子生成次氯酸，次氯酸是强氧化剂和杀菌分子。

15.【E】组胺的主要作用是使细动脉扩张、细静脉通透性增加；其他选项都是趋化因子。

16.【C】前列腺素、缓激肽和 P 物质等炎症介质作用于感觉神经末梢引起疼痛。

17.【B】风湿性关节炎关节积液的渗出物以浆液为主，故属于浆液性炎。

18.【B】绒毛心是发生在心外膜的纤维蛋白性炎，因渗出的纤维蛋白随心脏搏动被牵拉呈绒毛状而得名。

19.【C】急性蜂窝织性阑尾炎属于化脓性炎，故渗出的白细胞主要是中性粒细胞。

20.【C】窦道指组织坏死后形成的只开口于皮肤黏膜表面的深在性盲管，是只有一端开口的病理性盲管；

瘘管是连接两个内脏器官或从内脏器官通向体表的通道样缺损，是具有两个或两个以上开口的病理性盲管；糜烂是指皮肤、黏膜的浅表组织缺损；溃疡是皮肤、黏膜的较深的组织缺损；空洞是坏死物液化后经自然管道排出后所残留的空腔；脓肿指器官或组织内的局限性化脓性炎症，其主要特征是组织发生溶解坏死，形成充满脓液的腔，即脓腔。

21. 【D】图中大多数炎细胞具有分叶核，胞浆嗜酸淡染，符合中性粒细胞形态。嗜酸性粒细胞细胞核多为两叶，胞浆红染、其内见粗大嗜酸性颗粒；嗜碱性粒细胞胞浆内含大小不等的蓝紫色颗粒；淋巴细胞细胞核圆形、深蓝染，胞浆很少或无；单核细胞体积大于粒细胞，细胞核肾形，细胞浆丰富、淡染呈灰蓝色；浆细胞细胞核位于胞浆一侧，核周有空晕。

22. 【D】炎症时血管壁通透性升高，红细胞不能保留在血管腔内而被动性漏出，造成炎症局部组织出血。

23. 【B】慢性炎症时浸润的炎细胞以单核细胞、淋巴细胞和浆细胞为主，体现了机体对损伤的持续反应；炎症细胞的产物可以造成组织破坏，呈现损伤性形态变化；慢性炎症常伴有明显的修复反应。

24. 【A】肉芽肿性炎是以肉芽肿形成为特征的炎症，肉芽肿是指炎症局部巨噬细胞及其衍生细胞增生形成的边界清楚的结节状病灶。

25. 【E】肉芽组织是纤维性修复时形成的幼稚结缔组织，主要成分是新生毛细血管和增生的成纤维细胞。肉芽肿概念参见第 24 题。

A2 型题

26. 【B】肝硬化患者的腹水主要为漏出液，而不是炎症直接导致的渗出液，其特点是细胞成分少、蛋白含量低的清亮液体，不易凝固。

27. 【C】根据液体特征判断为渗出液，引起腹腔渗出最常见的原因是炎症。

28. 【B】紫外线照射主要是直接损伤内皮细胞，进而血管通透性增高；选项 A 主要与炎症介质介导有关；选项 C 与白细胞激活后释放的成分有关；选项 D 与 VEGF、组胺、白细胞三烯、缓激肽和 P 物质等炎症介质相关；选项 E 与炎症修复时毛细血管新生有关。

29. 【A】年轻男性，饮食不洁，急性起病，确诊为乙型肝炎，此时多表现为急性变质性炎，以肝细胞变性坏死为主。

30. 【B】结合病史，该女孩所得疾病最可能是白喉，白喉的病变性质属于纤维蛋白性炎。

31. 【A】结合病史，该男孩所患疾病最可能是脑膜和蛛网膜下腔的化脓性炎。病史中未涉及炎症播散情况，所以选项 D、E 可排除。

32. 【E】皮肤毛囊、皮脂腺及周围组织发生的脓肿多为金黄色葡萄球菌引起，多个疖融合形成痈，局部皮肤出现明显的红肿胀痛，甚至破溃。

33. 【C】结合病史，患者最可能的病变为左侧乳腺脓肿形成，穿刺所抽出的液体为脓液，其中主要的白细胞为脓细胞，即变性坏死的中性粒细胞。

34. 【B】淋巴细胞和浆细胞是慢性炎症时浸润的主要炎细胞，中性粒细胞、嗜酸性粒细胞和嗜碱性粒细胞多出现在急性炎症、慢性炎症的早期阶段和急性发作时。

35. 【D】病程长，胆囊壁增生性改变提示慢性胆囊炎，而强回声光团提示胆结石的存在。

36. 【C】结核病时干酪样坏死灶液化后从表皮流出，说明炎症已向表皮穿破形成一端开口的病理性管道，即窦道。选项的定义参见第 20 题。

37. 【B】肛周流脓且可见粪便样物说明肛周表面的皮肤不仅存在开口，而且已与直肠相通，形成两端开口的病理性管道，符合瘘管。

38. 【D】患者因手部外伤感染金黄色葡萄球菌，导致发热、出血、脾脏和淋巴结肿大，且血培养阳性。提示该患者有细菌入血并且大量繁殖产生毒素，而该细菌为化脓菌，已造成肺肾多发脓肿灶，符合脓毒败血症。

A3/A4 型题

39. 【A】患者发病初期流清水鼻涕，鼻黏膜发生渗出性炎，渗出物主要是血浆中的液体成分，所以是浆液性炎。

40. 【B】皮肤烫伤后形成的水疱是因为高温刺激引发的浆液性炎，表皮下有大量浆液渗出。白喉和绒毛心是纤维蛋白性炎，鼻息肉是慢性增生性炎，疖是化脓性炎。

41. 【A】患者初期为水样便，肠道主要的渗出物为浆液。

42. 【D】患者出现脓血便时，伴灰白色片状物，说明肠道主要的渗出物为脓液和纤维蛋白。灰白色片状物为脱落的假膜。

43. 【C】图中可见胆囊部分上皮增生，内陷接近肌层形成罗-阿氏窦，胆囊壁有慢性炎细胞浸润，符合慢性胆囊炎。

44. 【E】慢性胆囊炎属于非特异性慢性炎。未见大量的浆液（浆液性炎主要特征）、纤维蛋白（纤维蛋白性炎主要特征）、中性粒细胞（化脓性炎主要浸润的炎细胞类型）以及巨噬细胞（肉芽肿性炎主要的增生细胞）。

45. 【A】慢性胆囊炎主要浸润的炎细胞以淋巴细胞和浆细胞为主。

46. 【C】胆囊炎和胆囊结石在临床上常常相伴出现。胆结石的存在可能增加胆囊炎的发病风险，而胆囊炎的存在也可增加胆结石的发病风险。

47. 【A】参见第 21 题。

48. 【C】嗜酸性粒细胞常和过敏反应及寄生虫感染有关，结合病史，患者最可能是长期过敏性鼻炎伴鼻息肉形成。

49. 【A】参见第 21 题白细胞具体类型的形态描述。

50. 【C】根据细胞的形态：体积大，细胞核数目多、排列紊乱，胞浆丰富红染，以及胞浆内或周边可见具折光性的异物，可判断为多核异物巨细胞。

51. 【B】异物刺激招募巨噬细胞到达异物所在处，而为了更有效地吞噬异物，巨噬细胞衍生为异物巨细胞。

52. 【D】该结节状病灶由巨噬细胞及其衍生细胞增生而成，为肉芽肿；炎性息肉和炎性假瘤是非特异性慢性炎；肉芽组织是病灶发生纤维性修复时的初期组织，主要成分是新生毛细血管和增生的成纤维细胞；再生结节是指增生的实质细胞聚集在一起。

53. 【D】该处病变为异物肉芽肿，结核结节、伤寒结节、风湿小体和虫卵结节均为肉芽肿性病变，而脓肿属于化脓性炎。

B1 型题

54. 【C】炎症时红细胞是被动性漏出，而不是渗出，其他选项图中均可见。

55. 【B】参见第 10 题。

56. 【B】参见第 21 题。

57. 【D】参见第 21 题。

58. 【B】白细胞异常色素减退综合征（Chediak-Higashi 综合征）为常染色体隐性遗传性疾病，表现为吞噬体与溶酶体融合发生障碍，以及细胞毒性 T 淋巴细胞不能正常分泌具有溶解作用的颗粒，引起严重的免疫缺陷和患者反复细菌感染。

59.【A】白细胞黏附缺陷(leukocyte adhesion deficiency,LAD)主要分为 LAD-1 和 LAD-2 两型。LAD-1 型是指整合素 CD18 的 β2 缺陷,导致白细胞黏附、迁移、吞噬和氧化应激反应障碍,引起患者反复细菌感染和创伤愈合。LAD-2 型是指岩藻糖代谢障碍使唾液酸化 Lewis X 缺乏。

60.【C】吞噬细胞 NADPH 氧化酶某种成分的基因缺陷,导致依赖活性氧杀伤机制的缺陷,可引起慢性肉芽肿性疾病。

61.【D】再生障碍性贫血时骨髓生成血细胞全面下降,白细胞、血小板和红细胞的数目都因骨髓生成下降而减少。

二、名词解释

1. 炎症(inflammation):具有血管系统的活体组织对各种损伤因子的刺激所发生的以防御反应为主的病理过程。
2. 变质(alteration):炎症局部组织发生的变性和坏死。
3. 渗出(exudation):炎症局部组织血管内的液体成分、蛋白质和白细胞通过血管壁进入组织间隙、体腔、体表和黏膜表面的过程。
4. 炎细胞浸润(inflammatory cell infiltration):炎症发生时,各种白细胞从血管内渗出到组织间隙的过程。
5. 白细胞边集(leukocytic margination):血管内的白细胞离开轴流进入边流的过程。
6. 中性粒细胞核左移(shift to left of neutrophil nuclei):IL-1 和 TNF 刺激中性粒细胞从骨髓储存库释放,从而引起末梢血细胞计数增加,而且相对不成熟的杆状核中性粒细胞所占比例增加,常见于严重感染时。
7. 趋化因子(chemotactic factors):炎症发生时,吸引白细胞定向移动的化学刺激物。
8. 趋化作用(chemotaxis):白细胞游出血管后,沿某些化学物质浓度梯度主动向着化学刺激物所在部位做定向移动。
9. 炎症介质(inflammatory mediator):参与和介导炎症反应的化学因子,又称为化学介质。
10. 浆液性炎(serous inflammation):以浆液渗出为主要特征的渗出性炎。浆液性渗出物以血浆成分为主,可含有少量白蛋白和纤维蛋白。
11. 纤维蛋白性炎(fibrinous inflammation):又称纤维素性炎,以纤维蛋白原渗出为主,继而在病灶中形成纤维蛋白为主要特征。
12. 绒毛心(cor villosum):心外膜的纤维蛋白性炎,渗出的纤维蛋白因心脏的不停搏动而被牵拉呈绒毛状,覆盖在心脏表面。
13. 假膜性炎(pseudomembranous inflammation):发生在黏膜的纤维蛋白性炎,渗出的纤维蛋白、中性粒细胞和坏死黏膜组织以及病原菌等可在黏膜表面形成一层灰白色膜状物,又称伪膜性炎。
14. 化脓性炎(suppurative inflammation, purulent inflammation):以中性粒细胞渗出为主,并伴有不同程度的组织坏死和脓液形成为特点的渗出性炎。
15. 表面化脓(superficial suppuration):发生在黏膜和浆膜的化脓性炎,深部组织无明显中性粒细胞浸润。
16. 积脓(empyema):浆膜腔或内脏空腔器官的化脓性炎,脓液可以积聚在腔内,称为积脓。
17. 脓肿(abscess):器官或组织内的局限性化脓性炎症,其主要特征是组织发生溶解坏死,形成充满脓液的空腔。
18. 疖(furuncle):毛囊、皮脂腺及其周围组织的小脓肿。

19. 痈(carbuncle):多个疖的融合,在皮下脂肪和筋膜组织中形成许多相互沟通的脓肿。

20. 蜂窝织炎(phlegmonous inflammation):发生于疏松结缔组织的弥漫性化脓性炎。

21. 菌血症(bacteremia):细菌由局部病灶入血,全身无中毒症状,但从血液中可查到细菌。

22. 毒血症(toxemia):细菌的毒性产物或毒素被吸收入血,引起中毒症状和组织的病理变化。

23. 败血症(septicemia):细菌由局部病灶入血后,不仅没有被清除,而且还大量繁殖,并产生毒素,引起全身中毒症状和病理变化。

24. 脓毒败血症(pyemia):化脓菌进入血液后大量生长繁殖,产生毒素,引起寒战、高热、皮肤黏膜出血等全身症状(败血症),并在机体多个脏器内形成多发性栓塞性脓肿。

25. 炎性息肉(inflammatory polyp):黏膜组织在长期刺激因子作用下,由局部黏膜上皮、腺体、炎细胞、肉芽组织和纤维结缔组织增生形成的突出于黏膜表面的带蒂肿块,实质是黏膜的慢性炎症。

26. 炎性假瘤(inflammatory pseudotumor):慢性炎性增生的组织形成的边界清楚的肿瘤样病变,由肉芽组织、增生的实质细胞、炎细胞和纤维结缔组织构成,常发生于眼眶和肺组织。

27. 肉芽肿性炎(granulomatous inflammation):以炎症局部巨噬细胞及其衍生细胞增生形成边界清楚的结节状病灶(肉芽肿)为特征,是一种特殊类型的慢性炎症。

三、问答题

1. 简述炎症的基本病变。

炎症的基本病变包括变质、渗出和增生。一般来说,变质是损伤性过程,炎症局部组织发生的变性和坏死统称为变质。如发生在实质细胞的细胞水肿、脂肪变、凝固性坏死和液化性坏死等,也可以发生于间质细胞,如黏液样变性、纤维蛋白样坏死等。渗出和增生是抗损伤性过程。炎症局部组织血管内的液体成分、纤维蛋白等蛋白质和各种炎症细胞通过血管壁进入组织间隙、体腔、体表和黏膜表面的过程称渗出。所渗出的液体和细胞成分总称为渗出物或渗出液。增生可发生在炎症局部的实质细胞,也可发生在间质细胞,如巨噬细胞、内皮细胞和成纤维细胞等。

2. 炎症时血管壁通透性增高的机制是什么?

炎症时血管壁通透性增高的机制包括:炎症介质刺激内皮细胞收缩,导致内皮间缝隙增大;细菌感染、白细胞黏附等可介导内皮细胞损伤,使之坏死脱落;内皮细胞穿胞通道数量增加,穿胞作用增强;炎症修复时形成的新生毛细血管高通透性,内皮细胞连接不紧密。

3. 简要说明渗出液和漏出液的区别。

渗出液:炎症时由于血管通透性增加,血管内的液体和细胞成分进入组织间隙、体腔、体表或黏膜表面,形成渗出液。渗出液中蛋白含量高,细胞成分多,外观浑浊,相对密度高于1.018,静置易于凝固。

漏出液:由于静脉回流受阻,毛细血管内压升高,血浆胶体渗透压降低,引起血管内液体进入到体腔或组织间隙,形成漏出液,其蛋白含量低,细胞成分少,外观澄清,相对密度小于1.018,静置常不易凝固。

4. 简述白细胞渗出到炎症灶的基本过程。

白细胞通过血管壁游出到血管外的过程称为白细胞渗出,其是炎症反应最重要的特征。白细胞渗出过程是复杂的连续过程,包括白细胞边集和滚动(主要依赖选择素及糖蛋白的唾液酸化Lewis X)、黏附(主要依赖整合素及其配体)、游出、在组织中游走等阶段,并在趋化因子的作用下到达炎症灶,在局部发挥重要的防御作用。

5. 简述吞噬细胞吞噬的过程。

吞噬细胞(中性粒细胞、巨噬细胞)通过相应受体(Toll-like受体、G蛋白偶联受体、调理素受体和细胞因子受体)识别和附着吞噬物、吞入(首先形成吞噬体,继而与溶酶体融合形成吞噬溶酶体)、杀伤和降解(主要是氧依赖性的杀伤降解,如通过活性氧和活性氮;也有氧非依赖性的杀伤降解,如通过溶酶体内的细菌通透性增加蛋白 BPI 和溶菌酶等)。

6. 简述炎症介质的主要作用,并列举相应的炎症介质。

炎症介质的主要作用包括血管扩张(组胺、5-羟色胺等);血管壁通透性升高(组胺、5-羟色胺、C3a、白细胞三烯、PAF 等);趋化作用(C5a、白细胞三烯等);白细胞渗出和激活(IL-1、TNF、PAF、LTB4、一氧化氮等);发热(IL-1、IL-6、TNF、前列腺素 E 等);疼痛(前列腺素、缓激肽等);组织损伤(溶酶体酶、活性氧、一氧化氮等)。

7. 渗出性炎主要包括哪些类型?请举例说明。

渗出性炎按渗出物不同可分为四种类型:浆液性炎(皮肤Ⅱ度烫伤)、纤维蛋白性炎(绒毛心)、化脓性炎(表面化脓-流行性脑脊髓膜炎;积脓-输卵管积脓;脓肿-肾脓肿;蜂窝织性炎-急性蜂窝织性阑尾炎)和出血性炎(钩端螺旋体病)。

8. 急性炎症的结局有哪些?

急性炎症的结局包括:痊愈(完全愈复-病变组织的结构和功能完全恢复;不完全愈复-病变组织的结构通过机化、纤维化,不完全恢复原来的结构和功能);迁延不愈(转为慢性炎症,可急性发作);蔓延扩散(局部蔓延-例如急性膀胱炎可引发急性输尿管炎;淋巴道蔓延-可导致淋巴管炎、淋巴结炎;血道蔓延-可导致菌血症、毒血症、败血症、脓毒败血症)。

9. 简述急性炎症的局部表现和全身反应。

急性炎症的局部表现包括红、肿、热、痛、功能障碍;全身反应主要有发热、末梢血白细胞计数增加、C 反应蛋白增加、血沉加快等。

10. 光镜下如何区分肉芽肿和肉芽组织?

肉芽肿是对肉芽肿性炎具有诊断意义的特征性形态,光镜下常表现为边界清楚的结节状病灶,其构成主要为增生的单核巨噬细胞及其衍生细胞(例如上皮样细胞、多核巨细胞等)。

肉芽组织是组织损伤后的修复性结缔组织,光镜下主要由新生的毛细血管、增生的成纤维细胞和各种炎细胞组成。

四、病例分析题

1. (1) 阑尾可能的病理诊断:急性蜂窝织性阑尾炎。

诊断要点:① 临床表现:转移性右下腹痛、麦氏点压痛、反跳痛;② 实验室检查:血常规白细胞计数高,中性粒细胞占比增加;③ 图中病理形态显示阑尾黏膜面有糜烂及溃疡形成,阑尾壁全层可见中性粒细胞浸润。

(2) 炎症时产生的炎症介质(如 PG、缓激肽、P 物质等)和渗出物压迫均可刺激神经末梢导致腹痛;阑尾组织急性炎症时浸润的炎细胞、血管内皮细胞、血小板以及机体的体液系统可产生炎症介质如 IL-1, TNF 等细胞因子,促进骨髓释放大量白细胞进入外周血,所以血常规检查白细胞升高,中性粒细胞比例增加。

2. (1) 左肺磨玻璃样结节的病理诊断:肺炎性假瘤。

诊断要点:① 组织形态学上结节主要由增生的上皮细胞、慢性炎细胞(淋巴细胞和浆细胞)、成纤维细胞和胶原纤维组成;未见异型的肿瘤细胞。② 临床表现不明显,提示组织损伤破坏不是很严重。

(2) 鉴别诊断:需鉴别的主要疾病有肺非黏液腺癌、肺浆细胞瘤、硬化性肺细胞瘤、恶性淋巴瘤等。

① 肺非黏液腺癌：肺非黏液腺癌微浸润或者浸润性时癌细胞贴壁生长为主，但多保持正常肺泡结构；炎性假瘤中肺泡上皮虽可增生显著或有乳头状增生，但一般情况下细胞异型性不明显，不见核分裂象。

② 肺浆细胞瘤：瘤细胞组成单一，有一定异型性，但不混有其他炎细胞；炎性假瘤的浆细胞形态成熟，伴有其他炎细胞浸润，如淋巴细胞、单核细胞、嗜酸性粒细胞的浸润。

③ 硬化性肺细胞瘤：瘤细胞主要是两种类型：立方样细胞（类似肺泡上皮细胞）和间质细胞（细胞小，呈圆形或多角形，边界清楚，胞浆嗜酸或空亮）；肿瘤组织结构复杂，瘤组织可呈实性、乳头状、硬化、血管瘤样四种特征性结构模式。

④ 恶性淋巴瘤：瘤细胞成分单一、密集分布、有异型性，核分裂象常见；炎性假瘤中浸润的淋巴细胞以成熟淋巴细胞为主，可形成淋巴滤泡，并伴有其他炎细胞浸润。

3.（1）该患者肺组织最合理的病理诊断：肺坏死性肉芽肿性炎，局限性肺结核。

诊断依据：存在典型的坏死性肉芽肿病灶，病灶中央为干酪样坏死（未见折光结晶或异物），围绕以上皮样细胞及朗汉斯巨细胞，外周见少量淋巴细胞和浆细胞浸润，纤维组织增生包裹。

（2）肺组织内肉芽肿性病变的类型区分至关重要，可主要分为感染性肉芽肿和非感染性肉芽肿。

① 感染性肉芽肿：肉芽肿一般发育较完全，中央坏死多见。致病病原体主要为分枝杆菌和真菌，查找病原体可帮助诊断，如抗酸染色、PAS染色、GMS染色等，必要时可进行微生物遗传物质检测确定致病菌的种类。

② 非感染性肉芽肿：致病因素多样，分类复杂。包括硅结节、吸入性肺炎、过敏性肺炎、结节病、Wegener 肉芽肿等。寻找非感染性肉芽肿的组织学特征是关键。

硅结节：同心圆排列的胶原纤维，结节边缘可见吞噬硅尘的巨噬细胞，偏光显微镜下可见硅尘颗粒。

结节病：明显的，形成良好的，离散的非坏死性肉芽肿，常沿淋巴管分布，远离肉芽肿为正常肺组织。

Wegener 肉芽肿：具有“脏”坏死的化脓性肉芽肿；伴坏死性血管炎。

吸入性肺炎：肉芽肿中可找到植物成分或其他异物，异物多核巨细胞显著。

（李懿萍 樊翔）

第四章 肿瘤

知识实训

一、选择题

A1 型题

1. 关于肿瘤的描述正确的是
   A. 肿瘤性增生属于反应性增生
   B. 肿瘤均表现为肿块
   C. 肿瘤细胞常为多克隆性增殖
   D. 肿瘤分化程度越高，其恶性度越高
   E. 肿瘤细胞生长具有相对自主性
2. 下列哪一项不符合非肿瘤性增生
   A. 正常的细胞更新，对刺激和损伤的防御反应
   B. 致病因素去除后增生持续
   C. 增生的细胞组织分化成熟
   D. 多克隆性增生
   E. 具有原来正常组织的结构及功能
3. 具有下列哪个特点的肿瘤，良性的可能性大
   A. 生长速度快
   B. 肿瘤表面可见出血、坏死和溃疡形成
   C. 肿瘤与周围组织分界不清，难以推动
   D. 呈树根状伸入周围组织
   E. 肿瘤体积大，与周围组织分界清楚，可以推动
4. 对肿瘤诊断最有帮助的是下列哪种成分
   A. 肿瘤细胞
   B. 间质中的血管
   C. 间质中浸润的淋巴细胞
   D. 间质中的纤维结缔组织
   E. 瘤体内的坏死组织
5. 与肿瘤分化程度高相符合的是
   A. 对化学药物治疗敏感
   B. 预后差
   C. 肿瘤的恶性程度低
   D. 对放射治疗敏感
   E. 肿瘤转移早
6. 关于肿瘤生长速度的描述正确的是
   A. 与正常细胞相比，肿瘤细胞倍增时间延长
   B. 进入静止期的肿瘤细胞越多，该肿瘤的生长分数越高
   C. 恶性肿瘤形成初期，生长分数高

D. 生长分数高的肿瘤对化疗药物不敏感
E. 生长速度较快的肿瘤组织内细胞凋亡比例较高

7. 晚期子宫颈癌浸润至直肠和膀胱并生长的现象是
A. 血道转移　B. 淋巴道转移　C. 种植性转移
D. 肿瘤脱落　E. 直接蔓延

8. 下列哪一项不属于肿瘤转移
A. 食管原发鳞状细胞癌,发现颈部淋巴结肿大,淋巴结活检显示腺癌
B. 食管原发鳞状细胞癌,发现颈部淋巴结肿大,淋巴结活检显示鳞状细胞癌
C. 结肠原发腺癌,发现肝脏多发性结节,肝组织活检显示腺癌
D. 皮肤原发恶性黑色素瘤,发现肝脏结节,肝组织活检显示恶性黑色素瘤
E. 胃原发黏液腺癌,发现腹腔多发性结节,腹腔结节活检显示黏液腺癌

9. 容易通过淋巴道转移的肿瘤是
A. 平滑肌肉瘤　B. 绒毛膜癌　C. 骨肉瘤
D. 肾透明细胞癌　E. 结肠腺癌

10. 不容易通过血道转移的肿瘤是
A. 肺小细胞癌　B. 皮肤基底细胞癌　C. 肾透明细胞癌
D. 软骨肉瘤　E. 皮肤恶性黑色素瘤

11. 肿瘤血道转移最常见的部位是
A. 肺、脑　B. 肺、肝　C. 肺、心脏
D. 心脏、肝　E. 脑、肾上腺

12. 恶性肿瘤细胞在血道转移过程中,常通过下列哪种途径入血
A. 弹性动脉　B. 中静脉　C. 肌性动脉
D. 细小动脉　E. 毛细血管和小静脉

13. 肝癌一般不转移至
A. 淋巴结　B. 脾脏　C. 肺　D. 脑　E. 腹膜

14. 恶性肿瘤的分级依据主要是根据
A. 浸润深度　B. 转移程度　C. 预后
D. 治疗方案　E. 分化程度

15. 恶性肿瘤的三级分级法中的“2 级”指
A. 未分化　B. 中分化　C. 高分化
D. 低分化　E. 分化程度未明确

16. 下述关于高级别恶性肿瘤描述错误的是
A. 肿瘤分化程度高　B. 肿瘤分化程度低　C. 核分裂象多见
D. 肿瘤细胞的异型性显著　E. 恶性程度高

★17. 在肿瘤分期中,Tis 代表以下哪种情况
A. 肿块最大径<1 cm　B. 原位癌　C. 低级别上皮内瘤变

D. 管状腺瘤　　E. 微小浸润性癌

18. 交界性肿瘤是指

A. 癌前病变

B. 形态特点介于癌和肉瘤之间的肿瘤

C. 组织形态和生物学行为介于良性与恶性肿瘤之间

D. 肿瘤位于两个相邻器官之间

E. 位于表皮和真皮交界处的肿瘤

19. 良性肿瘤的异型性主要体现在

A. 组织结构的异型性　　B. 肿瘤细胞的多形性

C. 瘤巨细胞和多核瘤巨细胞多见　　D. 核分裂象多见

E. 可见病理性核分裂象

20. 最符合恶性肿瘤生物学行为的是

A. 多发病灶　　B. 生长快,压迫周围组织　　C. 浸润转移

D. 膨胀性生长　　E. 外生性生长

21. 下列不属于肿瘤的是

A. 皮肤乳头状瘤　　B. 子宫平滑肌瘤　　C. 皮下脂肪瘤

D. 主动脉瘤　　E. 血管瘤

★22. 属于恶性肿瘤的是

A. 睾丸精原细胞瘤　　B. 纤维腺瘤　　C. 淋巴管瘤

D. 卵巢浆液性囊腺瘤　　E. 多形性腺瘤

23. 下列哪种肿瘤对应的恶性类型不能归入癌

A. 皮肤乳头状瘤　　B. 卵巢浆液性囊腺瘤　　C. 结肠绒毛状腺瘤

D. 皮下纤维瘤　　E. 鼻腔内翻性乳头状瘤

★24. WHO 国际疾病分类肿瘤学部分(ICD-O)编码中用于描述恶性肿瘤的附加数码是

A. 0　　B. 1　　C. 2　　D. 3　　E. 4

★25. 肝内肿瘤细胞表达 AFP,考虑该肿瘤最可能来源于

A. 血管内皮细胞　　B. 鳞状上皮细胞　　C. 胆管上皮细胞

D. 肝细胞　　E. 成纤维细胞

26. 皮肤乳头状瘤的形态变化包括

A. 肿瘤呈外生性向体表生长　　B. 肿瘤细胞形成指状或乳头状突起

C. 镜下,乳头的轴心由血管和结缔组织等间质成分构成,表面被覆鳞状上皮

D. A+B　　E. A+B+C

27. 卵巢肿块切除术后的送检组织示肿块表面光滑,切面呈单房囊性,内含淡黄色清亮液体。囊壁菲薄,内面光滑,镜下可见囊壁衬覆单层立方或矮柱状上皮,无异型性,未见明显乳头状结构。则该疾病最可能为

A. 黏液性囊腺瘤　　B. 浆液性囊腺瘤　　C. 交界性浆液性肿瘤

D. 畸胎瘤　E. 子宫内膜异位囊肿

★28. 以下哪项免疫组化标记在癌细胞中表达阳性

A. S-100　B. Keratin　C. CD45

D. HMB45　E. Desmin

29. 成人最常见的良性软组织肿瘤是

A. 脂肪瘤　B. 血管瘤　C. 平滑肌瘤

D. 淋巴管瘤　E. 软骨瘤

★30. 神经和脂肪组织的免疫组化标记物是

A. S-100　B. Desmin　C. SMA

D. CD45　E. CD56

31. 形态上,癌和肉瘤的主要区别是

A. 肉瘤大体质硬、灰白色　B. 癌组织内可见明显出血、坏死

C. 肿瘤的实质和间质是否分界清楚　D. 瘤巨细胞或多核瘤巨细胞是否可见

E. 肿瘤细胞异型性是否显著

32. 下列哪种疾病不属于癌前疾病

A. 乳腺导管上皮细胞非典型增生　B. 子宫平滑肌瘤

C. 慢性萎缩性胃炎伴肠上皮化生　D. 皮肤慢性溃疡

E. 口腔黏膜白斑

33. 下列肿瘤中,有明显家族发病倾向者为

A. 胶质瘤　B. 视网膜母细胞瘤　C. 骨软骨瘤

D. 畸胎瘤　E. 淋巴瘤

34. 以下关于癌前病变的说法错误的是

A. 可能为获得性　B. 可能为遗传性

C. 口腔黏膜白斑属于癌前病变　D. 家族性腺瘤性息肉病癌变的概率极低

E. 皮肤慢性溃疡会导致鳞状上皮增生及非典型增生,并可进一步进展为癌

★35. BCR::ABL1 基因融合通常与以下哪种肿瘤相关

A. 急性早幼粒细胞性白血病　B. 慢性髓系白血病

C. Burkitt 淋巴瘤　D. 乳腺癌

E. 肺癌

36. 以下哪种基因为癌基因

A. ERBB2　B. P53　C. RB　D. APC　E. NF1

37. 以下哪种基因为肿瘤抑制基因

A. RB　B. C-myc　C. CCND1　D. K-RAS　E. BRAF

★38. 以下关于肿瘤与遗传的说法错误的是

A. 遗传因素对散发性肿瘤的作用是使患者对某些肿瘤具有易感性

B. 一些癌前疾病也以常染色体显性遗传方式出现

C. 家族性肿瘤综合征患者具有特定的染色体和基因异常，使他们比一般人群患某些肿瘤的机会显著增加

D. 家族性视网膜母细胞瘤患者从亲代遗传了一个异常的 RB 等位基因，当另一个 RB 等位基因发生突变、丢失等异常时，发生视网膜母细胞瘤

E. 常染色体显性遗传的遗传性肿瘤综合征突变或缺失的基因通常是癌基因，如 K-RAS、C-myc 及 BRAF 等

39. 以下关于肿瘤免疫监视逃避的说法错误的是

A. 肿瘤细胞可通过减少 TGF-β 的表达，抑制机体免疫反应

B. 免疫监视功能的下降，可能参与了一些肿瘤的发生

C. 肿瘤细胞可通过减少肿瘤抗原表达等方式，逃脱免疫监视

D. 通过表达 PD-L1，抑制机体免疫反应

E. 通过诱导免疫细胞的死亡，破坏机体的免疫系统

★40. 下列哪一项属于表观遗传学调控

A. 基因点突变　B. 基因易位　C. DNA 甲基化

D. 基因扩增　E. 肿瘤抑制基因缺失

A2 型题

★41. 女性，53 岁，舌表面见一菜花样肿物。光镜下，肿瘤表现为增生的鳞状上皮呈乳头状生长，轴心为纤维血管组织，表层上皮有不全角化和过度角化，基底层及棘细胞层不同程度增生，核分裂象可见，但未见明显细胞异型性。则以下最可能的诊断是

A. 疣状癌　B. 鳞状细胞乳头状瘤　C. 角化型鳞状细胞癌

D. 纤维上皮性息肉　E. 牙龈瘤

★42. 男性，25 岁，常规体检时发现大便隐血阳性。肠镜检查发现结肠黏膜表面单发息肉样病灶，大小约 5 mm×3 mm。最可能的病理诊断是

A. 结肠普通型腺瘤　B. 胃肠道间质瘤　C. 结肠脂肪肉瘤

D. 结肠腺癌　E. 结肠错构瘤

43. 女性，64 岁，右侧卵巢肿物，最大径 16 cm，表面光滑，切面呈多囊性，囊壁内表面光滑，内容物为黏液。镜下见囊壁衬覆单层柱状上皮细胞，细胞核小且多位于基底部，见杯状细胞。以下最可能的诊断是

A. 卵巢浆液性囊腺瘤　B. 卵巢透明细胞癌　C. 卵巢黏液性囊腺瘤

D. 卵巢畸胎瘤　E. 卵巢子宫内膜异位囊肿

44. 男性，79 岁，发现左侧颊黏膜白色斑块 1 周，术后病理诊断为口腔黏膜白斑。医生最可能给患者的建议是

A. 不需要随访

B. 患者不需要进一步治疗，但需要定期随访

C. 患者需要进行病变范围的扩大切除，可能会损毁患者的面容

D. 进行化学药物治疗

E. 进行局部放射治疗

★45. 女性，30 岁，因"筛查发现 HPV-16 阳性"就诊，妇科检查见宫颈肥大、糜烂及出血；行阴道镜检查见宫颈管病变并活检，镜下见鳞状上皮异型增生，超过鳞状上皮的下 1/3 层，但未超过鳞状上皮全层的 2/3，病变细胞核极向消失，核深染，核膜皱褶，核分裂象增多。根据镜下表现，以下最可能的诊断是

A. 外阴白斑　B. 慢性宫颈炎　C. 宫颈鳞状上皮 HSIL

D. 宫颈鳞状上皮 LSIL　E. 宫颈鳞状细胞癌

★46. 女性，60 岁，因"接触性阴道出血"就诊。妇科检查见宫颈下唇一菜花样肿块，行阴道镜检查见宫颈管病变并取活检，病理诊断：宫颈鳞状细胞癌。该疾病最可能与以下哪种微生物感染有关

A. 细菌　B. HPV　C. CMV

D. 疱疹病毒　E. 白色念珠菌

47. 男性，58 岁，肉眼血尿 2 周就诊。40 年吸烟史。尿常规：血尿 3+。尿细胞学检查发现异型细胞。膀胱镜检发现直径 4 cm 结节状肿块，广基，表面可见出血、坏死、溃疡形成。该病变最可能的诊断是

A. 腺瘤　B. 癌　C. 纤维瘤

D. 纤维肉瘤　E. 乳头状瘤

★48. 男性，70 岁，3 个月前面部出现一类圆形丘疹样病变，边缘隆起、逐渐增大伴表面破溃。镜下可见瘤细胞巢位于真皮内，与表皮相连，肿瘤细胞小，胞浆不丰富，周围呈栅栏状。此患者最有可能的诊断是

A. 皮内痣　B. 角化棘皮瘤　C. 皮肤基底细胞癌

D. 交界痣　E. 毛母细胞瘤

49. 女性，50 岁，常规体检发现肺内多发结节。5 年前曾诊断为乳腺癌。肺组织穿刺显示结节内异型肿瘤细胞呈巢团状、条索状排列，免疫组化 ER(+)，PR(+)，HER2(++)。该肺结节最可能的诊断是

A. 肺腺癌　B. 肺鳞状细胞癌　C. 乳腺转移性肺癌

D. 肺转移性乳腺癌　E. 乳腺癌同时并发肺腺癌

50. 女性，30 岁，超声提示宫腔实性占位，活检病理诊断为绒毛膜癌。该患者最容易出现的情况是

A. 髂内淋巴结转移　B. 肺转移　C. 侵犯直肠、膀胱

D. 腹腔种植转移　E. 一般不转移

51. 男性，67 岁，因左锁骨上淋巴结肿大而就诊，行局部手术切除后病理证实为转移性鳞状细胞癌，推测其原发灶最可能来自

A. 胃　B. 肛门　C. 食管　D. 肠　E. 阴茎

52. 男性，65 岁，排尿困难 4 个月，血清 PSA 显著升高，病理活检诊断为前列腺癌。该肿瘤

最容易转移到以下哪个器官

A. 脑　　B. 胃　　C. 脊椎　　D. 肝　　E. 肺

53. 男性，50 岁，1 年前诊断为左上肺鳞状细胞癌，1 月前复查后发现肝脏多发性结节，活检诊断为肝转移性肺癌。该患者后续最可能出现的临床表现是

A. 恶病质　　B. 心脏杂音　　C. 感觉减退

D. 脾脏肿大　　E. 类风湿关节炎

★54. 女性，23 岁，体检时于左前上肢触及直径约 3 cm 结节，表面光滑，可推动。术后病理显示，结节包膜完整，质软，切面浅黄色，油腻感，组织学形态如图。该结节最可能的诊断是

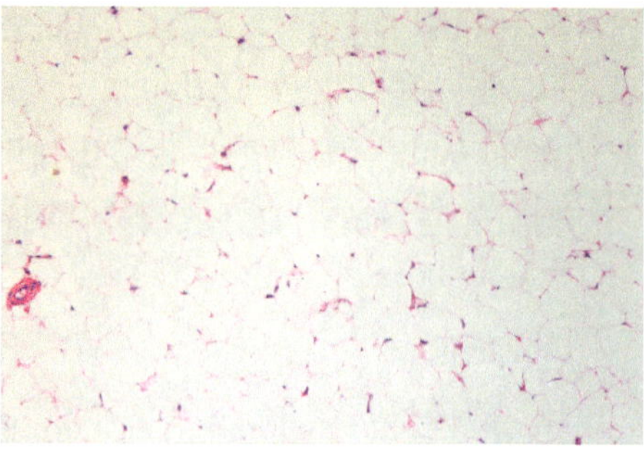

A. 畸胎瘤　　B. 脂肪组织

C. 脂肪瘤　　D. 脂肪肉瘤

E. 淋巴管瘤

★55. 男性，68 岁，腹痛伴腹胀 2 年余。CT 结果提示腹膜后见一巨大肿物，术后送检一类圆形肿物，直径 20 cm，切面呈结节状，部分区域类似脂肪瘤样，部分区域黏液或鱼肉样。镜下见瘤细胞大小不一，细胞核具有异型性，类似脂肪母细胞。最可能的诊断是

A. 平滑肌肉瘤　　B. 脂肪肉瘤　　C. 纤维肉瘤

D. 炎性肌成纤维细胞肿瘤　　E. 血管肉瘤

56. 女性，30 岁，体检发现子宫肌壁间肿物 1 周。术后病理显示肿物直径 2 cm，质硬，表面光滑，与周围组织边界清楚。切面灰白色、编织状。镜下形态如图。最可能的病理诊断是

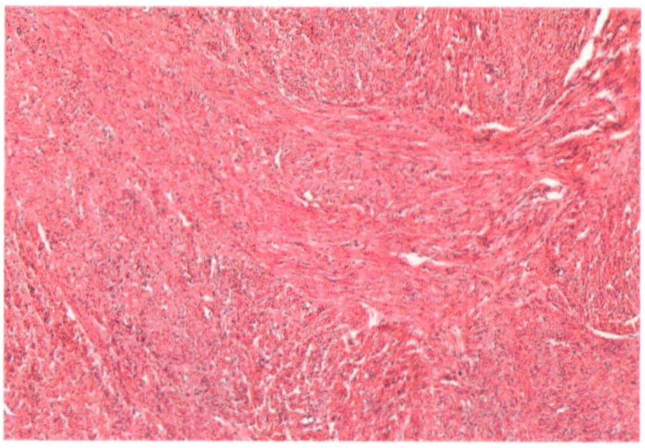

A. 子宫平滑肌瘤

B. 子宫腺肌病

C. 子宫绒毛膜癌

D. 子宫内膜癌

E. 子宫纤维肉瘤

57. 男性，45 岁，左小腿前侧发现结节 1 周，1 年前罹患恶性黑色素瘤。术后病理大体如图，最可能的诊断是

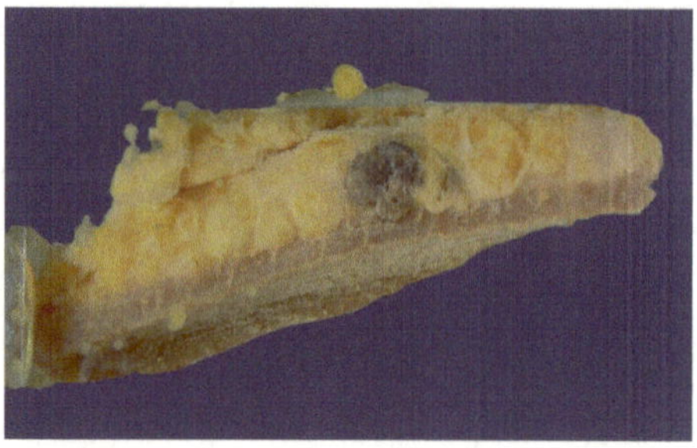

A. 皮下转移性恶性黑色素瘤

B. 皮内痣

C. 交界痣

D. 混合痣

E. 皮肤鳞状细胞癌

58. 女性，32 岁，常规体检发现卵巢占位性病变。术后病理示肿瘤组织为囊性结节，其内充满毛发。镜下可见分化成熟的鳞状上皮、柱状上皮、软骨组织、骨组织。最可能的诊断是

A. 腺癌　　B. 纤维肉瘤　　C. 鳞状细胞癌
D. 骨软骨瘤　　E. 畸胎瘤

★59. 男性，5 岁，右颈部肿胀 2 周。B 超提示为颈部淋巴结肿大，最大直径 4 cm，术后病理活检诊断为 Burkitt 淋巴瘤。该肿瘤最常见的基因突变是

A. ras 基因点突变　　B. N-myc 基因扩增　　C. N-myc 基因点突变
D. C-myc 基因点突变　　E. C-myc 基因易位

A3/A4 型题

（60～61 题共用题干）

女性，30 岁。阴道接触性出血 10 天。宫颈病理活检示鳞状上皮增生显著，细胞异型性明显，未突破基底膜。镜下形态如图所示。

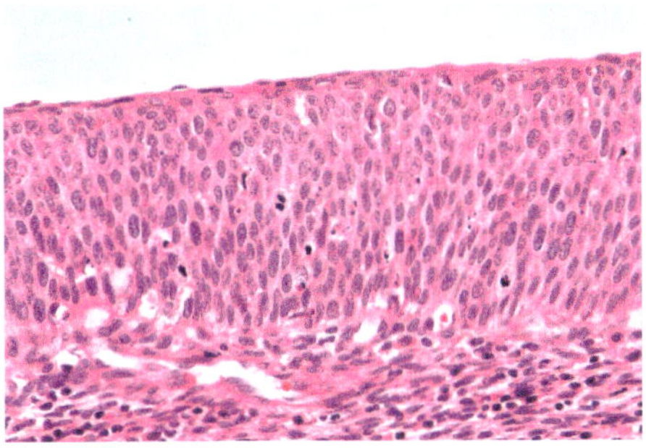

60. 该患者最可能的诊断是

A. CIN Ⅰ级
B. CIN Ⅱ级
C. 低级别鳞状上皮内病变
D. 高级别鳞状上皮内病变
E. 宫颈鳞状上皮化生

61. 该疾病和哪种病原体感染关系最为密切

A. 幽门螺杆菌　　B. EBV　　C. HPV-6
D. HPV-18　　E. HBV

★（62～63 题共用题干）

女性，39 岁，因“体检发现左侧乳腺占位”入院。BI-RADs 分类：5 类。查体：左乳外上象限可见 3 cm×2.5 cm×1.5 cm 的肿物，质硬，边界不清，同侧腋窝可触及多枚肿大淋巴结。镜下可见肿瘤细胞排列成大小不等的实性巢状，无明显腺管样结构，瘤细胞呈多边形或不规则形，胞核呈类圆形，核分裂象易见。

62. 该患者最可能的诊断是

A. 小叶癌　　B. 小管癌　　C. 浸润性导管癌
D. 腺样囊性癌　　E. 以上都不是

63. 该患者的母亲及妹妹也均有类似病史，则该类疾病最可能与以下哪种基因变异相关

A. KRAS 基因突变　　B. BRCA1/2 基因突变　　C. c-Met 基因重排
D. HER2 基因扩增　　E. HRAS 基因突变

★(64～65 题共用题干)

男性,65 岁,大便习惯改变伴腹痛 6 个月,肠镜示乙状结肠占位,活检病理结果示“腺癌”。

64. 以下可作为指导该患者进行靶向治疗的分子标志物为

A. Ki67　B. CDX2　C. CD117　D. KRAS　E. HER2

65. 术后镜下见癌组织侵犯至肠壁深肌层,以下病理分期正确的是

A. Tis　B. T1a　C. T1b　D. T3　E. T2

★(66～67 题共用题干)

女性,48 岁,咳嗽伴痰中带血 1 年。患者无吸烟史。胸部 CT 显示左肺下叶有一最大径2 cm 的占位,边界呈毛刺状,表面胸膜牵拉,肺门及纵隔见多发性淋巴结肿大。镜下见瘤细胞排列呈腺泡或乳头状,呈浸润性生长,并见胸膜侵犯。

66. 最可能的诊断是

A. 肺结核性假瘤　B. 机化性肺炎　C. 肺腺癌
D. 肺鳞状细胞癌　E. 肺泡腺瘤

67. 以下哪项分子检测可以辅助患者进行靶向治疗

A. EGFR 突变检测　B. EWSR1 重排检测　C. BRCA1 突变检测
D. IDH1 突变检测　E. MAML2 重排检测

(68～69 题共用题干)

女性,65 岁,下腹痛 1 月。B 超发现子宫内占位,直径 5 cm。术后病理显示肿瘤位于子宫肌壁间,大小 5 cm×6 cm,质软,与周围组织分界不清;切面灰红色,鱼肉状。组织学形态如图。

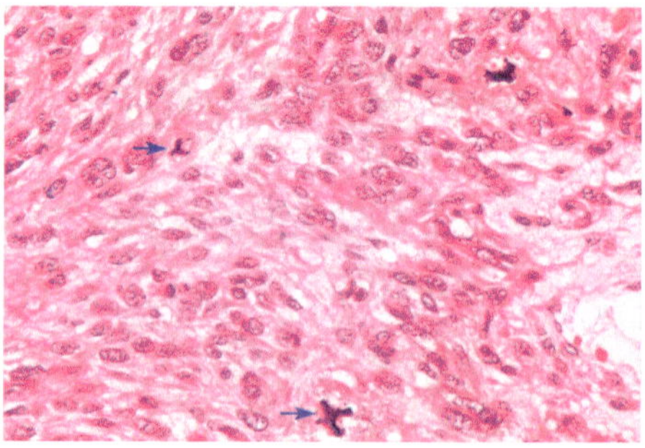

68. 该患者子宫最可能的诊断是

A. 内膜间质肉瘤　B. 内膜样癌
C. 癌肉瘤　D. 浆液性癌
E. 平滑肌肉瘤

69. 图中箭头所指的是

A. 瘤巨细胞　B. 巨噬细胞　C. 凋亡的肿瘤细胞
D. 间质细胞　E. 病理性核分裂象

★(70～71 题共用题干)

女性,48 岁,体检胃镜见胃体黏膜下肿物,黏膜光滑,术后病理镜下示胃黏膜下梭形细胞肿瘤,未见出血坏死,核分裂象罕见。

70. 最可能的病理诊断是

A. 炎性纤维性息肉　B. 神经鞘瘤　C. 胃肠道间质瘤
D. 节细胞神经瘤　E. 平滑肌瘤

71. 以下哪组免疫组化及分子检测结果最支持该病理诊断

A. CD117+/CD34−/CD117 野生型　B. CD117+/CD34+/CD117 突变型

C. Des+/CD117−/PDGFRA 突变型　D. S-100+/DOG1−/ PDGFRA 突变型
E. S-100−/DES+/CD117 野生型

B1 题型

（72～74 题共用备选答案）
A. 溃疡状　B. 息肉状　C. 乳头状
D. 囊状　E. 分叶状
72. 皮下脂肪瘤多呈
73. 卵巢腺瘤多呈
74. 肠黏膜腺瘤多呈
（75～78 题共用备选答案）
A. 血道转移　B. 淋巴道转移　C. 种植性转移
D. 直接蔓延　E. A+B+C
75. 食管癌多经
76. 胃癌的转移途径有
77. 子宫颈癌累及直肠和膀胱常通过的途径是
78. 滑膜肉瘤常见的转移途径是
★（79～81 题共用备选答案）
A. 宫颈原位癌　B. 乳腺浸润性导管癌　C. 骨肉瘤
D. 皮肤蕈样霉菌病　E. 肾上腺神经母细胞瘤
79. 属于淋巴造血系统恶性肿瘤的是
80. 未突破基底膜向下浸润的肿瘤是
81. 婴幼儿好发的肿瘤是
（82～84 题共用备选答案）
A. EBV　B. HPV　C. HBV
D. 紫外线　E. 遗传因素
82. 与 Burkitt 淋巴瘤相关的是
83. 与原发性肝细胞癌相关的是
84. 与皮肤癌相关的是

二、名词解释

1. 肿瘤（tumor，neoplasm）
2. 肿瘤实质（parenchyma of tumor）
3. 肿瘤间质（stroma of tumor）
4. 肿瘤的分化（differentiation of tumor）
5. 肿瘤的异型性（atypia of tumor）
6. 癌（carcinoma）
7. 未分化癌（undifferentiated carcinoma）
8. 肉瘤（sarcoma）
9. 癌肉瘤（carcinosarcoma）
10. 畸胎瘤（teratoma）
11. 外生性生长（exophytic growth）
12. 浸润（infiltration）

13. 肿瘤细胞的倍增时间(doubling time of tumor cells)
14. 肿瘤生长分数(growth fraction of tumor)
15. 肿瘤的演进(tumor progression)
16. 肿瘤的异质性(tumor heterogeneity)
17. 直接蔓延(direct spreading)
18. 转移(metastasis)
19. 血道转移(hematogenous metastasis)
20. 癌脐(carcinoma umbilicus)
21. 种植性转移(seeding metastasis)
22. 肿瘤性恶病质(cachexia of tumor)
23. 异位内分泌综合征(ectopic endocrine syndrome)
24. 副肿瘤综合征(paraneoplastic syndrome)
25. 交界性肿瘤(borderline tumor)
26. 瘤样病变(tumor-like lesions)
27. 角化珠(癌珠)(keratin pearl, cancerous pearl)
28. 癌前病变(precancerous lesion)
29. 原位癌(carcinoma in situ)
30. 细胞癌基因(cellular oncogene)
31. 原癌基因(proto-oncogene)
32. 肿瘤抑制基因(tumor suppressor gene)
33. 肿瘤特异性抗原(tumor-specific antigen)
34. 肿瘤相关抗原(tumor-associated antigen)
35. 肿瘤微环境(tumor microenvironment)
36. 致癌物(carcinogen)
37. 遗传性肿瘤综合征(inherited cancer syndrome)

三、问答题

1. 请简述肿瘤性增殖和非肿瘤性增殖的区别。
2. 肿瘤的异型性包括哪几个方面？简述其特点。
3. 简述肿瘤的一般命名原则。
4. 肿瘤的生长方式有哪几种类型？简述其特点。
5. 肿瘤的转移方式有哪几种？举例简述其特点。
6. 请简述良恶性肿瘤的区别。
7. 简述癌和肉瘤的区别。
8. 常见的癌前病变(或癌前疾病)有哪些?

四、病例分析题

1. 男性,65 岁,大便带血 1 周,近半年体重减轻 4 kg。直肠指诊:距肛门 10 cm 处可触及质硬肿块,上缘未触及,不能推动。手套上有血迹。肠镜示肿块直径 5 cm,表面菜花样,可见出血、坏死、溃疡形成,活检诊断为恶性肿瘤。术后肿瘤镜下形态学改变如图。

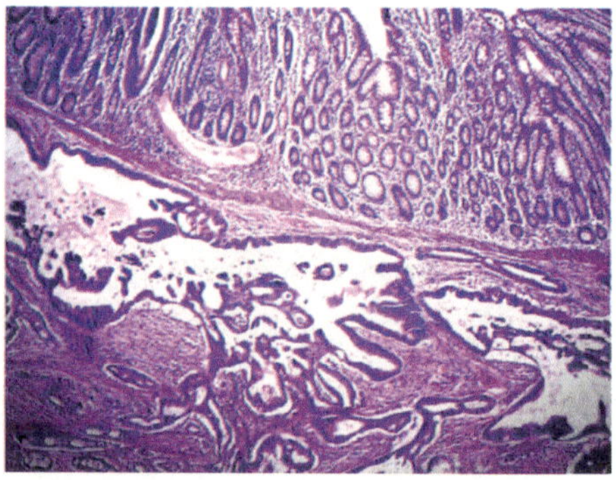

   (1) 该恶性肿瘤是癌还是肉瘤?
   (2) 该恶性肿瘤的诊断依据是什么?
2. 女性,61 岁,阴道流血 1 月。体检发现子宫颈体积增大,6～12 点钟方向见直径 4 cm 肿块,表面菜花状,伴出血、坏死,并可闻及恶臭味。术后病理示肿块切面灰白色,质硬,溃疡形成，向子宫颈深部和子宫体方向浸润。形态学改变如图。

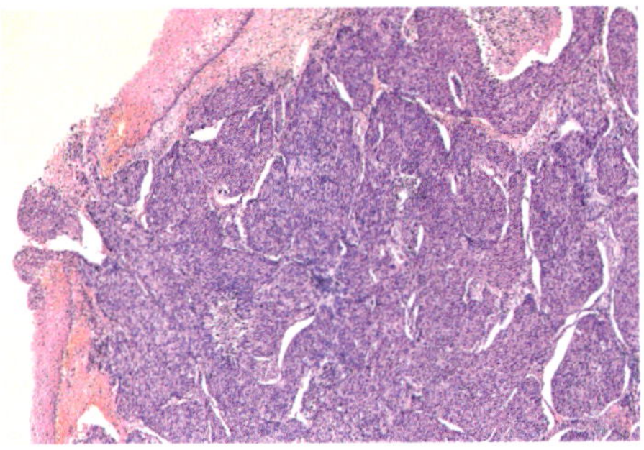
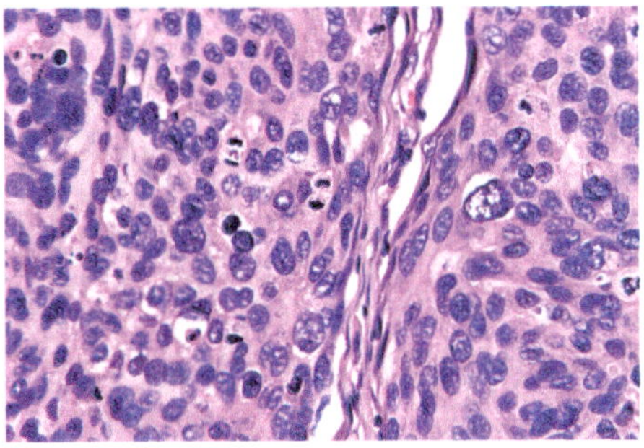

（1）该肿瘤最可能是良性肿瘤还是恶性肿瘤？依据是什么？

（2）该患者术后一般会送检哪些部位的淋巴结？

★3. 男性，65 岁，咳嗽伴痰中带血 1 年。患者吸烟史 30 年，每天 2～3 包。胸部 CT 显示右侧肺门占位，边界呈毛刺状，肺门及纵隔见多发性淋巴结肿大。镜下见瘤细胞呈不规则巢团状浸润性生长，部分巢团中央可见角化珠形成，相邻瘤细胞间可见细胞间桥，核分裂象易见，如图所示。该患者肺组织的病理诊断是什么？请简述诊断依据。

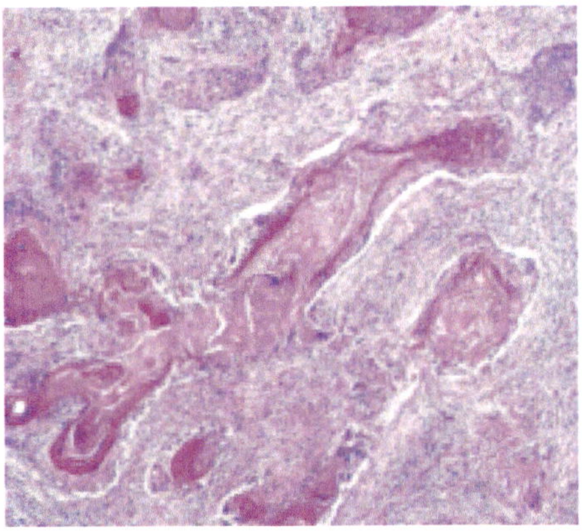

★4. 男性，48 岁，鼻腔反复出血 3 月余，查体见颈部淋巴结多发性肿大，CT 结果示鼻咽部占位，咽旁脂肪间隙消失；活检示瘤细胞呈不规则巢状排列，浸润性生长，部分核呈空泡状，HE 形态及 EBER 原位杂交结果如图所示。该病例最可能的病理诊断是什么？请简述诊断依据。

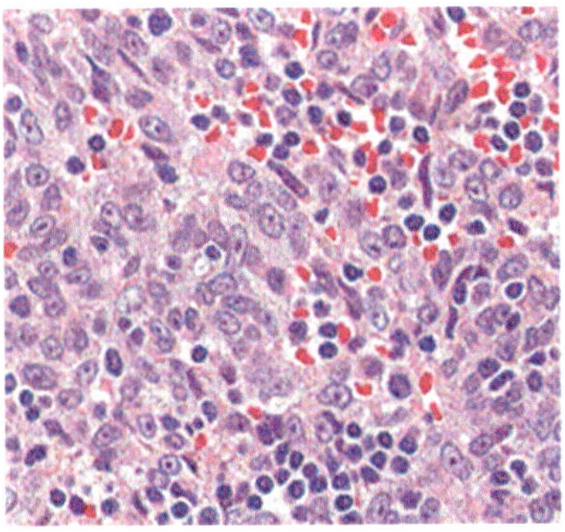
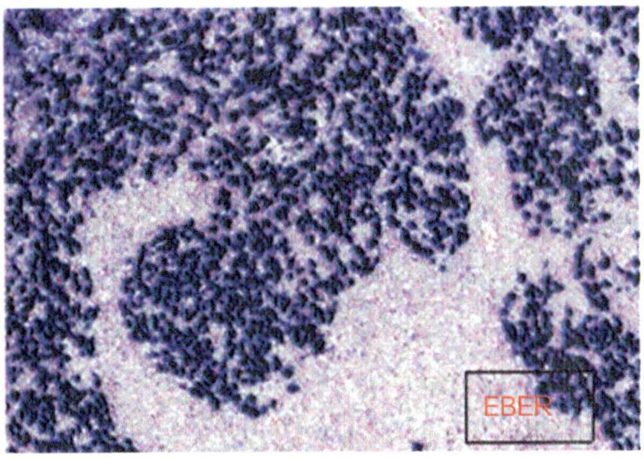

答案解析

一、选择题

A1 型题

1.【E】引起肿瘤性增殖的初始因素消除之后，肿瘤仍能持续生长，具有相对自主性。肿瘤性增生不同于反应性增生，往往呈单克隆性增殖；肿瘤常表现为肿块，但也有肿瘤无肿块形成，如白血病；一般来说，肿瘤分化程度越高，其恶性度越低。

2.【B】参见第 1 题。

3.【E】实质器官的良性肿瘤多呈膨胀性生长，其生长速度较慢，随着体积增大，肿瘤推挤但不侵犯周围组织，与周围组织分界清楚，可在肿瘤周围形成完整的纤维性包膜。有包膜的肿瘤触诊时常常可以推动，手术容易摘除，不易复发。良性肿瘤的出血、坏死和溃疡形成少见。

4.【A】肿瘤细胞构成肿瘤实质，其细胞形态、形成的结构或其产物是判断肿瘤的分化方向、进行肿瘤组织学分类的主要依据。

5.【C】肿瘤的组织形态和功能越是类似其起源的正常组织，提示其分化程度越高或分化越好，恶性程度越低。分化好的肿瘤相对分化差的肿瘤对化学药物治疗和放射治疗敏感度低，肿瘤转移相对较晚，预后相对较好。

6.【C】恶性肿瘤形成初期，细胞分裂增殖活跃，生长分数高。多数恶性肿瘤细胞的倍增时间并不比正常细胞更短，所以，恶性肿瘤生长迅速可能主要不是肿瘤细胞倍增时间缩短引起的。肿瘤细胞的生成与死亡的比例，可能在很大程度上决定肿瘤是否能持续生长、能以多快的速度生长；生长分数高的肿瘤多对化疗药物敏感；生长速度较快的肿瘤组织内细胞凋亡比例较低。

7.【E】肿瘤细胞局部侵袭破坏邻近组织或器官，使得恶性肿瘤体积和范围增大，这一过程称为直接蔓延。

8.【A】恶性肿瘤细胞从原发部位侵入淋巴管、血管或体腔，迁徙到其他部位继续生长，形成同样类型的肿瘤，这个过程称为转移。选项中只有 A 描述的原发肿瘤和淋巴结内的肿瘤不是同样类型的肿瘤。

9.【E】上皮源性恶性肿瘤(癌)最常见的转移方式是淋巴道转移，但是绒毛膜癌和肾透明细胞癌通过血道转移到肺最为常见。平滑肌肉瘤和骨肉瘤均属于间叶源性恶性肿瘤，多经血道发生远处转移。

10.【B】基底细胞癌生长缓慢，表面常形成溃疡，侵袭破坏深层组织，但很少发生转移，临床上表现为低度恶性的生物学行为。

11.【B】肝和肺体积相对较大，且具有双重血液循环，通常是肿瘤血道转移容易累及的部位。

12.【E】由于毛细血管和小静脉管壁较薄、管内压力较低，故瘤细胞多经此入血。

13.【B】脾脏是机体重要的免疫器官，实体瘤的血道转移很少累及脾脏。肝癌可通过淋巴道转移至局部淋巴结，也可通过血道转移累及肺和脑，如肝癌细胞侵及肝包膜后，还可通过种植性转移累及腹膜。

14.【E】恶性肿瘤的“级”或“分级”是描述其恶性程度的指标。病理学上，根据恶性肿瘤的分化程度、异型性、核分裂象的数目等对恶性肿瘤进行分级。肿瘤浸润深度、转移程度、治疗方案及预后等主要和肿瘤的分期相关。

15.【B】恶性肿瘤三级分级法使用较多，1 级为高分化，恶性程度低；2 级为中分化，中度恶性；3 级为低分化，恶性程度高。

16.【A】对某些肿瘤采用低级别(分化较好)和高级别(分化较差) 两级分级法。高级别说明肿瘤分化程度低，核分裂象多见，异型性明显，恶性程度高。

17.【B】肿瘤的分期中，T 代表肿瘤原发灶的情况，其中 Tis 代表原位癌。

18.【C】一些组织形态和生物学行为介于良性和恶性之间的肿瘤，称为交界性肿瘤。

19.【A】良性肿瘤的异型性较小，细胞异型性不明显，但可有不同程度的组织结构异型性。

20.【C】浸润转移是恶性肿瘤最重要的生物学特性。多发病灶、生长快、压迫周围组织、膨胀性生长和外生性生长等生物学行为并非恶性肿瘤独有。

21.【D】主动脉瘤是指主动脉管壁因局部病变(可因薄弱或结构破坏)而向外膨出，形成永久性局限性扩张，并非真正的肿瘤。

22.【A】睾丸精原细胞瘤是由无特异性分化的原始生殖细胞组成的恶性肿瘤。其余选项均为良性肿瘤。

23.【D】皮下纤维瘤是间叶组织来源的良性肿瘤，其对应的恶性肿瘤是肉瘤。其他选项均是上皮组织来源的良性肿瘤，其对应的恶性肿瘤是癌。

24.【D】WHO 国际疾病分类的肿瘤学部分(ICD-O)编码系统中，/0 代表良性肿瘤，/1 代表交界性或生物学行为未定或不确定的肿瘤，/2 代表原位癌，/3 代表恶性肿瘤。

25.【D】AFP 是一种糖蛋白，主要在肝细胞中合成，临床上常作为原发性肝癌的筛查指标。

26.【E】乳头状瘤呈外生性向体表或腔面生长，形成指状或乳头状突起。肿瘤的根部可有蒂与正常组织相连。镜下，乳头的轴心由血管和结缔组织等间质成分构成，表面被覆上皮。

27.【B】卵巢单房囊性肿物，结合大体及镜下形态，最可能的诊断是卵巢浆液性囊腺瘤。

28.【B】Keratin 为角蛋白，是上皮源性肿瘤常用的免疫组化标记，癌细胞通常表达阳性；S-100 通常在神经源性、脂肪源性肿瘤中表达阳性，CD45 为白细胞共同抗原，表达于除红系以外所有的白细胞，HMB45 为恶性黑色素瘤的标记，Desmin 为常用肌源性肿瘤的免疫标记物。

29.【A】脂肪瘤主要发生于成人，是最常见的良性软组织肿瘤。

30.【A】参见第 28 题。SMA 在平滑肌或肌成纤维细胞内表达阳性，CD56 通常在 NK 细胞或神经内分泌细胞内表达阳性。

31.【C】癌的镜下特点是肿瘤细胞多形成癌巢，实质与间质分界清楚，纤维组织常有增生。肉瘤的镜下特点是肉瘤细胞多弥漫分布，实质与间质分界不清，间质内血管丰富，纤维组织少。

32.【B】子宫平滑肌瘤是间叶组织源性的良性肿瘤，不属于癌前疾病。

33.【B】视网膜母细胞瘤可分为家族性和散发性。家族性视网膜母细胞瘤患儿年龄小，双侧发病较多；散发性视网膜母细胞瘤发病概率比家族性者小，且发病较晚，多为单侧。

34.【D】癌前疾病(或病变)可以是获得性或者遗传性的。家族性腺瘤性息肉病，几乎均会发生癌变。皮肤慢性溃疡和口腔黏膜白斑均可由于长期慢性刺激，鳞状上皮增生和异型增生，进一步发展为癌。

35.【B】BCR∷ABL1 融合基因是一种抗细胞凋亡的基因，具有高度酪氨酸激酶活性，促进细胞分裂和异常增殖，抑制细胞凋亡。慢性髓系白血病是一种发生于造血干细胞的血液系统克隆性增殖的一类肿瘤性疾病。BCR∷ABL1 基因融合阳性的慢性髓系白血病是骨髓增殖性肿瘤的最常见类型。

36.【A】ERBB2 是癌基因，其他选项均属于肿瘤抑制基因。

37.【A】RB 是肿瘤抑制基因，与视网膜母细胞瘤的发生相关。

38.【E】常染色体显性遗传的遗传性肿瘤综合征突变或缺失的基因通常是肿瘤抑制基因，如 RB、APC 和 NF1 等。

39.【A】肿瘤细胞通过表达 TGF-β、PD-L1 等免疫抑制分子，直接抑制机体免疫反应；也可通过减少肿瘤抗原等方式逃避免疫监视，诱导免疫细胞死亡。例如肿瘤细胞可表达 Fas L，与活化 T 细胞表面的

Fas 结合导致 T 细胞凋亡。

40. 【C】表观遗传学调节是指基因的核苷酸序列不发生改变的情况下，基因表达的调控机制。DNA 甲基化属于表观遗传调控的常见途径。

A2 型题

41. 【B】鳞状细胞乳头状瘤是鳞状上皮来源的肿瘤，好发于口腔、食道、外耳道等部位，其病理特征为鳞状上皮组织增生，向外过度生长形成乳头，乳头轴心为纤维血管组织，鳞状上皮可伴有不全角化或过度角化。

42. 【A】结直肠普通型腺瘤是结直肠内最常见的息肉状病变。

43. 【C】囊性肿物，衬覆单层上皮，无明显异型性，内容物为黏液，最可能的诊断是卵巢黏液性囊腺瘤。

44. 【B】口腔黏膜白斑属于癌前病变，有发展为恶性肿瘤的可能性，因此患者手术后需要定期随访。后续扩大切除范围、化学药物和放射治疗都是针对恶性肿瘤的治疗方法。

45. 【C】宫颈高级别鳞状上皮内病变的英文简称为 HSIL，通常表现为鳞状上皮异型增生超过上皮下 1/3 层，且病变细胞核极向紊乱、核异型及分裂象增多，常见于 HPV 高危型感染的女性患者中。

46. 【B】宫颈鳞状细胞癌中绝大部分与高危型 HPV 持续性感染相关。HPV 的 E6 和 E7 基因是病毒癌基因，和宫颈上皮细胞的基因组整合后，可诱发细胞永生化和恶性转化，导致宫颈鳞状细胞癌的发生。

47. 【B】结合患者病史及临床检查结果，综合考虑为膀胱尿路上皮源性恶性肿瘤。

48. 【C】结合患者病史及该病变的病理形态，最可能的诊断是皮肤基底细胞癌。该肿瘤是源于表皮基底细胞或毛囊外根鞘的低度恶性上皮性肿瘤，主要好发于头皮、面部等日光暴露部位。

49. 【D】患者有乳腺癌病史，结合肺内多发结节组织形态学和免疫组织化学结果，最可能的诊断是肺转移性乳腺癌。

50. 【B】绒毛膜癌侵袭破坏血管能力很强，极易发生血行转移，以肺转移最常见。

51. 【C】能够通过淋巴引流到达左锁骨上淋巴结的肿瘤主要源于食管和胃。食管癌的常见组织学类型是鳞状细胞癌，胃癌的常见组织学类型是腺癌。

52. 【C】前列腺癌容易通过盆腔血管吻合支进入脊椎静脉丛，因此血道转移最常累及椎骨。

53. 【A】该患者为肺癌伴有肝脏转移，肿瘤临床分期较晚，患者容易出现癌症性恶病质，表现为机体严重消瘦、贫血、厌食和全身衰弱。

54. 【C】结合患者病史及肿瘤大体病理形态，且图中所示肿瘤组织由成熟的脂肪细胞构成，首先考虑脂肪瘤。

55. 【B】脂肪肉瘤通常体积较大，一般为深在性、无痛性、逐渐长大的肿物，最常发生于腹膜后、下肢、肾周或肠系膜区。切面可部分呈脂肪瘤样伴有黏液鱼肉样区域。脂肪母细胞为其镜下的特征性表现。

56. 【A】结合患者病史及肿瘤病理形态，图中所示肿瘤组织由梭形细胞构成，形态比较一致，核呈长杆状，两端钝圆，形态类似平滑肌细胞，排列成束状、编织状，未见核分裂象及肿瘤性坏死，符合平滑肌瘤。

57. 【A】根据患者恶性黑色素瘤病史，图中显示为皮下黑褐色肿块，肿瘤上方表皮完整，最可能的诊断是皮下转移性恶性黑色素瘤。

58. 【E】卵巢囊性成熟性畸胎瘤是来源于生殖细胞的肿瘤，具有向体细胞分化的潜能，大多数肿瘤含有两个或三个胚层组织成分。

59. 【E】Burkitt 淋巴瘤是一种高度侵袭性 B 细胞源性非霍奇金淋巴瘤，以 8 号染色体上 C-myc 基因的易位和调控异常为特征。

A3/A4 型题

60.【D】图中可见异型增生的鳞状上皮细胞累及宫颈上皮全层，且未突破基底膜，符合宫颈原位癌。宫颈原位癌按照不同分级方式可以分别归属为 CIN Ⅲ或者高级别鳞状上皮内病变。

61.【D】HPV 感染是导致子宫颈癌的主要因素。高危型 HPV，如 HPV-16、HPV-18、HPV-31、HPV-33 等与子宫颈癌发生密切相关。

62.【C】本例临床症状及影像学高度提示为乳腺癌，镜下特征符合浸润性导管癌。小叶癌的镜下特征主要表现为纤维间质中单个散在或呈单行线性排列的非黏附性细胞；小管癌的镜下特征主要表现为单层上皮细胞围绕形成清楚的开放性小管，这些小管通常呈圆形或卵圆形，部分小管外形成角；腺样囊性癌由腺上皮细胞和肌上皮细胞构成，常排列成管状、筛状、实性巢状等不同的形态结构。

63.【B】与遗传性乳腺癌发生有关的基因主要是 BRCA1/2。

64.【D】KRAS 基因突变存在于近一半的结直肠癌中，涉及肿瘤的发生、增殖和进展等。目前的临床研究证实，存在 RAS 突变的肠癌患者很难从 EGFR 靶点的靶向治疗中受益。

65.【E】根据结直肠癌的 TNM 分期，Tis 是原位癌、黏膜内癌（肿瘤侵犯黏膜固有层但未突破黏膜肌层），T1 指肿瘤侵犯黏膜下层但未累及固有肌层，T2 指肿瘤侵犯固有肌层，T3 指肿瘤穿透固有肌层到达浆膜下层或者侵犯无腹膜覆盖的结直肠旁组织，T4 指肿瘤穿透脏层腹膜或粘连于邻近器官或结构。

66.【C】本例临床体征及影像学高度提示为恶性，镜下见瘤细胞呈腺癌的形态学特征，因此最可能的诊断为肺腺癌。

67.【A】部分肺癌患者存在 EGFR 基因突变，目前针对 EGFR 突变的靶向药物有吉非替尼等，患者可能在个性化靶向治疗中获益。

68.【E】结合患者病史和肿瘤大体形态，且图中所示肿瘤实质与间质分界不清，肿瘤细胞异型性显著，核分裂象易见，且可见病理性核分裂象，最可能的诊断是平滑肌肉瘤。

69.【E】图中箭头所指为核分裂象，而且核分裂象呈现不对称和多极性，属于病理性核分裂象。

70.【C】胃黏膜下最常见的梭形细胞肿瘤为胃肠道间质瘤。

71.【B】胃肠道间质瘤典型的免疫表型为 CD34＋/CD117＋/DOG1＋，分子特征为 CD117 或 PDGFRA 突变。

B1 型题

72.【E】脂肪瘤好发于背、肩、颈及四肢近端皮下组织。外观常为分叶状。

73.【D】卵巢腺瘤中腺体分泌物蓄积可使腺腔逐渐扩大并互相融合，形成囊腺瘤，肉眼上可见到大小不等的囊腔，呈囊状。

74.【B】管状腺瘤与绒毛状腺瘤多见于结肠、直肠黏膜，常呈息肉状。

75.【B】食管癌是来源于上皮组织的恶性肿瘤，癌常通过淋巴道转移。

76.【E】胃癌常通过淋巴道转移，也可以通过血道转移，胃癌的肿瘤细胞还可以突破浆膜，脱落种植转移到腹膜、肠系膜等部位。

77.【D】晚期子宫颈癌可直接蔓延到直肠和膀胱。

78.【A】肉瘤多先发生血道转移。

79.【D】皮肤蕈样霉菌病是一种低度恶性的皮肤 T 细胞淋巴瘤。病程呈慢性渐进性，初期为多种形态的红斑和浸润性损害，以后发展成肿瘤结节，晚期可累及淋巴结和内脏。

80.【A】宫颈原位癌指癌细胞仅累及上皮层，未突破上皮的基底膜。

81. 【E】神经母细胞瘤是儿童期常见的颅外实体恶性肿瘤，80%发生于5岁以下婴幼儿。原发性肿瘤沿着交感神经系统发生，大部分出现在肾上腺髓质。
82. 【A】EBV与Burkitt淋巴瘤和鼻咽癌等肿瘤的发生有关。
83. 【C】HBV和HCV与肝癌关系密切。
84. 【D】紫外线可引起皮肤鳞状细胞癌、基底细胞癌和黑色素瘤等。

二、名词解释

1. 肿瘤(tumor，neoplasm)：机体在各种致瘤因素作用下，局部组织的细胞在基因水平上失去对其生长的正常调控，导致其克隆性异常增生而形成的新生物。
2. 肿瘤实质(parenchyma of tumor)：肿瘤实质是克隆性增殖的肿瘤细胞，其细胞形态、形成的结构或其产物是判断肿瘤的分化方向、进行肿瘤组织学分类的主要依据。
3. 肿瘤间质(stroma of tumor)：肿瘤组织中的非肿瘤细胞成分称为肿瘤间质，一般由结缔组织、血管和淋巴组织等组成，起着支持和营养肿瘤实质，参与肿瘤免疫反应等作用。
4. 肿瘤的分化(differentiation of tumor)：肿瘤组织在形态和功能上与其相应的正常组织的相似之处。
5. 肿瘤的异型性(atypia of tumor)：肿瘤组织结构和细胞形态与其相应正常组织有不同程度的差异。
6. 癌(carcinoma)：上皮组织的恶性肿瘤统称为癌，组织病理上显示向某种上皮分化的特征。
7. 未分化癌(undifferentiated carcinoma)：指形态或免疫表型可以确定为癌，但缺乏特定上皮分化特征的癌。
8. 肉瘤(sarcoma)：间叶组织的恶性肿瘤统称为肉瘤，组织病理上显示向某种间叶组织分化的特征。
9. 癌肉瘤(carcinosarcoma)：同时具有癌和肉瘤两种成分的恶性肿瘤。
10. 畸胎瘤(teratoma)：是性腺或胚胎剩件中的全能细胞发生的肿瘤，多发生于性腺，一般含有两个以上胚层的多种成分，结构混杂。
11. 外生性生长(exophytic growth)：体表肿瘤和体腔内的肿瘤，或自然管道腔面的肿瘤，常突向表面，呈乳头状、息肉状或菜花状等，这种生长方式称为外生性生长。
12. 浸润(infiltration)：肿瘤细胞长入周围组织(包括组织间隙、淋巴管或血管)，并破坏正常组织结构，这种现象称为浸润。
13. 肿瘤细胞的倍增时间(doubling time of tumor cells)：指肿瘤细胞分裂繁殖为两个子代细胞所需的时间。
14. 肿瘤生长分数(growth fraction of tumor)：肿瘤细胞群体中处于增殖状态的细胞所占的比例。
15. 肿瘤的演进(tumor progression)：恶性肿瘤在生长过程中，其侵袭性增加的现象，可表现为生长速度加快、浸润周围组织和发生远处转移。
16. 肿瘤的异质性(tumor heterogeneity)：指肿瘤细胞的不同亚克隆在侵袭能力、生长速度、对生长信号的反应、对抗癌药的敏感性等方面的差异。
17. 直接蔓延(direct spreading)：肿瘤细胞连续不断地沿着组织间隙或神经束衣浸润生长，侵犯破坏邻近器官或组织，这种现象称为直接蔓延。
18. 转移(metastasis)：恶性肿瘤细胞从原发部位侵入淋巴管、血管或体腔，迁移到其他部位，继续生长，形成与原发瘤同样类型的肿瘤，这个过程称为转移。
19. 血道转移(hematogenous metastasis)：瘤细胞侵入血管后，可随血流到达远处的器官，继续生长，形成转移瘤，这个过程称为血道转移。

20. 癌脐(carcinoma umbilicus):位于器官表面的转移性肿瘤,由于瘤结节中央出血、坏死而下陷,形成所谓“癌脐”。
21. 种植性转移(seeding metastasis):发生于胸腹腔等体腔内器官的恶性肿瘤,侵及器官表面时,瘤细胞可以脱落,像播种一样种植在体腔其他器官的表面,形成多个转移性肿瘤,这种播散方式称为种植性转移。
22. 肿瘤性恶病质(cachexia of tumor):晚期恶性肿瘤患者,表现为机体严重消瘦、贫血、厌食和全身衰竭,这种状态称为肿瘤性恶病质。
23. 异位内分泌综合征(ectopic endocrine syndrome):一些非内分泌腺肿瘤,可以产生和分泌激素或激素类物质,如促肾上腺皮质激素、降钙素、生长激素、甲状旁腺素等,引起内分泌症状。
24. 副肿瘤综合征(paraneoplastic syndrome):副肿瘤综合征是指不能用肿瘤的直接蔓延或远处转移加以解释的一些病变和临床表现,是由肿瘤的产物(如异位激素)或异常免疫反应(如交叉反应)等原因间接引起,可表现为内分泌、神经、消化、造血、骨关节等系统的异常。
25. 交界性肿瘤(borderline tumor):除了典型的良性肿瘤和恶性肿瘤之外,还存在一些组织形态和生物学行为介于良恶性之间的肿瘤,称为交界性肿瘤。
26. 瘤样病变(tumor-like lesions):又称假肿瘤性病变,指本身不是真性肿瘤,但其临床表现或组织形态类似肿瘤的病变。
27. 角化珠(癌珠)(keratin pearl, cancerous pearl):分化好的鳞状细胞癌,镜下可见癌巢中央出现同心圆层状的角化物,称为角化珠或癌珠。
28. 癌前病变(precancerous lesion):又称为肿瘤的前驱病变,指的是某些病变虽然本身不是恶性肿瘤,但具有发展为恶性肿瘤的潜能,患者发生相应恶性肿瘤的风险增加。
29. 原位癌(carcinoma in situ):通常用于上皮的病变,指异型增生的细胞在形态和生物学特性上与癌细胞相同,常累及上皮的全层,但没有突破基底膜向下浸润。
30. 细胞癌基因(cellular oncogene):当原癌基因发生某些异常时,细胞发生恶性转化,这时,这些基因称为细胞癌基因,其编码的肿瘤蛋白/癌蛋白可持续刺激细胞自主生长。
31. 原癌基因(proto-oncogene):在正常细胞基因组中发现与病毒癌基因十分相似的 DNA 序列,称为原癌基因。
32. 肿瘤抑制基因(tumor suppressor gene):肿瘤抑制基因是在细胞生长与增殖的调控中起重要作用的基因,其产物限制细胞生长,当两个等位基因都发生突变或丢失(纯合型丢失)时,其功能丧失,可导致细胞中生长抑制信号丢失或受阻而发生转化。
33. 肿瘤特异性抗原(tumor-specific antigen):是肿瘤细胞独有的抗原,不存在于正常细胞。
34. 肿瘤相关抗原(tumor-associated antigen):既存在于肿瘤细胞也存在于某些正常细胞的抗原。
35. 肿瘤微环境(tumor microenvironment):除了肿瘤实质细胞外,肿瘤组织中的炎症细胞/免疫细胞、成纤维细胞、内皮细胞、血管周细胞和细胞外基质等成分,与肿瘤细胞相互作用,构成促进肿瘤生存和肿瘤演进的微环境。
36. 致癌物(carcinogen):可导致恶性肿瘤发生的物质统称为致癌物。
37. 遗传性肿瘤综合征(inherited cancer syndrome):又称为家族性肿瘤综合征(familial cancer syndrome),患者具有特定的染色体和基因异常,使他们比一般人群患某些肿瘤的风险显著增加。

三、问答题

1. 请简述肿瘤性增殖和非肿瘤性增殖的区别。

肿瘤性增殖与非肿瘤性增殖的区别主要表现为:① 肿瘤性增殖与机体不协调,对机体有害。② 肿瘤性增殖一般是克隆性的。③ 肿瘤细胞的形态、代谢和功能均有异常,不同程度地失去了分化成熟的能力。④ 肿瘤细胞生长旺盛,失去控制,具有相对自主性,即使引起肿瘤性增殖的初始因素已消除,仍能持续生长。这些现象提示,在引起肿瘤性增殖的初始因素作用下,肿瘤细胞已发生基因水平的异常,并且稳定地将这些异常传递给子代细胞。

2. 肿瘤的异型性包括哪几个方面?简述其特点。

肿瘤的异型性包括两方面,肿瘤的结构异型性和肿瘤的细胞异型性。

(1) 肿瘤的结构异型性:肿瘤细胞形成的组织结构,在空间排列方式上与相应正常组织的差异,称为肿瘤的结构异型性。如食管鳞状细胞原位癌中,鳞状上皮排列显著紊乱等。

(2) 肿瘤的细胞异型性:可表现为以下 6 个方面:

① 肿瘤细胞体积异常,多表现为细胞体积增大,有些可表现为原始的小细胞。

② 肿瘤细胞的大小和形态也很不一致,可出现瘤巨细胞。

③ 肿瘤细胞核体积增大,细胞核与细胞浆的比例(核浆比)增高。

④ 肿瘤细胞核的大小、形状和染色差别较大(核的多形性),出现巨核、双核、多核或奇异形核。核内 DNA 常增多,核深染,染色质呈粗颗粒状,分布不均匀,常堆积在核膜下。

⑤ 核仁明显,体积大,数目增多。

⑥ 核分裂象增多,出现异常核分裂象(病理性核分裂象),如不对称核分裂、多极性核分裂等。

3. 简述肿瘤的一般命名原则。

(1) 良性肿瘤命名:一般是在组织或细胞类型的名称后面加一个“瘤”字。例如:腺上皮来源的良性肿瘤,称为腺瘤;平滑肌来源的良性肿瘤,称为平滑肌瘤。

(2) 恶性肿瘤命名:

① 来源于上皮组织的恶性肿瘤统称为癌。这些肿瘤表现出向某种上皮分化的特点。命名方式是在上皮名称后加一个“癌”字。例如,鳞状上皮的恶性肿瘤称为鳞状细胞癌。有些癌具有不止一种癌变上皮成分。例如,肺的“腺鳞癌”同时具有腺癌和鳞状细胞癌成分。未分化癌是指形态或免疫表型可以确定为癌,但缺乏特定类型上皮分化特征的癌。

② 来源于间叶组织的恶性肿瘤统称为肉瘤。这些肿瘤表现出向某种间叶组织分化的特点。间叶组织包括纤维组织、脂肪、肌肉、血管、淋巴管、骨和软骨组织等。命名方式是在间叶组织名称之后加“肉瘤”二字。例如:纤维肉瘤、脂肪肉瘤、骨肉瘤。未分化肉瘤是指形态或免疫表型可以确定为肉瘤,但缺乏特定间叶组织分化特征的肉瘤。

同时具有癌和肉瘤两种成分的恶性肿瘤,称为癌肉瘤。

4. 肿瘤的生长方式有哪几种类型?简述其特点。

肿瘤的生长方式主要有三种:膨胀性生长、外生性生长和浸润性生长。

(1) 膨胀性生长:实质器官的良性肿瘤多呈膨胀性生长,其生长速度较慢,随着体积增大,肿瘤推挤但不侵犯周围组织,与周围组织分界清楚,可在肿瘤周围形成完整的纤维性包膜。

(2) 外生性生长:体表肿瘤和体腔(如胸腔、腹腔)内的肿瘤,或管道器官(如消化道)腔面的肿瘤,常突向表面,呈乳头状、息肉状、蕈状或菜花状。这种生长方式称为外生性生长。良性肿瘤和恶性肿瘤都可呈外生性生长，但恶性肿瘤在外生性生长的同时，其基底部往往也向深部组织侵袭。

(3) 浸润性生长：也称侵袭性生长，是恶性肿瘤的常见生长方式。肿瘤细胞浸润并破坏周围组织(包括组织间隙、淋巴管或血管)，这种现象称为侵袭。侵袭性肿瘤(有时也称作浸润性肿瘤)没有包膜(或破坏原来的包膜)，与邻近的正常组织无明显界限。

5. 肿瘤的转移方式有哪几种？举例简述其特点。

(1) 淋巴道转移：指肿瘤细胞侵入淋巴管，随淋巴流到达局部淋巴结(区域淋巴结)并形成转移灶的过程。上皮源性恶性肿瘤(癌)最常见的转移方式是淋巴道转移。例如，乳腺外上象限发生的癌常首先转移至同侧的腋窝淋巴结，形成淋巴结的转移性乳腺癌。

(2) 血行转移：瘤细胞侵入血管后，可随血流到达远处的器官，继续生长形成转移瘤，由于静脉壁较薄，同时管内压力较低，故瘤细胞多经静脉入血。少数亦可经淋巴管间接入血。侵入体循环静脉的肿瘤细胞经右心到肺，在肺内形成转移瘤。例如骨肉瘤的肺转移。侵入门静脉系统的肿瘤细胞，首先发生肝转移。例如胃肠道癌的肝转移。恶性肿瘤血行转移最常受累的脏器是肺和肝。

(3) 种植性转移：发生于胸腹腔等体腔内器官的恶性肿瘤，侵及器官表面时，瘤细胞可以脱落，像播种一样种植在体腔其他器官的表面，形成多个转移性肿瘤。种植性转移常见于腹腔器官恶性肿瘤。例如，胃肠道黏液癌侵及浆膜后，可种植到大网膜、腹膜、盆腔器官如卵巢等处。

6. 请简述良恶性肿瘤的区别。

(1) 大体形态：良性肿瘤边界较清楚或包膜完整；恶性肿瘤向肿瘤周边浸润，缺乏完整包膜。

(2) 生长方式：良性肿瘤多呈膨胀性或外生性生长；恶性肿瘤多呈浸润性或外生性生长。

(3) 分化程度：良性肿瘤分化好，异型性小；恶性肿瘤有不同程度分化障碍或未分化，异型性大。

(4) 核分裂象：良性肿瘤核分裂象无或少，不见病理性核分裂象；恶性肿瘤核分裂象多，可见病理性核分裂象。

(5) 生长速度：良性肿瘤生长缓慢；恶性肿瘤生长较快。

(6) 继发改变：良性肿瘤继发性改变少见；恶性肿瘤继发性改变常见。如出血、坏死、溃疡形成等。

(7) 转移：良性肿瘤不转移；恶性肿瘤可转移。

(8) 复发：良性肿瘤不复发或很少复发；恶性肿瘤易复发。

(9) 对机体的影响：良性肿瘤对机体的影响较小，主要为局部压迫或阻塞；恶性肿瘤对机体的影响较大，破坏原发部位和转移部位的组织，常可见坏死、出血，合并感染，恶病质。

7. 简述癌和肉瘤的区别。

(1) 组织分化：癌表现为上皮组织分化；肉瘤表现为间叶组织分化。

(2) 发病率：癌发病率较高，约为肉瘤的 9 倍。多见于 40 岁以后成人；肉瘤发病率较低。有些类型主要发生在年轻人或儿童，有些类型主要见于中老年人。

(3) 大体特点：癌质地较硬、色灰白；肉瘤质地较软，色灰红，鱼肉状。

(4) 镜下特点：癌多形成癌巢，实质与间质分界清楚，纤维组织常有增生；肉瘤细胞多弥漫分布，实质与间质分界不清，间质内血管丰富，纤维组织少。

(5) 网状纤维分布：常见于癌巢周围，癌细胞间多无网状纤维；肉瘤细胞间多有网状纤维。

(6) 转移途径：癌多经淋巴道转移，也可发生血道转移；肉瘤多经血道转移。

8. 常见的癌前病变(或癌前疾病)有哪些？

(1) 大肠腺瘤：常见，可单发或多发，绒毛状腺瘤发生癌变的机会更大。家族性腺瘤性息肉病几乎均会发生癌变。

(2) 慢性萎缩性胃炎伴肠上皮化生：胃的肠上皮化生与胃癌的发生有一定关系。慢性幽门螺杆菌性胃炎与胃的黏膜相关淋巴组织发生的B细胞淋巴瘤及胃腺癌有关。

(3) 慢性溃疡性结肠炎是一种炎症性肠病。在反复发生溃疡和黏膜增生的基础上可发生结肠腺癌。

(4) 皮肤慢性溃疡由于长期慢性刺激，鳞状上皮增生和异型增生，可进一步发展为癌。

(5) 黏膜白斑：常发生在口腔、外阴等处。鳞状上皮过度增生、过度角化，可出现异型性。大体形态呈白色斑块。长期不愈有可能转变为鳞状细胞癌。

四、病例分析题

1. (1) 该恶性肿瘤是癌。

(2) 结合患者病史及图中所示肿瘤组织学形态，肿瘤实质和间质分界清楚，肿瘤细胞呈腺管状排列，腺腔内还可见分泌物，肿瘤细胞已突破黏膜肌层，侵入黏膜下层，符合腺上皮起源的恶性肿瘤。

2. (1) 该肿瘤首先考虑恶性肿瘤。肉眼观，肿块表面菜花状，伴出血、坏死，并可闻及恶臭味。切面灰白色、质硬，溃疡形成，向子宫颈深部和子宫体方向浸润，符合恶性肿瘤的生物学行为。而且镜下可见肿瘤组织浸润至子宫颈深部，异型性显著，肿瘤细胞大小形态不一，核浆比增大，细胞核呈多形性，嗜碱性增强。

(2) 该患者术后主要送检肿瘤区域引流的淋巴结，包括双侧髂内、髂外、髂总、骶和闭孔淋巴结。

3. 本例病理诊断为肺鳞状细胞癌。

诊断依据为：① 临床特征：老年男性，有长期吸烟病史且近一年出现咳嗽、痰中带血。② 胸部CT：结果提示为恶性肿瘤可能性大，且伴有区域淋巴结反应，不除外转移性可能。③ 病理：镜下描述及图中所示均提示肿瘤细胞呈浸润性生长的巢团样结构，出现鳞状细胞癌特征性的角化珠及细胞间桥结构。因此诊断为鳞状细胞癌。

4. 本例病理诊断为鼻咽癌。

诊断依据为：① 中年男性，近期反复鼻腔出血伴颈部淋巴结肿大。② 头颈CT结果见鼻咽部占位，高度提示鼻咽部恶性肿瘤可能。③ 镜下见瘤细胞呈巢状浸润生长，具有鼻咽癌特征性的空泡状核，且EBER(Epstein-Barr virus-encoded RNA)原位杂交结果为阳性(图中可见阳性信号为肿瘤细胞核呈深蓝色)。因此诊断为鼻咽癌。

(王雪晴　盛　蓁)

第五章 心血管系统疾病

知识实训

一、选择题

A1 型题

1. 下列关于动脉粥样硬化的危险因素描述中，正确的是
   A. LDL 具有较强的抗动脉粥样硬化和抗冠心病发病的作用
   B. 高血压患者与同年龄、同性别的无高血压者相比，动脉粥样硬化发病较晚
   C. 大量吸烟可致血中 LDL 易于氧化，氧化 LDL 有更强的致动脉粥样硬化作用
   D. 女性在绝经期前冠状动脉粥样硬化的发病率高于同龄组男性
   E. 糖尿病患者常不伴有高脂血症
2. 关于动脉粥样硬化的损伤应答学说中，不包括
   A. 自身抗体的产生　B. 内皮细胞的损伤　C. 脂蛋白的氧化修饰
   D. 平滑肌细胞增生　E. 巨噬细胞吞噬
3. 动脉粥样硬化病灶中的泡沫细胞来源于
   A. 中性粒细胞和淋巴细胞　B. 嗜酸性粒细胞和内皮细胞
   C. 内皮细胞和成纤维细胞　D. 巨噬细胞和平滑肌细胞
   E. 红细胞和血小板
4. 不属于动脉粥样硬化继发性病变的是
   A. 斑块内出血　B. 斑块破裂　C. 血栓形成
   D. 动脉瘤形成　E. 转移性钙化
5. 冠状动脉粥样硬化最常累及的分支是
   A. 右冠状动脉主干　B. 左冠状动脉前降支　C. 左冠状动脉主干
   D. 左冠状动脉旋支　E. 右冠状动脉后降支
6. 下列关于心肌梗死的动态病理变化中，不正确的是
   A. 3～7 天时，梗死灶周边开始肉芽组织增生
   B. 梗死后 6 小时内，基本无肉眼可见的变化
   C. 2～8 周，梗死灶机化逐渐形成瘢痕
   D. 24～72 小时，梗死区炎症反应明显
   E. 8～9 小时后，梗死区心肌组织呈液化性坏死

★7. 关于心内膜下心肌梗死，下列描述正确的是
A. 梗死仅累及右心室及室间隔后 1/3
B. 梗死累及左室前壁、心尖部、室间隔前 2/3 及前内乳头肌
C. 梗死分布区域仅限于左旋支支配的供血区
D. 梗死仅累及心室壁内侧 1/3 心肌，并累及肉柱及乳头肌
E. 常常发生血栓栓塞

8. 良性高血压病动脉病变期主要的病理特征是
A. 中动脉钙化　B. 细小动脉硬化　C. 大中动脉粥样硬化
D. 坏死性细动脉炎　E. 细小动脉痉挛

9. 高血压性心脏病主要表现为
A. 左心房肥大　B. 右心室肥大　C. 左心耳肥大
D. 左心室肥大　E. 右心房肥大

10. 高血压病最严重的并发症是
A. 脑软化　B. 心力衰竭　C. 脑出血
D. 肾衰竭　E. 主动脉粥样硬化

★11. 下列关于恶性高血压病的描述错误的是
A. 又称急进性高血压病　B. 多见于青年人
C. 血压升高显著，以舒张压最为明显　D. 病情进展迅速，较早出现肾衰竭
E. 不发生于良性高血压病患者

12. 下列关于风湿病的描述中，正确的是
A. 风湿性心脏病是 A 组乙型溶血性链球菌直接感染心脏所致的疾病
B. 风湿病常反复发作
C. 风湿细胞是由心肌细胞转变而来的
D. 风湿性关节炎常累及小关节
E. 风湿小体只见于心肌间质内

13. 风湿病的基本病变中发生的变质性改变主要是
A. 黏液样变和纤维蛋白样坏死　B. 淀粉样变和液化性坏死
C. 玻璃样变和液化性坏死　D. 淀粉样变和干酪样坏死
E. 玻璃样变和纤维蛋白样坏死

14. 关于 Aschoff 小体中的风湿细胞形态，下列描述不恰当的是
A. 体积大、圆形或多边形　B. 横纹肌样核，核深染偏位，核仁不明显
C. 细胞核可呈枭眼样或毛虫状　D. 大多数为单核，也可为双核或多核
E. 细胞浆丰富，略嗜双色性

15. 下列关于风湿性心内膜炎的描述中，不正确的是
A. 主要累及心瓣膜，以二尖瓣病变最多见　B. 瓣膜上的赘生物是白色血栓
C. 赘生物与瓣膜粘连不紧密，易脱落　D. 赘生物常呈串珠状单行排列

E. 反复发作可导致瓣膜增厚、变硬

16. 急性感染性心内膜炎最多见的病原体是
A. 甲型溶血性链球菌　B. 金黄色葡萄球菌　C. 流感杆菌
D. 表皮葡萄球菌　E. 真菌

17. 下列关于亚急性感染性心内膜炎的描述中，不正确的是
A. 心脏病变主要累及二尖瓣和主动脉瓣　B. 瓣膜上赘生物体积较大或大小不一
C. 瓣膜上赘生物内常无细菌团　D. 严重时，瓣膜可发生溃疡或穿孔
E. 赘生物碎裂脱落可引起动脉栓塞

18. 二尖瓣狭窄早期的改变是
A. 左心室肥大　B. 右心室肥大　C. 肺动脉高压
D. 右心房肥大　E. 左心房肥大

★19. 二尖瓣狭窄时心脏表现为“三大一小”，“三大”指的是
A. 左心房、右心房、右心室　B. 左心房、右心房、左心室
C. 左心房、左心室、右心室　D. 左心室、右心房、右心室
E. 左心房、右心房、主动脉

20. 下列关于二尖瓣关闭不全的描述中，正确的是
A. 听诊可闻及心尖区全收缩期吹风样杂音　B. 左心室不受累
C. X线检查，显示“梨形心”　D. X线检查，显示“靴形心”
E. 听诊可闻及心尖区舒张期杂音

★21. 人工瓣膜心内膜炎早期感染的病原体主要是
A. 嗜血杆菌　B. 肺炎球菌　C. 念珠菌
D. 甲型溶血性链球菌　E. 表皮葡萄球菌

★22. 人工瓣膜置换后合并症不包括下列哪项
A. 心内膜炎　B. 血栓形成及血栓栓塞　C. 出血
D. 房室传导阻滞　E. 败血症性梗死

★23. 室间隔非对称性肥厚常见于
A. 扩张型心肌病　B. 肥厚型心肌病　C. 限制型心肌病
D. 克山病　E. 致心律失常型右室心肌病

★24. Fallot四联症不包括下列哪种异常
A. 肺动脉流出道狭窄　B. 主动脉右移，骑跨于室间隔缺损上方
C. 室间隔膜部缺损　D. 右心室肥大
E. 动脉导管未闭

★25. 成人心脏原发性肿瘤中最常见的是
A. 淋巴瘤　B. 血管瘤　C. 横纹肌瘤
D. 黏液瘤　E. 纤维瘤

A2 型题

26. 男性，24 岁，因车祸意外死亡。尸检发现，腹主动脉内膜面散在点状黄色微隆起病灶，该病灶最可能是
A. 粥样斑块　B. 脂纹　C. 纤维斑块
D. 主动脉夹层　E. 动脉中膜钙化

★27. 女性，79 岁，动脉粥样硬化病史 10 余年，夜间在家中突发死亡，尸检发现腹主动脉内膜面见黄白色不规则斑块，部分区域呈灰褐色，堵塞大部分动脉管腔。镜下见斑块内无定形坏死物，伴胆固醇性结晶及多量凝血块。该患者可能出现
A. 主动脉夹层　B. 粥样斑块伴出血　C. 脂纹
D. 纤维斑块　E. 动脉炎

28. 男性，60 岁，反复发作心悸，心前区不适，休息后缓解，该患者最可能的诊断是
A. 高血压　B. 冠心病　C. 心肌炎
D. 亚急性感染性心内膜炎　E. 风湿病性心脏病

29. 男性，65 岁，近 3 个月以来出现爬 3 层楼梯后胸痛，胸痛持续时间 1～2 分钟，休息后症状可迅速缓解，最可能的诊断是
A. 心肌梗死　B. 不稳定型心绞痛　C. 变异型心绞痛
D. 稳定型心绞痛　E. 反流性食管炎

30. 男性，67 岁，冠心病 10 余年，住院后因心衰抢救无效死亡。尸检发现左心室前壁、心尖及室间隔前 2/3 见梗死灶，该患者最可能的病变发生在
A. 左冠状动脉回旋支　B. 左冠状动脉主干　C. 左冠状动脉前降支
D. 右冠状动脉后室间支　E. 右冠状动脉主干

★31. 女性，66 岁，因“心力衰竭”死亡。左心室壁心肌组织镜下如图所示，最可能的诊断是

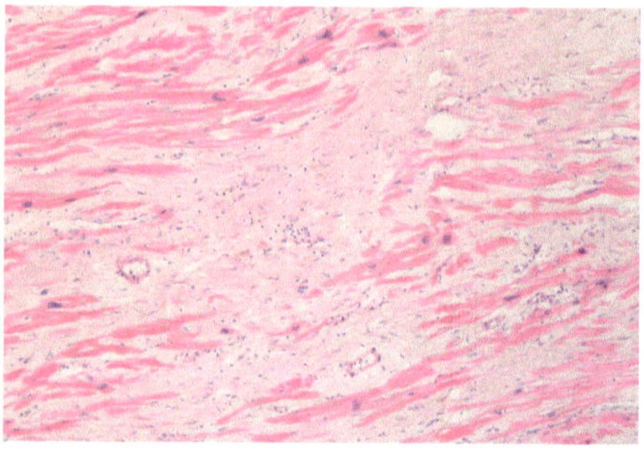

A. 陈旧性心肌梗死
B. 风湿性心肌炎
C. 肥厚型心肌病
D. 细菌性心肌炎
E. 高血压性心脏病

32. 男性，42 岁，临床诊断“恶性高血压病”1 年余，药物控制疗效不佳，2 天前因“脑出血”死亡。尸检发现最可能的基础病变是
A. 纤维肌性结构不良　B. 血栓闭塞性脉管炎　C. 冠状动脉粥样硬化
D. 主动脉炎　E. 坏死性细动脉炎和增生性小动脉硬化

33. 男性，80 岁，“动脉粥样硬化，高血压病”病史 20 余年，1 小时前在家中突发腹痛，面色苍白，意识模糊，经抢救无效死亡。患者最可能的死亡原因是
A. 急性化脓性阑尾炎伴阑尾穿孔　B. 肠系膜动脉栓塞

C. 主动脉瘤破裂　　D. 肠梗阻
E. 急性重症肝炎

★34. 男性,72 岁,高血压病史 5 年余,因车祸死亡。尸检发现双肾缩小明显,表面呈均匀的细颗粒状,质地硬,被膜不易剥离,该患者肾脏可能出现的基础病变是

A. 入球小动脉和肌型小动脉硬化　　B. 血管炎
C. 急性肾小球肾炎　　D. 慢性肾小球肾炎
E. 粥样斑块

★35. 女性,48 岁,胸痛 3 天入院,有高血压病史 5 年,行主动脉弓血管置换术,术后主动脉管壁形态如图所示,最可能的诊断是

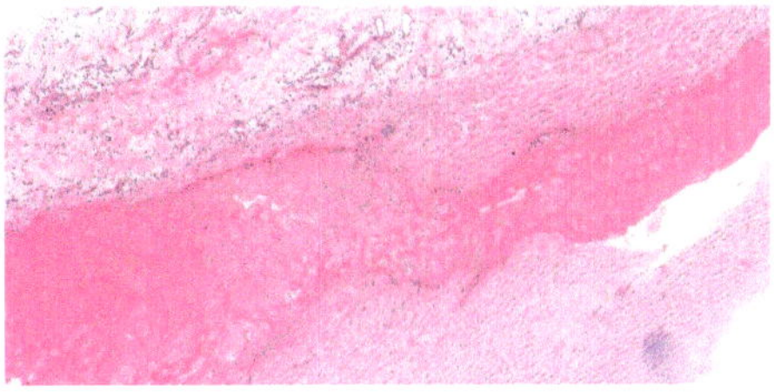

A. 主动脉夹层
B. 血管血栓
C. 血管炎
D. 血管畸形
E. 海绵状血管瘤

36. 女性,45 岁,"风湿性关节炎"病史 5 年,近 1 个月以来感觉胸闷不适,体检发现心浊音界扩大,听诊心音弱而遥远,最可能的诊断是

A. 风湿性心包炎,心包积液　　B. 急性感染性心内膜炎
C. 亚急性感染性心内膜炎　　D. 高血压性心脏病
E. 限制型心肌病

37. 女性,25 岁,因"严重肺部感染,呼吸衰竭"死亡。尸检发现二尖瓣前后两叶上均有灰黄色粗大赘生物附着,形态不规则,赘生物部分已脱落,该患者生前最可能患有

A. 风湿性心内膜炎,二尖瓣病变　　B. 二尖瓣瓣环钙化
C. 感染性心内膜炎,二尖瓣病变　　D. 二尖瓣脱垂
E. 二尖瓣瓣叶纤维化

38. 男性,65 岁,心悸气短数年,近 3 个月以来口唇发绀,心尖区可闻及舒张期隆隆样杂音,X 线检查显示双肺淤血征象,"梨形心",该患者最可能的诊断是

A. 二尖瓣关闭不全　　B. 二尖瓣狭窄　　C. 主动脉瓣狭窄
D. 二尖瓣脱垂　　E. 主动脉瓣关闭不全

★39. 男性,45 岁,因"心力衰竭"死亡。尸检发现心腔狭窄,心室内膜增厚,镜下见心内膜心肌纤维化,该患者最可能的诊断是

A. 扩张型心肌病　　B. 克山病　　C. 酒精性心肌病
D. 肥厚型心肌病　　E. 限制型心肌病

★40. 女性,55 岁,因心衰死亡。尸检发现心脏增大,重 600 g,左右心室肌肥厚,室间隔非对称肥厚,并突向左心室,镜下心肌细胞肥大,排列紊乱,该患者生前最可能患有

A. 扩张型心肌病　　B. 肥厚型心肌病　　C. 限制型心肌病

D. 克山病　　E. 心脏压塞

★41. 女性,35 岁,因活动后突发晕厥,抢救无效死亡。尸检发现灶性心肌坏死及肉芽肿形成,坏死灶呈红染无结构物质,周围见大量多核巨细胞聚集,并见慢性炎细胞及嗜酸性粒细胞浸润,该患者最可能的诊断是

A. 病毒性心肌炎　　B. 克山病　　C. 特发性巨细胞性心肌炎
D. 弥漫性间质性心肌炎　　E. 酒精性心肌病

A3/A4 型题

(42～43 题共用题干)

男性,81 岁,因"循环呼吸骤停",抢救无效死亡。尸检发现心包腔内大量积血,如图所示。

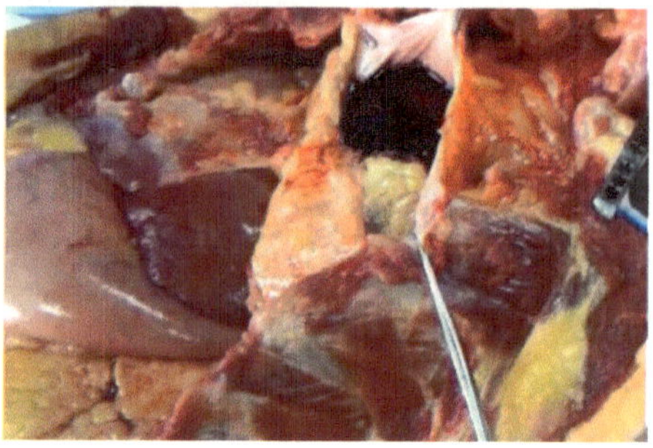

42. 引起该患者急性心包填塞最可能的心脏病变是
A. 高血压性心脏病
B. 心肌梗死
C. 风湿性心包炎
D. 二尖瓣狭窄
E. 慢性肺源性心脏病

43. 心脏组织学检查,镜下可能发现下列哪种典型改变
A. 心肌间质内可见 Aschoff 小体　　B. 心肌细胞肥大
C. 心肌细胞核碎裂、核消失　　D. 心肌间质纤维化
E. 二尖瓣瓣叶黏液样变

(44～46 题共用题干)

女性,38 岁,因"心力衰竭"死亡。尸检镜下所见左心室心外膜部位病变如图所示。

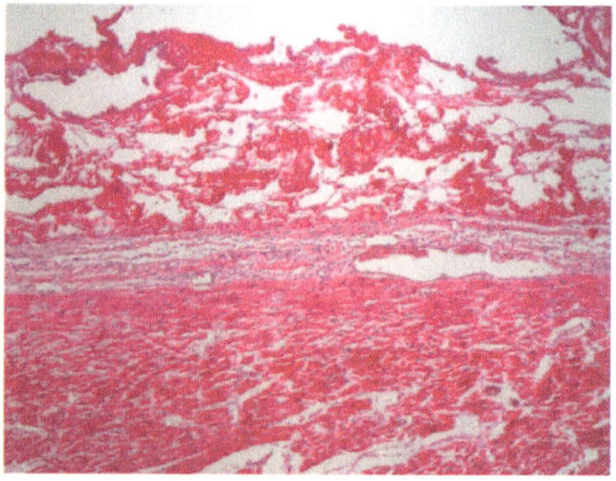

44. 左心室心外膜部位的病变性质为
A. 化脓性炎
B. 浆液性炎
C. 纤维蛋白性炎
D. 出血性炎
E. 肉芽肿性炎

45. 炎性物质中主要的成分是
A. 纤维蛋白　　B. 巨噬细胞　　C. 血浆中的液体成分
D. 中性粒细胞　　E. 红细胞

46. 该炎症导致心脏的大体形态改变常常是
A. 球形心　　B. 靴形心　　C. 虎斑心　　D. 绒毛心　　E. 梨形心

★(47～48 题共用题干)

男性,55 岁,心痛不适 3 个月,超声示左心房房间隔卵圆窝处见一不均质强回声,行手术切除,病理镜下如图所示。

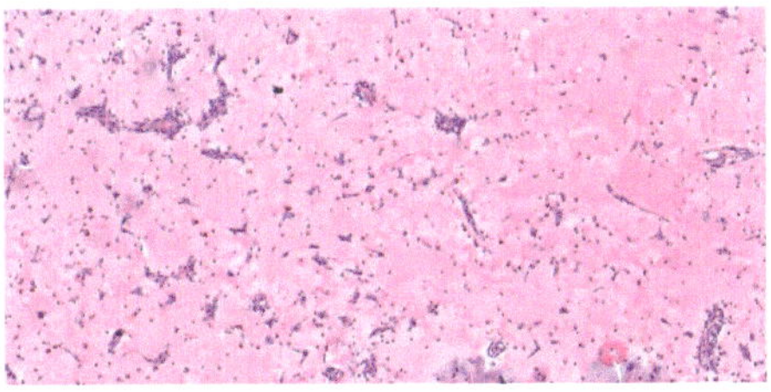

47. 该患者最可能的诊断是
    A. 血管瘤
    B. 血管肉瘤
    C. 黏液瘤
    D. 二尖瓣脱垂
    E. 横纹肌瘤
48. 若患者伴有 Carney 综合征,常有下列哪项基因改变
    A. PRKAR1A 基因突变
    B. KIT 基因突变
    C. PDGFRA 基因突变
    D. GNAS 基因突变
    E. FOS 重排

B1 型题

(49～51 题共用备选答案)
A. 疣状赘生物
B. 细小动脉硬化
C. 泡沫细胞
D. Russell 小体
E. Aschoff 小体
49. 风湿心肌炎常在心肌间质内可见
50. 良性高血压病的病变特征是
51. 脂纹中可见

(52～53 题共用备选答案)
A. 出血性炎
B. 浆液性炎
C. 纤维蛋白性炎
D. 化脓性炎
E. 肉芽肿性炎
52. 形成风湿小体的基础病变是
53. 形成绒毛心的基础病变是

(54～56 题共用备选答案)
A. 梨形心
B. 靴形心
C. 球形心
D. 烧瓶心
E. 绒毛心
54. 二尖瓣狭窄时可出现
55. 主动脉瓣狭窄时可出现
56. 二尖瓣关闭不全可出现

二、名词解释

1. 动脉硬化(arteriosclerosis)
2. 动脉粥样硬化(atherosclerosis)
3. 脂纹(fatty streak)
4. 纤维斑块(fibrous plaque)
5. 粥瘤(atheroma)
6. 冠状动脉性心脏病(coronary artery heart disease,CHD)
7. 心绞痛(angina pectoris)

8. 心肌梗死(myocardial infarction)
9. 心内膜下心肌梗死(subendothelial myocardial infarction)
10. 透壁性心肌梗死(transmural myocardial infarction)
11. 室壁瘤(ventricular aneurysm)
12. 良性高血压病(benign hypertension)
13. 向心性肥大(concentric hypertrophy)
14. 离心性肥大(eccentric hypertrophy)
15. 原发性颗粒性固缩肾(primary granular atrophy of the kidney)
16. 动脉瘤(aneurysm)
17. 夹层动脉瘤(dissecting aneurysm)
18. 风湿病(rheumatism)
19. Aschoff 小体(Aschoff body)
20. McCallum 斑(McCallum plaque)
21. 感染性心内膜炎(infective endocarditis)
22. 心瓣膜病(valvular heart disease)
23. 二尖瓣脱垂综合征(mitral valve prolapse syndrome)
24. 扩张型心肌病(dilated cardiomyopathy)
25. 肥厚型心肌病(hypertrophic cardiomyopathy)
26. 限制型心肌病(restrictive cardiomyopathy)
27. 克山病(Keshan disease)
28. 孤立性心肌炎(isolated myocarditis)
29. Fallot 四联症(tetralogy of Fallot)
30. 心脏黏液瘤(cardiac myxoma)

三、问答题

1. 简述动脉粥样硬化损伤应答学说的基本机制。
2. 简述动脉粥样硬化的病理变化。
3. 简述心肌梗死部位与冠状动脉供血区的对应关系。
4. 心肌梗死常见的并发症有哪些?
5. 简述良性高血压病内脏病变期的心、肾、脑等主要脏器病理改变。
6. 简述风湿病的基本病变。
7. 风湿性心内膜炎与感染性心内膜炎的赘生物有何区别?
8. 简述二尖瓣狭窄的血流动力学和心脏变化。
9. 人工瓣膜置换术后的合并症主要有哪些?
10. 简述病毒性心肌炎的病理变化。

四、病例分析题

1. 男性,83 岁,头晕伴左侧肢体乏力 3 天,无恶心呕吐,无言语模糊,无肢体抽搐,无尿便失禁。目前患者精神差,食纳一般,睡眠一般,电动轮椅驶入病房入院治疗。既往有“糖尿病”“高血压”“冠心病”病史 10 余年,平素使用胰岛素和口服降压药物治疗,具体血糖及血压控制情况不详。有左侧股骨头置换手术史。患者入院 5 小时后,突发意识丧失,心跳骤停,经抢救无效死亡。

   尸检所见:右冠状动脉后室间支和左心室后壁心肌组织镜下形态如图所示。

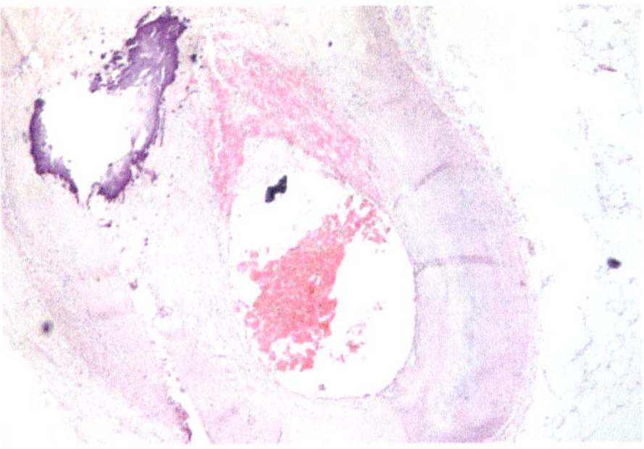

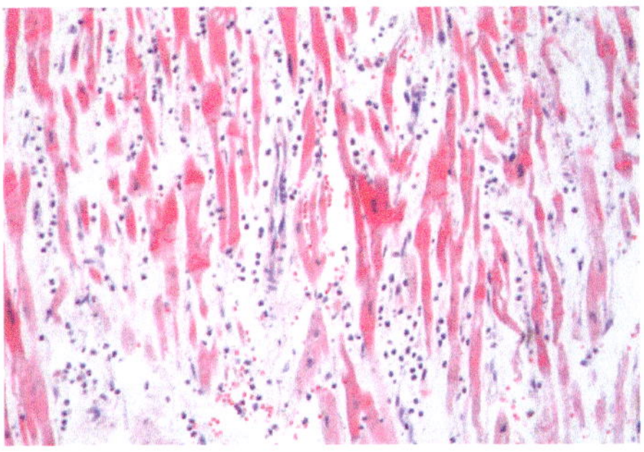

其余所见：主动脉粥样硬化伴附壁血栓形成；脑水肿，右侧大脑顶叶白质内小灶性出血，基底动脉粥样硬化；双肺淤血水肿，小叶性肺炎；糖尿病肾病；肝、肾、脾等脏器内小动脉硬化。

(1) 请思考患者左心室后壁及右冠状动脉的主要病理改变是什么？

(2) 该患者的肾脏可能有哪些镜下形态学改变？

2. 女性，38 岁，间歇性发热头痛 3 月余，伴左侧肢体偏瘫入院。经进一步完善相关检查后，临床主要按照“风湿性心脏病合并亚急性感染性心内膜炎，心力衰竭”进行治疗。但患者于入院 8 天后突然出现呼吸困难，口吐粉红色泡沫样痰，心率 146 次/分，血压 180/80 mmHg，两肺可闻及湿啰音，经对症处理后症状缓解。入院 12 天，病人出现阵发性腹部绞痛，右下腹压痛、反跳痛，腹胀明显，次日晚，患者呕吐出咖啡色液体，经抢救无效死亡。

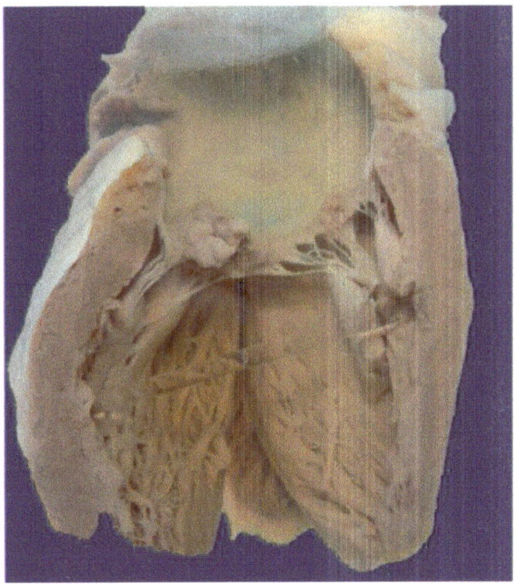

(1) 该患者的心脏大体标本如图所示，请描述二尖瓣的病变形态。

(2) 该患者出现左侧肢体偏瘫、呼吸困难和腹部绞痛的可能原因是什么？

★ 3. 女性，62 岁，头晕伴恶心呕吐 2 天。既往有高血压病史 20 余年，血压高时达 180/140 mmHg，口服降压药物治疗。近半年来时常感到胸闷胸痛、乏力，休息后好转。近2 月来胸痛症状频发，活动后呼吸困难，平躺后症状加重，并伴有咳嗽，双下肢水肿。入院 2 小时后，突发呼吸困难，心力衰竭而死亡。

尸检所见：冠状动脉、主动脉弓及腹主动脉内膜面见不规则融合灰黄色斑块，部分区域见溃疡形成。心脏肥大，重 680 g，左心室壁厚 1.5 cm，心腔扩张，近左心室内膜面见一局灶性不规则灰白色瘢痕，最大径约 2.0 cm。

两肺体积增大，重 2 030 g，实性，暗红色，切面压之见泡沫状液体流出。

其余所见：肝、肾、脾等脏器内小动脉硬化。脑水肿，左侧基底节及内囊处见小灶出血。

该患者的心脏和肺脏可能有哪些形态学改变？请依据形态学变化解释患者的临床表现。

★4. 女性，58岁，胸闷气促月余入院，劳动后加重，既往体健，无头晕乏力，无恶心呕吐，精神可，饮食及大小便正常。外院超声显示，左心房占位性病变，二尖瓣及三尖瓣轻度关闭不全。行占位性病变切除术+二尖瓣及三尖瓣成形术，术中见肿块位于左心房后壁近二尖瓣环。

病理大体：灰白灰红色类圆形肿物1枚，最大径5.5 cm，表面稍粗糙，切面黏冻感，稍有光泽，质中偏软。

镜下如图所示。

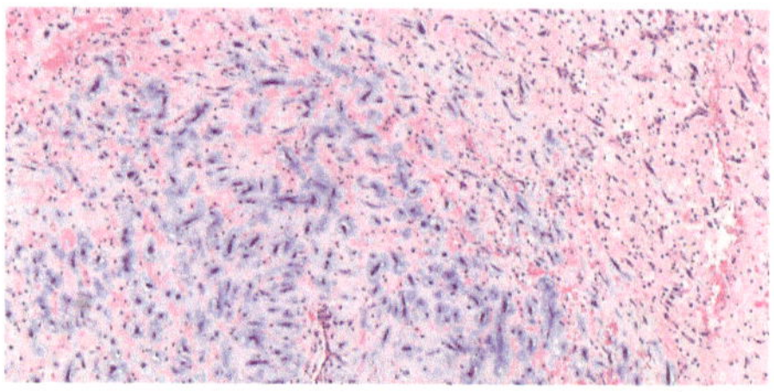

(1) 心脏肿物最可能的病理诊断是什么？请描述病变镜下形态。

(2) 该患者病程中出现右足肿胀疼痛，动脉搏动消失，皮肤发黑，感觉丧失，肢体出现坏死，请用相关病理知识解释该现象。

答案解析

一、选择题

A1 型题

1.【C】关于动脉粥样硬化的危险因素中，HDL 具有较强的抗动脉粥样硬化作用；高血压患者与同年龄、同性别的无高血压者相比，动脉粥样硬化发病较早，病变较重；女性在绝经期前冠状动脉粥样硬化的发病率低于同龄组男性；糖尿病患者常伴有继发性高脂血症；大量吸烟可致血中 LDL 易于氧化，氧化 LDL 有更强的致动脉粥样硬化作用。

2.【A】目前认为动脉粥样硬化的损伤应答学说不是自身免疫学说，该疾病发病机制中不包括自身抗体的产生。

3.【D】动脉粥样硬化病灶中的泡沫细胞来源于从血浆迁入内膜的单核细胞转变而来的巨噬细胞和从动脉中膜迁入内膜的平滑肌细胞。

4.【E】动脉粥样硬化继发性病变中的钙化属于营养不良性钙化。

5.【B】冠状动脉粥样硬化中，左冠状动脉前降支病变占 40%～50%。

6.【E】心肌梗死发生 8～9 小时后，梗死区心肌组织呈凝固性坏死形态。

7.【D】心内膜下心肌梗死仅累及心室壁内侧 1/3 的心肌，并波及肉柱及乳头肌。常多发性小灶状坏死，不规则地分布于左心室四周，严重时病灶扩大融合累及整个心内膜下心肌，呈环状坏死。不限于特定冠状动脉的供血区，绝大多数无继发血栓形成。

8.【B】细小动脉硬化是良性高血压病最主要的基础病变特征；坏死性细动脉炎主要出现在恶性高血压病患者；细小动脉痉挛为良性高血压病功能紊乱期的血管改变。

9.【D】高血压病时，由于循环血压升高，外周血管阻力增大，左心室因压力性负荷增加而发生代偿性肥大。

10.【C】高血压病时，由于脑细小动脉痉挛硬化，脑部可出现一系列病变，其中脑出血是高血压病最严重且往往是致命性的并发症。

11.【E】恶性高血压病又称急进性高血压病，多见于青年人，血压升高显著，以舒张压最为明显，舒张压常高于 130 mmHg，病情进展迅速，较早出现肾衰竭，多数为原发性，也可继发于良性高血压病。

12.【B】风湿性心脏病是一种与 A 组乙型溶血性链球菌感染有关的超敏反应-自身免疫性疾病，非病原体直接感染心脏所致；风湿病常反复发作；风湿细胞是单核巨噬细胞来源；风湿性关节炎常累及大关节；风湿小体可见于心肌间质、心内膜下、关节、皮肤等部位。

13.【A】风湿病变质渗出期，在心脏、浆膜、关节、皮肤等病变部位的结缔组织发生黏液样变和纤维蛋白样坏死。

14.【B】风湿细胞的核大，圆形或椭圆形，核膜清晰，染色质集中于中央，核的横切面似枭眼状，纵切面呈毛虫状。

15.【C】风湿性心内膜炎的赘生物常在瓣膜闭锁缘上单行排列，呈直径 1～2 mm 的灰白色半透明状的疣状赘生物，与瓣膜附着牢固，不易脱落。

16.【B】急性感染性心内膜炎的病原微生物以金黄色葡萄球菌最为多见，少数为肺炎球菌、A 族链球菌、流感嗜血杆菌和淋球菌等。

17.【C】亚急性感染性心内膜炎的瓣膜赘生物内常可见细菌团。

18.【E】二尖瓣口狭窄早期，由于心脏舒张期从左心房流入左心室的血流受阻，左心房代偿性扩张肥大。

19.【A】左心室舒张期，左心房血液流入左心室受阻，左心房代偿性扩张肥大，当左心房失代偿时血液淤积，肺静脉回流受阻，肺淤血，继而引起肺动脉高压，右心室代偿性肥大扩张，三尖瓣相对关闭不全，右心室血液回流入右心房，右心房代偿性肥大扩张。

20.【A】二尖瓣关闭不全可累及左心室；X 线检查，左右心房心室均肥大扩张，显示“球形心”；听诊可闻及心尖区全收缩期吹风样杂音。

21.【E】人工瓣膜心内膜炎早期主要致病菌为表皮葡萄球菌，其次是金黄色葡萄球菌。

22.【E】人工瓣膜置换后合并症包括人工瓣膜心内膜炎、血栓形成及血栓栓塞、出血，二尖瓣置换时可出现左心室后壁破裂出血、瓣周漏、房室传导阻滞、人工瓣膜功能障碍等，不包括败血症性梗死，败血症性梗死主要见于急性感染性心内膜炎。

23.【B】肥厚型心肌病表现为心脏扩大，重量增加，重达 500 g 以上，心室肌肥厚，尤以室间隔非对称肥厚突出，超过左心室游离壁，并明显突向左心室，心室腔及左心室流出道狭窄。镜下可见心肌细胞普遍肥大，直径$>$40 μm，排列紊乱，心肌间质见多量不等的纤维化或大小不等的瘢痕。

24.【E】Fallot 四联症包括肺动脉流出道狭窄、主动脉右移并骑跨于室间隔缺损上方、室间隔膜部缺损、右心室肥大。

25.【D】心脏肿瘤颇为少见，其中原发性肿瘤更为罕见。原发性肿瘤大多为良性，其中又以心房黏液瘤居多，多发生于中年人，大多数位于左心房。

A2 型题

26.【B】脂纹是动脉粥样硬化的早期病变，呈点状或条纹状黄色不隆起或微隆起病灶，可见于年轻人。

27.【B】动脉粥样硬化主要发生在大中动脉，最好发于腹主动脉，粥样斑块为动脉粥样硬化的典型病变。结合患者病史及尸检所见，符合腹主动脉粥样斑块伴出血。

28.【B】结合患者临床表现，首先考虑稳定型心绞痛。冠心病是因冠状动脉狭窄，供血不足而引起的心脏功能障碍或器质性病变，包括心绞痛、心肌梗死等。

29.【D】结合患者病史及休息后胸痛症状可缓解，考虑为稳定型心绞痛。不稳定型心绞痛在运动负荷时、休息时均可发作，且持续时间更长或更频繁；变异型心绞痛多无明显诱因，常在静息状态下发作。

30.【C】左心室前壁、心尖及室间隔前 2/3 为左冠状动脉前降支供血区域。

31.【A】图中所示左心室壁心肌组织中见淡伊红染、不规则瘢痕组织形成，符合陈旧性心肌梗死。

32.【E】恶性高血压病特征性的血管病变为坏死性细动脉炎和增生性小动脉硬化。

33.【C】结合患者病史，最可能的死亡原因为动脉粥样硬化继发的主动脉瘤破裂，导致腹腔内大出血，出现失血性休克而死亡。

34.【A】高血压病肾脏由于肾入球小动脉和肌型小动脉硬化，受累肾单位缺血萎缩、纤维化，病变轻微区域的肾单位代偿肥大扩张，凸起于肾表面，表现为原发性颗粒性固缩肾。

35.【A】图中可见主动脉中膜撕裂，其内见大片出血灶，结合患者病史符合主动脉夹层。夹层动脉瘤，又称动脉夹层，或动脉壁分离，最多见于升主动脉、主动脉弓，动脉内膜因原有病变而破裂出血，血液经裂口注入中膜层内，也可因主动脉中膜变性坏死、中膜滋养血管破裂出现中膜分离，局部形成夹层性血肿或套管样假血管腔。

36.【A】结合患者病史，体检主要表现为浆液渗出为主的心包积液，首先考虑风湿性心包炎，心包积液。

37.【C】患者二尖瓣瓣叶上的赘生物形态符合感染性心内膜炎，二尖瓣病变。风湿性心内膜炎的赘生物常为单行排列，体积较小的疣状赘生物。

38. 【B】结合患者病史及体检结果，符合二尖瓣狭窄的临床表现及影像学改变。

39. 【E】限制型心肌病肉眼观常表现为心腔狭窄，心室内膜增厚，呈灰白色，以心尖部为重。光镜下，心内膜纤维化，可发生玻璃样变和钙化，伴有附壁血栓形成。心内膜下心肌常见萎缩和变性改变，亦称心内膜心肌纤维化。

40. 【B】参见第 23 题。

41. 【C】特发性巨细胞性心肌炎镜下可见灶性心肌坏死、肉芽肿形成，病灶中央坏死为红染无结构物质，周围有淋巴细胞、浆细胞、单核细胞及嗜酸性粒细胞浸润，夹杂较多的多核巨细胞，多核巨细胞大小形态变异较大，可为异物型或朗汉斯巨细胞。

A3/A4 型题

42. 【B】患者急性心包填塞可能是由于心肌梗死并发心脏破裂所致。高血压性心脏病常表现为左心室肥大；风湿性心包炎常表现为浆液和/或纤维蛋白渗出；二尖瓣狭窄常表现为慢性心力衰竭；慢性肺源性心脏病常表现为肺动脉高压，右心室肥大。

43. 【C】心肌细胞核碎裂、核消失是心肌细胞发生坏死的典型改变。

44. 【C】图中所示左心室心外膜部位见大量条索状、网状的深红染物质被覆，该物质为血管中渗出的纤维蛋白原聚合而成，符合心外膜纤维蛋白性炎。

45. 【A】参见第 44 题。

46. 【D】渗出的大量纤维蛋白由于心脏的不停搏动和牵拉，可在心包表面形成绒毛状外观。

47. 【C】图中可见散在的星芒状细胞分布于大量黏液基质中，符合心房黏液瘤。

48. 【A】少部分心脏黏液瘤为家族性，可为 Carney 综合征的一部分，有 PRKAR1A 基因(17q24)突变。

B1 型题

49. 【E】风湿心肌炎病变主要累及心肌间质结缔组织，常表现为灶性间质性心肌炎，以心肌间质内小血管附近出现风湿小体为特征。

50. 【B】细小动脉硬化是良性高血压病最主要的基础病变特征。

51. 【C】脂纹是动脉粥样硬化的早期病变，光镜下，病灶处的内膜下有大量泡沫细胞聚集。

52. 【E】风湿小体内可见单核巨噬细胞源性的风湿细胞增生，属于肉芽肿性病变。

53. 【C】参见第 46 题。

54. 【A】二尖瓣狭窄时 X 线显示，左房、右房、右室均肥大扩张，呈“梨形心”。

55. 【B】主动脉瓣狭窄时 X 线显示，心尖向左下延伸，心影增大，呈“靴形心”。

56. 【C】二尖瓣关闭不全时 X 线显示，左右心房、心室均肥大扩张，呈“球形心”。

二、名词解释

1. 动脉硬化(arteriosclerosis)：动脉硬化泛指一类以动脉壁增厚、变硬和弹性减退为特征的动脉疾病。主要包括动脉粥样硬化、动脉中层钙化、细动脉硬化和纤维肌性内膜增生四种类型。

2. 动脉粥样硬化(atherosclerosis)：动脉粥样硬化是以血管内膜形成纤维斑块或粥样斑块为特征，主要累及大动脉和中等动脉，致管壁变硬、管腔狭窄和弹性减弱，引起相应器官缺血性改变的一种心血管系统疾病。

3. 脂纹(fatty streak)：脂纹是动脉粥样硬化的早期病变。肉眼观：为点状或条纹状黄色不隆起或微隆起于动脉内膜的病灶。光镜下：病灶处的内膜下有大量泡沫细胞聚集。

4. 纤维斑块(fibrous plaque):纤维斑块由动脉粥样硬化早期的脂纹发展而来。肉眼观,动脉内膜表面见散在不规则隆起的斑块,颜色呈浅黄、灰黄色或瓷白色。光镜下,病灶表面为一层纤维帽,由大量的胶原纤维、蛋白多糖及散在的平滑肌细胞等组成,胶原纤维可发生玻璃样变。在纤维帽之下可见数量不等的泡沫细胞、平滑肌细胞、细胞外脂质和炎症细胞。

5. 粥瘤(atheroma):粥瘤也称为粥样斑块,是动脉粥样硬化的典型病变。肉眼观,动脉内膜面可见明显的灰黄色斑块。切面可见斑块的管腔面为白色质硬组织,深部为黄色或黄白色质软的粥糜样物质。光镜下,在纤维帽之下含有大量不定形的坏死崩解产物、胆固醇结晶(针状空隙)、钙盐沉积,斑块底部和边缘可见肉芽组织、少量泡沫细胞和淋巴细胞浸润。

6. 冠状动脉性心脏病(coronary artery heart disease,CHD):冠状动脉性心脏病简称冠心病,是指因冠状动脉狭窄、供血不足所引起的心脏功能障碍和/或器质性病变。

7. 心绞痛(angina pectoris):心绞痛是由于冠状动脉供血不足和/或心肌耗氧量骤增,导致心肌急剧的、暂时性缺血、缺氧所引起的一种常见的临床综合征。

8. 心肌梗死(myocardial infarction):心肌梗死是指由于冠状动脉供血急剧减少或中断,相应的供血区心肌严重而持续性缺血而导致的心肌坏死。

9. 心内膜下心肌梗死(subendothelial myocardial infarction):心内膜下心肌梗死是指梗死主要累及心室壁内侧 1/3 的心肌,并波及肉柱和乳头肌,常表现为多发性、小灶性坏死。

10. 透壁性心肌梗死(transmural myocardial infarction):透壁性心肌梗死是典型心肌梗死的类型,心肌梗死的部位与闭塞的冠状动脉分支供血区一致,病灶较大,累及心室壁全层或未累及全层而深达室壁厚度的 2/3。

11. 室壁瘤(ventricular aneurysm):室壁瘤是指发生在心肌梗死的急性期或愈合期,梗死心肌或瘢痕组织在左心室内压力作用下形成的局限性向外膨隆,多见于左心室前壁近心尖处。

12. 良性高血压病(benign hypertension):良性高血压病又称缓进型高血压病,约占高血压病的 95%,多见于中老年人,病程长,进展缓慢,可达十余年或数十年。主要以细小动脉硬化为基本病变特征。

13. 向心性肥大(concentric hypertrophy):高血压心脏病代偿期,由于血压持续升高,外周血管阻力增加,左心室发生代偿性肥大。肉眼观,左心室壁增厚,可达 1.5～2.0cm。左心室乳头肌和肉柱明显增粗,心腔不扩张,相对缩小,称为向心性肥大。

14. 离心性肥大(eccentric hypertrophy):高血压心脏病晚期,当左心室失代偿,心肌收缩力降低时,逐渐出现心腔扩张,称为离心性肥大。

15. 原发性颗粒性固缩肾(primary granular atrophy of the kidney):原发性高血压时,由于肾入球动脉和肌型小动脉的硬化,致使受累肾单位因缺血而萎缩、纤维化或玻璃样变,病变相对较轻的肾单位肾小球代偿性肥大,肾小管代偿性扩张。肉眼观,双侧肾脏对称性缩小,质地变硬,肾表面凹凸不平,呈细颗粒状,皮髓质界限模糊,称为原发性颗粒性固缩肾。

16. 动脉瘤(aneurysm):动脉瘤是指动脉壁因局部病变(可因薄弱或结构破坏)而向外膨出,形成永久性局限性扩张。

17. 夹层动脉瘤(dissecting aneurysm):夹层动脉瘤又称动脉夹层,常见于升主动脉和主动脉弓等部位。动脉内膜因原有病变而破裂,血液从破裂口进入动脉的中膜,或因动脉中膜变性坏死、中膜滋养血管破裂出血,使中膜分离,局部形成夹层性血肿或套管样假血管腔。

18. 风湿病(rheumatism):风湿病是一种与 A 组乙型溶血性链球菌感染有关的超敏反应-自身免疫性疾病,病变主要累及全身结缔组织及血管,常形成特征性风湿肉芽肿。

19. Aschoff 小体(Aschoff body):Aschoff 小体为风湿病的特征性肉芽肿性病变,对诊断风湿病有较大意义。常出现在心肌间质、心内膜下和皮下结缔组织中,由聚集于纤维蛋白样坏死灶内的成群风湿细胞及少量的淋巴细胞和浆细胞构成,也称为风湿小体。

20. McCallum 斑(McCallum plaque):当风湿性心内膜炎病变累及心房、心室内膜时,引起心内膜灶状增厚及附壁血栓形成。其中左房后壁因病变瓣膜关闭不全,受血流反流冲击较重,常形成纤维性增厚的斑块,称为 McCallum 斑。

21. 感染性心内膜炎(infective endocarditis):感染性心内膜炎是由病原微生物经血行途径直接侵袭心内膜,特别是心瓣膜而引起的炎症性疾病,常伴有赘生物的形成。

22. 心瓣膜病(valvular heart disease):心瓣膜病是指心瓣膜因先天性发育异常或各种后天性疾病造成的器质性病变,表现为瓣膜口狭窄和/或关闭不全,最后导致心功能不全,引起全身血液循环障碍,是最常见的慢性心脏病之一。

23. 二尖瓣脱垂综合征(mitral valve prolapse syndrome):二尖瓣脱垂综合征是指各种原因使得二尖瓣瓣叶在心脏收缩时向左心房脱垂,导致二尖瓣关闭不全的一系列临床表现。

24. 扩张型心肌病(dilated cardiomyopathy):扩张型心肌病是以进行性的心脏增大、心腔扩张和收缩能力下降为特征的心肌病,亦称充血性心肌病。

25. 肥厚型心肌病(hypertrophic cardiomyopathy):肥厚型心肌病是以心肌肥大、室间隔非对称性肥厚、舒张期充盈异常和左心室流出道受阻为特征的心肌病。

26. 限制型心肌病(restrictive cardiomyopathy):限制型心肌病是以单侧或双侧心室充盈受限和舒张期容量减少为特征的心肌病。

27. 克山病(Keshan disease):克山病是一种以心肌的变性坏死及修复后的瘢痕形成为病变特点的地方性心肌病。1935 年首先在中国黑龙江省克山县发现,因此命名为克山病。

28. 孤立性心肌炎(isolated myocarditis):孤立性心肌炎是一种原因不明的心肌炎。多发生于 20～50 岁的青、中年人。依病理组织学变化可分为弥漫性间质性心肌炎和特发性巨细胞性心肌炎两种类型。

29. Fallot 四联症(tetralogy of Fallot):Fallot 四联症是由 Fallot 于 1888 年首先描述的一种先天性心脏病,是四种心脏和大血管畸形的组合,包括肺动脉流出道狭窄、室间隔膜部缺损、主动脉骑跨和右心室肥大扩张。

30. 心脏黏液瘤(cardiac myxoma):心脏黏液瘤是一种心脏原发的良性肿瘤,大多数见于左心房内,又称心房黏液瘤。肿瘤肉眼观呈息肉状或绒毛状,表面淡黄色,呈半透明胶冻状,质软易碎,镜下主要为散在的星芒状肿瘤细胞分布于大量黏液样基质中,肿瘤细胞可在血管周围呈向心性排列。

三、问答题

1. 简述动脉粥样硬化损伤应答学说的基本机制。

损伤应答学说认为动脉粥样硬化是动脉壁对内皮细胞损伤的一种慢性反应,通过氧化修饰的脂蛋白、单核源性巨噬细胞、T 淋巴细胞与动脉壁的正常细胞成分相互作用促进病变的进展。

此学说主要包括:① 慢性内皮细胞损伤,常伴有功能障碍,引起血管通透性增加、白细胞和单核细胞黏附以及血栓形成;② 含高胆固醇的 LDL 在血管壁蓄积;③ 脂蛋白的氧化修饰;④ 血液中的单核细胞黏附于内皮,并迁入内皮下间隙,转化为巨噬细胞,吞噬脂质,形成单核细胞源性泡沫细胞;⑤ 血小板黏附;⑥ 激活的血小板、巨噬细胞和中膜迁入内膜的平滑肌细胞等释放多种因子;⑦ 内膜的平滑肌细胞增生,平滑肌细胞经其表面的 LDL 受体介导而吞噬脂质,形成平滑肌细胞源性泡沫细胞,胶原和蛋白聚糖等细胞外基质蓄积；⑧ 细胞内外脂质蓄积增加。

2. 简述动脉粥样硬化的病理变化。

动脉粥样硬化主要发生在大、中动脉，典型病变的发生、发展包括4个阶段：

(1) 脂纹。肉眼观：为点状或条纹状黄色不隆起或微隆起于内膜的病灶。光镜下：病灶处的内膜下有大量泡沫细胞聚集。

(2) 纤维斑块。肉眼观：内膜表面见散在不规则隆起的斑块，颜色呈浅黄、灰黄色或瓷白色。光镜下：病灶表面为一层纤维帽，由大量的胶原纤维、蛋白多糖及散在的平滑肌细胞等组成，可厚薄不一，胶原纤维可发生玻璃样变。在纤维帽之下可见数量不等的泡沫细胞、平滑肌细胞、细胞外脂质和炎症细胞。

(3) 粥样斑块。肉眼观：内膜面可见明显的灰黄色斑块。切面，斑块既向内膜表面隆起又向深部压迫中膜。斑块的管腔面为白色质硬组织，深部为黄色或黄白色质软的粥样物质。光镜下：在纤维帽之下含有大量不定形的坏死崩解产物、胆固醇结晶(针状空隙)、钙盐沉积，斑块底部和边缘出现肉芽组织，少量淋巴细胞和泡沫细胞，中膜因斑块压迫、平滑肌细胞萎缩、弹力纤维破坏而变薄。

(4) 继发性病变是指在纤维斑块和粥样斑块的基础上继发的病变，常见病变有：斑块内出血、斑块破裂、血栓形成、钙化、动脉瘤形成等。

3. 简述心肌梗死部位与冠状动脉供血区的对应关系。

心肌梗死多发生在左心室，其中40%～50%的心肌梗死发生于左心室前壁、心尖部及室间隔前2/3，相当于左冠状动脉前降支的供血区。30%～40%的心肌梗死发生于左心室后壁、室间隔后1/3及右心室，相当于右冠状动脉供血区。15%～20%的心肌梗死见于左冠状动脉左旋支供血的左心室侧壁。心房发生心肌梗死者较为少见。

4. 心肌梗死常见的并发症有哪些?

(1) 乳头肌功能失调或断裂：梗死累及二尖瓣乳头肌，可致瓣膜脱垂或关闭不全，引起心力衰竭。

(2) 心脏破裂：是急性透壁性心肌梗死的严重并发症，常发生于梗死后的1周内，多为心室游离壁破裂，导致急性心包填塞而猝死。

(3) 室壁瘤：梗死心肌或瘢痕组织在左心室内压力作用下形成的局限性向外膨隆。多发生于左心室前壁近心尖处，引起心功能不全或继发血栓形成。

(4) 附壁血栓形成：多见于左心室，心肌梗死波及心内膜使之粗糙，或室壁瘤形成处血流形成涡流等原因，可促进局部附壁血栓的形成。

(5) 急性心包炎：多于心肌梗死后2～4天发生，坏死组织累及心外膜可引起浆液性和/或浆液纤维蛋白性心包炎。

(6) 心律失常：心肌梗死累及传导系统，引起传导紊乱，严重者可导致心搏骤停、猝死。

(7) 心功能不全：梗死区心肌收缩力丧失，引起左心、右心或全心衰竭。

(8) 心源性休克：心肌梗死面积较大时，心肌收缩力极度减弱，心输出量显著下降，可发生心源性休克而致死。

5. 简述良性高血压病内脏病变期的心、肾、脑等主要脏器病理改变。

(1) 心脏病变，主要表现为左心室代偿性肥大。肉眼观：左心室壁增厚，可达1.5～2.0cm，左心室乳头肌和肉柱明显增粗，心腔不扩张，相对缩小，称为向心性肥大。晚期当左心室代偿失调，心肌收缩力降低时，逐渐出现心腔扩张，称为离心性肥大。光镜下：心肌细胞增粗、变长，有较多分支。心肌细胞核肥大，呈圆形或椭圆形，核深染。

(2) 肾脏病变。肉眼观：双侧肾脏对称性缩小，质地变硬，表面呈均匀弥漫的细颗粒状，切面肾皮质变薄，皮髓质界限模糊，称为原发性颗粒性固缩肾。光镜下：肾入球动脉管壁增厚，玻璃样变，小叶间动脉和弓形动脉硬化，管腔狭窄，导致病变区的肾小球缺血发生纤维化、硬化或玻璃样变，相应的肾小管因缺血而萎缩，间质纤维组织增生，淋巴细胞浸润。病变相对较轻的肾单位可见肾小球代偿性肥大，肾小管代偿性扩张。

（3）脑病变。① 脑水肿，由于脑小动脉硬化和痉挛，局部组织缺血，毛细血管通透性增加，发生脑水肿；② 脑软化，细小动脉病变造成的供血区域脑组织因缺血而发生坏死，形成质地疏松的筛网状软化灶；③ 脑出血，是高血压最严重的、往往是致命的并发症。脑出血多为大出血。常发生于基底节、内囊，其次为大脑白质、脑桥和小脑。

6. 简述风湿病的基本病变。

风湿病的基本病变主要是全身结缔组织和血管的超敏反应性炎症，病变主要发展过程可分为三期：

（1）变质渗出期：在心脏、浆膜、关节、皮肤等病变部位的结缔组织发生黏液样变性和纤维蛋白样坏死，同时伴有充血，浆液、纤维蛋白渗出及少量淋巴细胞、浆细胞、单核细胞浸润。此期病变可持续 1 个月。

（2）增生期或肉芽肿期：此期病变特点是在变质渗出的基础之上，在心肌间质、心内膜下和皮下结缔组织中，形成特征性的肉芽肿性病变，称为风湿小体或 Aschoff 小体。此期病变可持续 2～3 个月。

（3）纤维化期或硬化期：肉芽肿中的坏死组织逐渐被吸收，细胞间出现胶原纤维，使风湿小体逐渐纤维化，最后形成梭形小瘢痕。此期病变可持续 2～3 个月。

7. 风湿性心内膜炎与感染性心内膜炎的赘生物有何区别？

风湿性心内膜炎的赘生物常在瓣膜闭锁缘上单行排列，呈直径 1～2 mm 的灰白色半透明状的疣状赘生物，与瓣膜附着牢固，不易脱落。光镜下：赘生物主要由血小板和纤维蛋白构成，其周围可出现少量的风湿细胞。

感染性心内膜炎的赘生物常单个或多个，体积较大或大小不一，灰黄或浅绿色，质地松脆，易脱落，破碎脱落后可形成栓子，引起心、脑、肾、脾等器官的梗死或脓肿形成。光镜下：赘生物主要由血小板、纤维蛋白、中性粒细胞和坏死物质组成，赘生物内常可见细菌菌落。

8. 简述二尖瓣狭窄的血流动力学和心脏变化。

二尖瓣狭窄的血流动力学及心脏变化为：早期由于二尖瓣口狭窄，心脏舒张期从左心房流入左心室的血流受阻，左心房代偿性扩张肥大，血液在加压情况下快速通过狭窄口，并引起漩涡与震动，产生心尖区舒张期隆隆样杂音。后期左心房代偿失调，左心房内血液淤积，肺静脉回流受阻，引起肺淤血、肺水肿或漏出性出血。临床出现呼吸困难、发绀、咳嗽和咳出带血的泡沫状痰等左心衰竭症状。当肺静脉压升高超过一定限度时，通过神经反射引起肺内小动脉收缩或痉挛，使肺动脉压升高。长期肺动脉高压，可导致右心室代偿性肥大，继而失代偿，右心室扩张，出现三尖瓣相对关闭不全，最终引起右心房淤血及体循环静脉淤血。

9. 人工瓣膜置换术后的合并症主要有哪些？

人工瓣膜置换术后的合并症主要有：① 人工瓣膜心内膜炎；② 血栓形成和血栓栓塞；③ 出血；④ 左室后壁破裂出血；⑤ 瓣周漏；⑥ 房室传导阻滞；⑦ 人工瓣膜功能障碍等。

10. 简述病毒性心肌炎的病理变化。

病毒性心肌炎是由嗜心肌病毒感染引起，以心肌间质原发性非特异性炎症为主要病变的心肌炎。在成人，多累及心房后壁、室间隔及心尖区，有时可累及传导系统。肉眼观：心脏略增大或无明显变化。光镜观：以心肌损害为主的心肌炎表现为心肌细胞水肿、肌浆溶解和坏死；以间质损害为主的心肌炎表现为间质内淋巴细胞、单核细胞等炎症细胞浸润。晚期有明显的肉芽组织形成，间质纤维化，伴代偿性心肌肥大和心腔扩张。

四、病例分析题

1.（1）如图中所示，患者左心室后壁心肌细胞肌浆染色不均一，肌纤维断裂，部分心肌细胞核消失，心肌间质出血伴中性粒细胞、巨噬细胞和淋巴细胞浸润，符合心肌坏死形态学改变。右冠状动脉后室间支可见管腔狭窄，动脉内膜下大量脂质沉积，伴血栓形成，管壁内尚可见灰蓝色不规则的钙化灶，符合冠状动脉粥样硬化继发血栓形成及钙化。

（2）结合患者既往“糖尿病”“高血压”病史，肾脏病变可能为高血压病引起的原发性颗粒性固缩肾与糖尿病肾病的综合形态。肾皮质内可见大量肾小球硬化、玻璃样变，相邻肾小管萎缩，残存肾小球内可见结节性肾小球硬化，或 Kimmelstiel-Wilson 结节和球囊滴等糖尿病肾病的典型改变，肾间质内细小动脉硬化，灶性纤维化伴慢性炎细胞浸润。

2.（1）图中所示二尖瓣瓣叶略增厚，部分腱索缩短融合，瓣膜边缘上可见大小不等的灰黄色粗大赘生物附着。

（2）结合患者病史及二尖瓣病变形态，考虑为风湿性心脏病合并亚急性感染性心内膜炎。二尖瓣瓣膜上的赘生物脱落后沿体循环运行，可引起脑动脉栓塞及肠系膜动脉栓塞，导致患者出现左侧肢体偏瘫和腹部绞痛。二尖瓣受损后引起的瓣膜关闭不全会导致患者出现左心衰竭，慢性肺淤血，导致呼吸困难。

3. 心脏：患者有高血压病史多年，可引起高血压性心脏病，表现为左心室代偿性肥大增厚，乳头肌及肉柱增粗，心室向心性肥大。镜下可见心肌细胞增粗、变长、有较多分支，细胞核增大，深染，形态不整。失代偿期，心肌供血不足而收缩力下降，出现离心性肥大，心室腔扩张。患者同时合并冠状动脉粥样硬化，且心室壁出现瘢痕组织，提示存在陈旧性心肌梗死的可能，心肌功能受损较严重。患者活动后心肌缺血进一步加重，易引发心力衰竭。

肺：高血压性心脏病患者左心室失代偿时常发生左心衰竭，出现慢性肺淤血、肺水肿，患者常表现为呼吸困难等症状。缺氧使得肺毛细血管损伤，通透性增加，肺泡腔内液体渗出，同时可发生漏出性出血，患者可出现粉红色泡沫样痰。患者平卧后，右心回流血量增加，肺淤血加重，故往往不能平卧。

4.（1）病理诊断：心房黏液瘤。镜下形态：大量黏液样基质，肿瘤细胞密度低，分布不均，围绕毛细血管周围同心圆样或洋葱皮样排列，细胞呈梭形、星芒状或多边形，细胞浆嗜伊红色，细胞核深染，可见出血及退行性变，如含铁血黄素沉着、纤维化、慢性炎细胞浸润及巨噬细胞聚集。

（2）该患者右足病变的可能原因是：心房内肿瘤组织表面糜烂坏死，血小板黏集，继而形成血栓，可脱落作为栓子，沿体循环运行，阻塞足部血管；或肿瘤组织自身破碎脱落形成瘤栓，也可进入体循环堵塞足部血管。两种栓子均可引起右足局部组织缺血坏死，如继发腐败菌感染，可发生干性坏疽。

（卜晓东　王龙飞）

第六章 呼吸系统疾病

知识实训

一、选择题

A1 型题

1. 与慢性阻塞性肺疾病相关的因素是
   A. 肺实质与小气道的损害　B. 肺水肿
   C. 肺淤血　D. 周围型肺癌
   E. 中央型肺癌
2. 慢性支气管炎，黏膜上皮最常发生的化生是
   A. 黏液上皮化生　B. 移行上皮化生　C. 鳞状上皮化生
   D. 肠上皮化生　E. 嗜酸细胞化生
3. 慢性支气管炎患者咳黏液泡沫痰的病变基础是
   A. 支气管壁充血、水肿　B. 支气管黏膜上皮细胞变性、坏死
   C. 平滑肌束断裂、软骨萎缩　D. 支气管壁纤维组织增生
   E. 黏液腺增生肥大，浆液腺化生为黏液腺
4. 下列描述不符合慢性支气管炎的是
   A. 诊断主要依据临床表现，而非病理变化
   B. 急性发作时，支气管壁常有中性粒细胞浸润
   C. 黏液-纤毛排送系统受损，纤毛倒伏、脱落
   D. 支气管扩张，内含大量脓性渗出物
   E. 病程久的患者易并发肺气肿
5. α_1-抗胰蛋白酶缺乏症患者与下列哪种疾病关系密切
   A. 全腺泡型肺气肿　B. 新生儿肝炎　C. 肝硬化
   D. 肝癌　E. 支气管炎
6. 肺气肿指的是肺泡扩张并有肺泡间隔
   A. 破坏　B. 炎症　C. 瘢痕　D. 水肿　E. 纤维化
7. 关于肺气肿的发生机制，下列错误的是
   A. 阻塞性通气障碍
   B. 血清 α_1-抗胰蛋白酶活力低下
   C. 先天性 α_1-抗胰蛋白酶缺乏

D. 中性粒细胞和单核细胞释放多量弹性蛋白酶
E. 弹性蛋白酶活性受抑制

8. 肺泡性肺气肿不包括下列哪种类型
A. 腺泡中央型肺气肿　B. 腺泡周围型肺气肿　C. 全腺泡型肺气肿
D. 瘢痕旁肺气肿　E. 隔旁肺气肿

9. 下列哪一项不符合腺泡中央型肺气肿
A. 慢性支气管炎是本类型肺气肿发生的主要原因
B. 病变累及肺腺泡的各个部位
C. 与 α_1-抗胰蛋白酶缺乏症无关
D. 肺腺泡中央区的呼吸性细支气管呈囊状扩张
E. 肺泡管、肺泡囊变化并不明显

10. 下列疾病中，最常引起肺心病的是
A. 肺结核　B. 支气管扩张
C. 支气管哮喘　D. 慢性支气管炎合并阻塞性肺气肿
E. 大叶性肺炎

11. 患者突发畏寒、高热、胸痛、咳嗽、咳铁锈色痰时，最有可能的诊断是
A. 肺癌　B. 支气管扩张　C. 肺源性心脏病
D. 大叶性肺炎　E. 肺结核

12. 关于大叶性肺炎病程的四个时期说法错误的是
A. 充血水肿期表现为肺泡间隔毛细血管扩张充血，肺泡腔内有大量浆液性渗出液
B. 红色肝变期肺泡腔内充满纤维蛋白及大量红细胞，患者咳铁锈色痰
C. 灰色肝变期肺泡腔内渗出的纤维蛋白网中有大量红细胞，此期患者缺氧严重
D. 溶解消散期肺泡腔内渗出物逐渐被溶解吸收，肺泡重新恢复通气
E. 由于积极的抗生素治疗，现今已很少见到典型的四期病变过程

13. 关于肺肉质变的说法正确的是
① 中性粒细胞渗出过少　② 蛋白酶量不足
③ 渗出物中的纤维蛋白未被完全溶解　④ 肺泡上皮细胞癌变
A. ①+②　B. ②+③　C. ①+④
D. ①+②+③　E. ②+③+④

14. 下列哪一种病变能反映大叶性肺炎的本质
A. 肺泡的浆液性炎　B. 肺泡的纤维蛋白性炎　C. 肺泡的化脓性炎
D. 肺泡的出血性炎　E. 肺肉质变

15. 下列哪一项不是大叶性肺炎和/或小叶性肺炎的并发症
A. 中央型肺癌　B. 肺肉质变　C. 感染性休克
D. 肺脓肿　E. 呼吸功能不全

16. 小叶性肺炎的病理特点是
A. 病变部位毛细血管扩张充血
B. 肺泡腔内有大量纤维蛋白及中性粒细胞
C. 以细支气管为中心的化脓性炎
D. 支气管腔内大量黏液分泌
E. 肺间质大量淋巴细胞、巨噬细胞浸润
17. 下列描述不符合小叶性肺炎特点的是
A. 常见的致病菌有肺炎球菌等
B. 病变常呈小灶状、多发、散在分布
C. 病灶融合,常见大片干酪样坏死灶
D. 支气管旁淋巴结常有急性炎症反应
E. 可导致支气管扩张症
18. 病毒性肺炎最常见的病变部位是
A. 细支气管
B. 主支气管
C. 肺间质
D. 肺实质
E. 肺泡腔
19. 病理组织学诊断病毒性肺炎的重要依据是
A. 病毒包涵体
B. 间质性肺炎
C. 透明膜形成
D. 多核巨细胞
E. 肺泡间隔毛细血管扩张、充血
20. 关于新型冠状病毒感染,下列说法错误的是
A. 外周血白细胞计数多升高,中性粒细胞计数增高
B. 鼻咽分泌物 RT-PCR 检测病毒 RNA 有助于早期诊断
C. 病理变化可以表现为急性弥漫性肺泡损伤,合并免疫器官、心、肝、肾、脑等不同程度损害
D. 多数患者预后良好,变异株出现后,无症状感染者和轻型病例占 95% 以上
E. 老年人和有慢性基础疾病者预后较差
21. 关于支原体肺炎描述错误的是
A. 病原体是肺炎支原体
B. 病变主要发生于肺间质
C. 肺间质水肿伴大量中性粒细胞浸润
D. 儿童和青少年发病率较高
E. 预后较好
22. 关于肺炎的叙述错误的是
A. 大叶性肺炎自然病程分为充血水肿期、红色肝样变期、灰色肝样变期和溶解消散期
B. 小叶性肺炎的并发症少
C. 病毒性肺炎主要表现为肺间质的炎症
D. 支原体肺炎患者突出的症状为剧烈咳嗽,无痰或痰少
E. 小叶性肺炎病变性质为化脓性炎
23. 引起硅肺的二氧化硅粉尘微粒中致病力最强的是
A. 直径为 0.1～0.5 μm 的微粒
B. 直径为 0.5～1 μm 的微粒
C. 直径为 1～2 μm 的微粒
D. 直径为 2～5 μm 的微粒
E. 直径为＞5 μm 的微粒
24. 下列关于肺癌的描述中不正确的是
A. 肺鳞癌与吸烟关系密切
B. 中央型肺癌多发生于段以下的支气管

C. 肺腺癌以女性多见　　D. 肺腺癌以周围型多见
E. 小细胞癌属于神经内分泌肿瘤

★25. 关于肺非典型腺瘤性增生(AAH),错误的是
A. 肺部CT上常显示密度淡且均匀的纯磨玻璃影
B. 病灶通常>0.5 cm　　C. AAH与周围正常肺泡通常有移行
D. AAH的ICD-O动态编码是/0　　E. AAH是最早期的浸润前病变

★26. 关于肺原位腺癌(AIS),错误的是
A. 与肺非典型腺瘤样增生(AAH)同属浸润前病变
B. 通常病变范围直径<3 cm
C. 肿瘤性肺泡与周围正常肺泡转换突然
D. 可分为黏液型和非黏液型两种
E. AIS的ICD-O动态编码是/1

★27. 微浸润性肺腺癌的定义是贴壁性生长,肿瘤最大径≤3 cm,浸润病灶的最大径为
A. ≤0.5 mm　B. ≤0.1 mm　C. ≤1 mm　D. ≤5 mm　E. ≤1 cm

★28. 关于微浸润性肺腺癌,正确的是
A. 肿瘤上皮均为非黏液型
B. 肿瘤大小常>3 cm
C. CT通常表现为磨玻璃样成分为主的亚实性结节
D. 浸润灶的范围被限定在≤1 cm
E. ICD-O动态编码是/2

★29. EGFR突变的肺癌,最常见的组织学类型是
A. 腺癌　B. 鳞癌　C. 大细胞癌
D. 小细胞癌　E. 类癌

★30. 浸润性黏液性肺腺癌最常见的基因改变是
A. EGFR突变　B. KRAS突变　C. ALK重排
D. MET突变　E. ROS1融合

★31. 关于EGFR突变的肺癌,下列说法错误的是
A. 女性、不吸烟患者常见　　B. 腺癌较鳞癌常见
C. 21号外显子L858R突变和19号外显子缺失占所有EGFR突变超过90%
D. 和其他驱动基因异常如KRAS、ALK、ROS1等不互斥
E. 可预测患者对EGFR-TKI治疗反应

★32. 最容易发生肺泡腔播散的肺腺癌的生长方式是
A. 微乳头状生长　B. 乳头状生长　C. 腺泡状生长
D. 实性生长　E. 贴壁状生长

★33. 关于ALK融合的非小细胞肺癌,错误的是
A. 常见于年轻患者　　B. 常见于腺癌

C. 常为腺泡型和实体型,也可见于筛状或印戒细胞亚型

D. EML4∷ALK 融合最为少见

E. ALK 融合可预测对 ALK 抑制剂的反应

★34. 下列关于肺典型类癌描述正确的是

A. ICD-O 动态编码为/2
B. 肿瘤直径<0.5 cm
C. 伴坏死
D. 核分裂象计数<2 个/2 mm^2
E. 免疫组化标记 INSM1 多为阴性

★35. 关于硬化性肺细胞瘤,最关键的诊断依据是

A. 好发于 40～50 岁中年女性,影像学表现为周围型、边界清晰的孤立性占位

B. 均表现为乳头区、实性区、硬化区和出血区四种生长模式

C. 由类似于Ⅱ型肺泡细胞且表达 TTF1 的表面细胞和间质圆形细胞两群细胞构成

D. 免疫组化表达 EMA、CK、TTF1、CK7、NapsinA、ER 和 PR

E. 分子检测存在 AKT1 突变

A2 型题

36. 男性,45 岁,吸烟 20 多年,每天 1 包。4 年前开始出现咳嗽、咳痰,每年持续超过 3 个月。一年前症状加重,常出现呼吸道感染,伴呼吸困难、发绀、哮鸣音等。体检发现桶状胸。肺功能检查提示呼吸困难为阻塞性通气障碍。下列最能体现这些临床表现的疾病是

A. 慢性肺源性心脏病
B. 慢性支气管炎伴肺气肿
C. 支气管哮喘
D. 支气管扩张
E. 高敏性肺炎

37. 女性,50 岁,咳嗽、咳痰 10 多年。查体:可平卧,桶状胸,两下肺可闻及少量湿啰音。剑突下收缩期搏动,右房室瓣区可闻及收缩期杂音,肝脾不大,下肢无水肿。患者最可能的诊断是

A. 慢性支气管炎,肺气肿
B. 慢性支气管炎,肺气肿,肺心病代偿期
C. 慢性支气管炎
D. 慢性支气管炎,小叶性肺炎
E. 慢性支气管炎,肺心病失代偿,右心衰竭

38. 男性,53 岁,因进行性呼吸困难 2 年,体重减轻 4 kg 就诊。吸烟史 30 年,戒烟 1 年。体格检查呈桶状胸,听诊呼吸音减弱。胸片提示双肺过度通气。肺功能检查提示阻塞性通气功能障碍。下列最不可能与该患者的发病机制有关的是

A. 肺组织弹性减弱

B. 白细胞代谢产物使 α_1-抗胰蛋白酶失活

C. 遗传性 α_1-抗胰蛋白酶缺乏

D. 慢性炎症导致黏液栓形成,通气障碍,残气量过多

E. 中性粒细胞和巨噬细胞分泌的弹性蛋白酶数量增多、活性增强

39. 女性，32 岁，淋雨后出现咳嗽、发热，第 3 天咳铁锈色痰，第 5 天咳黄色脓痰，体检：体温 38.9℃，左肺可闻及胸膜摩擦音。胸片显示左下肺实变。血常规：白细胞 12.0×10^9/L，中性粒细胞比例 78%。患者最可能罹患的疾病是

A. 大叶性肺炎　B. 小叶性肺炎　C. 病毒性肺炎
D. 支原体肺炎　E. 干酪样肺炎

40. 女性，58 岁，近半月出现咳嗽及反复发热，入院痰培养见革兰氏阳性菌，胸部 CT 示两肺渗出影，以左下肺为著；临床考虑社区获得性肺炎。纤维支气管镜活检显示最可能为

A. 纤维蛋白性炎　B. 肺水肿　C. 肺脓肿
D. 出血性炎　E. 肉芽肿性炎

41. 男性，77 岁，因股骨干骨折卧床 6 个月。时有咳嗽、黄色脓痰，近 4 天加重。查体：体温 38.4℃，双肺可闻及湿啰音。X 线示双肺不规则小片状模糊阴影。经抗生素治疗无效，患者呼吸衰竭死亡。尸检可见肺组织散在多个小实变区，细支气管及周围肺泡上皮细胞坏死脱落，管腔内大量炎性渗出物，以中性粒细胞为主。患者最可能的诊断及病变性质是

A. 大叶性肺炎，纤维蛋白性炎　B. 小叶性肺炎，化脓性炎
C. 间质性肺炎，出血性炎　D. 病毒性肺炎，浆液性炎
E. 支原体肺炎，化脓性炎

42. 患儿，8 岁。尸检见肺组织呈间质性肺炎改变，肺泡腔内可见大量透明膜形成，在增生的肺泡上皮细胞和多核巨细胞的胞浆和核内检见包涵体。该患者最可能的诊断是

A. 病毒性肺炎　B. 支原体肺炎　C. 小叶性肺炎
D. 军团菌肺炎　E. 大叶性肺炎

43. 一儿童被诊断为鼻部卡他性炎和咽炎后，同一冬令营的小伙伴都相继出现发热、乏力、痰少、呼吸困难、发绀的症状。血常规白细胞计数正常。X 线提示双肺纹理增多，部分区域斑片状实变。与患儿呼吸困难和发绀相关的肺部病理改变是

A. 肺泡内少量纤维蛋白渗出　B. 血管周围肉芽肿性炎
C. 出血性梗死　D. 透明膜形成
E. 肺间质内中性粒细胞浸润

44. 男性，53 岁，咳嗽、痰中带血 7 天。吸烟史 30 年。X 线检查见右肺门部一直径 4 cm 的阴影，边界不清。纤维支气管镜检查发现，右主支气管壁及其周围有灰白色、质硬、结节状肿块，不易推动。病理组织学检查，镜下可见大量癌巢和角化珠。最可能的诊断是

A. 肺小细胞癌　B. 肺大细胞癌　C. 肺鳞状细胞癌
D. 肺腺癌　E. 肺转移性癌

★45. 男性，54 岁，面部不适 3 天就诊。体检：患者左上眼睑下垂，瞳孔缩小，左面部无汗。临床初步考虑为肺内占位性病变并发 Horner 综合征。患者肺内病变最可能的部位是

A. 左肺下叶背段　B. 左肺下叶基底段　C. 左肺尖部
D. 左主支气管　E. 左肺上叶下舌段

46. 女性,58 岁,其先生有 40 年吸烟史。影像学示左下肺近胸膜处占位性病变,大小 3 cm×5 cm,边界可见毛刺。患者最可能的诊断是

A. 肺腺癌　B. 肺结核球　C. 肺脓肿

D. 肺转移性癌　E. 肺鳞状细胞癌

★47. 女性,74 岁,胸腔积液细胞学查见癌细胞,如果考虑为肺腺癌转移,最不可能阳性的免疫组化标记物是

A. TTF1　B. P40　C. NapsinA　D. CK7　E. CK20

★48. 女性,45 岁。胸部 CT 检查显示右肺上叶孤立性类圆形高密度影,长径为 3 cm,增强后病灶轻度不均匀强化。镜下组织形态可见四种结构:乳头状区域、血管瘤样区域、硬化性区域及实性区域;以及两种细胞:表面细胞和间质细胞。最可能的诊断是

A. 细支气管腺瘤　B. 硬化性肺细胞瘤　C. 炎性假瘤

D. 乳头状腺瘤　E. 乳头状腺癌

★49. 女性,30 岁,发现前纵隔占位 4 天。胸部 CT 平扫显示肿瘤与右心包紧密粘连,最大径 9 cm。镜下形态如图所示。免疫组化表达 CD20、CD23、CD30 和 P63。最可能的诊断是

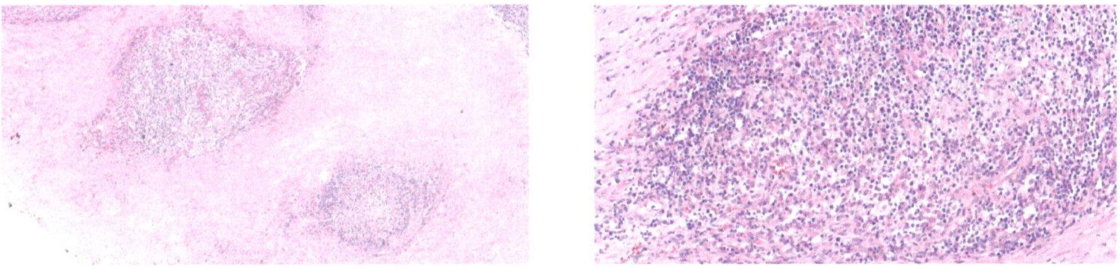

A. B3 型胸腺瘤　B. 间变性大细胞淋巴瘤

C. 淋巴母细胞性淋巴瘤　D. 原发纵隔(胸腺)大 B 细胞淋巴瘤

E. 结节硬化型经典型霍奇金淋巴瘤

★50. 女性,25 岁,体检 CT 示右肺上叶结节,最大径 1.5 cm,边界清楚。镜下结节内可见软骨、脂肪、结缔组织和平滑肌组织及少许呼吸上皮。该病例应诊断为

A. 平滑肌瘤　B. 脂肪瘤　C. 畸胎瘤

D. 错构瘤　E. 硬化性肺细胞瘤

★51. 女性,42 岁,咳嗽、咳痰 1 月余。胸部 CT 发现右上肺结节。实验室检查显示肿瘤标志物阴性。术中肺组织内见一直径约 2.2 cm 的灰白灰黄色结节状肿物,与周围肺组织边界较清晰。镜下可见多个上皮样肉芽肿伴干酪样坏死和多核巨细胞反应。最可能的诊断是

A. 结核病　B. 结节病　C. 淋巴瘤样肉芽肿病

D. 韦格纳肉芽肿　E. 真菌病

★52. 男性,38 岁,咳嗽 2 周。CT 示右肺上叶结节影,最大径 2.3 cm。镜下见肺实质内弥漫炎症细胞浸润伴多核巨细胞反应,其中可见多量类圆形孢子散在或团片状分布,PAS 和阿尔新蓝染色阳性,该患者最可能的诊断为

A. 肺放线菌病　B. 肺毛霉菌病　C. 肺隐球菌病

D. 卡氏肺孢子菌肺炎　E. 肺曲霉病

★53. 男性，40 岁，咳嗽和咳痰 1 个月，CT 检查发现左下肺结节影。实验室检查显示肿瘤标志物阴性。术中大体检查：肺组织切开见一直径约 3 cm 的灰白灰红色病灶。镜下见肺泡间隔增宽，成纤维细胞呈息肉样增生突入肺泡腔内，形成 Masson 小体，伴慢性炎症细胞浸润和组织细胞反应，最可能的诊断是

A. 硬化性肺细胞瘤　　B. 炎性肌成纤维细胞瘤
C. 血管瘤样纤维组织细胞瘤　　D. 机化性肺炎
E. 非典型腺瘤样增生

A3/A4 型题

（54～57 题共用题干）

男性，22 岁，因大量饮酒后呕吐误吸，当天晚上突然出现高热、寒战，继而咳嗽，咳铁锈色痰，急诊入院。血常规：白细胞数量显著增高。X 线检查示左肺下叶大片致密阴影。给予抗生素治疗后病情好转，症状逐渐消失，后出院休养。2 个月后复查胸片示双肺正常。

54. 患者左下肺实变的原因是

A. 实性占位性病变　　B. 肺水肿　　C. 肺出血性梗死
D. 肺贫血性梗死　　E. 弥漫性肺泡腔内炎性渗出物

55. 患者最可能的诊断是

A. 大叶性肺炎　　B. 小叶性肺炎　　C. 病毒性肺炎
D. 肺结核　　E. 支原体肺炎

56. 下列有关该疾病描述错误的是

A. 好发于青壮年
B. 其炎症性质为肺泡内弥漫性纤维蛋白渗出性炎
C. 灰色肝样变期可见肺泡腔内充满纤维蛋白、大量中性粒细胞及少量红细胞
D. 患者的缺氧症状在灰色肝样变期最为明显
E. 并发症比较少

57. 最常见的病原体是

A. 军团菌　　B. 金黄色葡萄球菌　　C. 肺炎链球菌
D. 曲霉菌　　E. 肺炎支原体

（58～59 题共用题干）

男性，43 岁，咳嗽、胸痛、胸闷 1 年。采石场工作 25 年。胸部 X 线示肺门阴影增大，密度增强，近肺门处可见少量类圆形或不规则小阴影。肺组织活检如图。

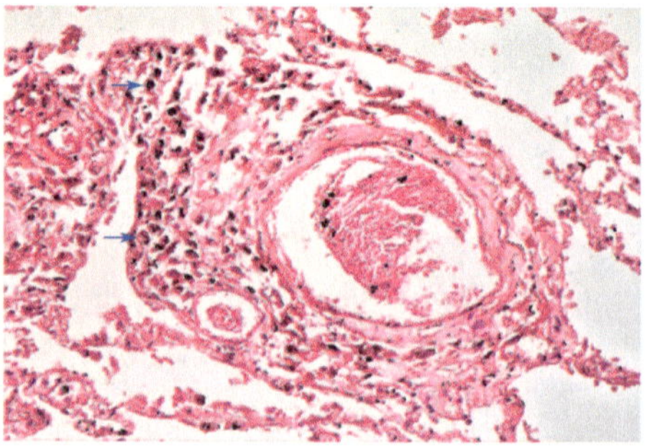

58. 患者最可能的疾病是

A. 结节病　　B. 硅肺
C. 肺石棉沉着病　　D. 肺结核病
E. 支气管扩张症

59. 图中箭头所指的细胞是

A. 中性粒细胞　B. 肺泡上皮细胞　C. 淋巴细胞
D. 成纤维细胞　E. 巨噬细胞

★(60～63 题共用题干)

男性,67 岁,咳嗽咳痰半月。胸部增强 CT:纵隔及左肺门多发软组织密度影。血胃泌素释放肽前体显著升高。行纤维支气管镜左肺活检,组织学形态如图。

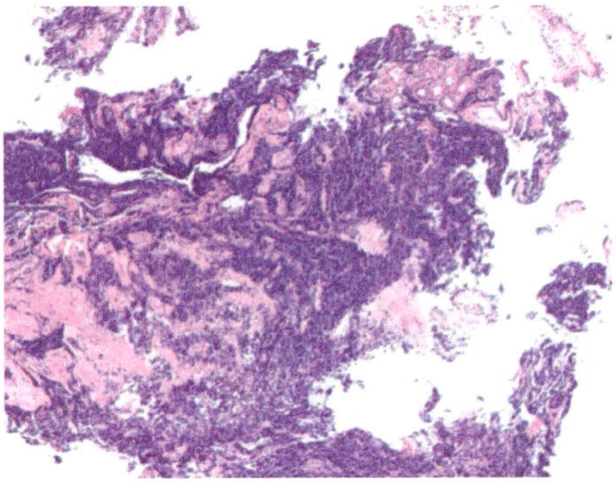

60. 最可能的诊断是

A. 恶性淋巴瘤　B. 基底细胞鳞癌
C. 实体型腺癌　D. 小细胞癌
E. 转移性恶性黑色素瘤

61. 下列免疫组化标记,最不可能阳性的是

A. CD56　B. NapsinA　C. Syn
D. CgA　E. INSM1

62. 该肿瘤最常见的分子改变是

A. EGFR 突变　B. TP53 和 RB1 共突变/缺失
C. KRAS 突变　D. BRAF 突变
E. Notch 信号通路改变

63. 关于该肿瘤的分子分型,下列哪项不是关键转录调控因子

A. ASCL1　B. NEUROD1　C. POU2F3
D. YAP1　E. GATA3

★(64～66 题共用题干)

女性,42 岁,气促、气急 1 天入院。2 年前因子宫多发性平滑肌瘤行全子宫切除。肺部 CT 示双肺弥漫性囊性病变,巨检见肺组织切面呈灰红色海绵状,可见直径 0.2～0.5 cm 的多发囊泡,镜下见多个大小不等的囊状结构破坏肺组织,囊性区周围由短梭形细胞围绕。

64. 最可能的诊断是

A. 淋巴管肌瘤病　B. 肺气肿　C. 肺大疱
D. 血管内平滑肌瘤病　E. 弥漫性肺脑膜上皮瘤病

65. 本病最有价值的免疫组化阳性标记物是

A. SMA　B. Desmin　C. D2-40
D. HMB45　E. pan CK

66. 关于本病,下列说法哪一项是错误的

A. 育龄期女性好发　B. 影像学显示肺部弥漫性、多发性小囊肿
C. 属于血管周细胞肿瘤家族　D. 可采用 ER 拮抗剂治疗
E. 本病形态学良性,预后良好

★(67～69 题共用题干)

女性,18 岁,因胸闷、咳嗽 2 周入院。胸部 CT 显示左肺下叶肿物,最大径约 3 cm。行楔形肺切除术,术后病理镜下显示病变由增生的梭形细胞、多量急慢性炎细胞、泡沫组织细胞组成,背景为黏液水肿或纤维组织增生。

67. 最可能的诊断是

A. 机化性肺炎　B. 炎性肌成纤维细胞瘤　C. 肺脓肿

D. 纤维组织细胞瘤　E. 肉瘤样癌

68. 最有价值的免疫组化标记物是

A. Desmin　B. SMA　C. ALK　D. Vim　E. CD30

69. 关于本病,下列说法错误的是

A. 最常见于儿童和青少年

B. 免疫组化标记 SMA 阳性,Desmin 不同程度阳性

C. 免疫组化标记 ALK 胞浆阳性

D. 约 50%病例可出现 ALK 基因重排

E. ICD-O 动态编码为/0

B1 型题

(70～71 题共用备选答案)

A. 鳞状细胞癌　B. 腺癌　C. 大细胞癌

D. 肉瘤样癌　E. 腺鳞癌

70. 中央型肺癌最常见的组织学类型是

71. 周围型肺癌最常见的组织学类型是

★(72～76 题共用备选答案)

A. TTF1－,NapsinA－,P40＋,CD56－,LCA－,Ki67 60%

B. TTF1＋,NapsinA＋,P40－,CD56－,LCA－,Ki67 40%

C. TTF1－,NapsinA－,P40－,CD56＋,LCA－,Ki67 2%

D. TTF1－,NapsinA－,P40－,CD56－,LCA＋,Ki67 80%

E. TTF1＋,NapsinA－,P40－,CD56＋,LCA－,Ki67 90%

72. 肺腺癌最可能的免疫组化指标是

73. 肺鳞癌最可能的免疫组化指标是

74. 肺典型类癌最可能的免疫组化指标是

75. 肺小细胞癌最可能的免疫组化指标是

76. 肺 B 细胞淋巴瘤最可能的免疫组化指标是

★(77～81 题共用备选答案)

A. 弥漫性特发性肺神经内分泌细胞增生

B. 典型类癌　C. 非典型类癌

D. 大细胞神经内分泌癌　　E. 小细胞癌

77. 具有神经内分泌形态，实性为主，胞浆较丰富，胞核空泡状或可见大核仁，有大片坏死的肿瘤是
78. 具有神经内分泌形态，实性为主，核铸型，无核仁，有大片坏死的肿瘤是
79. 具有典型的神经内分泌形态，核分裂<2/2 mm^2，无坏死，Ki67<10%的肿瘤是
80. 具有典型的神经内分泌形态，核分裂 2～10/2 mm^2，见点状坏死，Ki67<30% 的肿瘤是
81. 细支气管黏膜上皮基膜内出现多灶性、5 个以上神经内分泌细胞呈单个或小簇状增生的肿瘤是

二、名词解释

1. 慢性阻塞性肺疾病(chronic obstructive pulmonary disease，COPD)
2. 慢性支气管炎(chronic bronchitis)
3. 肺气肿(pulmonary emphysema)
4. 肺泡性肺气肿(alveolar emphysema)
5. 腺泡中央型肺气肿(centriacinar emphysema)
6. 腺泡周围型肺气肿(periacinar emphysema)
7. 全腺泡型肺气肿(panacinar emphysema)
8. 肺大疱(bullae of lung)
9. 支气管扩张症(bronchiectasis)
10. 慢性肺源性心脏病(chronic cor pulmonale)
11. 大叶性肺炎(lobar pneumonia)
12. 肺肉质变(pulmonary carnification)
13. 小叶性肺炎(lobular pneumonia)
14. 透明膜形成(hyaline membrane formation)
15. 严重急性呼吸综合征(severe acute respiratory syndrome，SARS)
16. 肺尘埃沉着病(pneumoconiosis)
17. 硅肺(silicosis)
18. 硅结节(silicotic nodule)
19. 肺结节病(pulmonary sarcoidosis)
20. 特发性间质性肺炎(idiopathic interstitial pneumonia，IIP)
21. 成人呼吸窘迫综合征(adult respiratory distress syndrome，ARDS)
22. 原位腺癌(adenocarcinoma in situ，AIS)
23. 微浸润腺癌(minimally invasive adenocarcinoma，MIA)

三、问答题

1. 简述慢性支气管炎的病理变化及其临床病理联系。
2. 试述肺泡性肺气肿的分型。
3. 比较支气管扩张症和肺泡性肺气肿的区别。
4. 简述慢性肺源性心脏病的主要病理变化和主要症状。
5. 简述大叶性肺炎的疾病发展过程及其病理变化和临床病理联系。
6. 简述大叶性肺炎的并发症。
7. 比较大叶性肺炎、小叶性肺炎和病毒性肺炎的不同。
8. 简述重症病毒性肺炎的病理改变。
9. 简述硅肺的病因、病理变化及其常见的并发症。
10. 患者体检发现肺内结节，可能罹患的疾病有哪些？病理形态上如何区别？

四、病例分析题

1. 男童，4岁，受凉后寒战、高热、咳嗽、咳黄绿色脓痰。体检：体温38.9℃。双下肺可闻及湿啰音。血常规：白细胞计数 12×10^9/L，中性粒细胞占比82%，其余正常。X线提示双侧下肺散在不规则小片状或斑点状模糊阴影。

(1) 该患儿罹患何种疾病？请描述该疾病的病理变化。

(2) 根据病理变化对患儿痰液、肺体检发现、血常规和X线结果进行解释。

(3) 如果患儿病情未能有效控制，导致细支气管壁全层组织发生坏死，患儿最可能出现的并发症是什么？请解释发生机制。

2. 女性，46岁，8个月前发热、咳嗽、咳痰，初起为黏液泡沫样痰，后发展为黄色脓痰。血常规：白细胞计数 10.6×10^9/L，中性粒细胞占比78%。X线提示右上肺实变。以"社区获得性肺炎"进行治疗后，症状消失。此后数月内，上述症状反复出现，对症治疗后病情好转。胸部CT显示右上肺结节状病灶，边缘不光滑，考虑为恶性肿瘤。术中快速病理检查，未发现恶性肿瘤细胞，遂仅行肿块切除术。术后病理：肿块直径5 cm，表面不光滑，未见包膜，质硬、灰白色。切面未见出血、坏死，局部可见条索状伸入周围肺组织。镜下改变：病变主要由增生的肺泡上皮细胞和纤维结缔组织构成，伴淋巴细胞、浆细胞等炎细胞浸润，增生的肺泡上皮细胞无异型性和间质浸润。

(1) 患者最初诊断为"社区获得性肺炎"的主要依据是什么？

(2) 右上肺肿块手术后最可能的病理诊断是什么？请列出诊断依据。

★3. 女性，49岁，体检发现右肺结节。影像学显示结节边界清楚，呈圆形或类圆形。巨检肿块为肺实质内的单发结节，最大径3 cm，有部分包膜，切面黄白色，部分区域暗红色，质中。光镜下形态如图所示。

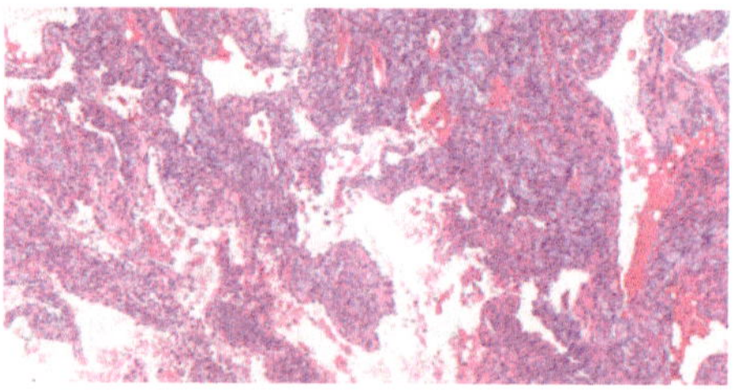

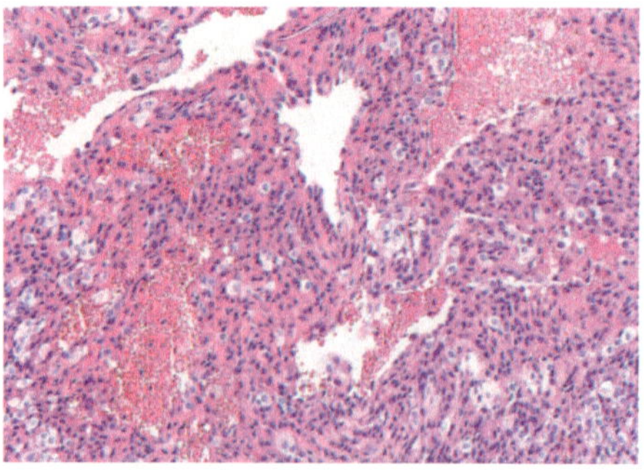

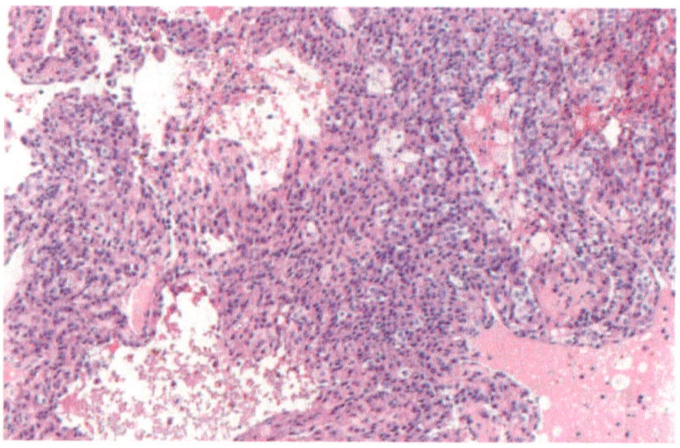

(1) 该患者最可能的诊断是什么？

(2) 需要追加哪些免疫组化指标进行辅助诊断？瘤细胞可能的免疫组化表达模式是什么？

★4. 男性，49岁，无明显诱因下出现咳嗽、咳痰6月余，痰量不多，为白色黏痰，不易咳出。支气管镜检：左主支气管管腔外压性狭窄，表面黏膜粗糙，触之易出血，左上叶开口处可见新生物，表面黏膜粗糙，触之易出血，左下叶被新生物完全堵塞，气管镜不能通过。胸部CT平扫示：左下肺门占位。气管镜所见和光镜下形态如图所示。

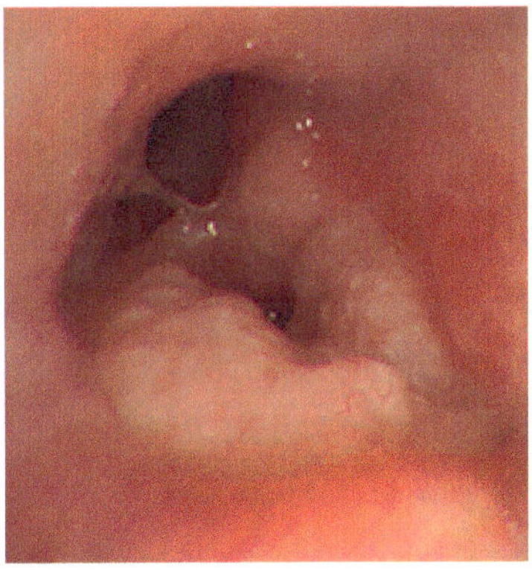

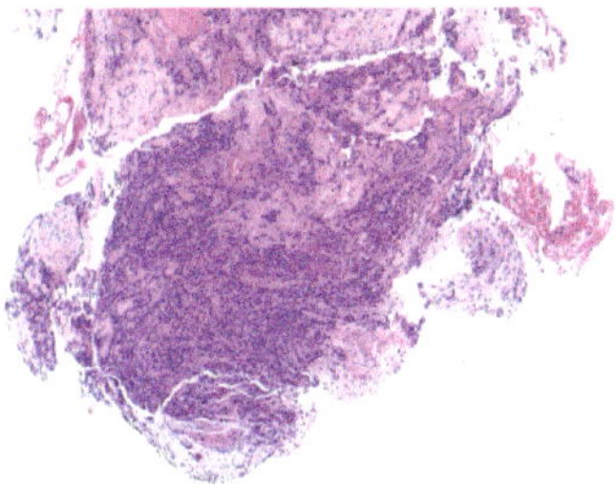

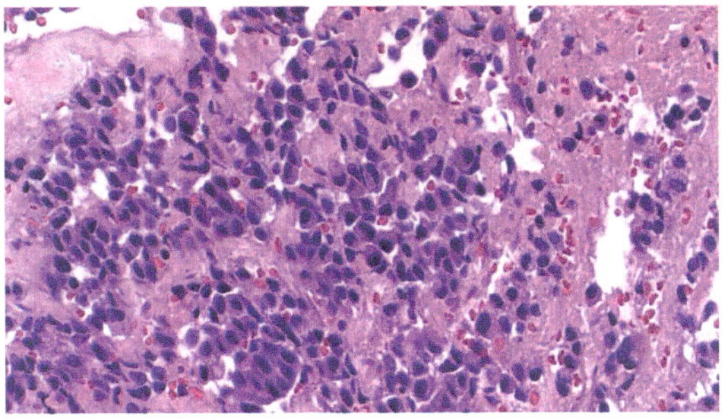

（1）该患者需要考虑的诊断和鉴别诊断有哪些？

（2）需要追加哪些免疫组化标记进一步明确诊断？

答案解析

一、选择题

A1 型题

1. 【A】慢性阻塞性肺疾病是一组慢性气道阻塞性疾病的统称，其共同特点为肺实质和小气道受损，导致慢性气道阻塞、呼气阻力增加和肺功能不全，主要包括慢性支气管炎和肺气肿等疾病。
2. 【C】慢性支气管炎时，支气管黏膜被覆的假复层纤毛柱状上皮变性、坏死脱落，常可被成熟分化的鳞状上皮替代。
3. 【E】黏膜下腺体增生肥大和浆液性上皮发生黏液腺化生，导致分泌黏液增多，支气管黏膜受炎症的刺激，患者出现咳白色黏液泡沫痰。
4. 【D】慢性支气管炎是发生于支气管黏膜及其周围组织的慢性非特异性炎性疾病，是一种常见病、多发病。临床诊断依据为反复发作的咳嗽、咳痰或伴有喘息症状，且症状每年至少持续 3 个月，连续 2 年以上。病情持续多年常并发肺气肿。急性发作时，支气管壁常有中性粒细胞浸润。患者呼吸道黏液-纤毛排送系统受损，可见纤毛倒伏、脱落。
5. 【A】全腺泡型肺气肿常见于青壮年、先天性 α_1-抗胰蛋白酶缺乏症患者。
6. 【A】肺气肿是末梢肺组织(呼吸性细支气管、肺泡管、肺泡囊和肺泡)含气量过多伴肺泡间隔破坏，肺组织弹性减弱，导致肺体积膨大、通气功能降低的一种疾病状态。
7. 【E】肺气肿发病机制主要与下列因素有关：阻塞性通气障碍；先天性 α_1-抗胰蛋白酶缺乏或血清 α_1-抗胰蛋白酶活力低下；慢性支气管炎时，白细胞的氧代谢产物氧自由基等能氧化 α_1-抗胰蛋白酶，使之失活，导致中性粒细胞和巨噬细胞分泌的弹性蛋白酶数量增多、活性增强；呼吸性细支气管和肺泡壁弹性降低。
8. 【D】肺泡性肺气肿病变发生在肺腺泡内，因其常合并有小气道的阻塞性通气障碍，故也称阻塞性肺气肿。根据发生部位和范围，又将其分为腺泡中央型肺气肿、腺泡周围型肺气肿(也称隔旁肺气肿)和全腺泡型肺气肿。瘢痕旁肺气肿是指出现在肺组织瘢痕灶周围，由肺泡破裂融合形成的局限性肺气肿。
9. 【B】腺泡中央型肺气肿多见于中老年吸烟者或有慢性支气管炎病史者。病变特点是位于肺腺泡中央的呼吸性细支气管呈囊状扩张，而肺泡管和肺泡囊扩张不明显。
10. 【D】慢性支气管炎并发阻塞性肺气肿常发展为肺心病。
11. 【D】大叶性肺炎临床起病急，主要症状为寒战高热、咳嗽、胸痛、呼吸困难和咳铁锈色痰等；肺癌患者早期症状常不明显；支气管扩张常继发感染引起大量脓痰和反复咯血；肺源性心脏病患者为慢性起病，常表现为呼吸困难和右心功能不全；肺结核常表现为低热、盗汗、咳痰、咯血等症状。
12. 【C】大叶性肺炎红色肝样变期肺泡腔内充满炎性渗出物，肺泡换气和肺通气功能障碍，导致动脉血中氧分压降低，可出现明显的发绀等缺氧症状。灰色肝样变期肺泡腔内渗出的纤维蛋白增多，纤维蛋白网中有大量中性粒细胞，肺泡腔内很少见到红细胞。
13. 【D】大叶性肺炎时，由于肺内炎性病灶中中性粒细胞渗出过少，释放的蛋白酶量不足以溶解渗出物中的纤维蛋白，大量未能被溶解吸收的纤维蛋白即被肉芽组织取代而机化。病变肺组织呈褐色肉样外观，故称肺肉质变。
14. 【B】大叶性肺炎是主要由肺炎链球菌引起的以肺泡内弥漫性纤维蛋白渗出为主的炎症。

15.【A】大叶性肺炎的并发症有肺肉质变、胸膜肥厚和粘连、肺脓肿及脓胸、败血症或脓毒败血症和感染性休克；小叶性肺炎的并发症较多，常见的有呼吸功能不全、心力衰竭、脓毒败血症、肺脓肿和脓胸等。这两种肺炎一般不发生癌变。

16.【C】小叶性肺炎是主要由化脓性细菌引起，以肺小叶为病变单位的急性化脓性炎症。

17.【C】小叶性肺炎时，双肺表面和切面散在分布灰黄、质实病灶，以下叶和背侧多见，病变严重时部分病灶可融合，但一般不出现干酪样坏死，干酪样坏死常为结核病的病变形态。

18.【C】病毒性肺炎的基本病变为急性间质性肺炎。

19.【A】检出病毒包涵体是病理组织学诊断病毒性肺炎的重要依据。

20.【A】新型冠状病毒感染患者外周血白细胞计数多正常或降低，淋巴细胞计数增高。

21.【C】支原体肺炎是由肺炎支原体引起的一种间质性肺炎。镜下：病变区内肺泡间隔明显增宽，血管扩张、充血，间质水肿伴大量淋巴细胞、单核细胞和少量浆细胞浸润，不常见中性粒细胞浸润。

22.【B】参见第 15 题。

23.【C】一般认为硅尘颗粒≥5 μm 者经过上呼吸道时易附着于黏膜表面，大多被黏液-纤毛排送系统清除出体外；而＜5 μm 者则可被吸入肺内直达肺泡并被聚集于肺泡间隔或被支气管周围的巨噬细胞吞噬，形成早期硅肺的细胞性结节，其中以 1～2 μm 者致病性最强。

24.【B】中央型肺癌常发生于肺段及以上大支气管；肺鳞状细胞癌患者绝大多数为中老年男性且大多有吸烟史；肺腺癌是女性肺癌最常见的类型，多为非吸烟者，大多数为周围型肺癌。肺神经内分泌肿瘤包括类癌、非典型类癌、小细胞癌、大细胞神经内分泌癌等。

25.【B】非典型腺瘤性增生(AAH)是一种体积小，具有轻至中度非典型Ⅱ型肺泡上皮细胞和/或 Club 细胞(曾称为 Clara 细胞)局部增生内衬于肺泡壁的肺癌前驱病变，直径通常≤0.5 cm，ICD-O 动态编码是/0。

26.【E】AIS 为肺原位腺癌，ICD-O 动态编码是/2。

27.【D】微浸润性肺腺癌浸润灶的最大径≤5 mm。

28.【C】微浸润性肺腺癌影像学表现为亚实性结节，其中磨玻璃影(GGO)占据主导地位，并伴有较小的实性成分(直径≤5 mm)，肿瘤上皮可为黏液型或非黏液型，ICD-O 动态编码是/3。

29.【A】EGFR 突变最常见于非小细胞肺癌患者，尤其是浸润性非黏液腺癌患者，常见的突变位点主要位于酪氨酸激酶区第 18～21 外显子。

30.【B】浸润性黏液性肺腺癌发生与 KRAS(G-A)点突变有关，KRAS 突变率非常高(70%～90%)，相反 EGFR 基因突变概率非常低(＜3%)。

31.【D】EGFR 突变和其他驱动基因异常如 KRAS、ALK、ROS1 等互斥。

32.【A】在肺腺癌的各种病理亚型中，出现微乳头状成分被认为是危险的预后不良指标，最易发生肺泡腔播散，常伴有转移，微乳头亚型被认为是肺腺癌中预后较差的病理亚型。

33.【D】ALK 融合的非小细胞肺癌，其中 EML4∷ALK 融合是最常见的融合方式。

34.【D】肺类癌是指原发于肺内的中低级别的上皮性神经内分泌恶性肿瘤，典型类癌(低级别的类癌)是指核分裂象计数＜2 个/2 mm^2、没有坏死、直径＞0.5 cm 的类癌，免疫组化标记 INSM1 多为阳性，ICD-O 动态编码为/3。

35.【C】硬化性肺细胞瘤是一种起源于肺细胞的良性肿瘤，由表面立方细胞(类似Ⅱ型肺泡细胞)和间质圆形细胞两种细胞组成，形态表现为数量不等的实性、乳头、硬化和出血区。

A2 型题

36. 【B】结合患者病史及 4 年前的临床表现，符合慢性支气管炎诊断。随后病情持续发展，出现呼吸困难，体检发现桶状胸，阻塞性通气功能障碍说明患者病情已经发展为阻塞性肺气肿。

37. 【B】结合患者病史及临床表现，提示曾患慢性支气管炎合并肺气肿多年。目前右房室瓣区闻及收缩期杂音，可能为右心室肥大导致的三尖瓣相对关闭不全，但是患者肝脾不大，下肢无水肿，说明心脏功能仍然处于代偿期。

38. 【C】参见第 7 题。根据病史和检查结果提示该患者为慢性支气管炎合并肺气肿。遗传性 α_1-抗胰蛋白酶缺乏引起的肺气肿一般和成年患者慢性支气管炎无关。

39. 【A】结合患者病史及临床表现和辅助检查结果，符合大叶性肺炎。大叶性肺炎的主要症状为寒战高热、咳嗽、胸痛、呼吸困难，有肺实变体征及外周血白细胞增多。

40. 【A】社区获得性肺炎主要以渗出性病变为主，患者无咯血（出血性炎常见）、无粉红色泡沫痰（肺水肿常见）和脓痰（肺脓肿常见），且 CT 未见明显局灶性病灶形成（可排除肺脓肿和肉芽肿性炎），因此首先考虑纤维蛋白性炎。

41. 【B】结合患者临床病史，肺组织肉眼及镜下改变符合多灶性、化脓性炎症，首先考虑为小叶性肺炎。

42. 【A】检出病毒包涵体是病理组织学诊断病毒性肺炎的重要依据。

43. 【D】结合患者病史、临床表现和辅助检查，提示病情已从上呼吸道感染发展为肺炎，最可能为病毒感染所致，严重时可在肺泡腔内出现大量渗出物并形成透明膜，影响血氧交换，导致患者出现呼吸困难、发绀等症状。

44. 【C】根据患者吸烟史、肺门部肿块，边界不清，不易推动，考虑为恶性肿瘤，组织学检查可见大量角化珠，符合肺鳞状细胞癌。

45. 【C】患者左上眼睑下垂，瞳孔缩小，左面部无汗，属于交感神经麻痹症状。位于肺尖部的肿瘤常侵犯交感神经链，引起上述交感神经麻痹症状。

46. 【A】结合病史和影像学检查结果，患者可能罹患肺恶性肿瘤。有被动吸烟史的女性，其周围型肺癌最可能的组织学类型是腺癌。

47. 【B】P40 是一种用于鉴别鳞状细胞癌和腺癌的标志物，阳性结果通常提示鳞状细胞癌。

48. 【B】结合影像学检查及镜下病理形态，该肿瘤具有两种细胞成分和四种结构模式，符合硬化性肺细胞瘤。

49. 【D】图中可见胶原化的纤维组织分隔淋巴细胞样瘤细胞，呈结节状分布，瘤细胞为体积较大的异型淋巴细胞，胞浆丰富淡染，呈中心母细胞或免疫母细胞样，核圆形或卵圆形。免疫组化表达 B 细胞谱系标记和 P63，发生于前纵隔，最可能的诊断是原发纵隔（胸腺）大 B 细胞淋巴瘤。

50. 【D】肺错构瘤镜下形态为软骨、脂肪、结缔组织、平滑肌组织及少许呼吸上皮混杂性分布。

51. 【A】结核病镜下典型形态为上皮样肉芽肿伴干酪样坏死和多核巨细胞反应。

52. 【C】隐球菌肺炎镜下可见类圆形孢子散在或团片状分布，PAS 和阿尔新蓝染色阳性。

53. 【D】结合患者病史及影像学检查，镜下病理形态可见典型的 Masson 小体形成，符合机化性肺炎。

A3/A4 型题

54. 【E】白细胞数量显著升高，给予抗生素后病情好转，提示患者肺部是细菌感染。患者左下肺实变是炎性渗出物引起。

55. 【A】饮酒后误吸、突发寒战、高热、咳铁锈色痰、X 线示左肺下叶大片致密阴影，均提示患者罹患的是大叶性肺炎。

56.【D】参见第 12 题。

57.【C】90% 以上的大叶性肺炎是由肺炎链球菌引起的。

58.【B】结合患者职业性硅尘接触史及影像学检查，且图中病理显示为特征性的硅结节，符合硅肺。

59.【E】图中箭头所指为硅结节中增生的巨噬细胞。

60.【D】患者为老年男性，肺门部占位，神经内分泌指标血胃泌素释放肽前体显著升高，镜下见小蓝细胞弥漫性增生，因此首先考虑小细胞癌。

61.【B】小细胞癌表达神经内分泌标记，一般不表达 NapsinA。

62.【B】小细胞癌典型的分子改变是 TP53 和 RB1 共突变/缺失。

63.【E】小细胞癌关键转录调控因子不包括 GATA3。GATA3 高表达常见于尿路上皮癌和乳腺癌中。

64.【A】患者为中青年女性，肺部 CT 示双肺弥漫性囊性病变，结合镜下所见，最可能的诊断是淋巴管肌瘤病。

65.【D】淋巴管肌瘤病属于血管周上皮样细胞肿瘤（PEcoma 家族），通常表达色素标记（HMB45）与平滑肌标记（Desmin），其中最有价值的标记是 HMB45。

66.【E】淋巴管肌瘤病属于交界性或恶性肿瘤，目前尚无有效的治疗方法，患者常出现进行性肺功能下降。

67.【B】炎性肌成纤维细胞瘤镜下形态由增生的梭形细胞、多量急慢性炎细胞、泡沫组织细胞组成，背景为黏液水肿或纤维组织增生。

68.【C】炎性肌成纤维细胞瘤遗传学显示约 50%的病例有 ALK 基因（2q23）重排，免疫组化标记 ALK 阳性。

69.【E】炎性肌成纤维细胞瘤是好发于儿童和青少年的中间性肌成纤维细胞肿瘤，ICD-O 动态编码为/1。

B1 型题

70.【A】鳞状细胞癌为肺癌中常见的类型，其中 80%～85% 为中央型肺癌。

71.【B】周围型肺癌主要发生于肺段以下支气管，组织学类型大多数为腺癌。

72.【B】肺腺癌通常表达 TTF1 和 NapsinA 免疫组化标记物。

73.【A】肺鳞癌通常表达 P40 标记物。

74.【C】肺典型类癌通常表达 CD56 等神经内分泌标记物，Ki67 低表达。

75.【E】肺小细胞癌通常表达 CD56 等神经内分泌标记物，Ki67 高表达。

76.【D】肺淋巴瘤通常表达 LCA 淋巴细胞标记物，Ki67 高表达。

77.【D】大细胞神经内分泌癌具有神经内分泌形态，可见坏死。和小细胞癌相比，大细胞神经内分泌癌癌细胞胞浆丰富，核空泡状或可见大的核仁。

78.【E】小细胞癌具有神经内分泌形态，可见坏死，核铸型，无核仁。

79.【B】典型类癌具有神经内分泌形态，未见坏死，核分裂象少见，Ki67 低表达。

80.【C】非典型类癌具有神经内分泌形态，可见点状坏死，核分裂象和 Ki67 表达高于典型类癌，低于高级别神经内分泌癌。

81.【A】弥漫性特发性肺神经内分泌细胞增生定义为细支气管黏膜上皮基膜内出现多灶性、5 个以上神经内分泌细胞呈单个或小簇状增生。

二、名词解释

1. 慢性阻塞性肺疾病(chronic obstructive pulmonary disease,COPD):是一组慢性气道阻塞性疾病的统称,其共同特点为肺实质和小气道受损,导致慢性气道阻塞、呼吸阻力增加和肺功能不全。
2. 慢性支气管炎(chronic bronchitis):是发生于支气管黏膜及其周围组织的慢性非特异性炎性疾病。
3. 肺气肿(pulmonary emphysema):是末梢肺组织(呼吸性细支气管、肺泡管、肺泡囊和肺泡)因含气量过多伴肺泡间隔破坏,肺组织弹性减弱,导致肺体积膨大、通气功能降低的一种疾病状态。
4. 肺泡性肺气肿(alveolar emphysema):病变部位在肺腺泡内,常合并小气道阻塞性通气障碍的一种肺气肿。
5. 腺泡中央型肺气肿(centriacinar emphysema):病变特点是位于肺腺泡中央的呼吸性细支气管呈囊状扩张,而肺泡管和肺泡囊扩张不明显的一种肺泡性肺气肿。
6. 腺泡周围型肺气肿(periacinar emphysema):腺泡的呼吸性细支气管基本正常,而远侧端位于其周围的肺泡管和肺泡囊扩张的一种肺泡性肺气肿。
7. 全腺泡型肺气肿(panacinar emphysema):病变特点是呼吸性细支气管、肺泡管、肺泡囊和肺泡都扩张,含气小囊腔布满肺腺泡内的一种肺泡性肺气肿。
8. 肺大疱(bullae of lung):肺气肿时,气肿囊腔直径超过 2 cm,肺小叶间隔被破坏,称为肺大疱。
9. 支气管扩张症(bronchiectasis):是以肺内小支气管管壁持久性扩张伴有管壁纤维性增厚为特征的慢性呼吸道疾病。
10. 慢性肺源性心脏病(chronic cor pulmonale):是因慢性肺疾病、肺血管及胸膜的病变引起肺循环阻力增加,肺动脉压升高而导致以右心室壁肥厚、心腔扩大甚或发生右心衰竭的心脏病。
11. 大叶性肺炎(lobar pneumonia):是主要由肺炎球菌引起的以肺泡内弥漫性纤维蛋白渗出为主的炎症,病变通常累及肺大叶的全部或大部。
12. 肺肉质变(pulmonary carnification):由于肺内炎性病灶内中性粒细胞渗出过少,释放的蛋白酶量不足以溶解渗出物中的纤维蛋白,大量未能被溶解吸收的纤维蛋白即被肉芽组织取代而机化,病变肺组织呈褐色肉样外观。
13. 小叶性肺炎(lobular pneumonia):主要由化脓性细菌引起,以细支气管为中心,以肺小叶为病变单位的化脓性炎症,又称支气管肺炎。
14. 透明膜形成(hyaline membrane formation):肺部炎症以渗出性病变为主时,浆液纤维蛋白性渗出物浓缩在肺泡腔面,形成的薄层红染膜状物。
15. 严重急性呼吸综合征(severe acute respiratory syndrome,SARS):是 2003 年由世界卫生组织命名的,由 SARS 冠状病毒引起的,以呼吸道传播为主的一种急性传染病,又称传染性非典型肺炎。
16. 肺尘埃沉着病(pneumoconiosis):简称尘肺,是长期吸入有害粉尘,引起以粉尘结节和肺纤维化为主要病变的常见职业病。
17. 硅肺(silicosis):肺硅沉着病,是因长期吸入含大量游离二氧化硅粉尘微粒而引起的以硅结节形成和肺广泛纤维化病变为特征的肺尘埃沉着病。
18. 硅结节(silicotic nodule):硅结节为硅肺的特征性病变,肉眼常为边界清楚的圆形或椭圆形结节,直径 2～5 mm,色灰白,触之有砂粒感,镜下病变性质为肉芽肿性炎。
19. 肺结节病(pulmonary sarcoidosis):是一种可累及全身多系统的慢性疾病,其基本病变为形成非干酪样坏死性肉芽肿。

20. 特发性间质性肺炎(idiopathic interstitial pneumonia，IIP)：是以不同程度的肺间质炎症和纤维化为基本病变的一组疾病的总称。
21. 成人呼吸窘迫综合征(adult respiratory distress syndrome，ARDS)：是指全身遭受严重创伤、感染及肺内严重疾患时出现的一种以进行性呼吸窘迫和低氧血症为特征的急性呼吸衰竭综合征。
22. 原位腺癌(adenocarcinoma in situ，AIS)：原位腺癌是浸润性腺癌的前驱病变，病灶≤3 cm，呈贴壁生长(沿原有肺泡壁结构生长)而无浸润成分。
23. 微浸润腺癌(minimally invasive adenocarcinoma，MIA)：微浸润腺癌是指病灶≤3 cm，以贴壁生长为主的腺癌，浸润区最大径≤5 mm。

三、问答题

1. 简述慢性支气管炎的病理变化及其临床病理联系。

慢性支气管炎早期，病变常限于较大的支气管，随病情进展逐渐累及较小的支气管和细支气管。主要病变为：① 呼吸道黏液-纤毛排送系统受损，纤毛柱状上皮变性、坏死脱落，再生的上皮杯状细胞增多，并发生鳞状上皮化生；② 黏膜下腺体增生肥大和浆液性上皮发生黏液腺化生，导致分泌黏液增多；③ 管壁充血水肿，淋巴细胞、浆细胞浸润；④ 管壁平滑肌断裂、萎缩(喘息型者：平滑肌束增生、肥大)，软骨可变性、萎缩或骨化。

患者因支气管黏膜受炎症的刺激及分泌的黏液增多而出现咳嗽、咳痰的症状。痰液一般为白色黏液泡沫状。支气管的痉挛或狭窄及黏液和渗出物阻塞管腔常致喘息。双肺听诊可闻及哮鸣音，干、湿啰音。某些患者可因支气管黏膜和腺体萎缩(慢性萎缩性气管炎)，分泌物减少而痰量减少或无痰。

2. 试述肺泡性肺气肿的分型。

肺泡性肺气肿病变发生在肺腺泡内，因其常合并有小气道的阻塞性通气障碍，故也称阻塞性肺气肿。根据发生部位和范围，又将其分为如下类型。

(1) 腺泡中央型肺气肿：此型最为常见，多见于中老年吸烟者或有慢性支气管炎病史者。病变特点是位于肺腺泡中央的呼吸性细支气管呈囊状扩张，而肺泡管和肺泡囊扩张不明显。

(2) 腺泡周围型肺气肿：也称隔旁肺气肿，此型多不合并慢性阻塞性肺疾病。腺泡的呼吸性细支气管基本正常，而远侧端位于其周围的肺泡管和肺泡囊扩张。

(3) 全腺泡型肺气肿：常见于青壮年、先天性 α_1-AT 缺乏症患者。病变特点是呼吸性细支气管、肺泡管、肺泡囊和肺泡都扩张，含气小囊腔布满肺腺泡内。

3. 比较支气管扩张症和肺泡性肺气肿的区别。

(1) 病因：支气管扩张症多继发于慢性支气管炎、麻疹和百日咳后的支气管肺炎及肺结核病等；肺泡性肺气肿多见于中老年吸烟者或有慢性支气管炎病史者或先天性 α_1-AT 缺乏症患者。

(2) 常见部位：支气管扩张症多位于肺内小支气管管腔；肺泡性肺气肿病变发生在肺腺泡内。

(3) 大体形态：支气管扩张症中病变的支气管可呈囊状或管状扩张，扩张的支气管管腔内可见黏液脓性渗出物或血性渗出物；肺泡性肺气肿肺的体积显著膨大，色灰白，边缘钝圆，柔软而缺乏弹性，指压后压痕不易消退。

(4) 镜下改变：支气管扩张症支气管管壁明显增厚，黏膜上皮增生伴鳞状上皮化生，可有糜烂及小溃疡形成，支气管呈现慢性炎症及化脓性炎性渗出物表现，可见修复性肉芽组织；肺泡性肺气肿可见肺泡扩张，肺泡间隔变窄并断裂，相邻肺泡融合成较大的囊腔。肺泡间隔内毛细血管床数量减少，间质内肺小动脉内膜纤维性增厚。小支气管和细支气管可见慢性炎症改变。

(5) 临床表现：支气管扩张症为慢性咳嗽、大量脓痰及反复咯血等症状；肺泡性肺气肿常因阻塞性通气障碍而出现呼气性呼吸困难，气促、胸闷、发绀等缺氧症状。

(6) 并发症：支气管扩张症多并发肺脓肿、脓胸、慢性肺源性心脏病；肺泡性肺气肿常并发慢性肺源性心脏病、气胸等。

4. 简述慢性肺源性心脏病的主要病理变化和主要症状。

(1) 慢性肺源性心脏病的主要病理变化体现在肺部和心脏病变。

① 肺部病变：除原有肺疾病(如慢性支气管炎、肺尘埃沉着病等)所表现的多种肺部病变外，肺心病时肺内的主要病变是肺小动脉的变化，特别是肺腺泡内小血管的构型重建，包括无肌型细动脉肌化及肌型小动脉中膜增生、肥厚，内膜下出现纵行平滑肌束等。此外，还可见肺小动脉炎、肺小动脉弹力纤维及胶原纤维增生、腔内血栓形成和机化，以及肺泡间隔毛细血管数量减少等。

② 心脏病变：心脏重量增加，外观钝圆，以右心室肥大为主。右心室前壁肺动脉圆锥显著膨隆，通常以肺动脉瓣下 2 cm 处右心室前壁肌层厚度超过 5 mm 作为诊断肺心病的病理形态标准。镜下可见右心室壁心肌细胞肥大，核增大、深染；也可见缺氧引起的心肌纤维萎缩、肌浆溶解、横纹消失，间质水肿和胶原纤维增生等。

(2) 肺心病发展缓慢，患者除原有肺疾病的临床症状和体征外，逐渐出现的呼吸功能不全(呼吸困难、气急、发绀)和右心衰竭(心悸、心率增快、全身淤血、肝脾肿大、下肢水肿)为其主要临床表现。病情严重者可出现脑水肿而并发肺性脑病。

5. 简述大叶性肺炎的疾病发展过程及其病理变化和临床病理联系。

大叶性肺炎典型的自然发展过程大致可分为以下四期。

(1) 充血水肿期：发病的第 1～2 天，病变肺叶肿胀，暗红色。镜下见肺泡间隔内毛细血管弥漫性扩张充血，肺泡腔内有大量的浆液性渗出液，其内混有少量的红细胞、中性粒细胞和巨噬细胞。渗出液中常可检出肺炎链球菌。此期患者可因毒血症而寒战、高热及外周血白细胞计数升高。胸片 X 线检查显示片状分布的模糊阴影。

(2) 红色肝样变期：一般于发病后的第 3～4 天，肿大的肺叶充血呈暗红色，质地变实，切面灰红，似肝脏外观，故称红色肝样变期。镜下见肺泡间隔内毛细血管仍处于扩张充血状态，而肺泡腔内则充满纤维蛋白及大量红细胞，其间夹杂少量中性粒细胞和巨噬细胞。其中纤维蛋白连接成网并穿过肺泡间孔与相邻肺泡内的纤维蛋白网相连。此期渗出物中仍能检测出较多的肺炎链球菌。X 线检查可见大片致密阴影。患者可出现发绀等缺氧症状，痰液呈铁锈色。病变波及胸膜时，则引起纤维蛋白性胸膜炎，发生胸痛，并可随呼吸和咳嗽而加重。

(3) 灰色肝样变期：发病后的第 5～6 天，病变肺叶仍肿大，但充血消退，由红色逐渐转变为灰白色，质实如肝，故称灰色肝样变期。镜下见肺泡腔内渗出的纤维蛋白增多，相邻肺泡纤维蛋白丝经肺泡间孔互相连接的现象更为多见。纤维蛋白网中有大量中性粒细胞，因肺泡壁毛细血管受压迫，肺泡腔内几乎很少见到红细胞。患者缺氧状况得以改善，咳出的铁锈色痰逐渐转为黏液脓痰。渗出物中的致病菌除被中性粒细胞吞噬杀灭外，此时机体的特异性抗体已形成，故不易检出细菌。

(4) 溶解消散期：发病后 1 周左右进入该期。此时机体的防御功能显著增强，致病菌消灭殆尽。肺泡腔内中性粒细胞变性坏死，并释放出大量蛋白水解酶将渗出物中的纤维蛋白溶解，由淋巴管吸收或经气道咳出。肺内实变病灶消失，病变肺组织质地较软。肺内炎症病灶完全溶解消散后，肺组织结构和功能恢复正常，胸膜渗出物亦被吸收或机化。患者体温下降，临床症状和体征逐渐减轻、消失，胸部 X 线检查恢复正常。此期历时 1～3 周。

6. 简述大叶性肺炎的并发症。

大叶性肺炎的并发症现已少见。

(1) 肺肉质变：亦称机化性肺炎。由于肺内炎性病灶中中性粒细胞渗出过少，释放的蛋白酶量不足以溶解渗出物中的纤维蛋白，大量未能被溶解吸收的纤维蛋白即被肉芽组织取代而机化。病变肺组织呈褐色肉样外观，故称肺肉质变。

（2）胸膜肥厚和粘连：大叶性肺炎时病变常累及局部胸膜伴发纤维蛋白性胸膜炎，若胸膜及胸膜腔内的纤维蛋白不能被完全溶解吸收而发生机化，则致胸膜增厚或粘连。

（3）肺脓肿及脓胸：当病原菌毒力强大或机体抵抗力低下时，由金黄色葡萄球菌和肺炎链球菌混合感染者，易并发肺脓肿，并常伴有脓胸。

（4）败血症或脓毒败血症：严重感染时，细菌侵入血液大量繁殖并产生毒素所致。

（5）感染性休克：见于重症病例，是大叶性肺炎的严重并发症。主要表现为严重的全身中毒症状和微循环衰竭，故又称中毒性或休克性肺炎，死亡率较高。

7. 比较大叶性肺炎、小叶性肺炎和病毒性肺炎的不同。

（1）好发年龄：大叶性肺炎多见于青壮年；小叶性肺炎多见于儿童、体弱老人及久病卧床者；除流感病毒、副流感病毒、冠状病毒外，其余病毒所致肺炎多见于儿童。

（2）病因：90% 以上的大叶性肺炎是由肺炎链球菌引起的；小叶性肺炎大多由细菌引起，常见的致病菌有葡萄球菌、肺炎链球菌等；引起病毒性肺炎常见的是流感病毒。

（3）扩散途径：大叶性肺炎时，进入肺泡内的病原菌和渗出物可通过肺泡间孔或呼吸性细支气管向邻近肺组织蔓延；小叶性肺炎的病原体可能侵入通常无菌的细支气管及末梢肺组织生长繁殖；病毒性肺炎常由上呼吸道病毒感染向下蔓延所致。

（4）常见部位：大叶性肺炎多见于左肺或右肺下叶；小叶性肺炎表现为双肺散在分布，以下叶和背侧多见；病毒性肺炎通常无特定部位。

（5）病变范围：大叶性肺炎病灶弥漫性累及肺大叶；小叶性肺炎为多发、散在病灶；病毒性肺炎病灶可呈小叶性、节段性或大叶性分布。

（6）病变性质：大叶性肺炎是纤维蛋白性炎；小叶性肺炎是化脓性炎；病毒性肺炎通常是间质性肺炎。

（7）并发症：大叶性肺炎的并发症少；小叶性肺炎的并发症较多而且较重；病毒性肺炎的并发症取决于病变严重程度。

8. 简述重症病毒性肺炎的病理改变。

重症病毒性肺炎时，肺泡腔内出现由浆液、少量纤维蛋白、红细胞及巨噬细胞混合成的渗出物，甚至可见肺组织的坏死。由流感病毒、麻疹病毒、冠状病毒和腺病毒引起的肺炎，其肺泡腔内渗出的浆液性渗出物常浓缩成薄层红染的膜状物贴附于肺泡内表面，即透明膜形成，且支气管和肺组织可出现明显的坏死、出血，或混杂有化脓性病变，从而掩盖了病毒性肺炎的病变特征。细支气管上皮和肺泡上皮也可增生、肥大，并形成多核巨细胞。

9. 简述硅肺的病因、病理变化及其常见的并发症。

（1）吸入空气中游离二氧化硅粉尘微粒是硅肺发病的主要原因。

（2）硅肺的基本病变是硅结节的形成和肺组织的弥漫性纤维化。硅结节形成的早期阶段是由吞噬硅尘的巨噬细胞聚集形成的细胞性结节。随病程进展，结节内成纤维细胞增生，结节发生纤维化，遂形成纤维性结节。其内胶原纤维呈同心圆或旋涡状排列，部分结节中胶原纤维可发生玻璃样变。

（3）常见的并发症主要有肺结核、肺源性心脏病、继发肺部感染、肺气肿和自发性气胸等。

10. 患者体检发现肺内结节，可能罹患的疾病有哪些？病理形态上如何区别？

可能罹患的疾病包括肺脓肿、肺部炎性假瘤、周围型肺癌、肺结核球等。

（1）肺脓肿：肺脓肿最常见于右肺下叶、右肺上叶（特别是尖下段）和左肺下叶。其致病菌常为厌氧菌。大体为边界清楚的结节，切开可见黄绿色脓液。慢性肺脓肿具有厚的纤维组织壁，周围被机化性肺炎区域包绕。

（2）肺部炎性假瘤：炎性假瘤大体为边界较清楚的或欠清的结节，镜下常出现大量单核炎症细胞浸润，还可见血管增生、纤维化、玻璃样变等非肿瘤性病变形态。

（3）周围型肺癌：周围型肺癌在靠近胸膜的肺周边部形成孤立的结节状或球形癌结节，与支气管的关系不明显，切面灰白色、质硬。镜下多为腺癌。

（4）肺结核球：结核球是有纤维包裹的孤立的边界分明的干酪样坏死灶。大体多为单个或多个，常位于肺上叶。镜下可见干酪样坏死物被纤维结缔组织包裹。

（5）肺转移性恶性肿瘤：大体呈多发或单发的结节，边界清楚，可位于肺的任何部位。切面灰白色，质硬，中央可见出血坏死。镜下形态多和原发病灶病理形态类似。患者多有恶性肿瘤病史。

四、病例分析题

1.（1）该患儿罹患小叶性肺炎。病理变化：肉眼观，双肺表面和切面散在分布灰黄、质实病灶，病灶形状不规则，病灶中央常可见病变细支气管的横断面。镜下：小叶性肺炎的病变特征是以细支气管为中心的肺组织化脓性炎症。

（2）细支气管中有脓性渗出物，因此患者的痰为黄绿色脓痰。病灶以下叶和背侧多见，因此双下肺可闻及湿啰音，X线提示双侧下肺散在不规则小片状或斑点状模糊阴影。小叶性肺炎大多由细菌引起，因此会导致血常规中白细胞计数升高，中性粒细胞计数和比例升高。

（3）患儿最可能出现的并发症是支气管扩张症。反复感染，特别是化脓性炎症常导致管壁平滑肌、弹力纤维和软骨等支撑结构破坏；同时受支气管管壁外周肺组织慢性炎症所形成的纤维瘢痕组织的牵拉及咳嗽时支气管腔内压增加，最终支气管发生持久性不可逆性扩张。

2.（1）患者最初诊断为“社区获得性肺炎”的主要依据是：① 临床表现：发热、咳嗽、咳痰，初起为黏液泡沫样痰，后发展为黄色脓痰。② 血常规：白细胞计数增多，中性粒细胞占比增加。③ X线：提示右上肺实变。

（2）右上肺肿块手术后最可能的病理诊断是肺部炎性假瘤。患者在出现结节状病变前，有反复肺部感染的慢性炎症病史。术后病理，肿块切面未见出血、坏死，局部可见条索状伸入周围肺组织。镜下，主要由增生的肺泡上皮细胞和纤维结缔组织构成，伴淋巴细胞、浆细胞等炎细胞浸润，增生的肺泡上皮细胞无异型性和间质浸润。结合患者病史和术后病理所见，符合炎性假瘤。

3.（1）该患者最可能的诊断是硬化性肺细胞瘤。硬化性肺细胞瘤镜下可见两种细胞、四种结构。两种细胞为：表面细胞和间质细胞。四种结构为：硬化区域、出血区域、乳头区域、实性区域。本病例以实性区域和出血区域为主，如图所示。结合患者临床特点：女性，影像学上结节边界清楚，故本例最可能的诊断是硬化性肺细胞瘤。

（2）表面细胞和间质细胞均呈 EMA 和 TTF1 阳性。CK，CAM5.2，CK7 和 NapsinA 弥漫表达于表面细胞，但间质细胞通常呈阴性或弱阳性。间质细胞也可表达 ER 和 PR。

4.（1）本病例镜下形态可见肿瘤细胞呈梁索状排列，瘤细胞巢间有纤维间隔，瘤细胞的形态及大小较为一致，细胞小至中等大，呈上皮样或梭形，胞浆嗜双色或粉染，核深染，可见偏位，呈圆形、卵圆形或不规则形，局部可见不明显的核仁，核分裂象少见，综合临床所见和病理镜下形态，本例首先考虑非典型类癌。

鉴别诊断包括：典型类癌、小细胞癌、大细胞神经内分泌癌、低分化腺癌、转移性恶性肿瘤等。

（2）需要追加的免疫组化：CD56，CK7，pan CK，Syn，CgA，TTF1，Ki67，NapsinA，P40 等，以排除高级别神经内分泌癌、典型类癌、低分化腺癌、低分化鳞癌和转移性恶性肿瘤。

（盛　蓁　魏晓莹）

第七章 消化系统疾病

知识实训

一、选择题

A1 型题

1. 下列关于 Barrett 食管的叙述错误的是
   A. 食管远端出现柱状上皮化生
   B. 该病变是大部分食管鳞癌的癌前病变
   C. 胃食管反流是形成该病变的主要原因
   D. 肉眼可见食管黏膜呈不规则形天鹅绒样改变
   E. 该病变常可继发食管狭窄
2. 急性蜂窝织炎性胃炎镜下常见浸润的炎细胞为
   A. 淋巴细胞　B. 中性粒细胞　C. 组织细胞
   D. 嗜酸性粒细胞　E. 浆细胞
3. 下列哪项因素一般与慢性胃炎无关
   A. 长期慢性刺激　B. 自身免疫损伤　C. 幽门螺杆菌感染
   D. 十二指肠液反流　E. 遗传因素
4. 下列哪一项不是十二指肠溃疡的特点
   A. 癌变率与胃溃疡相似　B. 直径多在 0.5 cm 左右
   C. 镜下结构与胃溃疡类似　D. 好发于球部的前壁或后壁
   E. 易引起幽门梗阻
5. 胃溃疡镜下变化从表层到深层依次为
   A. 炎性渗出、坏死、肉芽、瘢痕　B. 坏死、炎性渗出、肉芽、瘢痕
   C. 瘢痕、肉芽、炎性渗出、坏死　D. 瘢痕、肉芽、坏死、炎性渗出
   E. 坏死、肉芽、炎性渗出、瘢痕
6. 慢性胃溃疡经久难愈的局部因素一般不包括
   A. 局部溃疡过大　B. 局部溃疡过深
   C. 幽门螺杆菌的持续存在　D. 溃疡底部小动脉增生性内膜炎
   E. 肉芽组织成熟良好
7. 关于胃的良、恶性溃疡的大体形态鉴别说法错误的是
   A. 良性溃疡多为圆形，深度较深　B. 恶性溃疡多为不规则形，深度较浅

C. 良性溃疡一般小于 2 cm
D. 良性溃疡边缘整齐、不隆起
E. 恶性溃疡黏膜皱襞向溃疡集中

8. 关于炎症性肠病说法错误的是
A. 克罗恩病病变主要累及回肠末端
B. 克罗恩病常伴有免疫异常
C. 克罗恩病病变常呈节段性
D. 溃疡性结肠炎可累及结肠各段
E. 溃疡性结肠炎病变常呈节段性

9. 关于溃疡性结肠炎,下列哪项是错误的
A. 病因不明,多数认为与自身免疫有关
B. 病变可累及结肠各段,偶可见于回肠
C. 本病仅限于肠溃疡,不伴全身性疾病
D. 肠黏膜可有假息肉形成
E. 溃疡局部肠黏膜上皮有癌变的可能

10. 溃疡性结肠炎中提示具有癌变可能的病变是
A. 隐窝脓肿
B. 假息肉
C. 黏膜腺体的异型增生
D. 纤维组织增生
E. 广泛溃疡

11. 表浅性食管癌是指
A. 食管癌局限于黏膜层或黏膜下层,无论是否有淋巴结转移
B. 食管原位癌
C. 食管中晚期癌
D. 肿瘤直径小于 2 cm 的食管癌
E. 肉眼上较小的癌

12. 食管中段癌常常侵袭的器官是
A. 喉部
B. 气管
C. 支气管和肺
D. 心包
E. 膈肌

13. 早期胃癌的定义是
A. 肿瘤浸润的面积较小,直径小于 2 cm
B. 肿瘤浸润的深度仅限于黏膜层
C. 肿瘤浸润可达黏膜层或黏膜下层,但不应有任何淋巴结的转移
D. 肿瘤浸润的深度仅限于黏膜层或黏膜下层,局部可有数个淋巴结的转移
E. 肿瘤虽然已经浸润至肌层但没有淋巴结的转移

★14. 关于胃癌转移,下列哪一项是错误的
A. 可转移至左锁骨上淋巴结
B. 晚期胃癌最常转移到脑
C. 可经淋巴道转移至肝门淋巴结
D. 可种植转移至卵巢
E. 可转移至胃小弯或胃大弯淋巴结

★15. 遗传性家族性息肉病不包括
A. 白塞综合征
B. 家族性腺瘤性息肉病
C. 增生性息肉病
D. 幼年性息肉病
E. Peutz-Jeghers 综合征

★16. 与结直肠癌发生相关的通路一般不包括
A. 幼年性息肉病-癌途径
B. 谷氨酰胺代谢通路
C. 溃疡性结肠炎相关的结直肠癌通路
D. 锯齿状病变通路
E. 经腺瘤癌变通路

★17. 下列不属于胃肠道间质瘤病变特点的是
A. 最常见于胃,其次为小肠
B. 大多数肿瘤没有完整的包膜
C. 可伴随囊性变和坏死
D. 强阳性表达 CD117 和 Dog1
E. 肿瘤细胞多呈现梭形细胞形态,上皮样细胞不可见

18. 下列哪项不属于病毒性肝炎的基本病变
A. 气球样变
B. 肝细胞坏死
C. 嗜酸性变
D. 肉芽肿形成
E. 肝细胞再生

19. 急性普通型肝炎的病变特点是
A. 肝细胞坏死轻微
B. 肝组织内炎细胞浸润明显
C. 肝细胞坏死严重
D. 肝组织内假小叶形成
E. 肝组织内 Kupffer 细胞增生活跃

20. 肝细胞主要呈碎片状坏死或桥接坏死的肝炎类型为
A. 病毒携带者
B. 急性普通型肝炎
C. 中度至重度慢性肝炎
D. 急性重型肝炎
E. 亚急性重型肝炎

21. 目前认为乙型肝炎病毒引起肝细胞损害的主要机制是
A. 病毒直接破坏肝细胞膜
B. 病毒损坏肝细胞的线粒体
C. 病毒代谢产物的损害作用
D. 激活机体细胞免疫反应损害肝细胞
E. 通过抗原抗体反应激活补体

22. 毛玻璃样肝细胞主要见于以下哪种情况
A. 急性普通型肝炎
B. 慢性肝炎
C. 急性重型肝炎
D. 亚急性重型肝炎
E. 肝硬化

★23. 关于自身免疫性肝炎说法错误的是
A. 女性多见
B. 因抑制性 T 淋巴细胞的缺陷所致
C. 患者血清中抗核抗体滴度常较高
D. 无病毒感染依据
E. 不会进展为肝硬化

★24. 关于药物及毒物导致的肝损伤说法错误的是
A. 四环素可致小泡性肝脂肪变
B. 乙醇可致大泡性肝脂肪变
C. 乙醇可致肝硬化
D. 磺胺类药物可致肉芽肿形成
E. 水杨酸类药物可致急、慢性肝炎

★25. 关于肝豆状核变性说法错误的是
A. 常染色体隐性遗传性疾病
B. 患者多为儿童和青少年
C. 表现为铜代谢障碍
D. 首先累及肝脏
E. 不会累及角膜

26. 下列哪一项描述不是肝硬化假小叶的病变特点
A. 再生肝细胞团周围有纤维结缔组织包绕
B. 肝细胞异型增生明显
C. 中央静脉偏位或有多个中央静脉

D. 再生的肝细胞团中缺少中央静脉　　E. 再生结节中仍可见肝细胞坏死

27. 肝硬化腹水形成的原因中不包括下列哪一项
A. 小叶下静脉受压　　B. 肝细胞合成白蛋白的能力增强
C. 抗利尿激素、醛固酮灭活不足　　D. 肝血窦压力升高
E. 肝淋巴液产生过多

28. 下列哪一项是肝硬化的特征性病变
A. 肝细胞结节状增生　　B. 假小叶形成
C. 肝脏内纤维组织减少　　D. 间质内有较多的炎细胞浸润
E. 间质中有假胆管的增生

29. 检测血清甲胎蛋白有助于早期诊断
A. 胃腺癌　　B. 食管鳞癌　　C. 肺小细胞癌
D. 肝细胞癌　　E. 子宫颈癌

30. 原发性肝癌是指
A. 胆管上皮发生的癌　　B. 肝细胞和肝内胆管上皮发生的癌
C. 肝细胞发生的癌　　D. 肝细胞和肝外胆管上皮发生的癌
E. 来自 Kupffer 细胞的恶性肿瘤

31. 与实验性肝癌有关的最主要的化学因素是
A. 黄曲霉菌毒素　　B. 青霉菌毒素
C. 杂色曲霉菌毒素　　D. 亚硝胺类化合物
E. 3,4-苯并芘

32. 下列不属于慢性胆囊炎诊断要点的是
A. 黏膜多萎缩　　B. 慢性炎细胞浸润
C. 囊壁纤维性增厚　　D. 上皮细胞变性,坏死脱落
E. 肌层肥厚,可见结石

33. 下列关于胰腺实性假乳头状肿瘤的描述中错误的是
A. 生物学行为表现为低度恶性　　B. 常见 Wnt/β-catenin 信号通路异常
C. 瘤细胞排列成片状及假乳头状结构　　D. 肿瘤通常体积较大、边界清楚
E. 囊性变不常见

A2 型题

34. 女性,50 岁,由于盆腔脓肿手术,发现回肠下段有一瘘管,切除的回肠肠管黏膜面可见鹅卵石样改变,多个纵行性裂隙存在。下列对该病的描述中,错误的是
A. 该病多见于北欧等国家　　B. 该病与精神因素有关
C. 该病特征是连续的表浅黏膜慢性炎　　D. 检见肉芽肿对于该病具有重要诊断意义
E. 该病的肉芽肿与结核结节区别在于无干酪样坏死,体积小而孤立

35. 女性，58 岁，上腹部不适 3 个月，胃镜显示贲门部肿瘤，镜下可见肿瘤细胞排列呈不规则的腺样结构，这种肿瘤最可能是

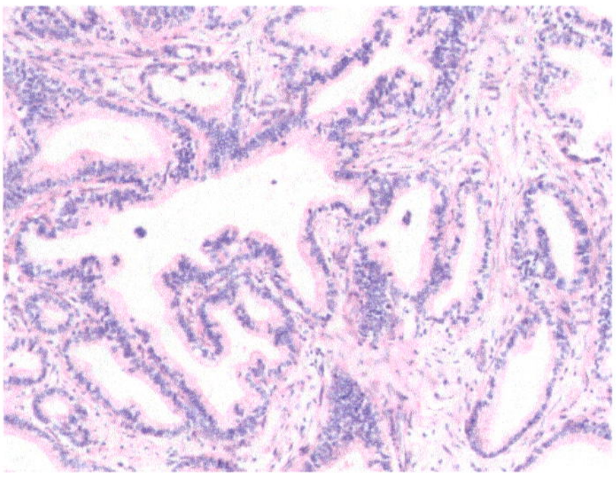

A. 未分化癌
B. 腺癌
C. 鳞状细胞癌Ⅰ级
D. 鳞状细胞癌Ⅲ级
E. 鳞状上皮乳头状瘤

★36. 男性，50 岁，胃部间断性疼痛半年，钡餐造影胃体积缩小，胃壁增厚、变硬，镜下大量异型腺体出现在肌层，可能是下列哪种疾病
A. 胃溃疡　B. 溃疡型胃癌　C. 慢性浅表性胃炎
D. 慢性萎缩性胃炎　E. 弥漫浸润型胃癌

★37. 男性，63 岁。胃镜显示胃窦部不规则占位。病理镜下示中分化腺癌。以下免疫组化标记对靶向治疗有提示意义的是
A. HER2　B. P40　C. S-100　D. CK7　E. Ki67

★38. 男性，70 岁，胃癌术后 2 年，超声发现肝脏内多灶性结节。血中甲胎蛋白水平正常。肝脏穿刺活检标本示肿瘤细胞排列呈腺样结构，细胞呈柱状，有明显异型性。免疫组化示 CK7 阳性，CK20 阴性，Hep 阴性。该患者最可能的诊断是
A. 肝细胞癌　B. 食管癌肝转移　C. 胃癌肝转移
D. 前列腺癌肝转移　E. 膀胱癌肝转移

★39. 女性，28 岁。胃镜显示胃壁僵硬，胃腔变小，状如皮革，该患者最可能的诊断是
A. 良性胃溃疡　B. 印戒细胞癌　C. 肥厚性胃炎
D. 疣状胃炎　E. 增生性息肉

★40. 男性，43 岁。结肠镜提示黏膜面多发息肉样病变。病理镜下示肿瘤呈腺管状结构，轮廓规则，细胞排列拥挤，为杆状核。该患者最可能的诊断是
A. 增生性息肉　B. 绒毛状腺瘤　C. 管状腺瘤
D. 绒毛状管状腺瘤　E. 腺癌

41. 男性，60 岁，间歇性便血 1 周伴腹痛 1 天入院。肠镜检查发现乙状结肠和直肠交界处一明显的肿块，表面有溃疡，术后病理如图所示，该患者正确的诊断是

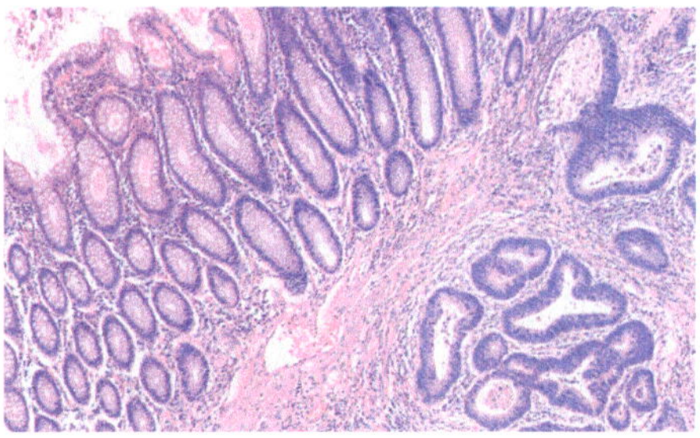

A. 肠息肉
B. 肠结核
C. 慢性结肠炎
D. 肠腺癌
E. 肠腺瘤

★42. 女性，55 岁。胃镜提示胃窦部隆起。光镜下示胃黏膜表面完整，黏膜下梭形细胞呈瘤样增生。该患者最可能的诊断是

A. 平滑肌瘤　B. 胃肠道间质瘤　C. 神经纤维瘤　D. 神经鞘瘤　E. 恶性黑色素瘤

43. 男性，33 岁，厌食，进行性消瘦伴右上腹疼痛 1 个月。图中所示的肝穿刺组织中最典型的病变是

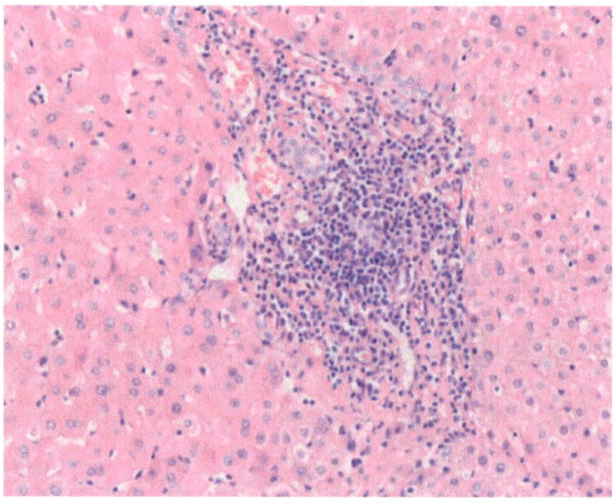

A. 假小叶形成
B. 肝细胞水肿
C. 碎片状坏死
D. 点状坏死
E. 大块坏死

44. 男性，47 岁，6 年多来经常出现下肢水肿，腹胀，腹水，面部有蜘蛛痣，肝肋缘下未触及，脾肋缘下 2 cm，上消化道钡餐显示食管下段静脉曲张。最可能的诊断为

A. 急性普通型肝炎　B. 肝硬化　C. 慢性肝炎　D. 慢性肝淤血　E. 亚急性重型肝炎

★45. 女性，65 岁，因“慢性胆囊炎”行胆囊切除术，术后胆囊黏膜面见多个金黄色粗颗粒状隆起，镜下可见上皮下聚集大量胞浆呈泡沫状的组织细胞，该组织细胞胞浆内的物质最可能是

A. 蛋白质　B. 脂肪　C. 胆固醇　D. 糖原　E. 黏液

★46. 女性，46 岁。送检胆囊组织，胆囊底部明显增厚，黏膜面见一灰红色息肉样肿块，镜下考虑恶性肿瘤。该部位最好发的恶性肿瘤是

A. 腺癌　B. 鳞状细胞癌　C. 腺鳞癌　D. 神经内分泌肿瘤　E. 淋巴瘤

★47. 男性，54 岁，进食后出现上腹部持续性疼痛伴呕吐 8 小时。查体：体温 38℃。腹部膨隆，上腹正中压痛及反跳痛明显。实验室检查：白细胞计数 22×10^9/L，血清钾 3.9 mmol/L，血清钠 130 mmol/L，病理镜下示胰腺组织大片坏死伴大量出血。最有可能的诊断是

A. 急性胰腺炎　B. 急性胆囊炎　C. 自身免疫性胰腺炎　D. 急性胃穿孔　E. 胰腺导管腺癌

★48. 女性，50 岁，半年前因急性上腹痛住院，临床诊断为急性胰腺炎，经治疗后痊愈回家。近 3 月来上腹部隆起，进食后腹胀。B 超示胰腺内可见直径 5 cm 的囊性病变，临床考虑慢性胰腺炎合并假性囊肿。该囊壁组织学结构最可能的是

A. 囊壁内衬胰胆管型上皮　B. 囊壁内衬肠型上皮
C. 囊壁无上皮衬覆　D. 囊壁内衬胃小凹型上皮
E. 囊壁内衬复层鳞状上皮

A3/A4 型题

（49～50 题共用题干）

男性，24 岁，冬春季节上腹痛发作已有 4 年，近半月来上腹痛加重，伴反酸，进食可使疼痛加剧。1 小时前突然发作上腹部刀割样剧痛，大汗淋漓，面色苍白，腹痛迅速蔓延至全腹而来院急诊。

49. 首选用哪项检查来协助做出诊断
    A. 血常规　B. 血清淀粉酶　C. B 超
    D. 腹部平片　E. 心电图
50. 依据上述症状及体征，考虑该患者最有可能的诊断是
    A. 急性胃出血　B. 胃溃疡伴穿孔　C. 急性胰腺炎
    D. 急性胆囊炎　E. 肠梗阻

★（51～55 题共用题干）

男性，56 岁，上腹部不适一年余。因 2 月前上腹部疼痛来就诊。胃镜示胃窦部有一不规则隆起。活检组织送病理检查。

51. 以下病理诊断可能性最小的是
    A. 鳞状细胞癌　B. 腺癌　C. 淋巴瘤
    D. 神经内分泌肿瘤　E. 胃肠道间质瘤
52. 如果病理诊断考虑为淋巴瘤，下列免疫组化标记阳性的是
    A. CK7　B. CK5/6　C. P40　D. LCA　E. CD117
53. 如果病理诊断考虑为腺癌，癌组织侵犯至浆膜下，并见 1 枚淋巴结转移。以下病理分期正确的是
    A. pT2N2　B. pT2N1　C. pT3N1　D. pT1N1　E. pT3N2
54. 如果病理诊断考虑为胃肠道间质瘤，下列免疫组化标记阳性的是
    A. CD117 和 CD34　B. CD34 和 S-100　C. CK7 和 CK20
    D. LCA 和 CD20　E. Dog1 和 CD31
55. 如果病理诊断考虑为小细胞癌，下列免疫组化标记阳性的是
    A. Dog1　B. S-100　C. CD56　D. LCA　E. P40

（56～58 题共用题干）

女性，28 岁，怀孕 20 周，2 天前进食海鲜后出现皮肤巩膜黄染，尿色加深，并伴有恶心呕吐。既往无病毒性肝炎病史。查体腹部触痛，肝浊音界缩小。B 超显示肝脏体积明显缩小，是正常肝脏体积的 1/4～1/3。实验室检查凝血酶原时间延长，转氨酶升高。

56. 患者最有可能的诊断是
    A. 急性普通型肝炎　B. 慢性普通型肝炎　C. 急性重型肝炎
    D. 亚急性重型肝炎　E. 病毒携带者
57. 患者如果做肝穿刺活检，最可能出现的病理改变是
    A. 肝细胞大块坏死　B. 肝组织内见少量炎症细胞浸润

C. 可见到多个肝细胞再生结节 D. 肝组织严重的桥接坏死和碎片状坏死
E. 肝组织内见广泛增生的纤维组织

58. 患者如果做血清嗜肝病毒核酸检测，最有可能阳性的是
A. 丙型或戊型肝炎病毒 B. 乙型或戊型肝炎病毒
C. 甲型或丁型肝炎病毒 D. 乙型或丁型肝炎病毒
E. 甲型或戊型肝炎病毒

（59～60 题共用题干）

女性，35 岁，近 1 年来常感疲乏，食欲不佳，腹胀。血清学检查 HBsAg 阳性。

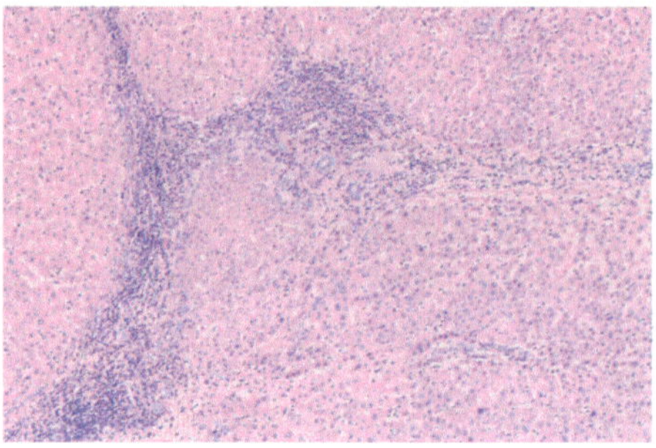

59. 肝穿刺活检病理形态如图所示，肝细胞的坏死类型是
A. 点状坏死
B. 碎片状坏死
C. 桥接坏死
D. 亚大块坏死
E. 大块坏死

60. 结合临床和病理检查结果，最合适的诊断为
A. 酒精性肝炎 B. 急性重症肝炎 C. 急性普通型肝炎
D. 中度慢性肝炎 E. 非特异性反应性肝炎

（61～63 题共用题干）

男性，42 岁，工人，因食欲减退、体重减轻 2 个月，便中带鲜血 1 个月入院。患者有丙肝病史，超声检查发现肝脏萎缩、表面不整齐，肝脏内出现许多低回声结节，大小为 0.5～1 cm，肝门静脉增宽，另有脾肿大和少量腹水。

61. 患者肝脏最可能的诊断是
A. 急性普通型肝炎 B. 慢性肝炎 C. 急性重型肝炎
D. 肝硬化 E. 肝细胞性肝癌

62. 患者的便中带鲜血原因主要是
A. 胃肠道淤血水肿 B. 急性出血性胃炎 C. 食道下端静脉丛曲张破裂
D. 胃溃疡出血 E. 直肠静脉丛曲张破裂

63. 患者脾肿大的原因是
A. 胃肠道淤血水肿 B. 门静脉高压导致脾淤血 C. 贫血
D. 白细胞减少 E. 右心衰竭

B1 型题

（64～66 题共用备选答案）

A. 炎性病变主要限于黏膜浅层，固有腺体保持完整
B. 胃黏膜肥厚，皱襞加深变宽似脑回状

C. 病变在胃体部，常合并恶性贫血，可找到抗内因子抗体
D. 胃黏膜部分坏死，伴有少量炎性渗出，可见新鲜肉芽组织
E. 胃壁全层大量嗜酸性粒细胞浸润
64. 符合慢性非萎缩性胃炎特征的是
65. 符合 A 型慢性萎缩性胃炎特征的是
66. 符合慢性肥厚性胃炎特征的是

★(67～71 题共用备选答案)
A. 急性单纯性阑尾炎　B. 慢性阑尾炎　C. 阑尾周围脓肿
D. 急性坏疽性阑尾炎　E. 急性化脓性阑尾炎
67. 阑尾轻度肿胀，黏膜上皮出现缺损，中性粒细胞浸润和纤维蛋白渗出，符合
68. 阑尾显著肿胀，阑尾壁各层大量中性粒细胞浸润，有炎性水肿及纤维蛋白渗出，符合
69. 阑尾壁全部坏死或部分坏死，呈暗红色或黑色，符合
70. 大网膜将阑尾包裹粘连，形成炎性肿块，符合
71. 阑尾壁不同程度纤维化及慢性炎症细胞浸润等，符合

★(72～76 题共用备选答案)
A. 肿瘤局限于黏膜层，无淋巴结转移　B. 肿瘤未穿透肌层，无淋巴结转移
C. 肿瘤穿透肠壁，有淋巴结转移　D. 肿瘤穿透肌层，无淋巴结转移
E. 肿瘤未穿透肌层，有淋巴结转移
72. 属于结直肠癌 Dukes 分期 A 期的是
73. 属于结直肠癌 Dukes 分期 B1 期的是
74. 属于结直肠癌 Dukes 分期 B2 期的是
75. 属于结直肠癌 Dukes 分期 C1 期的是
76. 属于结直肠癌 Dukes 分期 C2 期的是

二、名词解释

1. Barrett 食管(Barrett esophagus)
2. 肠上皮化生(intestinal metaplasia)
3. 炎症性肠病(inflammatory bowel disease, IBD)
4. 菌群失调性肠炎(flora imbalance enteritis)
5. 幽门腺腺瘤(pyloric gland adenoma)
6. 小胃癌(small gastric carcinoma)
7. 革囊胃(linitis plastica)
8. 印戒细胞(signet-ring cell)
9. Peutz-Jeghers 综合征(Peutz-Jeghers syndrome)
10. 点状坏死(spotty necrosis)
11. 碎片状坏死(piecemeal necrosis)
12. 桥接坏死(bridging necrosis)
13. 嗜酸性小体(acidophilic body, Councilman body)
14. 毛玻璃样肝细胞(ground glass-like hepatocyte)
15. 肝炎病毒携带者状态(carrier state of hepatitis viruses)
16. 自身免疫性肝病(autoimmune liver disease, AILD)

17. 酒精性肝病(alcoholic liver diseases)
18. 肝硬化(cirrhosis)
19. 假小叶(pseudolobule)
20. 原发性肝癌(primary liver carcinoma)

三、问答题

1. 慢性萎缩性胃炎的病理改变有哪些?
2. 胃窦部发现一个溃疡,请用学过的病理知识鉴别此溃疡的良恶性。
3. 乙型肝炎有哪些临床病理类型?各型有何特点?
4. 肝硬化时纤维组织增生和假小叶是如何形成的?
5. 肝硬化门静脉高压的发生机制有哪些?
6. 肝硬化门静脉高压症的主要临床表现及后果是什么?
7. 肝硬化肝功能障碍主要临床表现包括哪些?
8. 肝炎肝硬化引起的门静脉高压症与血吸虫病性肝纤维化(或称干线性肝硬化)引起的门静脉高压形成机制有何不同?
9. 消化道恶性肿瘤的发生部位及大体形态有哪些共同的特点?

四、病例分析题

1. 男性,39 岁,2 周前出现上腹部烧灼样疼痛,饭后加重,并反酸嗳气。4 小时前因朋友聚会饮酒后出现腹部刀割样疼痛而入院就诊。查体:呈急性病容,痛苦状。脉搏 106 次/分,血压 140/90 mmHg。板状腹,弥漫性压痛和反跳痛,行急症剖腹探查,术中发现胃小弯幽门前壁穿孔,腹腔内有胃内容物,行胃大部切除手术。肉眼可见胃小弯幽门部有一圆形黏膜缺损,直径 2 cm,边缘整齐,无增厚,溃疡穿透胃壁全层。镜检:溃疡底部由表层至深部依次为炎性渗出物、坏死物、肉芽组织和瘢痕组织。
   (1) 请写出病理诊断及诊断依据。
   (2) 如果该患者未发生胃穿孔,该疾病还可能引起哪些并发症?
2. 女性,76 岁,因进行性吞咽困难 1 月余入院。患者 1 个月前无诱因下出现进食哽噎感,伴有胸背部疼痛,并进行性加重,伴有恶心呕吐,体重下降。5 天前就诊当地医院,胸部 CT 平扫示:食管中下段占位。胃镜进一步检查提示食管下段狭窄,黏膜面见一蕈伞型肿块,行手术切除肿瘤治疗。组织病理学如图所示。

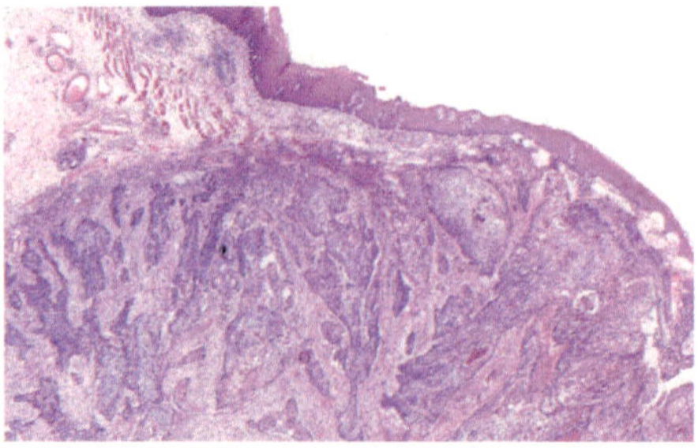

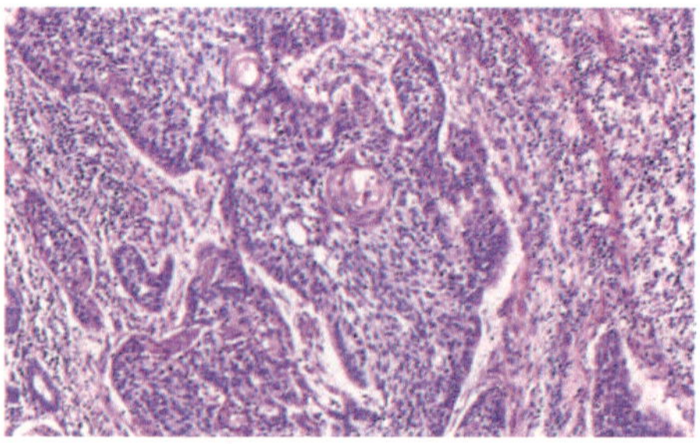

   (1) 请给出患者食管的病理诊断及诊断依据。
   (2) 食管病变如果不及时治疗,进一步发展会有哪些后果?

★ 3. 男性，28 岁。病史：平素身体健康，3 天前参加朋友聚会，进食大量油腻食物及饮酒后，出现上腹部疼痛，疼痛位于左上腹，呈持续性胀痛，伴有恶心、呕吐，呕吐后疼痛无缓解。实验室检查：血淀粉酶 800 U/L（正常参考值 0～110 U/L），尿淀粉酶 1 500 U/L（正常参考值 0～460 U/L），白细胞计数 15×10^9/L（正常参考值 4-10×10^9/L）。

（1）该患者最可能的诊断是什么？

（2）如患者为急性出血坏死型胰腺炎，请描述胰腺组织的形态特点。

（3）该患者的治疗原则是什么？

★ 4. 女性，55 岁。病史：慢性乙型病毒性肝炎 8 年余，平素口服恩替卡韦片（1 片/日）控制，患者定期体检，腹部彩超示：肝内实质性占位性病变。近 3 个月来，食欲减退，体重下降约 5 kg。自觉乏力，右上腹时有隐痛，皮肤、巩膜逐渐出现黄染。实验室检查：肝功能检查显示谷丙转氨酶（ALT）、谷草转氨酶（AST）升高，胆红素明显升高，以直接胆红素为主。甲胎蛋白（AFP）升高。腹部 B 超显示肝脏体积缩小，表面不光滑，肝内有多个低回声结节。

术后病理形态如图所示。

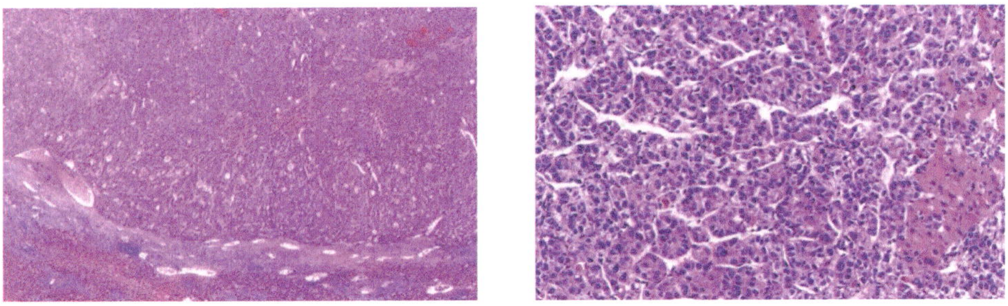

（1）该患者最可能的诊断是什么？

（2）患者术前为明确诊断，还可能进行了哪些检查？

（3）WHO 将肝细胞癌分为哪些类型？

答案解析

一、选择题

A1 型题

1.【B】Barrett 食管通常是食管腺癌的癌前病变。

2.【B】急性蜂窝织炎性胃炎属于化脓性炎，多因急性感染所致，主要浸润的炎细胞是中性粒细胞。

3.【E】慢性胃炎一般与遗传因素关系不密切。

4.【A】十二指肠溃疡一般不会发生癌变。

5.【A】胃溃疡病变是损伤和修复相互作用的结果，表面是炎性渗出和坏死的损伤性改变，深部是肉芽和瘢痕组织的修复反应。

6.【E】肉芽组织成熟良好有利于溃疡的愈合。

7.【E】恶性溃疡由于癌组织的增生，常导致溃疡边缘隆起，黏膜皱襞中断。

8.【E】溃疡性结肠炎病变常呈弥漫性连续性分布。

9.【C】溃疡性结肠炎除了肠道溃疡病变外，也常伴有肠外免疫性疾病。溃疡性结肠炎反复发作，黏膜腺体可出现异型增生，有伴发结直肠癌的可能。

10.【C】参见第 9 题。

11.【A】表浅性食管癌主要是指癌组织浸润的深度局限于黏膜层或黏膜下层，与淋巴结转移无关。

12.【C】根据解剖结构的关系，食管中段癌通常侵犯的是相邻的支气管和肺。

13.【D】癌浸润未超过黏膜下层者称为早期胃癌，与淋巴结转移无关。

14.【B】晚期胃癌常见转移部位包括淋巴结、肝、肺及腹膜等。

15.【A】白塞氏综合征是一种以血管炎为主要病理表现的系统性疾病，病因不明，不属于遗传性家族性息肉病。

16.【B】谷氨酰胺代谢通路主要与肝细胞癌的发生有关。

17.【E】约 70%的胃肠道间质瘤中瘤细胞呈现梭形细胞形态，约 20% 呈现上皮样细胞形态。

18.【D】肉芽肿常由结核分枝杆菌、梅毒螺旋体、寄生虫等感染引起，病毒性肝炎中通常不会出现。

19.【A】急性普通型肝炎病变较轻，主要变现为肝细胞广泛变性，坏死轻微。

20.【C】中、重度慢性肝炎主要为特征性的碎片状坏死和桥接坏死，而急性重型肝炎主要表现为肝细胞大块坏死，亚急性重型肝炎为亚大块坏死和肝细胞结节状再生，急性普通型肝炎病变较轻，肝细胞广泛变性，坏死轻微。

21.【D】HBV 感染的肝细胞表面可分泌大量 HBsAg，使机体免疫系统，尤其是 $CD8^+$ T 细胞识别并杀伤感染的肝细胞，导致肝细胞坏死或凋亡。

22.【B】毛玻璃样肝细胞主要见于乙型肝炎病毒引起的慢性肝炎以及无症状病毒携带者。

23.【E】自身免疫性肝炎随疾病的进展可以导致肝硬化。

24.【E】水杨酸类药物可致小泡性肝脂肪变，一般不伴有明显的炎症反应。

25.【E】肝豆状核变性首先累及肝脏，之后可累及中枢神经系统。铜也可蓄积于角膜，在角膜周围出现 Kayser-Fleischer 环。

26.【B】肝硬化阶段的假小叶虽然有肝细胞再生，但一般不会出现明显异型增生。

27.【B】肝硬化时肝细胞合成白蛋白的能力减弱，低蛋白血症使血浆胶体渗透压下降，是腹水形成原因之一。

28.【B】假小叶是指广泛增生的纤维组织将再生的肝细胞结节分割包绕成大小不等、圆形或椭圆形的肝细胞团。肝细胞结节状再生和纤维结缔组织增生是肝硬化特征性病变，两者缺一不可。

29.【D】血清甲胎蛋白异常增高有助于肝癌的诊断。

30.【B】原发性肝癌统指起源于肝细胞和肝内胆管上皮细胞的恶性肿瘤。

31.【A】黄曲霉菌、青霉菌、杂色曲霉菌等都可引起实验性肝癌，其中以黄曲霉菌最为重要。

32.【D】上皮细胞变性，坏死脱落常为急性胆囊炎的病变形态。

33.【E】胰腺实性假乳头状肿瘤常常体积较大，易出现囊性变，甚至呈囊肿样外观，易误诊漏诊。

A2 型题

34.【C】患者回肠病变提示为克罗恩病，该病特征是节段性病变，有深在裂隙状溃疡，溃疡表面见坏死，明显水肿及中性粒细胞浸润，可见非干酪样坏死性结核样肉芽肿。

35.【B】图中显示肿瘤细胞排列呈不规则的腺样结构，最可能的诊断是腺癌。

36.【E】弥漫浸润型胃癌可导致胃壁普遍增厚、变硬，胃腔变小，状如皮革。组织学类型表现为低黏附性癌(包括印戒细胞癌)，镜下可见大量异型腺体出现在胃壁各层。

37.【A】胃癌中 HER2 的表达情况检测有利于患者进行个性化靶向治疗药物的选择，例如曲妥珠单抗等。

38.【C】结合患者病史以及肝穿刺标本病理形态和免疫组化标记结果，最可能的诊断是胃癌肝转移。

39.【B】参见第 36 题。

40.【C】结合患者结肠镜检查及镜下病理形态，首先考虑结肠管状腺瘤。

41.【D】图中可见黏膜下层内大量肿瘤细胞排列呈不规则的腺样结构，伴有明显的炎症反应，最可能的诊断为肠腺癌。

42.【B】胃肠道间质瘤是胃肠道最常见的一类起源于间叶组织的肿瘤，病变常位于黏膜下，瘤细胞多呈梭形。

43.【C】图中可见肝小叶界板处部分肝细胞坏死，有较多的炎细胞浸润，为碎片状坏死的特点。

44.【B】结合患者的临床表现，既有肝功能障碍(蜘蛛痣、下肢水肿、腹胀等)，又有门静脉高压(腹水、脾肿大、食管下段静脉曲张)，最可能的诊断为肝硬化。

45.【C】慢性胆囊炎时，巨噬细胞聚集并吞噬胆汁中的胆固醇后，形成富含脂质的泡沫样组织细胞。

46.【A】胆囊的恶性肿瘤约 80%表现为腺癌。

47.【A】急性胰腺炎好发于中年男性暴饮暴食后或继发于胆道疾病。以广泛出血坏死为特征。镜下：胰腺组织大片凝固性坏死，细胞结构不清，间质小血管壁也有坏死，故有大量出血。胰液外溢刺激腹膜导致剧烈腹痛，大量出血及呕吐造成大量体液丢失及电解质紊乱。

48.【C】慢性胰腺炎可合并假性囊肿，囊壁主要由纤维组织构成伴炎症细胞浸润，通常无上皮衬覆。

A3/A4 型题

49.【D】患者表现为急腹症，结合既往病史(上腹痛反复发作、进食可使疼痛加剧)首先考虑胃溃疡是否出现并发症，腹部平片有助于溃疡穿孔的诊断。血清淀粉酶主要用于胰腺炎的诊断，B超对肝脏胆囊病变诊断比较适合。

50.【B】参见第 49 题。

51.【A】鳞状细胞癌在食管多见，发生在胃窦的少见。

52.【D】LCA 为淋巴瘤的常规免疫组化标记。

53.【C】根据 AJCC 第 8 版进行分期。

54.【A】胃肠道间质瘤的免疫组织化学诊断特征是细胞强阳性表达 CD117,还可表达 Dog1,60%～70%的胃肠道间质瘤中 CD34 阳性。

55.【C】CD56 为小细胞癌的特异性免疫组化标记。

56.【C】结合患者病史及临床检查提示为急性重型肝炎,由于肝细胞发生大块坏死故肝脏体积明显缩小,HAV 或者 HEV 主要是通过消化道传播,因此该患者发病与 HAV 或者 HEV 感染有关。

57.【A】参见第 56 题。

58.【E】参见第 56 题。

59.【C】图中显示肝细胞呈桥接坏死,有纤维间隔形成伴有小叶结构紊乱,肝脏损伤程度为中度,结合患者病史及血清学检查结果,诊断为中度慢性乙型肝炎。

60.【D】参见第 59 题。

61.【D】结合病史及超声检查,患者最可能的诊断是肝硬化。

62.【E】肝硬化门脉高压症时,部分门静脉血可经肠系膜下静脉、直肠静脉和髂内静脉进入下腔静脉,引起直肠静脉丛曲张,形成痔疮,破裂可引起便血。

63.【B】脾静脉为门静脉的重要属支,门脉高压会引起长期脾淤血进而导致脾肿大。贫血常常是脾肿大的后果。

B1 型题

64.【A】慢性非萎缩性胃炎的特征主要表现为胃黏膜浅层慢性炎,固有腺体保持完整,B 选项为肥厚性胃炎的改变,C 选项为 A 型慢性萎缩性胃炎的病变特征,D 选项为胃溃疡的病变特征,E 选项为嗜酸细胞性胃炎的特征。

65.【C】参见第 64 题。

66.【B】参见第 64 题。

67.【A】急性单纯性阑尾炎为早期的阑尾炎,病变以阑尾黏膜或黏膜下层较重。阑尾轻度肿胀,黏膜上皮出现缺损,中性粒细胞浸润和纤维蛋白渗出。

68.【E】急性化脓性阑尾炎常由单纯性阑尾炎发展而来。阑尾显著肿胀,阑尾壁各层大量中性粒细胞浸润,有炎性水肿及纤维蛋白渗出。

69.【D】急性坏疽性阑尾炎属重型的阑尾炎。阑尾壁血液循环障碍而发生坏死。

70.【C】急性阑尾炎少数病例因治疗不及时或机体抵抗力过低,出现并发症或转变为慢性阑尾炎。并发症中主要有阑尾穿孔引起的急性弥漫性腹膜炎和阑尾周围脓肿。

71.【B】慢性阑尾炎多为急性阑尾炎转变而来,也可开始即呈慢性经过,主要表现为阑尾壁不同程度纤维化及慢性炎症细胞浸润。

72.【A】按照结直肠癌 Dukes 分期:A 期,肿瘤局限于黏膜层;B1 期,肿瘤未穿透肌层,无淋巴结转移;B2 期,肿瘤穿透肌层,但无淋巴结转移;C1 期,肿瘤未穿透肌层,但有淋巴结转移;C2 期,肿瘤穿透肠壁,并有淋巴结转移;D 期,有远处转移。

73.【B】参见第 72 题。

74.【D】参见第 72 题。

75.【E】参见第 72 题。

76.【C】参见第 72 题。

二、名词解释

1. Barrett 食管(Barrett esophagus):是指食管远端出现柱状上皮化生(鳞状上皮被柱状上皮取代)。Barrett 食管是大部分食管腺癌的癌前病变。
2. 肠上皮化生(intestinal metaplasia):胃黏膜上皮被肠型腺上皮替代,出现吸收细胞、杯状细胞及 Paneth 细胞,可分为完全性化生和不完全性化生。
3. 炎症性肠病(inflammatory bowel disease,IBD):是一组发病原因尚未明确的慢性非特异性肠道炎症性疾病,主要包括溃疡性结肠炎和克罗恩病。
4. 菌群失调性肠炎(flora imbalance enteritis):又称为抗生素性肠炎,多为长期使用广谱抗生素造成肠道菌群失调所致。可见于各年龄阶段。病变可发生于各段肠道,主要表现为纤维蛋白渗出、黏膜坏死和假膜形成。
5. 幽门腺腺瘤(pyloric gland adenoma):由肿瘤性增生的幽门型腺体构成的胃良性肿瘤。
6. 小胃癌(small gastric carcinoma):早期胃癌中,直径为 0.6~1.0 cm 者,称为小胃癌。
7. 革囊胃(linitis plastica):肿瘤组织在胃壁中弥漫浸润,同时伴有大量纤维结缔组织增生,使胃腔变小,胃壁增厚、僵硬,黏膜皱襞消失,犹如皮革状,故称革囊胃、皮革胃。
8. 印戒细胞(signet-ring cell):特殊类型的黏液性腺癌中,癌细胞产生的黏液大量地充斥在细胞浆内,并将细胞核挤向细胞的一侧,形状恰似印戒,故名印戒细胞。以印戒细胞为主的黏液腺癌又称印戒细胞癌,多见于胃肠道。
9. Peutz-Jeghers 综合征(Peutz-Jeghers syndrome):为常染色体显性遗传病,特点是 STK11 基因突变,胃肠道各部位出现多发性错构瘤性息肉,患者多有口唇黏膜和手指足趾皮肤黑色素沉着。
10. 点状坏死(spotty necrosis):单个或数个肝细胞的溶解性坏死,由于坏死肝细胞的崩解,坏死灶中往往仅见细胞碎片和炎细胞的浸润。
11. 碎片状坏死(piecemeal necrosis):小叶周边与汇管区附近肝细胞的不规则溶解性坏死以及炎细胞浸润,造成界板的破坏,肝小叶的边界变得不规整,此为慢性活动性肝炎的特征性病变。
12. 桥接坏死(bridging necrosis):条带状的肝细胞坏死,坏死灶沟通肝小叶的小叶中央-小叶中央、小叶中央-门管区、门管区-门管区。坏死区的面积较大,常引起网状纤维支架的塌陷、胶原化以及成纤维细胞等合成新生的胶原。常见于慢性中度至重度肝炎、亚急性重型肝炎等。
13. 嗜酸性小体(acidophilic body,Councilman body):由肝细胞嗜酸性变发展而来,胞浆进一步浓缩,核也浓缩消失,最终形成深红色浓染的圆形小体,又称为嗜酸性凋亡小体。
14. 毛玻璃样肝细胞(ground glass-like hepatocyte):毛玻璃样肝细胞是乙型肝炎的特殊形态学特征。镜下:在 HBsAg 携带者和慢性肝炎患者的肝组织中常见到部分肝细胞体积较大,胞浆内充满嗜酸性细颗粒物质、不透明似毛玻璃样,电镜下见滑面内质网增生,内质网池内有较多的 HBsAg 颗粒。
15. 肝炎病毒携带者状态(carrier state of hepatitis viruses):无明显症状或仅有轻微临床表现的慢性病毒性肝炎,患者呈现病毒抗原阳性,但无明显的肝损伤。
16. 自身免疫性肝病(autoimmune liver disease,AILD):是指因机体内自身抗体的存在,通过自身免疫机制引起肝脏损伤和肝功能异常的疾病。
17. 酒精性肝病(alcoholic liver diseases):酗酒者因乙醇的毒性作用而导致的各种肝脏病变。慢性酒精性肝病可引起肝脏三种损伤,即脂肪肝、酒精性肝炎和酒精性肝硬化。
18. 肝硬化(cirrhosis):各种病因引起的肝脏疾病的终末期病变,以肝细胞弥漫性变性坏死、纤维组织增生和肝细胞结节状再生为基本病理特征，三种病变反复交替进行，假小叶形成，肝内血液循环被改建，导致肝脏变形、变硬的一种慢性进行性肝病。

19. 假小叶(pseudolobule)：肝硬化形成过程中，正常的肝小叶结构被破坏，形成圆形或椭圆形的再生结节，再生结节周围被大量增生纤维组织包绕。再生结节中的肝细胞排列方式和血管分布与正常的肝小叶有很大的不同，因此称假小叶。

20. 原发性肝癌(primary liver carcinoma)：肝细胞或肝内胆管上皮细胞发生的恶性肿瘤。根据组织来源和特点可分为三型：肝细胞癌、肝内胆管癌和混合型肝细胞癌-胆管癌。

三、问答题

1. 慢性萎缩性胃炎的病理改变有哪些？

慢性萎缩性胃炎的发病部位以胃窦部多见。肉眼观，病变的胃黏膜变得平、薄，皱襞变少呈细颗粒状。萎缩严重的病例，黏膜下的血管清晰可见，有时可见充血、渗出的表现。

镜下病变特点：① 病变区胃黏膜变薄，腺体变小，数目减少，胃小凹变浅，并可有囊性扩张；② 固有层内有多量淋巴细胞、浆细胞浸润，病程长的病例可形成淋巴滤泡；③ 胃黏膜内可见纤维组织增生；④ 常出现腺上皮化生，可表现为肠上皮化生和假幽门腺化生，但以肠上皮化生为常见。

2. 胃窦部发现一个溃疡，请用学过的病理知识鉴别此溃疡的良恶性。

	良性溃疡	恶性溃疡
外形	圆形或椭圆形	不整齐，皿状或火山口状
大小	直径一般<2 cm	直径常>2 cm
深度	较深	较浅
边缘	整齐，不隆起	不整齐，隆起
底部	较平坦	凹凸不平，有坏死出血
周围黏膜	皱襞向溃疡集中	皱襞中断，呈结节状肥厚

胃溃疡与溃疡型胃癌有时在肉眼上很难区别，特别是胃溃疡癌变的病例，必须通过组织学的检查才能区别(主要是镜下可见原胃溃疡时遗留的瘢痕结缔组织较多，另外患者有慢性胃溃疡的病史)。单纯性良性溃疡可见组织学出现炎性渗出、坏死、肉芽组织及瘢痕组织等改变，而单纯性恶性溃疡可见肿瘤细胞，肿瘤细胞异型性明显，瘤细胞排列成不规则的腺样结构。

3. 乙型肝炎有哪些临床病理类型？各型有何特点？

乙肝病毒HBV是中国慢性肝炎的主要病原体，可以引起各型肝炎类型，包括急性肝炎、慢性肝炎和重型肝炎等。

急性肝炎主要病理特点是肝细胞广泛变性，以细胞水肿为主，肝细胞坏死现象较轻，可见肝小叶内散在的、范围很小的、仅涉及数个肝细胞的溶解性坏死灶，称点状坏死。也可见到散在的嗜酸性变性或嗜酸性小体形成。

慢性肝炎主要出现特征性的碎片状坏死和桥接坏死。

重型肝炎分为急性重型肝炎和亚急性重型肝炎两种。急性重型肝炎以大块坏死为主，亚急性重型肝炎以亚大块坏死和肝细胞结节状再生为主。

4. 肝硬化时纤维组织增生和假小叶是如何形成的？

各种因素均可引起肝细胞弥漫性损伤，如长期作用，反复发作，可导致肝内广泛的胶原纤维增生。增多的胶原纤维有两种来源：其一是肝细胞坏死后，肝小叶内原有的网状支架塌陷、聚积、胶原化，或由肝星状细胞转变为肌成纤维细胞样细胞产生胶原纤维；其二为门管区的成纤维细胞增生并分泌胶原纤维。

同时，肝细胞坏死可启动肝细胞再生，在人肝细胞生长因子、表皮生长因子、转化生长因子-α 和其他一些多肽类生长因子的刺激下，肝细胞分裂增殖。肝小叶内网状支架塌陷后，再生的肝细胞不能沿原有支架排列，而形成不规则的再生肝细胞结节。广泛增生的胶原纤维可向肝小叶内伸展，分割肝小叶；也可与肝小叶内的胶原纤维连接形成纤维间隔包绕原有的或再生的肝细胞团，形成假小叶。这些病变随着肝细胞不断坏死与再生而反复进行，最终形成弥漫全肝的假小叶，并导致肝内血液循环改建和肝功能障碍而形成肝硬化。

5. 肝硬化门静脉高压的发生机制有哪些？

肝硬化引起门静脉压力增高的主要原因有：① 肝内广泛的结缔组织增生，肝血窦闭塞或血窦周围纤维化，使门静脉循环受阻（窦性阻塞）；② 假小叶压迫小叶下静脉，使肝窦内血液流出受阻，影响门静脉血流入肝血窦（窦后性阻塞）；③ 肝内肝动脉小分支与门静脉小分支在汇入肝窦前形成异常吻合，使压力高的动脉血流入门静脉内（窦前性阻塞）。

6. 肝硬化门静脉高压症的主要临床表现及后果是什么？

（1）腹腔积液。大量腹腔积液可影响胃肠道蠕动，以及对腹腔内各脏器产生压迫症状。

（2）侧支循环形成。门静脉压的增高使门静脉与体静脉之间的一些侧支循环血管代偿性扩张开放，部分门静脉血可经这些侧支循环血管由体静脉回流至心脏，主要的侧支循环有：① 门静脉血经胃冠状静脉、食管静脉丛、奇静脉入上腔静脉，常致胃底与食管下段静脉丛曲张，甚至破裂发生致命性大出血，这种情况发生在腹压升高或受到粗糙食物磨损时，是肝硬化病人死亡的常见原因之一；② 门静脉血经肠系膜下静脉、直肠静脉和髂内静脉进入下腔静脉，引起直肠静脉丛曲张，形成痔疮，破裂可引起便血；③ 门静脉血经附脐静脉，脐周静脉网，而后向上经胸腹壁静脉进入上腔静脉，向下经腹壁下静脉进入下腔静脉，引起脐周浅静脉高度扩张，形成“海蛇头”现象。

（3）慢性淤血性脾肿大。肝硬化患者中有 70%～85%出现脾肿大。肉眼观：脾脏肿大，重量一般在 500 g 以下，少数可达 800～1000 g。患者可因脾功能亢进而出现贫血、白细胞及血小板减少症。

（4）胃肠道淤血水肿。门静脉压力升高，胃肠道静脉回流受阻，黏膜发生淤血、水肿，可导致消化和吸收功能障碍，患者出现食欲不振、消化不良等症状。

7. 肝硬化肝功能障碍主要临床表现包括哪些？

（1）激素代谢紊乱。雌激素灭活不全引起小动脉及其分支发生扩张（蜘蛛状血管痣），男性睾丸萎缩、乳房发育，女性闭经不育。抗利尿激素、醛固酮灭活不全，使尿量减少、水钠潴留，促进了腹水和水肿的形成。

（2）出血倾向。由于凝血酶原、纤维蛋白原等凝血因子合成不足，加上脾功能亢进，血小板破坏过多，患者出现鼻衄、齿龈出血、皮肤黏膜出血等。

（3）血浆蛋白合成不足。白蛋白合成降低，血浆胶体渗透压下降，腹水和水肿不易消退。同时由于从胃肠道吸收的一些抗原物质不经过肝细胞处理，直接经过侧支循环而进入体循环，刺激单核巨噬系统反应性增生，球蛋白合成增多，因此，血浆白蛋白降低且白蛋白、球蛋白比值降低，甚至出现倒置。

（4）解毒功能下降。胆色素代谢障碍以及肝内胆管受压，患者常有黄疸；机体代谢及肠道吸收来的含氮化合物（特别是氨）不能通过肝脏转化，引起中枢神经系统中毒，患者出现肝性脑病，最终出现肝昏迷，是肝硬化患者常见的死亡原因之一。

8. 肝炎肝硬化引起的门静脉高压症与血吸虫病性肝纤维化（或称干线性肝硬化）引起的门静脉高压

形成机制有何不同？

（1）肝炎性肝硬化时，门静脉压增高有两个主要的原因：① 由于肝窦的闭塞和破坏、再生结节对间质中薄壁小血管的压迫、再生结节周围纤维结缔组织的收缩牵拉而引起小血管的扭曲和闭塞，造成门静脉的血液回流困难，因此引起门静脉压力增高。② 肝动脉与门静脉交通支的开放使压力高于门静脉血的肝动脉血直接注入门静脉，使门静脉血压进一步增高。

（2）血吸虫病引起的门静脉高压症的发生原因与上述肝硬化时门静脉高压的发生机制不完全一致。寄生在肠系膜静脉内的成虫排出的虫卵顺血流进入肝脏，在门静脉的小分支内沉积，形成虫卵结节并最终形成纤维化。反复的虫卵结节形成和纤维化使肝内大量结缔组织增生，最终发展成肝纤维化。由于虫卵结节的形成和纤维化主要发生于较大的汇管区，门静脉的阻塞现象较严重（肝窦前阻塞），因此，门静脉高压发生的时间较肝炎后肝硬化更早，程度也更严重。

9. 消化道恶性肿瘤的发生部位及大体形态有哪些共同的特点？

消化道恶性肿瘤好发于生理狭窄处、食物潴留处。食管癌常见于食管中下段；胃癌多见于胃窦部，尤其是小弯侧；大肠癌以直肠最多见，其次是乙状结肠和升结肠。

根据肿瘤生长方式、肿瘤间质的多少以及坏死脱落等情况，进展期肿瘤大体形态可归为以下几种类型：

（1）息肉型或蕈伞型（腔内型）：肿瘤以外生性生长为主，形成息肉状、蕈伞状或巨块状肿块突入腔内，表面可坏死脱落；肿瘤组织浸润管壁较浅，常累及管壁周径的一部分。

（2）弥漫浸润型或缩窄型（管壁型）：癌组织弥漫浸润于消化管全周径的各层，无或伴有明显的间质结缔组织增生，管壁增厚僵硬，导致食管、肠管、胃幽门管局部环形狭窄，如果癌组织弥漫浸润于胃壁则形成革囊胃。

（3）溃疡型：癌组织主要向管壁深层生长，累及管壁周径一部分，表面坏死脱落形成溃疡。溃疡底部凸凹不平，溃疡边缘在食管常参差不齐，微向腔内突出；在胃或大肠则边缘呈结节状凸起或呈环堤状（如火山喷口状）。

四、病例分析题

1.（1）胃窦部慢性胃溃疡合并胃穿孔及弥漫性腹膜炎。主要诊断依据为：① 临床表现：进食后上腹部疼痛，饮酒后出现腹部疼痛，弥漫性压痛和反跳痛；② 术中发现：胃小弯幽门前壁穿孔，腹腔内有胃内容物；③ 病理组织学检查：溃疡底部出现炎性渗出物、坏死物、肉芽组织和瘢痕组织病变。

（2）如果该患者未发生胃穿孔，慢性胃溃疡还可能引起的并发症有：上消化道出血、幽门梗阻、癌变等。

2.（1）该患者的病理诊断是食管鳞状细胞癌。主要诊断依据为：① 临床症状：进行性吞咽困难，胸骨后疼痛；② 影像学及内镜检查：食管中下段占位性病变；③ 病理组织学检查：图中可见食管黏膜下大片肿瘤组织呈浸润性生长，癌组织呈巢状或梁索状排列，癌细胞异型性明显，个别细胞可见角化。

（2）如果不及时治疗，癌组织穿透食管壁直接侵入邻近器官，可以累及支气管、肺或贲门、纵隔、心包等处。受浸润的器官可发生相应的合并症，如大出血、化脓性炎及脓肿、食管-支气管瘘等。肿瘤也可发生淋巴道转移，多转移到食管旁、肺门、贲门及腹腔淋巴结，晚期患者可发生血道转移，常累及肝和肺。

3.（1）该患者最可能的诊断是急性胰腺炎。

患者在暴饮暴食及饮酒后出现左上腹持续性胀痛，伴恶心、呕吐，血、尿淀粉酶显著升高，首先考虑急性胰腺炎。

（2）急性出血坏死型胰腺炎的形态特点：肉眼观，胰腺肿大，质软呈无光泽暗红色，胰腺原有的分叶结构模糊消失。胰腺、大网膜及肠系膜等处可见散在混浊的黄白色斑点（脂肪被酶解成甘油和脂肪酸后，又与组织液中的钙离子结合形成不溶性的钙皂），或小灶状脂肪坏死。镜下观：胰腺组织大片凝固性坏死，细胞结构不清，间质小血管壁也有坏死，故有大量出血。在坏死胰腺组织的四周可见炎症细胞。

（3）该患者的治疗原则是：① 禁食、胃肠减压：减少胰液分泌和胃肠道压力；② 静脉补液：维持水电解质平衡；③ 抑制胰腺分泌（如使用生长抑素）：有助于减轻胰腺炎症；④ 抗感染治疗：预防和治疗感染。

4.（1）该患者最可能的诊断是原发性肝细胞性肝癌。

患者有乙肝病史，出现右上腹隐痛、黄疸、体重下降，AFP升高，B超显示肝脏占位性病变，图中病理形态示瘤细胞异型性明显，呈条索状或粗梁状排列，胞浆丰富，核异型性大，综合考虑为原发性肝细胞性肝癌。

（2）患者术前为明确诊断，还可能进行的检查包括：肝脏增强CT或磁共振成像（MRI）检查，以及肝脏穿刺活检。增强CT或MRI有助于更清晰地显示肿瘤的血供情况，肝脏穿刺活检可获取组织进行病理诊断，明确肿瘤性质。

（3）WHO将肝细胞癌分为非特殊型（NOS）和8种特殊亚型，其中特殊亚型包括纤维板层型、硬化型、透明细胞型、脂肪性肝炎型、巨梁型、嫌色型、富中性粒细胞型、富淋巴细胞型等。

（张爱凤　徐佳佳）

第八章
淋巴造血系统疾病

知识实训

一、选择题

A1 型题

1. 关于慢性非特异性淋巴结炎的叙述，不正确的是
   A. 可表现为窦组织细胞增生　　B. 可表现为淋巴滤泡增生
   C. 可表现为副皮质区增生　　D. 淋巴组织增生，淋巴结结构破坏
   E. 淋巴滤泡生发中心可扩大

★2. 不符合组织细胞坏死性淋巴结炎的是
   A. 病变最早出现在皮质旁区　　B. 病变内不出现中性粒细胞浸润
   C. 特征性的组织细胞显示核中位，核仁明显　　D. 组织细胞胞浆内含有吞噬的细胞碎屑
   E. 有自愈倾向

★3. 狼疮性淋巴结炎中具有诊断提示意义的是
   A. 大片坏死和核碎屑　　B. 苏木素小体　　C. 化脓性肉芽肿
   D. 生发中心萎缩、间质硬化　　E. 浆细胞浸润

4. 霍奇金淋巴瘤中的非肿瘤细胞是
   A. 霍奇金细胞　　B. 镜影细胞　　C. 浆细胞
   D. “爆米花”细胞　　E. 陷窝细胞

5. 霍奇金淋巴瘤首发部位最常见的是
   A. 腹膜后淋巴结　　B. 腋窝淋巴结　　C. 颈部淋巴结
   D. 肠系膜淋巴结　　E. 纵隔淋巴结

6. 与诊断性 R-S 细胞形态特征不符合的是
   A. 可双核、面对面排列，即所谓镜影细胞
   B. 核圆形或椭圆形
   C. 染色质粗糙，沿核膜聚集呈块状，核膜厚而清楚
   D. 大而醒目的核仁，直径与红细胞相当
   E. 核仁偏位，嗜碱性

★7. 最易见到诊断性 R-S 细胞的霍奇金淋巴瘤类型是
   A. 结节性淋巴细胞为主型霍奇金淋巴瘤　　B. 经典型霍奇金淋巴瘤，混合细胞亚型
   C. 经典型霍奇金淋巴瘤，结节硬化亚型　　D. 经典型霍奇金淋巴瘤，富于淋巴细胞亚型

E. 经典型霍奇金淋巴瘤，淋巴细胞减少亚型

8. 根据 Ann Arbor 分期，Ⅲ期霍奇金淋巴瘤的病变范围是
A. 病变限于一个淋巴结
B. 病变限于膈肌的一侧
C. 累及膈肌两侧的淋巴结
D. 病变限于结外一个器官
E. 病变扩散到淋巴结外，累及多个结外器官或组织

9. 非霍奇金淋巴瘤按细胞来源分类，主要分为
A. B 细胞源性、T 和 NK 细胞源性
B. 滤泡型和弥漫型
C. 高度恶性和低度恶性
D. 中枢型和外周型
E. 大细胞性和小细胞性

★10. 下列免疫组化标记符合套细胞淋巴瘤的是
A. CD5－，CD23－，CyclinD1－，SOX-11－
B. CD5＋，CD23－，CyclinD1－，SOX-11－
C. CD5＋，CD23－，CyclinD1＋，SOX-11＋
D. CD5－，CD23＋，CyclinD1－，SOX-11－
E. CD5＋，CD23＋，CyclinD1－，SOX-11－

11. 与慢性淋巴细胞白血病/小淋巴细胞淋巴瘤不符合的是
A. 是来源于 B 淋巴细胞的低度恶性肿瘤
B. 患者外周血白细胞一般不增多
C. 白血病细胞主要浸润肝门管区及周围的肝窦
D. 病人常为 50 岁以上，进展缓慢
E. 脾脏明显肿大

★12. 在慢性淋巴细胞白血病/小淋巴细胞淋巴瘤中表达，而不表达于其他小 B 细胞淋巴瘤的免疫标记是
A. CD20　B. CD5　C. CD38　D. LEF1　E. MUM1

★13. 慢性淋巴细胞白血病/小淋巴细胞淋巴瘤出现 Richter 转化最常见的转化类型是
A. 经典型霍奇金淋巴瘤
B. 弥漫性大 B 细胞淋巴瘤
C. 滤泡树突肉瘤
D. 外周 T 细胞淋巴瘤，NOS
E. 其他组织细胞增生症

★14. 小 B 细胞淋巴瘤中极少出现骨髓累及的是
A. 结内边缘区淋巴瘤
B. 滤泡性淋巴瘤
C. 慢性淋巴细胞白血病/小淋巴细胞淋巴瘤
D. 套细胞淋巴瘤
E. 黏膜相关淋巴组织结外边缘区淋巴瘤

★15. 滤泡性淋巴瘤组织学分级的主要依据是
A. Ki67 增殖指数　B. 中心母细胞数量　C. 异型性

D. 生长模式　　E. 坏死

★16. 病程中不会出现大B细胞转化的是
A. 结内边缘区淋巴瘤
B. 滤泡性淋巴瘤
C. 慢性淋巴细胞白血病/小淋巴细胞淋巴瘤
D. 套细胞淋巴瘤
E. 淋巴浆细胞淋巴瘤

★17. 反应性滤泡增生与滤泡性淋巴瘤最具有鉴别价值的免疫标记是
A. CD43　　B. CD10　　C. BCL6　　D. CD20　　E. BCL2

★18. 以下淋巴瘤的发生与EBV最为密切相关的是
A. 滤泡性淋巴瘤　　B. 蕈样霉菌病　　C. 淋巴瘤样肉芽肿病
D. 套细胞淋巴瘤　　E. 脾脏边缘区淋巴瘤

★19. 儿童型滤泡性淋巴瘤一般不会出现的是
A. 组织学分级低，1级或2级　　B. BCL2表达
C. t(14;18)易位　　D. MUM1表达
E. 瘤细胞弥漫性分布

20. 以“满天星”图像为病变特点的淋巴瘤是
A. 皮肤T细胞型淋巴瘤　　B. 淋巴母细胞性淋巴瘤
C. 弥漫性大B细胞淋巴瘤　　D. Burkitt淋巴瘤
E. 霍奇金淋巴瘤

★21. 符合EBV阳性弥漫性大B细胞淋巴瘤的是
A. 仅见于老年人　　B. 存在免疫缺陷/失调的病史
C. 可继发于先前存在的其他淋巴瘤　　D. 可发生于任何年龄
E. EBER阳性的肿瘤性大细胞少

★22. Burkitt淋巴瘤的特点是
A. 所有病例都存在免疫缺陷背景　　B. 具有C-myc基因易位
C. 存在BCL2和/或BCL6的重排　　D. CD10表达缺失
E. 瘤细胞大小不一、多形性明显

23. 下列属于T细胞淋巴瘤的恶性肿瘤是
A. 淋巴浆细胞淋巴瘤　　B. 边缘区淋巴瘤　　C. 滤泡性淋巴瘤
D. 套细胞淋巴瘤　　E. 间变性大细胞淋巴瘤

24. 关于NK/T细胞淋巴瘤的描述，错误的是
A. 与EBV高度相关　　B. 绝大多数发生在淋巴结内
C. 为细胞毒性T细胞或NK细胞来源的侵袭性肿瘤
D. 放射治疗效果好，5年存活率达50%以上
E. 瘤细胞常呈CD2、CD3、CD56阳性表达

★25. 关于系统性慢性活动性 EBV 病，下列说法错误的是

A. 由 EBV 感染 T 或 NK 细胞引发

B. 主要表现为持续性或复发性的传染性单核细胞增多症样症状

C. 外周血 EBV 载量升高和 EBV 抗体异常

D. 老年人多见，儿童和青少年少见

E. 第 5 版 WHO《淋巴造血系统肿瘤分类》命名为 sCAEBVD，ICD-O 动态编码为/1

★26. 系统性慢性活动性 EBV 病中常见体细胞突变的基因是

A. BRCA1　B. TP53　C. MEN1　D. DDX3X　E. EGFR

★27. 系统性慢性活动性 EBV 病中常见的危及生命的并发症是

A. 噬血细胞综合征　B. 冠状动脉瘤　C. 肠穿孔

D. T/NK 细胞淋巴瘤　E. 肝功能衰竭

28. 关于白血病的描述，错误的是

A. 急性白血病常起病急

B. 急性白血病肿瘤细胞多停滞在晚期分化阶段

C. 急性白血病骨髓有核细胞中原始造血细胞常超过 20%

D. 慢性白血病可发生急变

E. 急性白血病有时可形成髓系肉瘤

29. 急性髓系白血病时原始粒细胞在骨膜下浸润，形成肿块，称为

A. 棕色瘤　B. 黄色瘤　C. 绿色瘤　D. Wilms 瘤　E. 血管瘤

30. 关于急性淋巴母细胞白血病的描述，不正确的是

A. 由不成熟的前 B 淋巴细胞或前 T 淋巴细胞来源的高度侵袭性肿瘤

B. 与淋巴瘤容易区别

C. T 淋巴母细胞白血病多见于青年人

D. 急性淋巴母细胞白血病的瘤细胞多表达原始淋巴细胞标志 TdT

E. 90%以上的 B 淋巴母细胞白血病儿童患者可完全缓解

31. 下列哪一项白血病的瘤细胞中常出现 Ph 染色体

A. 急性淋巴细胞性白血病　B. 急性髓系白血病　C. 慢性淋巴细胞性白血病

D. 慢性髓系白血病　E. 单核细胞性白血病

32. Ph 染色体形成的机制是

A. 22 号染色体长臂易位到 9 号染色体长臂

B. 17 号染色体长臂易位到 15 号染色体长臂

C. 21 号染色体三体

D. 5 号染色体短臂丢失

E. 45XO 性染色体单体

★33. 骨髓瘤起源于

A. 间充质干细胞　B. 浆细胞　C. 粒细胞

D. 巨核细胞　　E. 造血干细胞

★34. 关于 Langerhans 细胞组织细胞增生症的叙述，不正确的是

A. 主要侵犯肝、脾、骨髓、淋巴结

B. 一般至少有两个以上不同器官和组织同时受累

C. 脾内瘤细胞主要浸润白髓

D. 电镜下见瘤细胞胞浆内有 Birbeck 颗粒

E. 瘤细胞表达 CD1a,CD207/Langerin 是其特征性免疫表型

★35. Rosai-Dorfman 病多见于儿童，需要鉴别的疾病不包括

A. Langerhans 细胞组织细胞增生症　　B. 组织细胞肉瘤

C. ALK 阳性组织细胞增生症　　D. 幼年性黄色肉芽肿

E. 结节病

A2 型题

36. 女性，23 岁，左颈部一无痛性淋巴结肿大(2.0 cm×3.0 cm)，活动欠佳。活检发现包膜完整，切面无出血坏死。镜下见淋巴结结构已破坏，大量的束状纤维将组织分隔呈结节状，结节内见大量嗜酸性粒细胞、浆细胞及少量的中性粒细胞浸润，其中散在一些大细胞，其胞浆丰富、透明，核大、核仁多，胞体与周围形成空隙。本例最可能的诊断为

A. 淋巴结转移性癌　　B. 非霍奇金淋巴瘤

C. 经典型霍奇金淋巴瘤，结节硬化亚型　　D. 淋巴结反应性增生

E. 淋巴结炎

★37. 男性，45 岁，腹股沟区多个淋巴结反复无痛性肿大半年，B 超示脾脏肿大。病变淋巴结活检发现原结构破坏，低倍镜下见肿瘤细胞呈明显的结节状生长；免疫组化染色显示瘤细胞 CD10、CD19、CD20、CD22、BCL2 阳性。遗传学检查显示瘤细胞有 t(14;18)易位。本例最可能是

A. 淋巴结反应性滤泡增生　　B. 滤泡性淋巴瘤

C. 淋巴结转移性未分化癌　　D. 经典型霍奇金淋巴瘤结节硬化型

E. 弥漫性大 B 细胞性淋巴瘤

38. 男性，35 岁，农民，乏力、消瘦数年。外周血白细胞总数为 11×10^9/L，其中可见少量原始粒细胞，诊断为慢性髓系白血病。该患者的白血病细胞作染色体分析，可能发现

A. 呈多倍体　　B. 染色体易位　　C. 染色体缺失

D. 环状染色体　　E. 以上都不是

A3/A4 型题

(39～42 题共用题干)

男性，28 岁，1 年前颈部淋巴结对称性、无痛性进行性肿大，继而累及腋窝、腹股沟淋巴结。患者体重稍下降，近期有发热症状。

39. 首先应考虑何种疾病

A. 淋巴瘤　　B. 淋巴结转移性肺癌　　C. 猫抓病

D. 淋巴结反应性增生　　E. 慢性淋巴结炎

40. 淋巴结活检镜下如图所示，应进一步考虑何种疾病

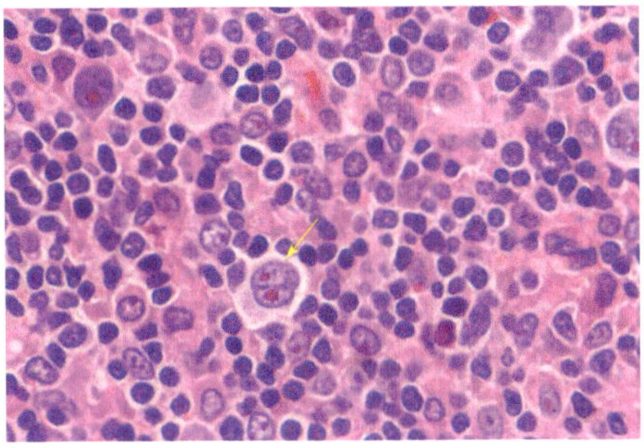

A. 滤泡性淋巴瘤

B. Burkitt 淋巴瘤

C. Langerhans 细胞组织细胞增生症

D. 淋巴结反应性增生

E. 霍奇金淋巴瘤

41. 图中箭头所示细胞是

A. 镜影细胞　　B. 木乃伊细胞　　C. 爆米花细胞

D. 陷窝细胞　　E. 多核性 R-S 细胞

42. 图中箭头所示细胞多见于哪一类型的霍奇金淋巴瘤

A. 经典型霍奇金淋巴瘤，结节硬化亚型

B. 经典型霍奇金淋巴瘤，富于淋巴细胞亚型

C. 经典型霍奇金淋巴瘤，混合细胞亚型

D. 经典型霍奇金淋巴瘤，淋巴细胞减少亚型

E. 结节性淋巴细胞为主型霍奇金淋巴瘤

★（43～46 题共用题干）

男性，65 岁，反复低热、消瘦 2 年余，自觉颈部及腋下多个肿块，初为鹌鹑蛋大小，近期增大，自服抗生素无效。行颈部淋巴结切除活检，形态如图。

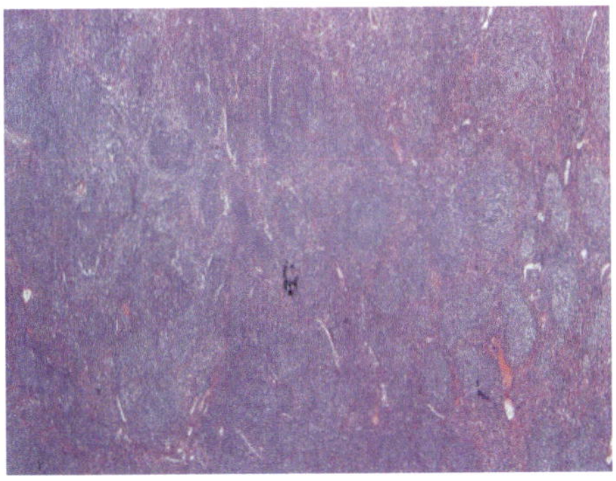

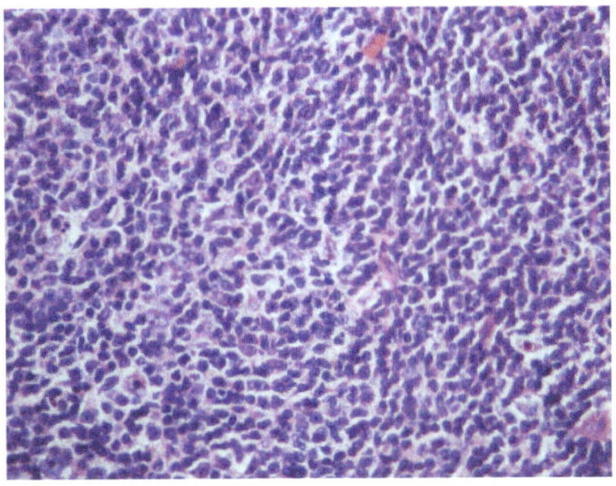

43. 基于临床信息与组织学形态，最可能的病理诊断是

A. 反应性淋巴滤泡增生　　B. 慢性淋巴细胞性白血病/小淋巴细胞淋巴瘤

C. 弥漫性大 B 细胞淋巴瘤　　D. 滤泡性淋巴瘤

E. 套细胞淋巴瘤

44. 鉴别诊断的关键性免疫标志物是

A. CD20 和 CD79a　B. CD43　C. CD3 和 CD5
D. CD10 和 BCL2　E. MUM1

45. 根据所给出的组织学图片，合理的组织学级别是

A. 2 级　B. 3A 级　C. 3B 级
D. 1 级　E. 以上均不对

46. 该肿瘤特征性的分子遗传学改变是

A. IGH::CCND1　B. IGH::BCL2　C. IGH::MYC
D. IGH::BCL6　E. IGH::MALT1

★(47～50 题共用题干)

男性，68 岁，无明显诱因出现左侧阴囊肿大 1 个月，无疼痛，无压痛、无畏寒发热。CT 显示左侧睾丸及腹股沟管区占位，盆腔左侧淋巴结增大。实验室检查：血清肿瘤标志物未见异常。行左侧睾丸切除。送检睾丸增大，附睾完全与睾丸融合成块，整体大小 7 cm×6 cm×5.5 cm，切面灰白色，鱼肉状，质嫩。组织形态学如图。

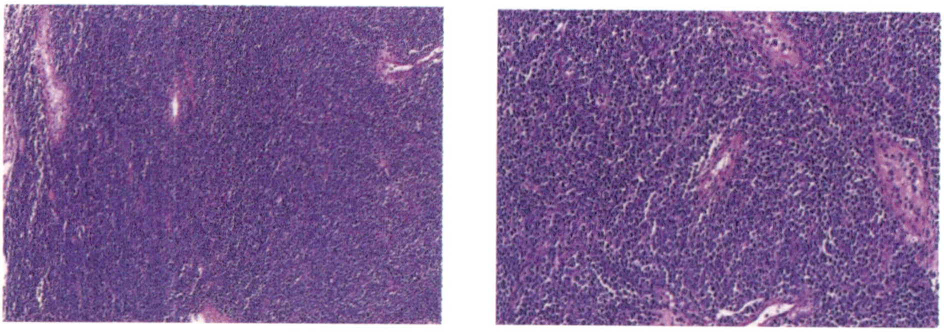

47. 本例首先需要考虑的诊断是

A. 精原细胞瘤　B. 间变性大细胞淋巴瘤
C. 经典型霍奇金淋巴瘤　D. 慢性非特异性炎症
E. 弥漫性大 B 细胞淋巴瘤

48. 支持诊断的免疫表型是

A. PLAP+，CD117+，D2-40+　B. CD20+，CD79a+，Ki67 90%
C. CD3+，ALK+　D. CD30+，CD15+
E. 广谱 CK+

49. 该病变同时出现以下哪种改变称为“双打击”淋巴瘤

A. IGH 与 CCND1 易位　B. MALT1 与 MALT2 易位
C. MYC 与 BCL2 易位　D. BCL2 与 BCL6 易位
E. MYD88 和 EZH2 突变

50. 与该肿瘤靶向治疗相关的免疫表型是
A. CD20＋　B. BCL2＋　C. BCL6＋
D. CD10＋　E. Ki67＋

B1 型题

★(51～54 题共用备选答案)
A. 弥漫性大 B 细胞淋巴瘤　B. NK/T 细胞淋巴瘤
C. 组织细胞性淋巴瘤　D. 经典型霍奇金淋巴瘤
E. Burkitt 淋巴瘤
51. 瘤细胞 CD30、CD15 阳性的是
52. 最常见的非霍奇金淋巴瘤是
53. 瘤细胞 sIg、CD19、CD20 和 CD10 阳性，C-myc 基因易位的是
54. 瘤细胞 CD2、胞浆型 CD3、CD56 阳性，常伴有 EBV DNA 克隆性整合的是
★(55～59 题共用备选答案)
A. Dutcher 小体　B. Russell 小体　C. Howell-Jolly 小体
D. 星状小体　E. 苏木素小体
55. 浆细胞骨髓瘤肿瘤性浆细胞核内可见
56. 浆细胞骨髓瘤肿瘤性浆细胞胞浆内可见
57. 狼疮性淋巴结炎中可见
58. 结节病中可见
59. 巨幼细胞性贫血时可见

二、名词解释

1. 镜影细胞(mirror image cell)
2. Burkitt 淋巴瘤(Burkitt lymphoma)
3. 滤泡性淋巴瘤(follicular lymphoma)
4. 绿色瘤(chloroma)
5. Ph 染色体(Ph chromosome)
6. 类白血病反应(leukemoid reaction)
7. 多发性骨髓瘤(multiple myeloma)
8. Birbeck 颗粒(Birbeck granules)

三、问答题

1. 霍奇金淋巴瘤的组织学诊断依据有哪些?
2. 淋巴结反应性增生与非霍奇金淋巴瘤的临床病理特点有何不同?
3. 简述大 B 细胞淋巴瘤的临床病理特点。
4. 试述急性和慢性髓系白血病的临床病理差异。
5. 简述 Langerhans 细胞组织细胞增生症的病理变化。

四、病例分析题

★男性，26 岁，受凉后咽部疼痛，体温 38℃，无消瘦乏力。查体：咽部红肿，扁桃体肿大，表面可见新生物；血常规无异常。取扁桃体表面新生物活检，病理形态如图。

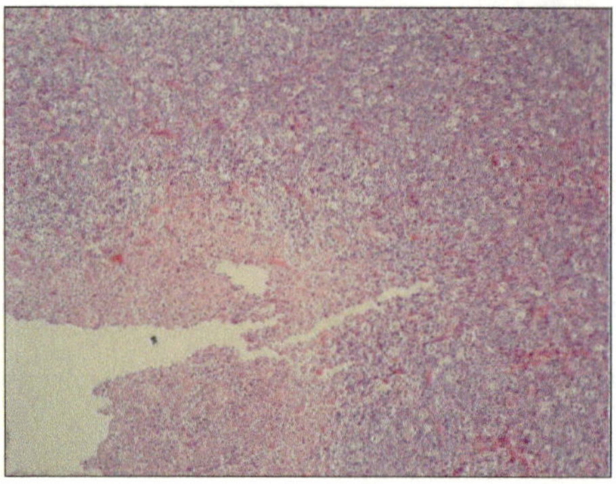
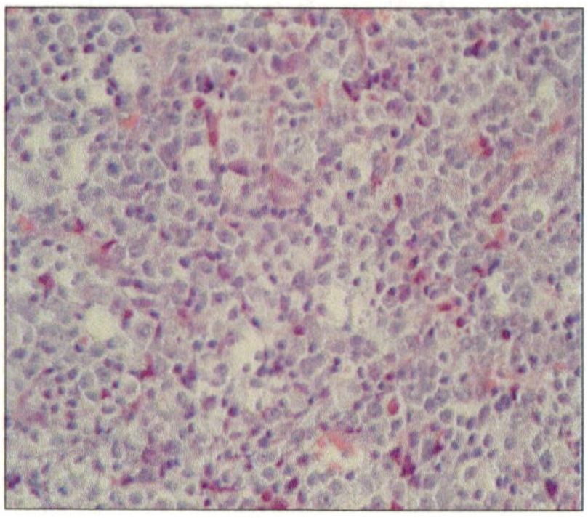

（1）综合患者临床表现与形态学表现，请给出最可能的病理诊断，并简述诊断思路。

（2）请简述该疾病的主要鉴别诊断及鉴别要点。

答案解析

一、选择题

A1 型题

1.【D】淋巴结反应性增生也称为非特异性淋巴结炎。组织学表现为淋巴滤泡(B 细胞区)增生、副皮质区(T 细胞区)增生、窦组织细胞增生三种模式以及上述三种模式的混合存在。不表现出淋巴结结构破坏。

2.【C】典型的组织细胞坏死性淋巴结炎可出现大量增生的组织细胞,胞浆内含吞噬的细胞碎屑,核偏位、呈新月状或印戒细胞样外观。

3.【B】苏木素小体为细胞外无定形物质,可能由与抗核抗体反应的退变核构成,并非总是存在,该小体的出现对于狼疮性淋巴结炎的诊断具有提示意义。

4.【C】霍奇金淋巴瘤中的瘤细胞包括经典型的 R-S 细胞,该类型细胞的双核可面对面排列,彼此对称,形成所谓镜影细胞;除了经典型 R-S 细胞外,还有霍奇金细胞、陷窝细胞、“爆米花”细胞等。

5.【C】霍奇金淋巴瘤首发部位最常见于颈部淋巴结和锁骨上淋巴结,其次为腋下淋巴结、纵隔淋巴结、腹膜后和主动脉旁淋巴结等。

6.【E】经典型的 R-S 细胞(诊断性 R-S 细胞)是一种直径 20～50 μm 或更大的双核或多核的瘤巨细胞。瘤细胞呈圆形或椭圆形,胞浆丰富,略嗜酸性或嗜碱性,细胞核圆形或椭圆形,双核或多核。染色质粗糙,沿核膜聚集呈块状,核膜厚而清楚。核内有一大而醒目的、直径与红细胞相当的、嗜酸性的中位的核仁,呈包涵体样,核仁周围有空晕。典型 R-S 细胞的双核面对面的排列,彼此对称,形成所谓镜影细胞。

7.【B】诊断性 R-S 细胞最常见于经典型霍奇金淋巴瘤,混合细胞亚型,其细胞特征参见第 6 题。

8.【C】霍奇金淋巴瘤病的 Ann Arbor 临床分期如下表所示。

霍奇金淋巴瘤的临床分期(Ann Arbor 分期)

分期	累及部位、范围
Ⅰ期	病变局限于一组淋巴结或一个结外器官或部位
Ⅱ期	病变局限于膈肌同侧的两组或两组以上的淋巴结,或直接蔓延至相邻的结外器官或部位
Ⅲ期	累及膈肌两侧的淋巴结,或再累及一个结外器官或部位
Ⅳ期	弥漫或播散性累及一个或多个结外器官,如肝和骨髓等

9.【A】非霍奇金淋巴瘤按细胞来源主要分为 B 细胞源性、T 和 NK 细胞源性。

10.【C】套细胞淋巴瘤除表达 B 淋巴细胞系标志物外,特征性的免疫标志物组合为:CD5＋,CD23－,CyclinD1＋,SOX-11＋。

11.【B】慢性淋巴细胞白血病/小淋巴细胞淋巴瘤是由成熟 B 细胞来源的惰性肿瘤。常见于 50 岁以上老年人,病情进展缓慢。患者肝脾可明显肿大,肝脏镜下见瘤细胞主要浸润汇管区及其周围的肝窦。慢性淋巴细胞白血病患者的外周血白细胞显著增多,可达 $30\sim100\times10^9$/L,绝大多数为成熟的小淋巴细胞。小淋巴细胞淋巴瘤患者的外周血白细胞可能正常。

12.【D】LEF1 是 Wnt 通路的转录因子,在慢性淋巴细胞白血病/小淋巴细胞淋巴瘤中恒定表达,通常不表达于其他类型的小 B 细胞淋巴瘤。

13. 【B】慢性淋巴细胞白血病/小淋巴细胞淋巴瘤在疾病发病或病程中或缓解后出现高级别转化即Richter转化，多数转化为弥漫性大B细胞淋巴瘤，但也可出现霍奇金淋巴瘤等。

14. 【E】黏膜相关淋巴组织结外边缘区淋巴瘤往往局限在受累黏膜内，最多累及黏膜下层，生物学行为惰性，极少累及骨髓。结内边缘区淋巴瘤较少见，20%～30%在诊断时已累及骨髓；套细胞淋巴瘤累及骨髓常见，约70%的病例在诊断时即为Ⅳ期；滤泡性淋巴瘤约40%出现骨髓累及；慢性淋巴细胞白血病/小淋巴细胞淋巴瘤累及骨髓也不少见。

15. 【B】滤泡性淋巴瘤组织学分级的依据：高倍视野（HPF）下，随机计数10～20个肿瘤性滤泡，计数中心母细胞的数量，≤5个/HPF为1级，6～15个/HPF为2级，>15个/HPF为3级，根据是否存在中心细胞，可将3级继续分类为3A和3B级。Ki67对滤泡性淋巴瘤的预后具有提示意义，WHO建议用于辅助分级，但不作为强制推荐。异型性、生长模式和坏死暂不作为组织学分级的依据。

16. 【D】除套细胞淋巴瘤外，其他类型均可出现大B细胞转化，生物学行为更具侵袭性。少数套细胞淋巴瘤可进展为白血病期。

17. 【E】滤泡性淋巴瘤是滤泡生发中心起源的成熟B细胞淋巴瘤，多数出现BCL2的反常表达，可与反应性淋巴滤泡增生鉴别，一些组织级别较高的病例可出现BCL2表达缺失，此时应仔细观察组织学结构，是否存在滤泡外的浸润，甚至可通过分子检测手段帮助鉴别。边缘区淋巴瘤部分病例可出现CD43的反常表达，一般不见于滤泡性淋巴瘤和反应性淋巴滤泡增生。

18. 【C】淋巴瘤样肉芽肿病与EBV密切相关，原位杂交EBER可显示肿瘤细胞中存在EBV，尤其是在血管受侵部位；其他选项中EBV感染率较低。

19. 【A】儿童型滤泡性淋巴瘤在组织学上常显示肿瘤性滤泡内中心母细胞为主，组织学分级一般为3A级。

20. 【D】Burkitt淋巴瘤表现为中等大小的、相对单一形态的淋巴样细胞弥漫性浸润，瘤细胞间有散在的巨噬细胞吞噬核碎片，形成所谓“满天星”图像。

21. 【D】以往认为EBV相关的大B细胞淋巴瘤多见于老年人，随着研究发现，任何年龄均可发病，没有年龄偏好；在诊断时应排除免疫缺陷或失调的病史，或先前存在其他淋巴瘤的病史；肿瘤细胞特征性表达EBER。

22. 【B】Burkitt淋巴瘤以一致的、中等大小的肿瘤细胞弥漫浸润为特点，分子学特征为C-myc基因的重排，在我国散发性病例多见，与免疫缺陷相关者少见。

23. 【E】间变性大细胞淋巴瘤属于T细胞源性淋巴瘤。其余选项均属于B细胞性淋巴瘤。

24. 【B】NK/T细胞淋巴瘤为细胞毒性T细胞或NK细胞来源的侵袭性肿瘤，绝大多数发生在结外。肿瘤细胞常表达T细胞抗原CD2、胞浆型CD3，以及NK细胞标记CD56。大多数病例可检出EBV DNA的克隆性整合和EBV编码的小分子RNA（EBER）。NK/T细胞淋巴瘤治疗以放射治疗为主，5年存活率可达50%以上。

25. 【D】系统性慢性活动性EBV病多见于儿童。

26. 【D】系统性慢性活动性EBV病中广泛存在体细胞突变，检出率为23%～67%，突变基因多数为肿瘤驱动基因，其中DDX3X突变率最高。

27. 【A】系统性慢性活动性EBV病中常见的危及生命的并发症包括噬血细胞综合征、间质性肺疾病、中枢神经系统损害和肺动脉高压等。

28. 【B】急性白血病通常由未成熟的细胞（原始细胞或幼稚细胞）增殖而成，它们主要停滞在初期分化阶段，而不是晚期分化阶段。

29.【C】粒细胞肉瘤，又称绿色瘤，因瘤组织在新鲜时肉眼观呈绿色而得名，但当暴露于空气后，绿色迅速消退。

30.【B】急性淋巴母细胞白血病与淋巴瘤在某些情况下难以区分，尤其是在淋巴结受累的情况下。

31.【D】BCR∷ABL1 阳性的慢性髓系白血病是骨髓增殖性肿瘤中最常见类型，以定位于费城染色体(Philadelphia，Ph)的 BCR∷ABL1 融合基因的形成为其遗传学特征。

32.【A】慢性髓系白血病存在特征性 t(9;22)(q34;q11)易位，22 号染色体的长臂易位到 9 号染色体长臂，形成 Ph 染色体(小的 22 号染色体)。这种易位使 9 号染色体长臂上的 ABL1 原癌基因与 22 号染色体上的 BCR 基因序列发生拼接，形成 BCR∷ABL1 融合基因。

33.【B】骨髓瘤是一种浆细胞性肿瘤，起源于外周或归巢骨髓的浆细胞。

34.【C】Langerhans 细胞组织细胞增生症的脾脏主要累及红髓、髓窦，表现为多结节性红髓病变。

35.【E】结节病为肉芽肿性病变，儿童罕见；其余选项的 4 种疾病均多见于儿童，与 Rosai-Dorfman 病同属组织细胞肿瘤的范畴，在临床、组织学和分子改变上存在不同程度的重叠性。

A2 型题

36.【C】经典型霍奇金淋巴瘤，结节硬化亚型常见于年轻患者，组织学特征为粗大的胶原纤维束将淋巴结分隔为大小不等的结节，结节内可见陷窝型 R-S 细胞。

37.【B】t(14;18)易位常见于滤泡性淋巴瘤，并且淋巴结内的肿瘤细胞呈结节状生长和 CD19、CD20、CD10、BCL2 的阳性表达支持滤泡性淋巴瘤的诊断。

38.【B】参见第 32 题。

A3/A4 型题

39.【A】年轻患者，颈部淋巴结对称性、进行性无痛性肿大，且多部位淋巴结受累，伴发热等临床症状与淋巴瘤的典型症状相符。

40.【E】图中可见淋巴细胞背景中有个别瘤巨细胞，瘤细胞呈圆形或椭圆形，胞浆丰富，略嗜酸性或嗜碱性，细胞核圆形或椭圆形，双核面对面的排列，彼此对称，符合镜影细胞，为霍奇金淋巴瘤的诊断性细胞。

41.【A】参见第 40 题。

42.【C】箭头所示细胞为镜影细胞，多见于经典型霍奇金淋巴瘤，混合细胞亚型。

43.【D】结合患者病史，且自服抗生素治疗无效，提示肿瘤的可能性大。病理组织形态显示淋巴结髓质及淋巴窦消失，可见多量淋巴滤泡样结构，排列拥挤，套区不明显，滤泡内星空现象少见，以中等大小的细胞为主，明区和暗区的差异不明显，首先考虑为滤泡性淋巴瘤。高倍镜显示以中等大小的细胞为主，中心母细胞增多，6～15 个/HPF，符合滤泡性淋巴瘤组织学分级 2 级。最具有鉴别诊断价值的免疫组化标记是 CD10 在生发中心内和滤泡间的表达增多，生发中心反常表达 BCL2。特征性的分子遗传学改变是 IGH∷BCL2 的融合，导致 BCL2 的高表达。

44.【D】滤泡性淋巴瘤的肿瘤细胞表达 CD19、CD20、CD10 和单克隆性的表面免疫球蛋白。大多数病例的瘤细胞还表达 BCL2 蛋白。

45.【A】参见第 43 题。

46.【B】参见第 43 题。

47.【E】弥漫性大 B 细胞淋巴瘤患者以老年人为主，男性略多见。结合患者病史及图中所示，组织学表现为相对单一形态的大细胞的弥漫性浸润。瘤细胞的直径为小淋巴细胞的 4～5 倍，细胞形态多样，可以类似中心母细胞、免疫母细胞，或者伴有浆细胞分化。细胞浆中等量，常嗜碱性，细胞核圆形或卵圆形，染色质边集，有单个或多个核仁。

48. 【B】弥漫性大B细胞淋巴瘤的瘤细胞表达B细胞分化抗原CD19、CD20和CD79a，Ki67增殖指数较高。由滤泡性淋巴瘤转化来的病例还表达BCL2蛋白，并可检测到t(14;18)。少部分病例有3号染色体上BCL6基因易位。

49. 【C】"双打击"淋巴瘤是一类高侵袭性B细胞淋巴瘤，其细胞遗传学特征为伴有MYC和BCL2基因重排。如果同时具有MYC、BCL2和BCL6基因重排，则为"三打击"淋巴瘤。

50. 【A】与弥漫性大B细胞淋巴瘤靶向治疗最相关的免疫表型是CD20，例如利妥昔单抗是针对CD20的抗体，可用于治疗弥漫性大B细胞淋巴瘤。

B1型题

51. 【D】CD30是一种活化淋巴细胞抗原，几乎所有经典型霍奇金淋巴瘤病例中的R-S细胞都呈CD30阳性；此外，有75%～85%的经典型霍奇金淋巴瘤病例的瘤细胞表达CD15。

52. 【A】弥漫性大B细胞淋巴瘤占所有非霍奇金淋巴瘤的30%～40%，是最常见的非霍奇金淋巴瘤类型。

53. 【E】Burkitt淋巴瘤的瘤细胞为相对成熟的B细胞，表达单克隆性细胞膜表面免疫球蛋白sIg、CD19、CD20和CD10等抗原。

54. 【B】NK/T细胞淋巴瘤肿瘤细胞常表达T细胞抗原CD2、胞浆型CD3，以及NK细胞标记CD56。大多数病例可检出EBV DNA的克隆性整合和EBV编码的小分子RNA(EBER)。

55. 【A】Dutcher小体是位于浆细胞核内、单个、染色较淡、PAS染色阳性的小体，其本质是核周囊泡中的免疫球蛋白积聚，胞浆内物质内陷形成的假性核内包涵体。

56. 【B】肿瘤性浆细胞及炎症相关浆细胞内均能见到Russell小体，为透明均质的球状包涵体，实质是免疫球蛋白物质，可单独或多个分布于胞浆内。

57. 【E】参见第3题。

58. 【D】星状小体多见于结节病中的多核巨细胞胞浆内，红染，呈星芒状。

59. 【C】巨幼细胞性贫血时，成熟红细胞或幼红细胞的胞浆内含有一个或多个直径为1～2 μm的暗紫红色圆形小体，为核碎裂或溶解后所剩残余部分，称为Howell-Jolly小体。

二、名词解释

1. 镜影细胞(mirror image cell)：是霍奇金淋巴瘤中的诊断性的双核R-S肿瘤细胞，核膜厚，核内有一大而醒目的、直径与红细胞相当的、包涵体样的嗜酸性核仁，核仁周围有空晕；两个核面对面排列，彼此对称，形似镜中之影，称为"镜影细胞"。

2. Burkitt淋巴瘤(Burkitt lymphoma)：是淋巴滤泡生发中心细胞或生发中心后B细胞起源的高度侵袭性肿瘤。临床上有地方性、散发性和免疫缺陷相关性三种亚型。多见于儿童和青年人，肿瘤常发生于结外器官和组织。

3. 滤泡性淋巴瘤(follicular lymphoma)：是滤泡生发中心B细胞发生的非霍奇金淋巴瘤，其进展相对缓慢。肿瘤通常呈明显的滤泡结构排列，滤泡大小形状相似，界限不清楚。肿瘤性滤泡主要由中心细胞和中心母细胞以不同比例组成。

4. 绿色瘤(chloroma)：绿色瘤的本质是髓系母细胞在骨髓外器官或组织内聚集增生而形成的肿块，有时因瘤组织含有原卟啉或绿色过氧化物酶，在新鲜时肉眼观呈绿色，而当暴露于日光后，绿色迅速消退，若用还原剂(过氧化氢或亚硫酸钠)可使绿色重现，故称绿色瘤。

5. Ph染色体(Ph chromosome)：费城染色体(Philadelphia chromosome, Ph)是慢性髓系白血病标记染色

体。慢性髓系白血病存在特征性 t(9;22)(q34;q11)易位，22 号染色体的长臂易位到 9 号染色体长臂，形成 Ph 染色体(小的 22 号染色体)。这种易位使 9 号染色体长臂上的 ABL1 原癌基因与 22 号染色体上的 BCR 基因序列发生拼接，形成 BCR∷ABL1 融合基因。

6. 类白血病反应(leukemoid reaction)：通常是由于严重感染、某些恶性肿瘤、药物中毒、大量出血和溶血反应等刺激造血组织而产生的异常反应。表现为周围血中白细胞数量的明显增多(可达 50×10^9/L 以上)，并有幼稚细胞出现。类白血病反应的治疗与预后均与粒细胞白血病有本质的不同。一般根据病史、临床表现和细胞形态可以与白血病鉴别，但有时比较困难。

7. 多发性骨髓瘤(multiple myeloma)：浆细胞骨髓瘤又名多发性骨髓瘤，其特征是多灶性骨髓中的异常浆细胞增多，同时可播散到淋巴结和结外器官或组织。其主要病理改变是全身骨骼系统的多发性溶骨性病变，其内充满质软、胶冻状、鱼肉样的肿瘤组织。

8. Birbeck 颗粒(Birbeck granules)：电镜下，Langerhans 细胞的胞浆内可见一种呈杆状的管状结构，长 200～400 nm，宽度为 33 nm，中央有一纵行条纹和平行排列的周期性条纹，形似一条小拉链，有时一端有泡状膨大似网球拍状。

三、问答题

1. 霍奇金淋巴瘤的组织学诊断依据有哪些?

(1) 典型的 R-S 细胞对霍奇金淋巴瘤具有诊断价值。

(2) 当病变组织中缺乏诊断性 R-S 细胞或主要是各种变异型肿瘤细胞时，需借助于免疫组织化学染色来协助诊断。CD30 是一种活化淋巴细胞抗原，几乎所有经典型霍奇金淋巴瘤病例中的 R-S 细胞都呈 CD30 阳性；有 75%～85%经典型霍奇金淋巴瘤病例的瘤细胞表达 CD15，约 95%的经典型霍奇金淋巴瘤病例瘤细胞核弱表达 B 细胞特异性活化因子蛋白 PAX5/BSAP。结节性淋巴细胞为主型霍奇金淋巴瘤的瘤细胞表达 B 细胞标记，CD20 和 CD79a 阳性，不表达 CD15，偶有 CD30 弱表达。

2. 淋巴结反应性增生与非霍奇金淋巴瘤的临床病理特点有何不同?

(1) 临床特点

病史与症状：淋巴结反应性增生通常与感染、炎症或其他应激源有关，可能伴随全身症状(如发热、乏力、盗汗)，但通常是轻度和短暂的。非霍奇金淋巴瘤常表现为无痛性淋巴结肿大，可能伴有体重减轻、盗汗、发热等“B 症状”，通常症状持续且逐渐加重。

病程特点：淋巴结反应性增生病程较短，通常在病因消失后会逐渐恢复。非霍奇金淋巴瘤病程较长，且可能表现为侵袭性增长，需长时间随访。

(2) 病理特点

组织学特征：淋巴结反应性增生在镜下可见明显的淋巴滤泡增生，且滤泡结构通常完整，含有生发中心。细胞主要为小淋巴细胞、浆细胞和巨噬细胞，增生相对不活跃；增生的小淋巴细胞形态和大小较一致。非霍奇金淋巴瘤镜下通常可见肿瘤细胞浸润，破坏淋巴结原有结构，异常增生的细胞群体(如 B 细胞或 T 细胞)具有肿瘤异型性，如瘤细胞核形状不规则等特征，细胞增生活跃。

免疫组化特征：淋巴结反应性增生大多情况下，细胞呈现正常淋巴细胞的免疫表型(如 CD20 阳性、CD3 阳性等)。非霍奇金淋巴瘤使用免疫组化可发现特征性标志物，例如某些类型的非霍奇金淋巴瘤可能表达 CD10、CD5、BCL2 或 BCL6 等，可以用来分辨不同类型的淋巴瘤。

3. 简述大 B 细胞淋巴瘤的临床病理特点。

大 B 细胞淋巴瘤是一类形态范围变化较大的、异质性的侵袭性非霍奇金淋巴瘤，包括了中心母细胞性、B免疫母细胞性、间变性大B细胞性淋巴瘤、富于T细胞/组织细胞的B细胞淋巴瘤和浆母细胞淋巴瘤等。患者以老年人为主，男性略多见。该肿瘤除原发于淋巴结外，还可原发于纵隔、咽环、胃肠道、皮肤、骨和脑等处。

组织学表现为相对单一形态的大细胞的弥漫性浸润。瘤细胞的直径为小淋巴细胞的4～5倍，细胞形态多样，可以类似中心母细胞、免疫母细胞，或者伴有浆细胞分化。细胞浆中等量，常嗜碱性，细胞核圆形或卵圆形，染色质边集，有单个或多个核仁。也可有间变性的多核瘤巨细胞出现，类似霍奇金病的R-S细胞。瘤细胞表达B细胞分化抗原CD19和CD20，由滤泡性淋巴瘤转化来的病例还表达BCL2蛋白，并可检测到t(14;18)。少部分病例有3号染色体上BCL6基因易位。

4. 试述急性和慢性髓系白血病的临床病理差异。

急性髓系白血病(AML)和慢性髓系白血病(CML)是两种不同类型的髓系白血病，各有其临床及病理特征。主要区别如下：

(1) 病理特点

① 细胞形态：AML表现为原始、幼稚细胞在骨髓内弥漫性增生，取代原有骨髓组织，在全身各器官、组织内广泛浸润，一般不形成肿块；血液和骨髓中常见未成熟的髓系细胞或白血病细胞，细胞形态多样，显示出高度异质性。CML骨髓中主要见成熟和未成熟的髓系细胞，细胞多样性较小，有明显的粒细胞增生，细胞形态相对成熟。

② 细胞学检查：AML骨髓有核细胞中原始造血细胞常超过20%，并且常伴有细胞分化异常。CML骨髓和外周血中的粒细胞系细胞增多，尤其是中性粒细胞，同时可见未成熟细胞，通常没有超过20%的急性髓系原始细胞。

③ 细胞遗传学：AML可能出现多种不同的染色体异常及基因重排。CML常见染色体异常是费城染色体，即t(9;22)(q34;q11)，其产物BCR-ABL1融合基因对CML的病理机制至关重要。

(2) 临床特点

① 发病年龄：AML可发生于各个年龄段，发病的高峰年龄在15～39岁，也可发生于老人和儿童。CML通常发生在中老年人，平均年龄在50～60岁。

② 临床症状：AML症状通常急性且严重，包括乏力、贫血、出血、感染等。常见"B症状"，如发热、盗汗、体重减轻。CML症状较为隐匿，早期可能无明显症状，随着病情发展，可能出现乏力、脾肿大等。有时可能伴有痛风症状。

③ 疾病进展：AML病程迅速进展，需尽快干预和治疗。CML病程分为慢性期、加速期和急变期，逐渐进展，相对较慢。

(3) 治疗和预后

① 治疗方法：AML通常需采用高强度化疗，某些情况下需进行干细胞移植。CML主要采用靶向药物(如伊马替尼)治疗，也可以根据病期采取不同的治疗策略。

② 预后：AML预后较差，取决于疾病的分型和治疗反应。CML慢性期预后较好，早期干预可显著改善生存率。

5. 简述Langerhans细胞组织细胞增生症的病理变化。

Langerhans细胞组织细胞增生症(LCH)是一种树突状细胞克隆性增生疾病。病变中朗格汉斯细胞核呈卵圆形，直径为10～15 μm，胞浆中等丰富、嗜酸性，核形状很有特点，呈折叠状、凹陷或呈分叶状，常有核沟，核异型性轻微。光镜下观察增生的朗格汉斯细胞，其外观更像组织中的巨噬细胞(组织细胞)，因而称为朗格汉斯细胞组织细胞增生症。

免疫表型检测，朗格汉斯细胞表达 CD1a、Langerin(CD207)和 S-100 蛋白，其中 Langerin 是朗格汉斯细胞及其肿瘤的特异性抗原标记。

电镜观察，在其细胞浆内可见特征性的 Birbeck 颗粒。Birbeck 颗粒是一种呈杆状的管状小体，长 200～400 nm，宽度为 33 nm，有时一端呈泡状膨大似网球拍状。

丝裂原激活的蛋白激酶(MAPK)通路的激活在 LCH 的发病机制中起核心作用，大多数(>85%)病例存在 MAPK 通路基因突变，几乎都有磷酸化 ERK(p-ERK)表达。BRAF p. V600E 基因突变最常见，尤其在多系统的 LCH。根据病变累及范围和临床病程，LCH 可分为单系统和多系统两种类型。

四、病例分析题

(1) 最可能的病理诊断是：传染性单核细胞增多症。

诊断思路：该疾病的临床表现对于明确诊断非常重要，患者为青年男性，受凉后出现上呼吸道感染、发热、扁桃体肿大及新生物。

组织学表现：扁桃体表面坏死溃疡形成，低倍镜可见“星空”现象，高倍镜可见较多中到大的淋巴细胞，胞浆较多，嗜碱性，核圆形或卵圆形，核形规则，核仁明显，但无异型。背景中可见小到中等大的淋巴细胞、嗜酸性粒细胞和浆细胞混杂。

综上，应首先考虑 EBV 感染引起的淋巴组织增殖性疾病而不是淋巴瘤，扁桃体是该类病变最常见的部位。该类病变需引起警惕，避免过度诊断和治疗。

(2) 该疾病需与以大细胞为主的淋巴瘤相鉴别，主要包括弥漫性大 B 细胞淋巴瘤、间变性大细胞淋巴瘤及经典型霍奇金淋巴瘤等。

可以辅助诊断及鉴别诊断的免疫组化标记有：CD20，CD3，CD30，Ki67，CD15，EBER，ALK，CD68 等。

① 传染性单核细胞增多症：免疫母细胞增多，混杂小到中等大的淋巴细胞和浆细胞，没有真正的异型肿瘤细胞；以 B 免疫母细胞为主，CD20 表达强弱不等；部分显示 CD3 阳性、表达强弱不等；多表达 CD30，强弱不等；不表达 CD15 和 ALK；EBER 显示大中小细胞均表达；背景中较多 CD68 阳性的组织细胞。

② 弥漫性大 B 细胞淋巴瘤：瘤细胞存在异型及多形性；肿瘤性大细胞弥漫一致性表达 CD20；不表达 CD3；部分病例显示 CD30 阳性，强而一致；不表达 CD15；特殊类型表达 ALK 或 EBER，局限在大细胞。

③ 间变性大细胞淋巴瘤：肿瘤性大细胞呈肾形核，或明显间变；弥漫一致表达 CD3；多表达 ALK 和 CD30；不表达 CD15 和 EBER。

④ 经典型霍奇金淋巴瘤：典型的 R-S 细胞；CD20 多表达缺失；不表达 CD3、ALK；CD30 表达多见，局限在大细胞；部分大细胞 EBER 阳性。

(陈平圣　樊　翔)

第九章 泌尿系统疾病

知识实训

一、选择题

A1 型题

1. 急性肾小球肾炎主要是一种
   A. 以渗出为主的炎症　B. 以坏死为主的炎症　C. 以变质为主的炎症
   D. 以增生为主的炎症　E. 以出血为主的炎症
2. 关于肾小球肾炎的发病机制，目前认为关系最密切的是
   A. 抗原抗体复合物形成　B. T 淋巴细胞致敏　C. 机体免疫功能低下
   D. 抗体直接损伤　E. B 淋巴细胞致敏
3. 与肾病综合征发生最密切相关的肾小球病变是
   A. 基底膜增厚　B. 中性粒细胞浸润　C. 系膜细胞增生
   D. 内皮细胞增生　E. 肾小球硬化
4. 下列哪项变化不是肾病综合征的表现
   A. 高度水肿　B. 低蛋白血症　C. 血尿
   D. 蛋白尿　E. 高脂血症
5. 急性弥漫性增生性肾小球肾炎的肉眼变化主要呈现
   A. 大白肾　B. 大红肾　C. 颗粒性固缩肾
   D. 瘢痕肾　E. 多囊肾
6. 急性弥漫性增生性肾小球肾炎电镜下沉积物多存在于
   A. 内皮下　B. 基底膜致密层
   C. 基底膜和脏层上皮细胞间，呈驼峰状
   D. 基底膜和脏层上皮细胞间，被基底膜钉状突起分隔
   E. 壁层上皮细胞下
7. 急性弥漫性增生性肾小球肾炎增生的细胞主要是
   A. 肾球囊脏层上皮细胞　B. 肾小球周围成纤维细胞
   C. 肾小球内皮细胞和系膜细胞　D. 肾球囊壁层上皮细胞
   E. 以上都不是
8. 急进性肾小球肾炎的主要病变是
   A. 血管内皮细胞坏死　B. 单核细胞渗出于肾球囊内

C. 中性粒细胞渗出于肾球囊内　　D. 毛细血管玻璃样变性
E. 超过50%的肾小球有新月体形成

9. 急进性肾小球肾炎时，引起新月体形成的重要因素是
A. 纤维蛋白　　B. 巨噬细胞　　C. 血小板
D. 淋巴细胞　　E. 中性粒细胞

10. 急进性肾小球肾炎的预后主要取决于
A. 患者的性别、年龄　　B. 患者体重
C. 患者抵抗力　　D. 形成新月体的肾小球比例
E. 肾小管-间质的损伤

11. 肺出血肾炎综合征主要表现为下列哪一种肾脏疾病
A. 新月体性肾炎(Ⅰ型)　　B. 微小病变性肾小球病　　C. 膜性肾小球病
D. 急性肾盂肾炎　　E. IgA肾病

12. 下列不符合肺出血肾炎综合征的是
A. 患者可出现咯血和血尿　　B. 患者常死于肺出血和尿毒症
C. 电镜下未发现电子致密物的沉积
D. 免疫荧光显示肾小球内沿毛细血管壁分布的颗粒状IgG沉积
E. 免疫荧光显示肾小球内沿毛细血管壁分布的线状IgG沉积

13. 引起成年人肾病综合征最常见的肾炎是
A. 弥漫性硬化性肾小球肾炎　　B. 微小病变性肾小球病
C. 链球菌感染后肾小球肾炎　　D. 膜性肾小球病
E. 膜性增生性肾小球肾炎

14. 膜性肾小球病光镜病变的特点是
A. 肾小球毛细血管壁弥漫性增厚　　B. 肾小球系膜增生
C. 脏层上皮细胞足突消失　　D. 肾小球囊壁层上皮细胞增生
E. 肾小球内皮细胞增生

15. 肾小球毛细血管基底膜增厚伴有钉突形成，主要见于
A. 膜性增生性肾小球肾炎　　B. 微小病变性肾小球病
C. 膜性肾小球病　　D. 新月体性肾小球肾炎
E. 链球菌感染后肾小球肾炎

16. 引起儿童肾病综合征最常见的肾小球疾病是
A. 膜性肾小球病　　B. 微小病变性肾小球病　　C. IgA肾病
D. 急进性肾小球肾炎　　E. 急性弥漫性增生性肾小球肾炎

17. 微小病变性肾小球病电镜下的特征性病变是
A. 系膜细胞增生　　B. 肾球囊壁层上皮细胞增生
C. 肾球囊脏层上皮细胞足突融合消失　　D. 肾小球毛细血管壁弥漫性增厚
E. 肾小球毛细血管基底膜外侧见驼峰状电子致密沉积物

18. 临床表现有低补体血症的肾小球肾炎是
A. 膜增生性肾小球肾炎(Ⅱ型)
B. 膜性肾小球病
C. 微小病变性肾小球病
D. 新月体性肾炎
E. 链球菌感染后肾炎

19. 膜增生性肾小球肾炎镜下病变特点是
A. 肾小球系膜增生,PASM 染色时基底膜呈双轨征
B. 肾小球毛细血管基底膜有钉突形成
C. 肾球囊脏层上皮细胞增生
D. 肾小囊纤维化
E. 肾小球内皮细胞增生

20. Ⅱ型膜增生性肾小球肾炎的特征性表现,除外
A. 肾小球毛细血管基底膜中出现不规则的带状电子密度极高的沉积物
B. 免疫荧光显示肾小球以 C3 沉积为主
C. 光镜下见肾小球细胞增多,基底膜增厚
D. 银染色显示基底膜增厚并分离,呈双轨状
E. 电镜下见内皮下出现致密沉积物,免疫荧光呈颗粒状

21. IgA 肾病最显著的特点是
A. 血清 IgA 水平增高
B. 复发性血尿
C. 弥漫性系膜增多
D. 系膜区 IgA 沉积
E. 血清 C3 下降

22. 引起终末期肾最常见的原因是
A. 慢性硬化性肾小球肾炎
B. 肾结石
C. 肾结核
D. 慢性肾盂肾炎
E. 肾脏肿瘤

23. 关于慢性硬化性肾小球肾炎的叙述,下列正确的是
A. 无肾小球肾炎的病史
B. 可形成原发性颗粒性固缩肾
C. 蛋白尿、管型尿进行性加重
D. 常有贫血、持续性高血压和肾功能不全
E. 最常见的死亡原因是冠心病

24. 慢性硬化性肾小球肾炎尿液的主要改变是
A. 脓尿
B. 蛋白尿
C. 管型尿
D. 多尿、夜尿
E. 血尿

25. 慢性肾小球肾炎晚期最重要的病理变化是
A. 肾小球萎缩
B. 肾小球肥大
C. 大量肾小球纤维化、玻璃样变
D. 入球小动脉玻璃样变
E. 肾小球囊壁层上皮细胞增生

★26. 对狼疮性肾炎诊断价值较大的形态特征是
A. 肾小球毛细血管壁纤维蛋白样坏死
B. 肾小球系膜细胞增生
C. 补体沉积
D. 电子致密物沉积
E. 免疫荧光呈“满堂亮”

27. 引起肾盂肾炎最主要的病原菌是
A. 肺炎杆菌　B. 葡萄球菌　C. 链球菌
D. 副大肠杆菌　E. 大肠杆菌

28. 急性肾盂肾炎的主要病变特点是
A. 以肾盂为主的急性化脓性炎
B. 以肾间质为主的化脓性炎，脓肿形成和肾小管坏死
C. 以肾间质为主的增生性炎
D. 单发性肾脓肿
E. 以肾间质为主的过敏性炎

29. 下列哪项不符合慢性肾盂肾炎的特点
A. 病变可单侧也可双侧发生，且两侧改变不对称
B. 肉眼表现为肾体积缩小，有瘢痕
C. 均由急性肾盂肾炎转变而来
D. 代偿扩张的肾小管内可出现甲状腺滤泡样管型
E. 肾盂、肾盏变形，黏膜粗糙

30. 下列哪项病变可鉴别慢性肾盂肾炎与慢性硬化性肾小球肾炎
A. 肾间质纤维化　B. 肾内小动脉硬化　C. 肾小球代偿性肥大
D. 肾小管扩张　E. 肾小球囊周围纤维化

31. 急性弥漫性增生性肾小球肾炎和急性肾盂肾炎患者尿液检查最大的不同点是
A. 细菌　B. 白蛋白　C. 中性粒细胞
D. 红细胞　E. 颗粒管型

★32. 与镇痛药性肾炎无关的药物是
A. 阿司匹林　B. 非那西丁合剂　C. 咖啡因
D. 对乙酰氨基酚　E. 马兜铃酸

33. 泌尿系统恶性肿瘤中，成人最常见的是
A. 输尿管鳞状细胞癌　B. Wilms 瘤　C. 肾细胞癌
D. 输尿管移行细胞癌　E. 膀胱尿路上皮癌

34. 肾细胞癌的危险因素不包括
A. 肥胖　B. 高血压　C. 职业暴露
D. 吸烟　E. 雄激素水平

35. 肾细胞癌最常发生于
A. 随机发生　B. 肾中部　C. 肾下极
D. 肾上极　E. 肾门

★36. 肾细胞癌最常见的类型是
A. 肾母细胞瘤　B. 透明细胞肾细胞癌　C. 乳头状肾细胞癌
D. 嫌色细胞肾细胞癌　E. 尿路上皮癌

★37. 与透明细胞肾细胞癌发病相关的抑癌基因是
A. TFE3 B. TP53 C. EGFR D. WT1 E. VHL

38. 肾细胞癌最常见的远处转移部位是
A. 胃 B. 皮肤 C. 脑 D. 肝 E. 肺

★39. 儿童肾脏最常见的恶性肿瘤是
A. 急性粒细胞白血病 B. 胚胎性横纹肌肉瘤 C. 幼年性纤维肉瘤
D. 肾母细胞瘤 E. 透明细胞肉瘤

40. Wilms 瘤的组织学起源是
A. 近端肾小管 B. 尿囊 C. 髓袢
D. 远端肾小管 E. 后肾胚基组织

41. 膀胱癌最常见的组织学类型是
A. 腺癌 B. 鳞状细胞癌 C. 小细胞神经内分泌癌
D. 尿路上皮癌 E. 肉瘤

★42. 以下哪种基因异常与尿路上皮癌的发生相关
A. FGFR3 或 TP53 基因突变 B. 染色体 3q 缺失
C. VHL 基因失活 D. 7 号染色体三体
E. 染色体 Y 缺失

43. 尿路上皮癌最常见的临床表现是
A. 消瘦、乏力 B. 蛋白尿 C. 无痛性肉眼血尿
D. 尿路梗阻 E. 膀胱刺激征

A2 型题

44. 患儿，12 岁，3 周前咽痛，近 1 周出现腰部胀痛，小便呈酱油色，眼睑及双下肢水肿。血压 140/94 mmHg。实验室检查：尿蛋白 2 g/24 h，尿红细胞 10～25 个/HPF，红细胞管型 0～1 个/HPF。肾穿刺活检镜下如图所示。该患者所患的疾病为

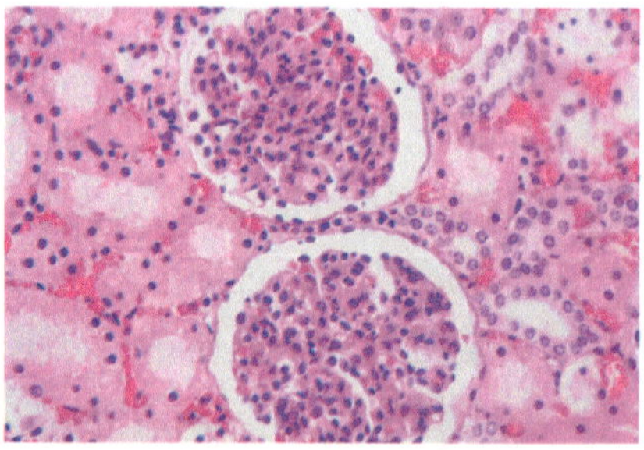

A. 急性肾盂肾炎
B. 慢性肾小球肾炎
C. 急性弥漫性增生性肾小球肾炎
D. 急进性肾小球肾炎
E. 隐匿性肾炎

45. 男性，19 岁，反复咯血，伴进行性肾功能不全 4 个月。行肾穿刺活检，免疫荧光 IgG 检查如图所示，结合病史应首先考虑的病变是

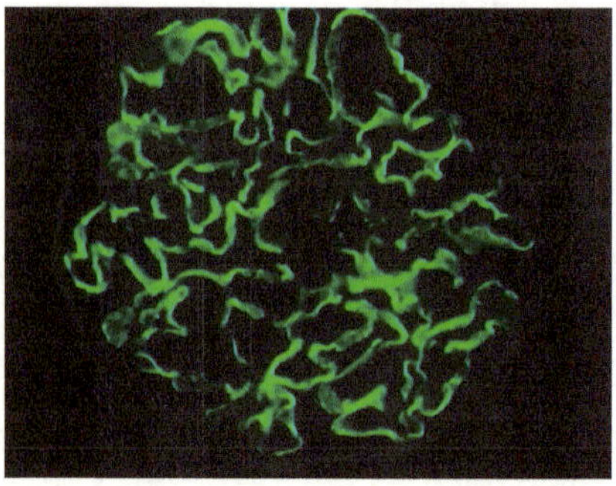

A. 膜性肾小球病

B. 慢性肾小球肾炎
C. IgA 肾病
D. Goodpasture 综合征
E. 急性毛细血管内增生性肾炎

46. 男性，32 岁，全身高度水肿伴尿泡沫增多 2 周。24 小时尿蛋白 4.5 g，合并高脂血症，血浆白蛋白 27 g/L，肾穿刺活检免疫荧光 IgG、IgA、IgM、C3 等均为阴性，PAS 染色镜下如图所示，应首先考虑的诊断为

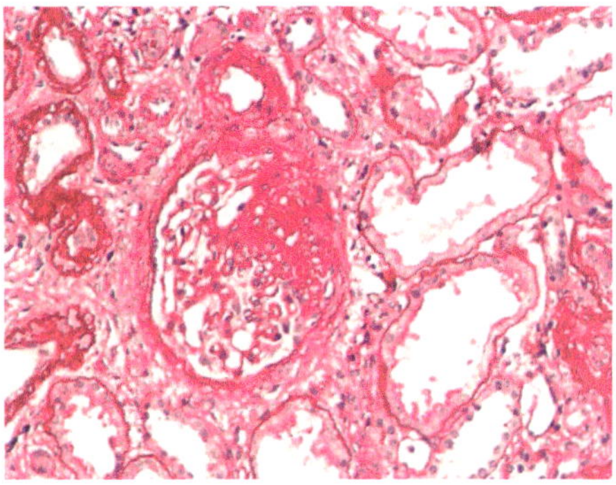

A. 膜性增生性肾小球肾炎
B. 系膜增生性肾小球肾炎
C. 轻微病变性肾小球肾炎
D. 局灶性节段性肾小球硬化
E. 膜性肾小球病

47. 女性，29 岁，上呼吸道感染后 1 周出现肉眼血尿、眼睑及双下肢浮肿。肾活检光镜示肾小球系膜细胞和基质中度弥漫增生，免疫荧光染色显示系膜区 IgA 强阳性。电镜观察最特征性的改变是
A. 内皮下电子致密物沉积
B. 上皮下电子致密物散在沉积
C. 未见电子致密物沉积
D. 系膜区团块状电子致密物沉积
E. 基底膜内电子致密物沉积

48. 男性，71 岁，因病不幸去世，遗体捐献。尸检发现双肾对称性缩小，表面颗粒状，切面皮质变薄，镜检如图所示（Masson 染色）。最可能的病理诊断是

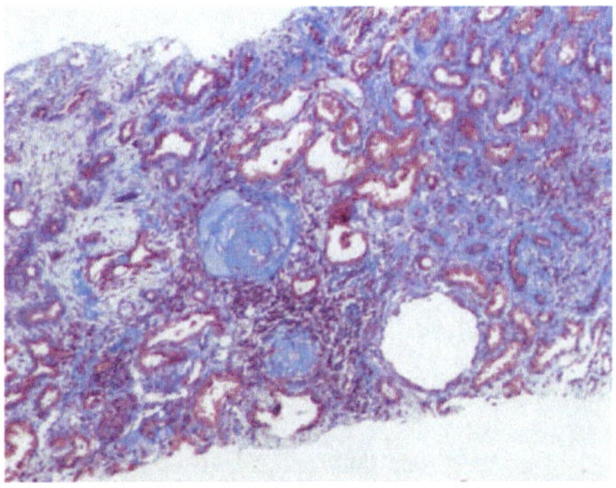

A. 急进性肾小球肾炎
B. 慢性肾小球肾炎
C. 弥漫性肾皮质坏死
D. 急性肾小球肾炎
E. 急性肾盂肾炎

49. 女性，33 岁，发病初期曾有持续发热、腰痛、尿频、尿急、脓尿等症状。到县医院就诊，尿检示白细胞管型满视野，红细胞 20 个/HPF。经治疗无效，死于败血症。尸检见双肾肿大，包膜紧张，并可见散在小脓肿，肾盂肾盏黏膜充血、水肿，表面有脓性分泌物。镜下改变如图，最可能的诊断为

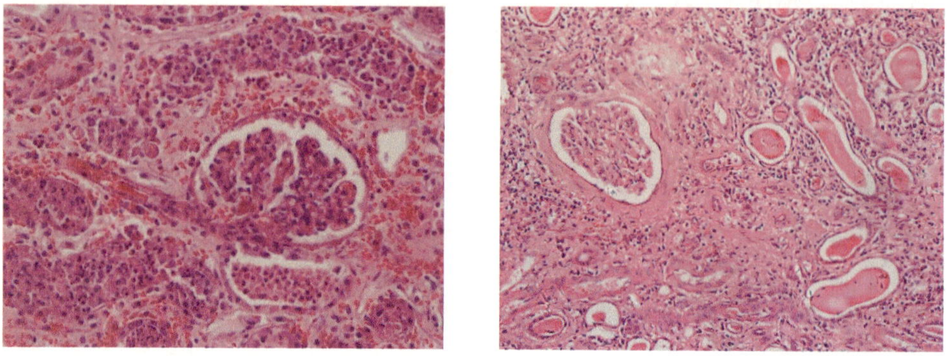

A. 肾结核　　B. 慢性肾小球肾炎　　C. 急性肾盂肾炎
D. 高血压性肾病　　E. 急性肾小球肾炎

★50. 女性，32 岁，反复尿频、尿急 1 年余。静脉肾盂造影显示肾盏虫蚀样破坏。首先考虑的疾病是

A. 肾寄生虫感染　　B. 肾盂癌　　C. 肾盂积水
D. 肾结核　　E. 肾结石

★51. 男性，42 岁，间歇性肉眼血尿 3 个月，腰痛 1 个月，超声检查发现左肾中下极不均质的中低回声的实质性团块。考虑为肾脏肿瘤，行左肾切除术。患肾大体和镜检如图所示，最可能的诊断为

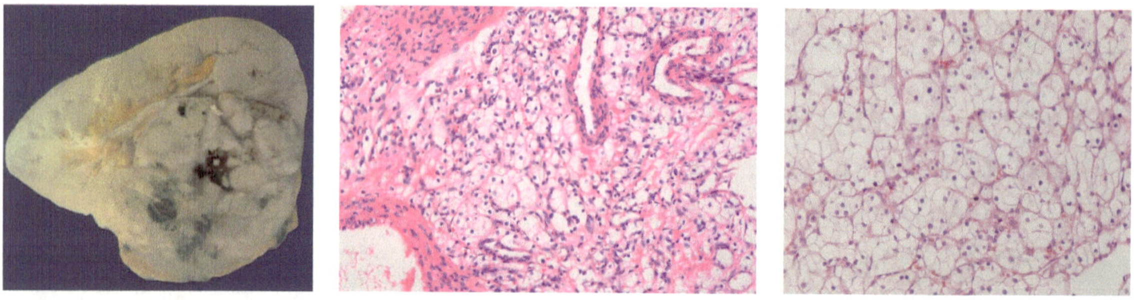

A. 透明细胞肾细胞癌　　B. 肾错构瘤　　C. 嫌色细胞肾细胞癌
D. 乳头状肾细胞癌　　E. 肾母细胞瘤

★52. 男性，35 岁，体检发现左肾下极占位，突出肾脏轮廓，行部分性肾切除。肿瘤最大径 4.5 cm，界限清楚，切面灰黄色，细颗粒感，质软。镜下见肿瘤细胞形成纤细的乳头状结构，瘤细胞立方状、胞浆淡染，核小而圆，核仁不明显，乳头轴心内见组织细胞簇状聚集。最可能的病理诊断是

A. 透明细胞肾细胞癌　　B. 乳头状肾细胞癌
C. 乳头状腺瘤　　D. 嫌色细胞肾细胞癌
E. 尿路上皮癌

★53. 男性，76 岁，肉眼血尿 1 周，病程中无畏寒发热、尿频、尿急和尿痛，无腹痛。CT 尿路造影示左肾盂扩张积水，肾盂与输尿管交界处充盈缺损。尿沉渣涂片可见少数异型细胞。最可能的诊断是

A. 肾结石　B. 急性肾盂肾炎　C. 尿路上皮癌
D. 尿路上皮乳头状瘤　E. 炎性息肉

54. 男性，56 岁，因左侧腰肋部隐痛 1 周就诊，腹部 CT 示：左肾巨大占位，肾周受侵。以下诊断最不可能的是

A. 肾母细胞瘤　B. 肾细胞癌　C. 转移性癌
D. 尿路上皮癌　E. 肾结石

A3/A4 型题

（55～57 题共用题干）

男性，7 岁，颜面及下肢水肿、泡沫尿 1 周。实验室检查：24 h 尿蛋白定量 3.5 g。肾活检光镜检查显示肾小球形态结构大致正常，免疫荧光染色阴性。

55. 最可能的病理诊断是

A. IgA 肾病　B. 微小病变性肾小球病
C. 膜性肾小球病　D. 系膜增生性肾炎
E. 急性间质性肾炎

56. 电镜检查最可能的发现是

A. 上皮下电子致密物沉积　B. 足突广泛消失伴微绒毛形成
C. 足突少量消失　D. 系膜细胞增生伴基质增多
E. 间质水肿、炎症细胞浸润

57. 首选治疗措施应该是

A. 消肿等对症治疗　B. 食物疗法　C. 加强身体锻炼
D. 抗生素　E. 激素

（58～60 题共用题干）

男性，22 岁，反复发作肉眼血尿半年，尿泡沫增多 1 个月。尿检显示：24 小时尿蛋白 1.5 g，高倍镜下红细胞满视野。肾穿刺活检 IgA 免疫荧光如图所示。

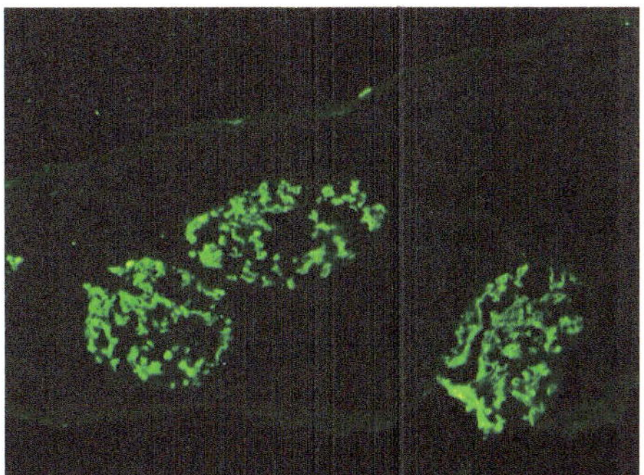

58. 本病例最可能的诊断是

A. 糖尿病肾病
B. 急性弥漫增生性肾小球肾炎
C. 局灶节段性肾小球硬化
D. IgA 肾病
E. 急进型肾小球肾炎

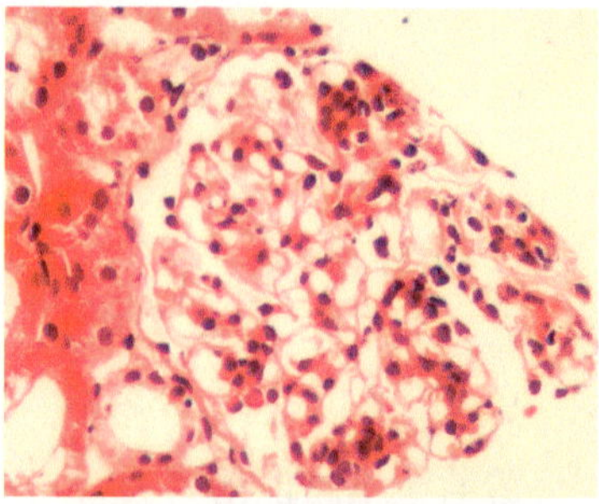

59. 肾组织光镜改变如图，其病变特征是
  A. 系膜细胞和基质显著增生
  B. 毛细血管内微血栓形成
  C. 毛细血管内皮细胞显著增生
  D. 毛细血管壁纤维蛋白样坏死
  E. 球囊壁层上皮细胞增生形成新月体

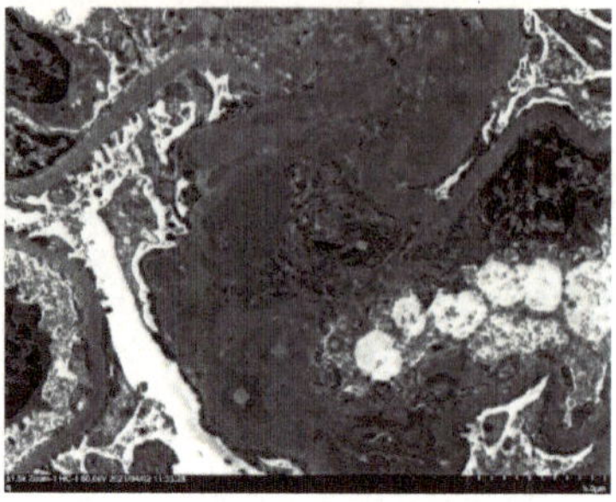

60. 肾小球电镜改变如图，电子致密物沉积在
  A. 毛细血管内皮下
  B. 毛细血管基底膜外足细胞下
  C. 系膜区
  D. 毛细血管基底膜内
  E. 上皮下

★（61～63 题共用题干）

男性，53 岁，体检发现右肾占位，行根治性肾切除，组织形态如图。

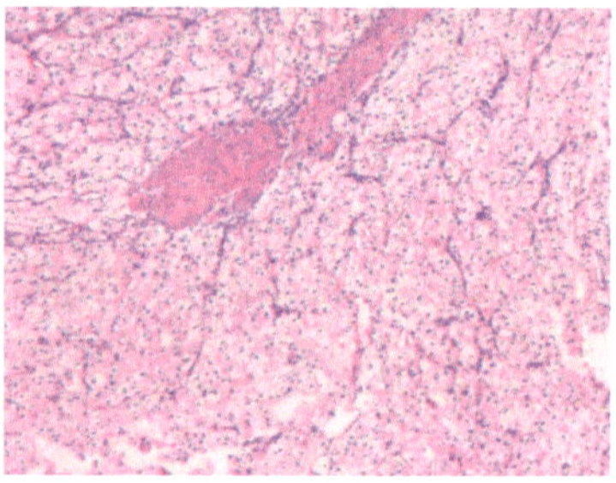

61. 依据组织形态，最可能的诊断是
  A. 透明细胞肾细胞癌
  B. 乳头状肾细胞癌
  C. 嫌色细胞肾细胞癌
  D. 透明细胞肉瘤
  E. 以上均不对
62. 影响患者预后的最主要因素是
  A. 肿瘤大小　B. 分化程度　C. 坏死面积
  D. 性别　E. 浸润的范围及转移情况
63. 与该肿瘤相关的遗传病是
  A. 唐氏综合征　B. 小眼畸形综合征　C. Cushing 综合征
  D. VHL 综合征　E. WAGR 综合征

★（64～66 题共用题干）

男性，80 岁，1 年前出现尿中带血，当地医院行膀胱镜检查，病理诊断为尿路上皮原位癌。患者一般情况差，无法耐受放化疗，仅行局部电切除术。近 2 个月血尿加重，再次行膀胱镜检查：膀胱左侧壁发现一个隆起斑块，充血明显，可见活动性出血，行病理活检。

64. 此次活检最可能的病理诊断是
  A. 肾细胞癌　B. 膀胱结核　C. 鳞状上皮乳头状瘤
  D. 腺癌　E. 浸润性尿路上皮癌

65. 组织学诊断该疾病最主要的依据是
   A. 肿瘤细胞突破基底膜,生长入黏膜固有层,引起纤维组织增生及炎细胞浸润
   B. 肿瘤细胞异型性显著
   C. 核分裂象增多
   D. 肿瘤阻塞输尿管开口
   E. 必须累及肌层
66. 与该尿路上皮肿瘤浸润进展相关的分子改变是
   A. 染色体 9p 缺失　B. 染色体 9q 获得　C. TP53 突变
   D. VHL 突变　E. 染色体 3p 缺失

B1 型题

(67～69 题共用备选答案)
A. 反流性肾病　B. 致密沉积物病　C. 肺出血肾炎综合征
D. 脂性肾病　E. 膜性肾小球病
67. 微小病变性肾病又称为
68. 肾小球内有新月体形成且伴有肺泡基底膜损伤者称为
69. 伴有尿液反流的慢性肾盂肾炎称为
(70～71 题共用备选答案)
A. 新月体性肾小球肾炎　B. IgA 肾病　C. 反流性肾病
D. 微小病变性肾小球病　E. 膜性肾小球病
70. 儿童反复发作的镜下或肉眼血尿最常见的原因是
71. 儿童肾病综合征的最常见的原因是
(72～73 题共用备选答案)
A. 膜性肾小球病　B. 快速进行性肾小球肾炎
C. 膜增生性肾小球肾炎　D. 系膜增生性肾小球肾炎
E. 微小病变性肾小球病
72. 电镜下可见脏层上皮细胞足突融合的是
73. 肾小球毛细血管壁呈双轨状,多见于
(74～75 题共用备选答案)
A. 尿频、尿急、尿痛　B. 无痛性血尿
C. 脓尿、菌尿　D. 血尿、蛋白尿
E. 多尿、夜尿、低比重尿
74. 膀胱癌患者的常见临床表现为
75. 慢性肾小球肾炎患者的常见临床表现为

★(76～78 题共用备选答案)

A. 幼稚肾胚基组织

B. 上皮成分

C. 间叶成分

D. 中肾管残余

E. 淋巴组织

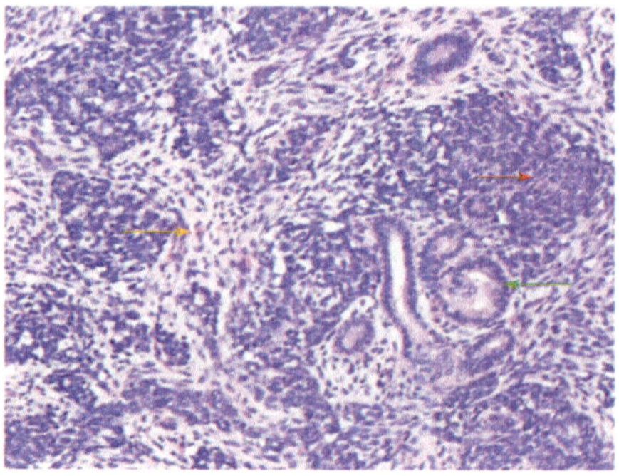

患儿,3 岁,消瘦、右侧腰腹痛 3 月余,发热 1 天。B 超显示右肾中上极占位,大小约 11 cm×6 cm。行右肾根治性切除术,组织形态如图。

76. 红色箭头所指示的成分为

77. 黄色箭头所指示的成分为

78. 绿色箭头所指示的成分为

二、名词解释

1. 肾小球肾炎(glomerulonephritis)
2. 急性肾炎综合征(acute nephritic syndrome)
3. 肾病综合征(nephrotic syndrome)
4. 慢性肾炎综合征(chronic nephritic syndrome)
5. 管型尿(cylindruria)
6. 新月体(crescent)
7. 钉突(spike)
8. 脂性肾病(lipoid nephrosis)
9. 致密沉着物病(dense-deposit disease)
10. Berger 病(Berger disease)
11. 继发性颗粒性固缩肾(secondary granular atrophy of the kidney)
12. 尿毒症(uremia)
13. Wilms 瘤(Wilms tumor)

三、问答题

1. 肾小球肾炎的基本病变有哪些?
2. 肾小球肾炎有哪些常见的临床综合征?表现如何?
3. 简述膜性肾小球病的基本病变特征。
4. 简述 IgA 肾病的基本病变特征。
5. 慢性肾小球肾炎肾脏缩小及表面颗粒是怎样形成的?它与哪些疾病引起的肾硬化相似?
6. 新月体性肾炎的病变特征有哪些?试以病理变化解释其临床表现。
7. 试述急性肾盂肾炎的病理变化和临床表现。
8. 简述透明细胞肾细胞癌的组织学特征和主要的生物学行为。

四、病例分析题

★1. 男性,58 岁,"左肾及输尿管结石伴肾积水"多年,曾于当地医院"输尿管镜取石",术后半年出现左腰痛,进行性肌酐升高。左肾 CT:肾盂、肾盏及输尿管上段扩张积水,肾皮质变薄。

(1) 该患者最可能的病理诊断是什么?该疾病主要有哪些组织学表现?

（2）该疾病的主要类型有哪些？

★2. 男性，53岁，因“血尿10天”入院。外院CT提示右肾占位。行根治性肾切除。病变组织形态如图。

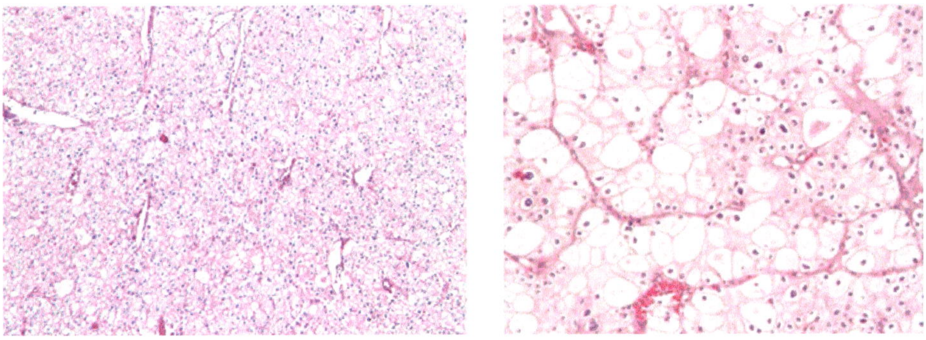

（1）根据形态学表现，请给出最可能的病理诊断及鉴别诊断。

（2）哪种特殊染色常用于该疾病的辅助诊断。

答案解析

一、选择题

A1 型题

1.【D】急性肾小球肾炎的主要病理特征是肾小球细胞的增生，特别是系膜细胞和内皮细胞的增生。这种增生反应是急性肾小球肾炎的典型病理改变。

2.【A】大部分肾小球疾病是Ⅲ型变态反应或免疫复合物沉积性变态反应引起的。抗原抗体复合物在肾小球内沉积是导致疾病发生的关键因素。这些复合物可以激活补体系统，引发一系列炎症反应，最终导致肾小球损伤。

3.【A】肾病综合征的主要临床表现是大量蛋白尿、低蛋白血症、高脂血症和水肿。其发生与肾小球基底膜的损伤密切相关。当基底膜增厚或出现通透性改变时，大量血浆蛋白可漏入尿液中，从而导致大量蛋白尿，这是肾病综合征的一个核心特征。

4.【C】参见第 3 题。血尿更多见于急性肾小球肾炎等其他类型的肾小球疾病，而不是肾病综合征。

5.【B】急性弥漫性增生性肾小球肾炎的病理变化为双侧肾脏轻到中度肿大，被膜紧张。肾脏表面充血，有的肾脏表面有散在粟粒大小的出血点，故有大红肾或蚤咬肾之称。

6.【C】急性弥漫性增生性肾小球肾炎电镜下的特征性病理表现是"驼峰状"电子致密物沉积，这些免疫复合物主要沉积于基底膜和脏层上皮细胞之间。

7.【C】急性弥漫性增生性肾小球肾炎的病变特点是弥漫性毛细血管内皮细胞和系膜细胞增生，伴中性粒细胞和巨噬细胞浸润。

8.【E】急进性肾小球肾炎的组织学特征是多数肾小球球囊内有新月体形成。新月体的形成是由肾小球基底膜的损伤和破裂引起的，这种损伤使得纤维蛋白等血浆成分渗入肾球囊内。纤维蛋白在肾小囊内沉积，刺激肾球囊壁层上皮细胞增生并激活炎性细胞。

9.【A】参见第 8 题。

10.【D】急进性肾小球肾炎新月体形成的比例是预后的重要决定因素。通常情况下，新月体涉及的肾小球比例越高，病情越严重，肾功能恢复的可能性越小。

11.【A】肺出血肾炎综合征通常与抗肾小球基底膜抗体相关，肾脏病变主要表现为新月体性肾炎，免疫荧光检查可见免疫球蛋白和补体沿肾小球毛细血管基底膜沉积，呈连续性线性荧光。一些患者的抗肾小球基底膜抗体可与肺泡基底膜发生交叉反应引起肺出血。

12.【D】参见第 11 题。

13.【D】膜性肾小球病是引起成人肾病综合征最常见的原因。

14.【A】膜性肾小球病光镜下肾小球炎性改变不明显，又称膜性肾病。病变特征是肾小球毛细血管壁弥漫性增厚，主要为基底膜的增厚和钉突的形成，这种病理改变是膜性肾小球病的典型特征，通常是由于免疫复合物沉积引起的。

15.【C】参见第 14 题。

16.【B】微小病变性肾小球病在儿童中非常常见，通常表现为高度选择性蛋白尿（主要是白蛋白）和水肿，是儿童肾病综合征的主要病因之一。

17.【C】微小病变性肾小球病电镜观察肾小球基底膜正常，无沉积物，主要改变是弥漫性脏层上皮细胞足突消失，胞体肿胀，胞浆内常有空泡形成，细胞表面微绒毛增多。

18.【A】Ⅱ型膜增生性肾小球肾炎的患者常出现补体替代途径的异常激活，血清 C3 水平明显降低，但 C1 和 C4 等补体早期激活成分水平正常或仅轻度降低。

19.【A】膜增生性肾小球肾炎中，由于肾小球系膜细胞增生和基质增多，沿毛细血管内皮细胞下向基底膜广泛插入，导致基底膜弥漫增厚。因插入的系膜基质与基底膜染色特点相似，所以在 PASM 染色时基底膜呈双轨状。

20.【E】Ⅱ型膜增生性肾小球肾炎较少见。超微结构特点是大量块状电子密度极高的沉积物在基底膜致密层呈带状沉积。免疫荧光检查显示 C3 沉积，通常无 IgG、C1q 和 C4 出现。

21.【D】IgA 肾病组织学检查，病变表现复杂多样，但免疫荧光染色发现系膜区大量 IgA 沉积为其共同特征。

22.【A】慢性硬化性肾小球肾炎为不同类型肾小球疾病发展的终末阶段，病因和发病机制及病理变化具有原肾小球疾病类型的特点。

23.【D】慢性硬化性肾小球肾炎病理特点是大量肾小球发生玻璃样变和硬化，肾小管萎缩或消失，间质纤维化，伴有淋巴细胞及浆细胞浸润；病变轻的肾单位出现代偿性改变，肾小球体积增大，肾小管扩张，腔内可出现各种管型。患者常有贫血、持续性高血压和肾功能不全。

24.【D】慢性硬化性肾小球肾炎临床表现为慢性肾炎综合征，尿的改变为多尿、夜尿、低比重尿。

25.【C】参见第 23 题。

26.【E】多种免疫球蛋白(IgG、IgA、IgM)和补体(C3、C1q、C4)多部位沉积(系膜区、毛细血管壁、肾小管基底膜和小动脉基底膜等)是狼疮性肾炎的特点，免疫荧光常显示肾组织内弥漫性多灶性荧光信号，故称“满堂亮”。

27.【E】肾盂肾炎主要由细菌经尿路上行性感染引起，致病菌多为大肠杆菌。

28.【B】急性肾盂肾炎镜下主要特征为肾间质的化脓性炎症和肾小管上皮细胞的坏死、崩解。

29.【C】慢性肾盂肾炎常缓慢起病，也可表现为急性肾盂肾炎的反复发作。其余选项均符合慢性肾盂肾炎的形态表现。

30.【E】慢性肾盂肾炎早期肾小球很少受累，肾球囊周围可发生纤维化。慢性硬化性肾小球肾炎常表现为肾小球纤维化，而肾球囊周围纤维化常不明显。

31.【A】急性肾盂肾炎通常由尿路感染引起，尿液检查中常可见细菌。急性弥漫性增生性肾小球肾炎主要是由免疫机制引起，尿液检查可见红细胞、白细胞和管型，但细菌不常见。

32.【E】马兜铃酸主要存在于中草药中，患者大量摄入后表现为急性肾衰竭，病理学特征是急性肾小管坏死，也称为马兜铃酸肾病。

33.【E】泌尿系统恶性肿瘤有多种类型，成人最常见的为膀胱尿路上皮癌。

34.【E】流行病学调查显示，吸烟是肾细胞癌最重要的危险因子，吸烟者肾癌的发生率是非吸烟者的两倍；其他危险因素包括肥胖(特别是女性)、高血压、接触石棉、石油产品和重金属等。

35.【D】肾细胞癌多为单发，球形，见于肾的两极，尤以上极多见。

36.【B】肾脏肿瘤多为恶性，以肾细胞癌为主，肾细胞癌最常见的组织学类型为透明细胞肾细胞癌，占总体患者的 60%～70%。

37.【E】无论散发型或遗传型透明细胞肾细胞癌均存在 VHL 基因突变或失活，引起缺氧诱导因子表达上调，促进肿瘤生成。

38.【E】肾细胞癌具有较强的血行转移能力，常通过血液转移，最常转移到肺和骨。

39. 【D】肾母细胞瘤由 Max Wilms 医师于 1899 年首先予以描述，又称 Wilms 瘤。肿瘤起源于后肾胚基组织，为儿童期肾脏最常见的恶性肿瘤。

40. 【E】肾母细胞瘤是胚胎性肿瘤，其发生可能是由于胚基细胞向后肾组织分化障碍并持续增殖而形成的。

41. 【D】约 95%的膀胱肿瘤起源于上皮组织，绝大多数上皮性肿瘤成分为尿路上皮，故称为尿路上皮肿瘤。

42. 【A】膀胱尿路上皮癌发生的分子模式包括两条途径。一条途径是细胞发生 FGFR3 基因突变、TERT 基因启动子突变，形成非浸润性乳头状尿路上皮癌；另一条途径是细胞发生 TP53 突变及 TERT 基因启动子突变，形成尿路上皮原位癌；RB1、ERBB2 等基因突变可进一步促进原位癌发展成为浸润性癌。

43. 【C】尿路上皮癌最常见的临床表现是无痛性血尿。

A2 型题

44. 【C】结合病史及实验室检查，说明患儿可能近期有链球菌感染史，目前临床表现符合急性肾炎综合征。图中所示肾小球内细胞数目明显增多，主要为内皮细胞和系膜细胞增生，伴中性粒细胞浸润，首先考虑弥漫性增生性肾小球肾炎。急性肾盂肾炎通常表现为发热、腰痛和膀胱刺激症状（尿频、尿急、尿痛），但不会有明显的血尿和蛋白尿，以及红细胞管型。慢性肾小球肾炎起病缓慢，病程长，通常不会出现短期内明显的血尿和水肿。急进性肾小球肾炎起病过程与急性肾炎相似，但肾功能急剧恶化，短期内出现少尿、无尿和急性肾衰竭。与患者的病程不符。隐匿性肾炎通常表现为无症状的血尿或蛋白尿，无水肿、高血压和肾功能损害。

45. 【D】该患者免疫荧光 IgG 沿肾小球基底膜呈线状沉积。这种沉积模式是 Goodpasture 综合征的典型特征之一。膜性肾小球病通常为 IgG 和 C3 呈颗粒状沉积在肾小球毛细血管基底膜的上皮侧（外侧）。慢性肾小球肾炎通常表现为多种免疫球蛋白和补体（如 IgG、IgA、C3）的不均匀沉积，分布因病程进展而有所不同。IgA 肾病通常为 IgA 为主，伴随或不伴随 C3 呈系膜区沉积。急性毛细血管内增生性肾炎常见 IgG 和 C3 呈颗粒状沉积，主要位于肾小球的系膜区和毛细血管壁。

46. 【D】结合患者病史和实验室检查，符合肾病综合征的诊断标准。PAS 染色显示肾小球呈节段性硬化、玻璃样变，可见硬化区与肾小囊粘连；该患者免疫荧光结果阴性，首先考虑局灶性节段性肾小球硬化。

47. 【D】结合患者病史和肾活检结果，符合 IgA 肾病。IgA 肾病患者的电镜下常见系膜区有团块状电子致密物沉积。

48. 【B】结合患者尸检肾脏形态，首先考虑为慢性病变导致的双侧肾脏萎缩。Masson 染色显示有部分肾小球和间质内有大量的胶原纤维沉积，最可能的诊断是慢性肾小球肾炎。

49. 【C】结合患者病史、实验室检查及尸检所见，首先考虑为肾盂和肾间质的急性化脓性炎。图中显示肾间质水肿，大量炎细胞浸润，肾小管被破坏，管腔内可见大量中性粒细胞和脓细胞。其余选项均不表现为化脓性炎的形态特征。

50. 【D】年轻女性，尿路刺激症状 1 年，提示感染，没有腹痛和血尿，可以除外结石、积水和肿瘤的可能，静脉肾盂造影肾盏虫蚀样破坏具有提示意义，多见于肾结核。

51. 【A】镜下可见癌细胞呈圆形或多边形，胞浆丰富、透明，核居中，排列成巢团或条索状，间质血管丰富，结合患者病史及超声检查符合透明细胞肾细胞癌。

52. 【B】形态学上具有典型的乳头状结构，首先考虑乳头状肾细胞癌和乳头状腺瘤，肿瘤最大径 4.5 cm，远大于 1.5 cm，可以除外乳头状腺瘤。

53. 【C】老年男性，无痛血尿 1 周，影像学提示肾盂输尿管交界处存在占位，尿细胞学查见异型细胞，首先考虑尿路上皮癌；尿路上皮乳头状瘤罕见，不应首先考虑。患者以往无腹痛及尿路刺激症状，可排除结石或感染相关病变。

54.【E】虽然肾结石可能引起腰肋部疼痛，但通常不会在 CT 上显示为巨大占位性病变，且不会肾周受侵，因此肾结石最不可能。其余选项均为肾脏的原发或转移性恶性肿瘤，CT 可显示为占位性病变，且常伴肾周组织受累。

A3/A4 型题

55.【B】根据患者的年龄、症状和检查结果，最可能的诊断是微小病变性肾小球病。足突广泛消失伴微绒毛形成是该型肾炎的电镜特征。

56.【B】参见第 55 题。

57.【E】糖皮质激素治疗对 90% 以上的微小病变性肾小球病儿童患者有明显疗效。

58.【D】患者为年轻男性，结合临床表现及尿检结果，符合 IgA 肾病的常见表现。肾穿刺活检见 IgA 免疫荧光沉积在肾小球系膜区，首先考虑 IgA 肾病。

59.【A】图中可见肾小球系膜细胞和基质显著增生，这是 IgA 肾病的病变特征。

60.【C】图中可见电子致密物沉积在肾小球系膜区。

61.【A】图中可见肿瘤细胞胞浆丰富、透明或颗粒样，呈巢状分布，瘤细胞巢之间为典型的纤细毛细血管分隔，结合患者病史，最可能的诊断是透明细胞肾细胞癌。

62.【E】影响透明细胞肾细胞癌患者预后的最主要因素为肿瘤累犯的范围及是否存在淋巴结或远处转移。分化程度与预后存在一定相关性，但不是最重要的预后因素。其他形态学指标与预后之间的关系仍不明确。

63.【D】透明细胞肾细胞癌最常见的突变基因是 VHL，PBRM1，SETD2 和 BAP1。VHL 综合征患者有 VHL 基因的胚系异常。

64.【E】患者既往曾诊断为尿路上皮原位癌，电切术后短期再次出现血尿，镜检新发肿块，应考虑肿瘤出现进展。原位癌在镜检中表现为黏膜增厚、粗糙、出血，不形成肿块。当肿瘤突破基底膜，侵入黏膜间质或更深层次，即为组织学上的浸润。

65.【A】参见第 64 题。

66.【C】在尿路上皮肿瘤浸润进展中，TP53 突变起到关键性作用；9 号染色体的变异为尿路上皮肿瘤发生的早期事件；VHL 基因和 3p 的变化与透明细胞肾细胞癌发生相关。

B1 型题

67.【D】微小病变性肾病的近端肾小管上皮细胞内可见脂滴空泡，故又称脂性肾病。

68.【C】肺出血肾炎综合征通常认为是一种抗肾小球基底膜病，自身抗基底膜抗体结合至肾小球基底膜，激活补体引起基底膜严重损伤。典型的病例，可见大部分肾小球内有新月体形成。

69.【A】反流性肾病又称慢性反流性肾盂肾炎，具有先天性膀胱输尿管反流或肾内反流的患者常反复发生感染，多于儿童期发病，病变可为单侧或双侧性。

70.【B】IgA 肾病临床特征是青年和儿童多见、复发性血尿、血清 IgA 水平升高。

71.【D】微小病变性肾小球病是一种常见的肾小球疾病，临床特点是大量蛋白尿或肾病综合征，好发于儿童和青少年。

72.【E】微小病变性肾小球病的电镜特征是弥漫性脏层上皮细胞足突融合。

73.【C】Ⅰ型膜增生性肾小球肾炎光镜下典型的病变是，弥漫性系膜细胞和系膜基质明显增生，沿内皮细胞和基底膜之间长入或插入，使毛细血管壁增厚，镀银染色或 PAS 染色基底膜呈双轨状改变。

74.【B】膀胱癌患者最常见的症状是无痛性血尿。肿瘤乳头的断裂、肿瘤表面坏死和溃疡均可引起血尿。

75.【E】慢性肾小球肾炎患者常表现为慢性肾炎综合征，即多尿、夜尿、低比重尿、高血压、贫血、氮质血症和尿毒症。

76.【A】红色箭头所指为肾母细胞瘤最重要的诊断依据，幼稚肾胚基组织：细胞小，胞浆稀少，嗜碱性核圆形或卵圆形，染色质较粗、可见小核仁，核分裂活跃；从形态学上无法辨识任何分化方向或类型；排列紧密，呈结节状、弥漫成片、基底样细胞团或蜿蜒迂回。

77.【C】黄色箭头所示为幼稚梭形细胞和黏液背景构成的间叶成分。

78.【B】绿色箭头所示为原始肾小管，属于肾母细胞瘤中的上皮成分。该肿瘤中的上皮成分也可呈菊形团样结构或肾小球结构。

二、名词解释

1. 肾小球肾炎(glomerulonephritis)：指多种原因导致肾小球滤过功能受损，从而引起以血尿、蛋白尿、水肿、高血压、肾功能损害等为主要表现的一种肾脏疾病。
2. 急性肾炎综合征(acute nephritic syndrome)：起病急，常表现为明显的血尿、轻至中度蛋白尿，常有水肿和高血压。严重者出现氮质血症。引起急性肾炎综合征的病理类型主要是急性弥漫性增生性肾小球肾炎。
3. 肾病综合征(nephrotic syndrome)：肾病综合征临床表现为大量蛋白尿(尿蛋白含量≥3.5 g/d)、低蛋白血症(血浆蛋白＜30 g/L)、高度水肿、高脂血症和脂尿。引起肾病综合征的病理学类型很多，主要有膜性肾小球肾炎、膜增生性肾小球肾炎、系膜增生性肾小球肾炎、微小病变性肾小球肾炎和局灶性节段性肾小球硬化等。
4. 慢性肾炎综合征(chronic nephritic syndrome)：临床主要表现为多尿、夜尿、低比重尿、高血压、贫血、氮质血症和尿毒症，可见于各型肾炎的终末阶段。
5. 管型尿(cylindruria)：管型是由蛋白质、细胞或细胞碎片等在肾小管、集合管内凝聚而成的圆柱形蛋白聚体，为肾小管铸型。管型的基质均为肾小管来源的 Tamm-Horsfall 蛋白，血浆蛋白、各种细胞及其变性的产物。正常情况下尿内可见少量透明管型，但如有大量透明管型或见其他管型，则称为管型尿，表明肾小球或肾小管有病变。
6. 新月体(crescent)：新月体主要由增生的壁层上皮细胞和渗出的单核细胞构成，可有中性粒细胞和淋巴细胞浸润。这些成分附着于球囊壁层，在毛细血管球外侧形成新月形或环状结构。
7. 钉突(spike)：是膜性肾病的病理特征之一，指在肾小球基底膜外上皮侧出现排列整齐的电子致密物，增厚的基底膜向沉积物表面延伸形成的钉状突起。
8. 脂性肾病(lipoid nephrosis)：微小病变性肾小球病是一种常见的肾小球疾病，好发于儿童和青少年，临床表现主要是大量蛋白尿或肾病综合征。病理特点为电镜下肾球囊脏层上皮细胞足突融合，光镜下肾小球无明显病变，近曲小管上皮细胞内可见脂滴空泡，故又称脂性肾病。
9. 致密沉着物病(dense-deposit disease)：致密沉着物病(Ⅱ型膜增生性肾小球肾炎)的超微结构特点是大量块状电子密度极高的沉积物在基底膜致密层呈带状沉积。免疫荧光检查显示 C3 沉积，通常无 IgG、C1q 和 C4 出现。
10. Berger 病(Berger disease)：IgA 肾病又称 Berger 病，其特点是免疫荧光显示系膜区有 IgA 沉积，临床通常表现为反复发作的镜下或肉眼血尿。本病在全球范围内可能是最常见的肾炎类型。本病由 Berger 于 1968 年最先描述。

11. 继发性颗粒性固缩肾(secondary granular atrophy of the kidney)：慢性肾小球肾炎为不同类型肾小球疾病发展的终末阶段，病因和发病机制及病理变化具有原肾小球疾病类型的特点。肉眼观，双肾体积缩小，表面呈弥漫性细颗粒状；切面皮质变薄，皮髓质界限不清；肾盂周围脂肪增多；大体病变称为继发性颗粒性固缩肾。

12. 尿毒症(uremia)：急性和慢性肾衰竭患者晚期，除氮质血症的表现外，还具有一系列自体中毒的症状和体征，称之为尿毒症。常出现胃肠道、神经、肌肉和心血管等系统的病理变化，如尿毒症性胃肠炎、周围神经病变、纤维蛋白性心外膜炎等。

13. Wilms 瘤(Wilms tumor)：肾母细胞瘤由 Max Wilms 医师于 1899 年首先予以描述，又称 Wilms 瘤。该肿瘤起源于后肾胚基组织，为儿童期肾脏最常见的恶性肿瘤。最常见的临床表现为腹部肿块，血尿、高血压、腹痛和肠梗阻也可为首发症状。

三、问答题

1. 肾小球肾炎的基本病变有哪些？

(1) 细胞增多：肾小球细胞数量增多，系膜细胞和内皮细胞增生或肥大，并可有中性粒细胞、单核细胞及淋巴细胞浸润。壁层上皮细胞增生可导致肾球囊内新月体形成。

(2) 基底膜增厚：光镜下，PAS 和 PASM 等染色可显示基底膜增厚。电镜观察表明基底膜改变可以是基底膜本身的增厚，也可为内皮下、上皮下或基底膜内免疫复合物沉积所致。

(3) 炎性渗出和坏死：发生急性弥漫性增生性肾小球肾炎的肾小球内可有中性粒细胞等炎症细胞浸润和纤维蛋白渗出，毛细血管壁可发生纤维蛋白样坏死，可伴有血栓形成。

(4) 玻璃样变和硬化：肾小球玻璃样变指光镜下 HE 染色显示均质的嗜酸性物质沉积。电镜下见细胞外出现无定形物质，其成分为沉积的血浆蛋白、增厚的基底膜和增多的系膜基质。严重时毛细血管管腔狭窄和闭塞，肾小球固有细胞减少甚至消失，胶原纤维增加，最终导致节段性或整个肾小球的硬化。肾小球玻璃样变和硬化为各种肾小球病变发展的最终结果。

(5) 肾小管和间质的改变：由于肾小球血流和滤过性状的改变，肾小管上皮细胞常发生变性，管腔内可出现由蛋白质、细胞或细胞碎片浓聚形成的管型。肾间质可发生充血、水肿和炎症细胞浸润。肾小球发生玻璃样变和硬化时，相应肾小管萎缩或消失，间质发生纤维化。

2. 肾小球肾炎有哪些常见的临床综合征？表现如何？

(1) 急性肾炎综合征：起病急，常表现为明显的血尿、轻至中度蛋白尿，常有水肿和高血压。严重者出现氮质血症。引起急性肾炎综合征的病理类型主要是急性弥漫性增生性肾小球肾炎。

(2) 急进性肾炎综合征：起病急，进展快。出现水肿、血尿和蛋白尿等改变后，迅速发展为少尿或无尿，伴氮质血症，并发生急性肾衰竭。主要见于急进性肾小球肾炎。

(3) 肾病综合征：主要表现为：① 大量蛋白尿，尿中蛋白含量达到或超过 3.5 g/d；② 明显水肿；③ 低白蛋白血症；④ 高脂血症和脂尿。多种类型的肾小球肾炎均可表现为肾病综合征。

(4) 无症状性血尿或蛋白尿：表现为持续或反复发作的镜下或肉眼血尿，或轻度蛋白尿，也可两者同时发生。主要见于 IgA 肾病。

(5) 慢性肾炎综合征：主要表现为多尿、夜尿、低比重尿、高血压、贫血、氮质血症和尿毒症，见于各型肾炎的终末阶段。

3. 简述膜性肾小球病的基本病变特征。

膜性肾小球病，简称膜性肾炎，又称膜性肾病。

(1) 光镜下弥漫性基底膜增厚,上皮下免疫复合物沉积(用 Masson 染色呈红色),免疫复合物之间新生的基底膜样物质形成钉状突起(spike)(镀银染色呈黑色)。初期毛细血管管腔无显著变化,后期基底膜显著增厚,毛细血管管腔变狭窄。

(2) 免疫荧光示 IgG、C3 沿毛细血管壁呈颗粒状沉积。

(3) 电镜下观察,以上皮下电子致密物沉积和电子致密物之间新生基底膜样物质形成钉状突起为特征,不同时期表现不同,可分为 4 期:Ⅰ期:上皮下可见散在小型电子致密物,上皮细胞足突融合,基底膜无明显变化。Ⅱ期:上皮下电子致密物较Ⅰ期增多,分布均匀,致密物之间出现新生的基底膜样物质,并形成钉状突起,分隔致密物,基底膜增厚。Ⅲ期:基底膜内可见电子致密物,基底膜样物质进一步增多,包绕电子致密物,基底膜进一步增厚。Ⅳ期:上述各期的电子致密物部分溶解消失,不规则增厚的基底膜呈虫蚀状。

4. 简述 IgA 肾病的基本病变特征。

IgA 肾病的组织学改变差异很大,最常见的是系膜增生性病变,也可表现为局灶性节段性增生或硬化。少数病例可有较多新月体形成。免疫荧光的特征是系膜区有 IgA 的沉积,常伴有 C3 和备解素,也可出现少量 IgG 和 IgM,通常无补体早期成分。电镜检查显示系膜区有电子致密沉积物。

5. 慢性肾小球肾炎肾脏缩小及表面颗粒是怎样形成的?它与哪些疾病引起的肾硬化相似?

(1) 慢性肾小球肾炎病变严重区域的肾小球因缺血发生纤维化和玻璃样变,所属肾小管因缺血及功能废用而萎缩、消失。肾间质内结缔组织增生及淋巴细胞浸润。纤维化肾小球及增生的间质结缔组织收缩,使表面凹陷。病变较轻区域健存的肾小球因功能代偿而肥大,所属肾小管相应地代偿性扩张,向肾表面突起。从而形成肉眼所见肾表面的细小颗粒。肉眼可见双侧肾体积缩小,重量减轻,质地变硬,表面呈均匀弥漫的细颗粒状。切面皮质变薄,皮质与髓质分界不清晰。

(2) 慢性肾小球肾炎引起的肾硬化与以下疾病的肾硬化相似:① 糖尿病肾病;② 高血压性肾病;③ 多囊肾病;④ 肾小管间质性肾炎等。

6. 新月体性肾炎的病变特征有哪些?试以病理变化解释其临床表现。

新月体性肾炎在光镜下病变肾小球毛细血管袢严重损伤,毛细血管壁断裂,血液流入肾小囊并凝固,导致肾小囊上皮细胞增生,形成新月体。有新月体的肾小球呈弥漫性,超过全部肾小球的 50%。早期,构成新月体的主要成分是增生的肾小囊上皮细胞,其间混有单核巨噬细胞、中性粒细胞和纤维蛋白。此种以细胞成分为主的新月体,称为细胞性新月体。进而成纤维细胞产生胶原纤维,形成细胞和纤维共存的细胞纤维性新月体。后期,细胞成分完全被纤维组织代替,形成纤维性或硬化性新月体。肾小管萎缩,肾间质纤维化。

免疫荧光Ⅰ型和Ⅳ型新月体性肾小球肾炎显示 IgG 和 C3 沿肾小球毛细血管壁呈线状沉积;Ⅱ型新月体性肾小球肾炎可见不同的免疫球蛋白和 C3 在肾小球不同部位沉积;Ⅲ型和Ⅴ型新月体性肾小球肾炎 IgG 和 C3 阴性。

电镜下:肾小球基底膜不规则增厚,有时可见基底膜断裂缺损,新月体形成。Ⅱ型新月体性肾小球肾炎可见电子致密物沉积。

临床表现主要为急进性肾炎综合征,患者可出现:

(1) 急性肾功能不全:新月体的形成和肾小球损伤导致肾小球滤过功能的严重受损,出现急性肾功能不全,表现为少尿、无尿,血肌酐、尿素氮升高。

(2) 蛋白尿和血尿:新月体性肾炎常表现出大量蛋白尿和血尿。这与肾小球结构的破坏及滤过屏障功能的丧失有关。

(3) 高血压：由于肾小球的损害，以及肾小管对水盐的重吸收功能的影响，会导致体液潴留和高血压的发生。

7. 试述急性肾盂肾炎的病理变化和临床表现。

病理变化：镜下特征为灶状间质性化脓性炎或脓肿形成、肾小管腔内中性粒细胞集聚和肾小管坏死。肉眼可见肾脏肿大，充血，质软。表面散在大小不等的黄白色脓肿，脓肿周围是紫红色的充血带。切面见脓肿不规则地分布于肾皮质和髓质各处，并见黄色条纹状病灶由髓质向皮质延伸，或呈楔形分布。肾盂黏膜充血、水肿，表面有脓性渗出物覆盖，有时可见小出血点。

临床表现：起病急，患者出现发热、寒战和白细胞增多等症状，常有腰部酸痛和肾区叩痛，并有尿频、尿急和尿痛等膀胱和尿道的刺激症状。尿检查显示脓尿、蛋白尿、管型尿和菌尿，也可出现血尿。白细胞管型对于诊断该疾病意义较大。

8. 简述透明细胞肾细胞癌的组织学特征和主要的生物学行为。

肾细胞癌组织学分类包括透明细胞肾细胞癌、乳头状肾细胞癌和嫌色细胞肾细胞癌等，在各种类型中透明细胞肾细胞癌最多见，占肾细胞癌的 70%～80%。镜下肿瘤细胞体积较大，圆形或多边形，胞浆丰富，透明或颗粒状，间质具有丰富的毛细血管和血窦。

透明细胞肾细胞癌具有高度侵袭性，能够侵入肾周围组织，血管和淋巴管。且常发生远处转移，尤其是转移至肺、骨、肝等部位。患者预后常与 TNM 分期及肿瘤分级有关，早期发现的患者生存率较高。

四、病例分析题

1. (1) 患者最可能的病理诊断是慢性肾盂肾炎。

该疾病主要的组织学表现为：肾盂扩张变形，肾盂肾盏黏膜及黏膜下见多量慢性炎细胞浸润及纤维化。肾间质大量淋巴细胞、浆细胞、单核细胞浸润，淋巴滤泡形成，间质纤维化。部分肾小管萎缩，部分肾小管扩张，肾小管内可见均质红染的胶样管型。早期肾小球很少受累，随着疾病的进展肾小球发生玻璃样变性和纤维化。慢性肾盂肾炎急性发作时可出现大量中性粒细胞，可见小脓肿形成。

(2) 慢性肾盂肾炎根据发病机制可分为慢性反流性肾盂肾炎和慢性阻塞性肾盂肾炎两种类型。

2. (1) 如图显示肿瘤细胞呈弥漫片状生长，可见较为丰富的血窦间隔，肿瘤细胞呈明显的“植物细胞”样，体积较大、胞膜清晰，瘤细胞胞浆透明或粉染，核呈葡萄干样，可见核周空晕，符合嫌色细胞肾细胞癌的形态学表现。

需要鉴别诊断的主要是：① 透明细胞肾细胞癌：嫌色细胞肾细胞癌虽然可见部分胞浆透明的细胞，但肿瘤细胞核呈固缩状、类似葡萄干，存在核周空晕，透明细胞肾细胞癌不存在以上特征，应可以排除诊断。② 嗜酸细胞瘤：瘤细胞巢状，间质水肿常见，瘤细胞胞浆强嗜酸性，没有固缩核及核周空晕。嫌色细胞肾细胞癌与嗜酸细胞瘤在形态学不乏重叠、交叉，是肾脏肿瘤诊断中的难点之一，鉴别中需要综合影像学、形态学、辅助检测等综合评估。③ 嗜铬细胞瘤也是富于血窦的肿瘤，但胞浆呈嗜碱性，没有透明细胞，核圆，可呈空泡状、核仁明显，没有植物细胞样的外观。

(2) 嫌色细胞肾细胞癌常见胶体铁特殊染色阳性，瘤细胞胞浆显示明亮的蓝色，是该肿瘤的特征之一，具有较高的诊断价值。

（陈平圣　樊　翔）

第十章 生殖系统和乳腺疾病

知识实训

一、选择题

A1 型题

★1. 外阴硬化性苔藓的典型组织学改变是
A. 表皮增生,真皮层带状淋巴细胞浸润
B. 表皮萎缩,真皮层带状淋巴细胞浸润
C. 表皮增生,真皮浅层可见均质胶原带
D. 表皮萎缩,真皮浅层可见均质胶原带
E. 表皮正常,真皮层带状淋巴细胞浸润

★2. 关于宫颈移行区,以下描述正确的是
A. 原始鳞柱交界处,被覆成熟的鳞状上皮
B. 功能性鳞柱交界处,被覆成熟的鳞状上皮
C. 原始鳞柱交界处,被覆化生的鳞状上皮
D. 原始鳞柱交界处,被覆柱状上皮
E. 原始鳞柱交界和功能性鳞柱交界之间的区域,常被覆化生的鳞状上皮

3. 以下哪项不是常见的引起慢性子宫颈炎的病原微生物
A. 链球菌
B. 葡萄球菌
C. 沙眼衣原体
D. EBV
E. 人类乳头瘤病毒

4. 慢性子宫颈炎的常见临床表现不包括
A. 子宫颈息肉
B. 子宫颈上皮内瘤变
C. 纳博特囊肿
D. 子宫颈腺体囊肿
E. 子宫颈糜烂

5. 以下哪项不是子宫颈上皮内瘤变的常见病因
A. p53 基因突变
B. 宫颈裂伤
C. HER2 基因过度表达
D. 高危型 HPV 感染
E. 性生活过早

6. 宫颈早期浸润癌是指
A. 癌细胞突破基底膜,但浸润深度不超过基底膜以下 5 mm,浸润宽度不超过 7 mm
B. 癌细胞突破基底膜,但浸润深度不超过基底膜以下 1 cm,浸润宽度不超过 7 mm
C. 癌细胞突破基底膜,但浸润深度不超过基底膜以下 1 cm,浸润宽度超过 7 mm
D. 癌细胞突破基底膜,但浸润深度不超过基底膜以下 5 mm,浸润宽度超过 7 mm
E. 癌细胞突破基底膜,但浸润深度超过基底膜以下 5 mm,浸润宽度超过 7 mm

7. 以下描述正确的是
   A. 子宫颈鳞状上皮内病变(squamous intraepithelial lesion,SIL)是宫颈鳞癌的癌前病变
   B. 大多数 LSIL 不经治疗会发展为 HSIL
   C. 几乎所有 HSIL 不经治疗都会发展为宫颈浸润癌
   D. CIN Ⅰ级只可能是高危型 HPV 感染所致
   E. HPV-16 型感染的 LSIL 进展为 HSIL 及浸润癌的风险较低
8. 以下哪项不是宫颈浸润癌的组织学类型
   A. 角化型鳞癌　B. 非角化型鳞癌　C. 低分化腺癌
   D. 微小浸润性鳞癌　E. 宫颈原位癌累及腺体
★9. 以下哪项描述符合 HPV 相关性腺癌
   A. 腔缘核分裂象和基底部凋亡小体易见
   B. 腔缘核分裂象少见,基底部凋亡小体易见
   C. 腔缘核分裂象多见,基底部凋亡小体少见
   D. 腔缘核分裂象和基底部凋亡小体均不易见
   E. 以上均不符合
★10. Silva 系统适用于
   A. 宫颈 HPV 相关性鳞癌　B. 宫颈 HPV 相关性腺癌
   C. 宫颈胃型腺癌　D. 宫颈透明细胞癌
   E. 宫颈中肾腺癌
11. 下列哪项描述是更年期子宫内膜的组织学特征
   A. 内膜增厚,腺上皮增生,间质致密
   B. 内膜薄,腺腔狭而直,腺上皮立方状
   C. 腺体上皮细胞胞浆内可见空泡
   D. 内膜的间质细胞分化成为蜕膜细胞和内膜颗粒细胞
   E. 内膜腺体形态不规则、排列紊乱,腺腔扩张,腺上皮高低不一,缺少分泌现象
12. 以下哪项不是子宫内膜样癌的高危因素
   A. HPV 感染　B. 雌激素长期持续作用　C. 不孕
   D. 吸烟　E. 肥胖
13. 以下描述不符合子宫内膜癌的是
   A. 淋巴道转移多见　B. 生长较缓慢　C. 多见于年轻女性
   D. 常引起阴道流血　E. 与雌激素刺激有关
★14. 预后最好的子宫内膜样癌是
   A. MMR 缺失型　B. POLE 突变型　C. P53 突变型
   D. NSMP 型　E. MMR 缺失合并 P53 突变型
★15. 低级别子宫内膜间质肉瘤最常见的基因改变为
   A. JAZF1∷SUZ12　B. YWHAE∷NUTM2A/B

C. ZC3H7B∷BCOR　　D. JAZF1∷BCORL1
E. ESR1∷NCOA1

★16. 与 FH 缺失型子宫平滑肌瘤相关的疾病是
A. 黑斑息肉综合征　　B. 遗传性平滑肌瘤病和肾细胞癌
C. 家族性腺瘤性息肉病　　D. Lynch 综合征
E. Cowden 综合征

17. 妊娠滋养细胞疾病不包括
A. 葡萄胎　　B. 子宫平滑肌肉瘤　　C. 侵蚀性葡萄胎
D. 绒毛膜癌　　E. 胎盘部位滋养细胞肿瘤

18. 妊娠滋养细胞疾病的共同特征是
A. 滋养层细胞异常增生　　B. 形成水肿绒毛
C. 异型增生细胞侵袭子宫肌层　　D. 易导致子宫破裂
E. 均由异常受精导致

19. 葡萄胎一般不会出现的病变是
A. 绒毛间质水肿　　B. 滋养层细胞异型增生
C. 绒毛间质内没有功能性的毛细血管　　D. 少量水肿绒毛浸润到子宫肌层
E. 宫腔内充满大小不等的水肿绒毛

20. 葡萄胎与侵袭性葡萄胎的共同点是
A. 可见绒毛组织　　B. 明显的出血坏死　　C. 侵犯子宫肌层
D. 发生阴道转移　　E. 可有远隔脏器转移

21. 下列哪项不是绒毛膜癌的特征
A. 多见血道转移　　B. 呈暗红色、出血坏死的肿块
C. 子宫肌层内可见绒毛结构　　D. 可有阴道结节出现
E. 清宫术后血清 hCG 难以恢复到正常水平

22. 符合卵巢良性浆液性囊腺瘤特点的是
A. 常发生于 60 岁以上的女性　　B. 囊内充满稀薄清亮的液体
C. 浆液性肿瘤仅有少数为良性　　D. 囊壁乳头常见
E. 多存在 TP53 突变

★23. 最常伴有 TP53 基因突变的卵巢癌是
A. 子宫内膜样癌　　B. 透明细胞癌　　C. 中肾样腺癌
D. 高级别浆液性癌　　E. 低级别浆液性癌

★24. 卵巢甲状腺肿是指
A. 以甲状腺组织为主的卵巢单胚层畸胎瘤　　B. 成熟性畸胎瘤中出现甲状腺成分
C. 未成熟性畸胎瘤中出现甲状腺成分　　D. 异位甲状腺组织
E. 成熟性畸胎瘤中甲状腺组织发生结节性甲状腺肿

25. 双侧卵巢 Krukenberg 瘤最常来源于
    A. 卵巢 B. 肠 C. 胆囊 D. 胃 E. 乳腺
26. 不符合前列腺癌的病理学特点的是
    A. 分化低的高级别前列腺癌，癌细胞排列呈索状、巢状或片状结构
    B. 分化较好的低级别前列腺癌，腺泡通常较规则，排列拥挤
    C. 免疫组化染色，肿瘤细胞常高表达 PSA
    D. 肿瘤性腺体通常缺失基底细胞
    E. Gleason 评分≤6 分，属于 WHO/ISUP 四组
★27. 关于乳腺纤维腺瘤，以下哪项描述是错误的
    A. 好发于年轻女性
    B. 导管或裂隙周围间质细胞密度显著增加，呈现袖套样改变
    C. 导管上皮可发生增生性改变，包括出现导管原位癌
    D. 间质细胞可出现局灶或弥漫性增生，核分裂象罕见
    E. 间质可发生明显的黏液变性
★28. 以下描述哪项不符合乳腺普通型导管上皮增生(UDH)
    A. 细胞大小和形状一致，分布以及排列方向不一，可见核重叠
    B. 细胞大小和形状一致，分布均匀
    C. 具有实性、窗孔或微乳头结构
    D. 腔隙不规则，常位于导管周边，腔缘细胞无极向
    E. ER 表达强弱不等
29. 乳腺癌好发于乳腺的
    A. 内上象限 B. 内下象限 C. 外上象限
    D. 外下象限 E. 中央部
30. 乳腺癌的危险因素通常不包括
    A. 家族史 B. 哺乳 C. 吸烟
    D. 不孕或晚孕 E. 雌激素水平高
31. 乳腺癌最常见的组织学类型是
    A. 小叶原位癌 B. 浸润性导管癌 C. 导管内原位癌
    D. 浸润性小叶癌 E. 髓样癌
32. 乳腺癌主要起源于
    A. 终末导管小叶单位 B. 乳头 C. 大导管
    D. 真皮汗腺 E. 腺泡
★33. 乳腺微小浸润癌的定义为：癌细胞突破基底膜浸润邻近组织，且
    A. 最大浸润灶≤1 mm B. 多个浸润病灶累加≤1 mm
    C. 最大浸润灶≤5 mm D. 多个浸润病灶累加≤5 mm
    E. 最大浸润灶≤3 mm

34. 乳腺癌淋巴结转移时常最先转移到

A. 胸肌内淋巴结　B. 锁骨上淋巴结　C. 锁骨下淋巴结

D. 腋窝淋巴结　E. 乳内淋巴结

★ 35. E-Cadherin 缺失表达最常见的乳腺癌类型是

A. 乳腺小叶癌　B. 乳腺浸润性癌，非特殊类型

C. 黏液癌　D. 小管癌

E. 实性乳头状癌

★ 36. 关于乳腺癌 HER2 免疫组化检测结果的描述错误的是

A. >10%的浸润癌细胞呈现强、完整、均匀的膜染色，判读为 HER2(3+)

B. >30%的浸润癌细胞呈现强、完整、均匀的膜染色，判读为 HER2(3+)

C. >10%的浸润癌细胞呈现弱-中等强度的完整细胞膜染色或≤10%的浸润性癌细胞呈现完整的细胞膜染色，判读为 HER2(2+)

D. >10%的浸润癌细胞呈现不完整的、微弱的细胞膜染色，判读为 HER2(1+)

E. 无染色或≤10%的浸润癌细胞呈现不完整的、微弱的细胞膜染色，判读为 HER2 阴性

A2 型题

37. 女性，45 岁，临床初步考虑为 CIN Ⅱ级，行宫颈 LEEP 刀锥切术治疗，术后病检显示鳞状上皮增生，异型细胞累及超过上皮全层 2/3，部分区域达到全层，正确的诊断是

A. CIN Ⅰ级　B. CIN Ⅱ级　C. CIN Ⅲ级

D. 慢性宫颈炎　E. 宫颈鳞状细胞癌

38. 女性，50 岁，主诉阴道分泌物增多 10 天，阴道镜检查见宫颈菜花状肿物，表面有出血坏死，最可能的诊断是

A. 子宫颈糜烂　B. 子宫颈息肉　C. 子宫体癌

D. 子宫颈癌　E. 子宫颈肥大

★ 39. 女性，49 岁，阴道分泌物明显增多半年。影像学检查发现宫颈肥厚，桶状，HPV 检查阴性，遂行宫颈活检。镜下见宫颈腺体分布不规则，可见成角的腺体。腺体细胞界限清楚，胞浆淡嗜酸性或透亮，核位于基底部，最可能的诊断是

A. 胃型腺癌　B. 宫颈腺体不典型增生

C. 宫颈纳博特囊肿　D. 微腺性增生

E. 宫颈腺癌，普通型

★ 40. 女性，55 岁，绝经后出血 1 个月，B 超显示子宫内膜增厚，遂行诊断性刮宫。病理大体见破碎内膜组织一堆，大小约 10 cm×10 cm×5 cm。镜下如图，内膜腺体明显增生，腺体与间质比例大于 1，腺体形态不规则，大小不

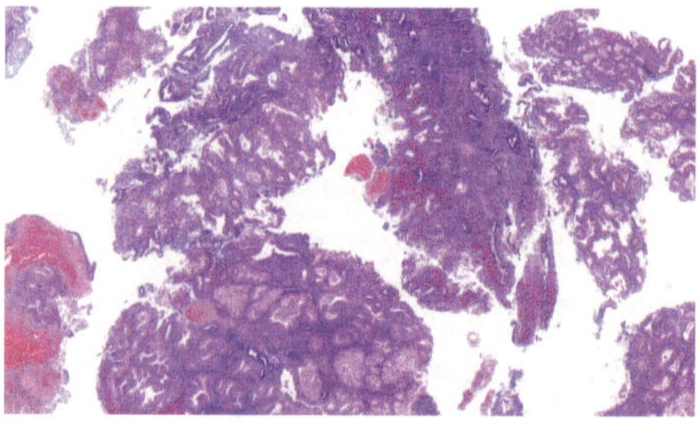

一。最可能的诊断是

A. 子宫内膜非典型增生　B. 子宫内膜样癌　C. 子宫内膜复杂性增生

D. 子宫内膜良性增生　E. 子宫内膜息肉

41. 女性，28 岁，停经 3 个月，不规则阴道流血 3 天，尿 hCG+，B 超提示宫腔内见“落雪状”图像，未见原始胚芽和胎心搏动，行刮宫术后宫内物全为透明或半透明薄壁水泡，内含清亮液体，有蒂相连，最可能的诊断是

A. 完全性葡萄胎　B. 不完全性葡萄胎　C. 侵袭性葡萄胎

D. 绒毛膜癌　E. 胎盘部位滋养细胞肿瘤

42. 女性，21 岁，体检发现卵巢包块，术后送检肿块组织大体及组织学形态如图，最可能的诊断是

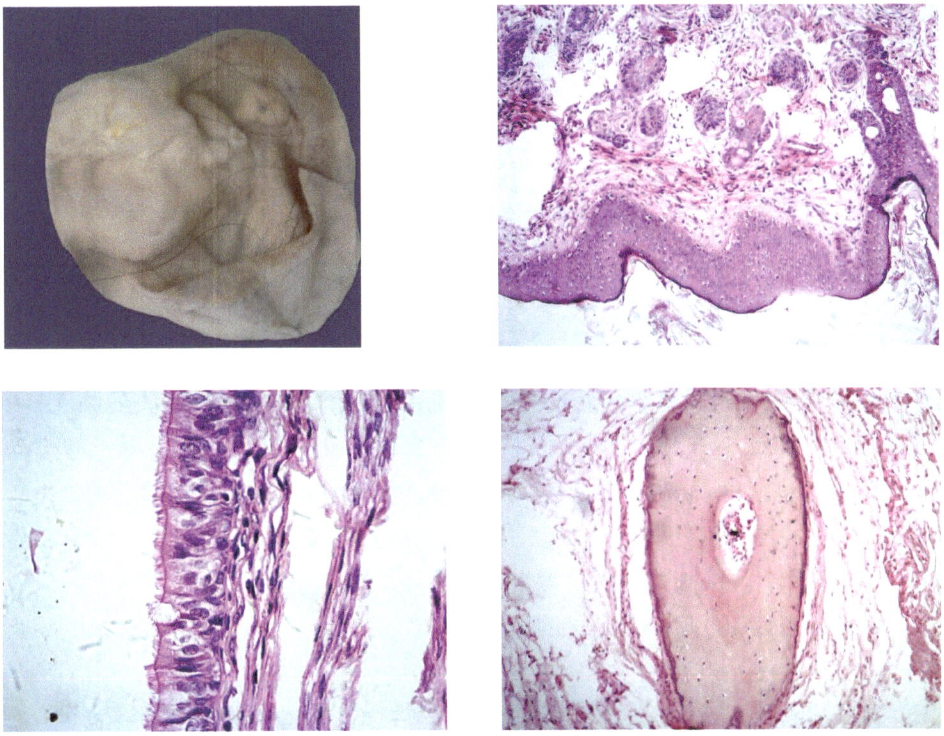

A. 卵巢囊肿　B. 卵巢成熟性囊性畸胎瘤　C. 卵巢黏液性囊腺瘤

D. 卵巢浆液性囊腺瘤　E. 卵巢癌

★43. 女性，35 岁，下腹痛 3 天入院。B 超显示：右侧卵巢囊性包块，大小约 11.5 cm×7.0 cm。血常规和肿瘤指标未见异常。入院后行腹腔镜下右侧附件切除，大网膜和腹膜活检术，送病理。大体检查：灰红色破碎囊壁样组织，囊壁厚 0.5 cm，囊壁粗糙，见多个细小乳头状突起。镜下见囊壁被覆假复层输卵管型上皮，多数区域(超过 10%)被覆上皮明显增生，呈复层，细胞呈簇状，形成复杂乳头状结构，并见从大乳头直接发出的细长微乳头结构。最可能的诊断是

A. 卵巢子宫内膜样囊肿　　B. 卵巢交界性浆液性肿瘤
C. 卵巢低级别浆液性癌　　D. 卵巢交界性黏液性肿瘤
E. 卵巢高级别浆液性癌

★44. 女性，10岁，影像学检查发现左侧卵巢占位性病变。实验室检查显示血清AFP升高，最可能的诊断是

A. 无性细胞瘤　　B. 胚胎性癌　　C. 成熟型畸胎瘤
D. 卵黄囊瘤　　E. 非妊娠性绒癌

★45. 女性，30岁，下腹不适伴腹胀半年入院，宫颈和子宫未见异常，HPV阴性。影像学检查发现双侧卵巢增大，行探查手术，术中行双侧卵巢活检，送快速病理检查。镜下见双侧卵巢内散在或成簇的印戒样细胞。快速病理报告最佳的是

A. 恶性上皮性肿瘤，倾向转移性癌，首先考虑胃来源，请临床检查消化系统
B. 恶性上皮性肿瘤，考虑为卵巢低分化癌
C. 恶性上皮性肿瘤，倾向转移性癌，考虑宫颈来源
D. 双侧卵巢内见印戒样细胞，考虑为恶性肿瘤
E. 双侧卵巢内见异型细胞，细胞核位于一侧，胞浆富含黏液的细胞，考虑为印戒细胞癌

★46. 女性，30岁，体检发现左侧囊性卵巢包块，既往有痛经的病史。术后送检为囊壁样组织，囊壁厚0.5～1 cm，囊内含咖啡色黏稠液体。最可能的诊断为

A. 卵巢子宫内膜样囊肿　　B. 卵巢黏液性囊腺瘤　　C. 卵巢单纯性囊肿
D. 卵巢浆液性囊腺瘤　　E. 卵巢滤泡囊肿

47. 男性，52岁，因发现阴茎龟头处赘生物1年入院，检查发现阴茎龟头处菜花样肿物，大小1.5 cm×2 cm×1 cm，表面溃烂结痂，行HPV检查呈阳性，镜下可见肿瘤局部呈舌状向下推进性浸润，病理诊断为高分化鳞癌。关于该肿瘤描述错误的是

A. 大多数肿瘤细胞分化良好，可见角化珠
B. 阴茎鳞状上皮细胞呈乳头状增生
C. 表皮棘细胞层可见一定数量的挖空细胞
D. 此为疣状癌
E. 多见远隔器官转移

48. 女性，37岁，左侧乳腺钼靶可见不规则高密度影，边缘有毛刺征；病理活检结果为浸润性导管癌，下述哪项原癌基因的表达产物与靶向治疗关系最密切

A. myc　　B. ALK　　C. ras　　D. HER2/neu　　E. BRAF

★49. 女性，52岁，右侧乳腺占位，病理诊断为浸润性癌，非特殊类型。镜下肿瘤组织中管状和腺样结构为15%；细胞核增大，中度异型性，约为周围正常乳腺上皮的2倍，核仁不明显；核分裂象为6个/10HPF(显微镜视野直径0.56 mm)，Nottingham联合组织学分级为

A. 1级　　B. 2级　　C. 3级　　D. 4级　　E. 无法分级

★50. 女性，50 岁，体检发现左乳外上象限占位，遂行手术切除。病理诊断为微腺性腺病，免疫组化标记的结果应该为

A. S-100(+)，ER(-)，PR(-)，肌上皮标记(-)

B. S-100(-)，ER(+)，PR(-)，肌上皮标记(+)

C. S-100(+)，ER(-)，PR(+)，肌上皮标记(+)

D. S-100(-)，ER(-)，PR(-)，肌上皮标记(-)

E. S-100(+)，ER(-)，PR(-)，肌上皮标记(+)

★51. 女性，20 岁，发现右侧乳腺无痛性肿块 2 年入院。影像学检查显示：右侧乳腺外上象限肿块，界限清楚，分叶状，考虑乳腺纤维腺瘤。行肿块切除术。镜下肿瘤细胞呈微囊/蜂窝状，实性，管状或乳头状排列，细胞胞浆内和细胞外可见嗜酸性或嗜碱性分泌物。PAS/D 染色阳性。肿瘤细胞表达 S-100 和 SOX-10，ER，PR 以及 HER2 阴性，最可能的病理诊断为

A. 腺样囊性癌　　B. 分泌性癌　　C. 黏液癌

D. 腺泡细胞癌　　E. 筛状癌

A3/A4 型题

(52～54 题共用题干)

女性，37 岁，阴道镜显示宫颈黏膜充血水肿，活检提示间质内大量炎细胞浸润，宫颈上皮和黏膜下腺体增生，但上皮细胞未见明显异型性。

52. 该患者最可能的病理诊断为

A. LSIL　　B. HSIL　　C. CIN Ⅰ级

D. CIN Ⅱ级　　E. 慢性子宫颈炎

53. 间质内的炎细胞主要类型是

A. 淋巴细胞　　B. 中性粒细胞　　C. 嗜酸性粒细胞

D. 肥大细胞　　E. 嗜碱性粒细胞

54. 关于该疾病，以下说法不正确的是

A. 分娩、机械损伤是常见诱因

B. 可由链球菌、肠球菌和葡萄球菌等感染引起

C. 该疾病多为 HPV-16、HPV-18 感染所致

D. 可形成纳博特囊肿

E. 可形成子宫颈息肉

★(55～57 题共用题干)

女性，42 岁，宫颈脱落细胞检查示鳞状上皮增生，部分细胞具有明显异型性；遂在阴道镜下活检，病理报告示宫颈上皮下 1/3～2/3 细胞异型显著，可见核分裂象。

55. 该患者的诊断为

A. CIN Ⅰ级　　B. CIN Ⅱ级　　C. CIN Ⅲ级

D. 宫颈原位癌　　E. LSIL

56. 该病变最常见的病因是

A. 分娩　　B. 性伴侣多　　C. BRCA1 基因突变
D. p53 基因突变　　E. 高危型 HPV 感染

57. 关于该疾病的描述不正确的是

A. 该病变亦可诊断为低级别上皮内病变
B. 该患者应行手术切除病灶
C. 常见病因为 HPV 感染
D. 免疫组化 p16 染色强阳性有助于辅助诊断
E. 如果任由病情发展,可能发展至子宫颈浸润癌

★(58～60 题共用题干)

女性,42 岁,接触性出血 2 月,宫颈脱落细胞检查发现异型腺上皮,行阴道镜下宫颈活检。镜下改变如图。

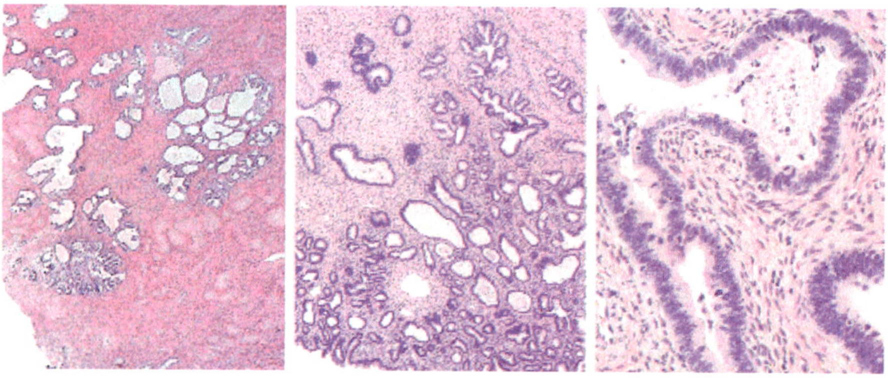

58. 该患者的诊断为

A. 宫颈隧道样腺丛　　B. 小叶状腺体增生　　C. 输卵管上皮化生
D. 宫颈腺癌,HPV 相关型　　E. 宫颈原位腺癌,HPV 相关型

59. 该病变典型的组织学改变为

A. 低倍镜下可见腔缘核分裂象和基底部凋亡小体
B. 腺上皮细胞呈复层,核拉长,深染,可见纤毛细胞
C. 细胞胞浆透亮或淡红染,可见鞋钉样细胞
D. 可见肠上皮化生
E. 常见黏液细胞或黏液湖形成

60. 关于该疾病的描述正确的是

A. 常与低危型 HPV 感染有关　　B. P16 染色呈斑片状阳性
C. 肿瘤的临床分期与预后相关　　D. ER 和 PR 表达阳性
E. 常伴有非典型腺体增生

（61～64 题共用题干）

女性，29 岁，3 个月前出现不规则阴道出血，近期因出血量增加，混有血块就医。体检子宫轻度增大，血清 hCG 增高，子宫排出物中混有坏死组织，镜下查见恶变的滋养层细胞，但未见明显绒毛结构。胸片提示右肺上叶外缘见一直径 3 cm 类圆形阴影，边缘有毛刺。

61. 该患者子宫病变最可能的诊断为
   A. 部分性葡萄胎　B. 侵袭性葡萄胎　C. 绒毛膜癌
   D. 子宫内膜癌　E. 胎盘部位滋养细胞肿瘤

62. 以下哪项不符合该病的病变特征
   A. 癌组织易形成绒毛结构　B. 癌组织易侵入肌层　C. 癌组织易侵袭血管
   D. 癌组织易出血坏死　E. 癌组织易转移

63. 关于该患者右肺病变说法错误的是
   A. 最可能为肺转移性绒毛膜癌　B. 患者治愈率较低
   C. 主要采用化疗方法治疗　D. 镜下组织形态类似于子宫原发灶
   E. 治疗后应随访血清 hCG 水平

64. 该疾病最常继发于
   A. 葡萄胎　B. 异位妊娠　C. 正常妊娠
   D. 早产　E. 流产

★（65～68 题共用题干）

女性，55 岁，洗澡时偶然发现右乳肿块入院。影像学显示右乳外上象限占位，考虑乳腺癌。肿块穿刺活检镜下改变如图。

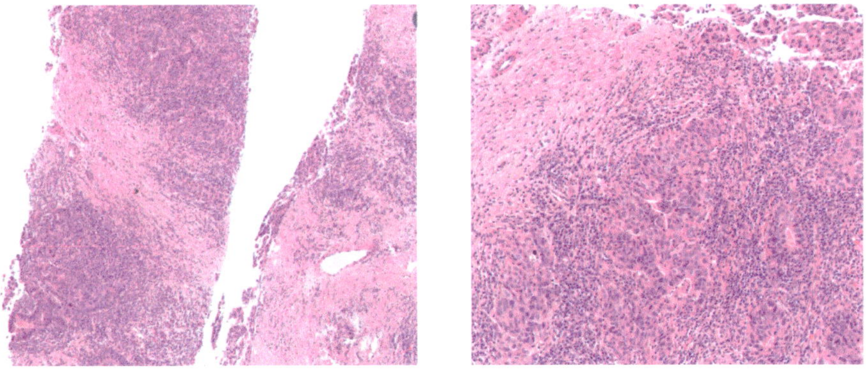

65. 该患者最可能的诊断为
   A. 浸润性癌，非特殊类型　B. 硬化性腺病　C. 浸润性小叶癌
   D. 导管原位癌　E. 导管原位癌伴微小浸润

66. 为辅助治疗和判断预后，必须进行以下哪些免疫组化标记检测
   A. CK5/6，P63，ER，P53，Ki67　B. ER，PR，HER2，Ki67
   C. D2-40，ER，PR，Ki67，SMA　D. S-100，GATA3，CKH，ER，PR，Ki67
   E. CK5/6，P63，ER，P53，Ki67，AR

67. 如果肿瘤细胞表达 ER 和 PR 阳性，HER2 阳性，Ki67 大于 30%，分子分型为
A. Luminal A 型(HER2 阳性型)
B. Luminal B 型(HER2 阳性型)
C. HER2 阳性型(非 Luminal 型)
D. Luminal B 型(Ki67 高表达型)
E. Luminal A 型(Ki67 高表达型)

68. 该例肿瘤 HER2 免疫组化判读为 2+，是否需要进一步验证
A. 不需要，直接判断为 HER2 阴性
B. 需要，如果 FISH 结果为 HER2/CEP17≥2，平均 HER2 拷贝数≥4，判读为 HER2 阳性
C. 需要，如果 FISH 结果为 HER2/CEP17≥2，判读为 HER2 阳性
D. 需要，如果 FISH 结果为 HER2/CEP17<2，定义为 HER2 阴性
E. 不需要进行 FISH 验证，建议更换蜡块重复进行免疫组化的 HER2 检测

B1 型题

★(69～72 题共用备选答案)
A. 子宫透明细胞癌
B. 子宫浆液性癌
C. 子宫内膜样癌
D. 子宫中肾样癌
E. 子宫去分化癌

69. 肿瘤细胞排列成管囊状、乳头状或实性，胞浆透亮或嗜酸性，瘤细胞呈扁平或鞋钉状，最可能的是
70. 肿瘤细胞复层排列，呈腺样、筛状或实性结构，可见核分裂象，常见桑葚样化生或鳞化，最可能的是
71. 肿瘤细胞明显异型性，核分裂象易见，p53 免疫组化染色显示异常表达，最可能的是
72. 肿瘤内组织结构多样，瘤细胞排列成管囊状或圆形小管、乳头状、腺样、裂隙样、梁状/性索样等多种形态，管腔内常见嗜酸性分泌物，肿瘤细胞表达 GATA3 和 TTF1，常见 KRAS 突变，最可能的是

★(73～75 题共用备选答案)
A. 腺体排列紊乱，间质纤维化，可见呈簇状分布的厚壁血管
B. 腺体排列紊乱，间质为纤维平滑肌组织
C. 子宫内膜样腺体位于子宫肌壁内
D. 子宫内膜样腺体位于子宫肌壁内，且腺体周围可见促结缔组织反应性间质
E. 子宫肌壁内见呈蠕虫样生长的子宫内膜间质细胞

73. 子宫内膜息肉的诊断要点是
74. 符合子宫内膜样癌组织病理学表现的是
75. 最可能诊断为非典型息肉样腺肌瘤的描述是

(76～77 题共用备选答案)
A. 绒毛间质是否水肿
B. 间质功能性毛细血管是否消失
C. 滋养层细胞是否增生
D. 病变是否累及肌层
E. 是否形成绒毛结构

76. 葡萄胎和侵袭性葡萄胎的鉴别点主要在于

77. 侵袭性葡萄胎和绒毛膜癌的鉴别点主要在于

★(78～80 题共用备选答案)

A. 乳腺导管内乳头状瘤

B. 乳头状肿瘤伴 ADH 或 DCIS

C. 原位乳头状癌

D. 包裹性乳头状癌

E. 实性乳头状癌

78. P63,SMA,CK5/6 或 Calponin 免疫组化染色仅显示导管周围细胞阳性,最可能的是

79. P63,SMA,CK5/6 或 Calponin 免疫组化染色显示导管内和周围细胞均阳性,最可能的是

80. P63,SMA,CK5/6 或 Calponin 免疫组化染色阴性,肿瘤内见明显的、具有纤维血管轴心的乳头,或呈现筛状或微乳头结构,最可能的是

二、名词解释

1. 低级别鳞状上皮内病变(low-grade squamous intraepithelial lesion,LSIL)
2. 高级别鳞状上皮内病变(high-grade squamous intraepithelial lesion,HSIL)
3. CIN Ⅲ累及腺体(gland involvement by CIN Ⅲ)
4. 子宫颈微小浸润性鳞状细胞癌(microinvasive squamous carcinoma of cervix)
5. 子宫内膜异位症(endometriosis)
6. Call-Exner 小体(Call-Exner body)
7. 卵巢皮样囊肿(ovary dermoid cyst)
8. Schiller-Duval 小体(Schiller-Duval body)
9. 乳腺小管癌(breast tubular carcinoma)
10. 乳腺 Paget 病(breast Paget disease)

三、问答题

1. 子宫颈上皮内瘤变如何分级?
2. 简述子宫颈癌的主要组织学类型和扩散途径。
3. 从形态学上,如何区分葡萄胎、侵袭性葡萄胎和绒毛膜癌?
4. 常见的卵巢生殖细胞肿瘤有哪些?
5. 简述前列腺癌的 Gleason 分级系统。
6. 乳腺癌的常见组织学类型有哪些?
7. 简述乳腺癌的转移途径。

四、病例分析题

1. 女性,52 岁,绝经 2 年,近期因阴道不规则分泌物就医。阴道镜检见子宫颈菜花状肿物,表面有出血坏死,术后病理如图所示。

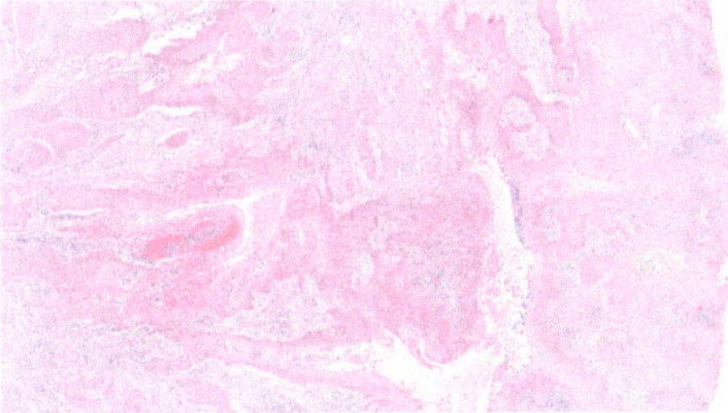

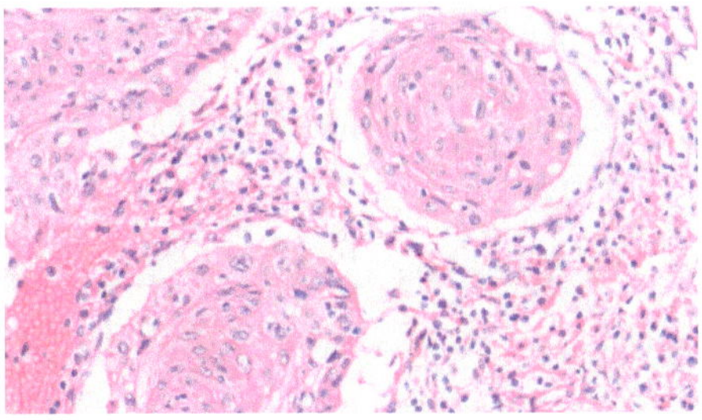

(1) 该患者最有可能的病理诊断是什么？请说明诊断要点。

(2) 该疾病的前驱病变可能有哪些？请阐述主要的组织学形态表现。

2. 女性，39 岁，未婚未育，5 年前 B 超检查发现右侧乳腺有一 10 mm×12 mm 结节，BI-RAD 4 类，一直忙于工作未随访。两个月前发现乳头凹陷，乳头周围皮肤呈橘皮样外观。体检可触及乳腺肿块，活动度差。术后组织病理形态如图所示，免疫组织化学结果示：ER+，PR+，HER2-。

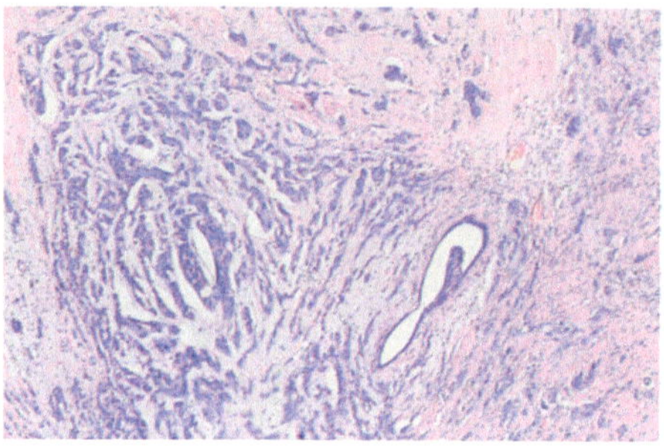

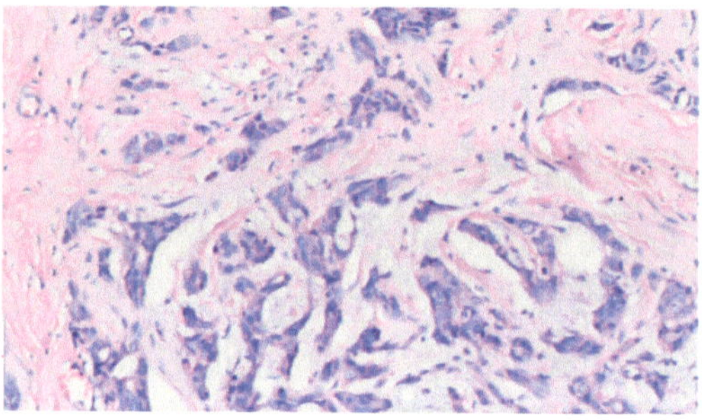

(1) 该患者最可能的病理诊断是什么？

(2) 请解释患者乳头周围皮肤橘皮样外观的原因。

(3) 该肿瘤最容易通过何种方式扩散？免疫组化结果提示患者术后应采用何种治疗方案？

★3. 女性，65 岁，影像学检查显示子宫肌壁间占位，最大径 7 cm，考虑子宫平滑肌瘤。遂行子宫全切术。肉眼观：全子宫切除标本，子宫肌壁间见一肿块，最大径 7.5 cm，切面灰白色，质韧，编织状，与周围组织界限清楚。病理形态如图。

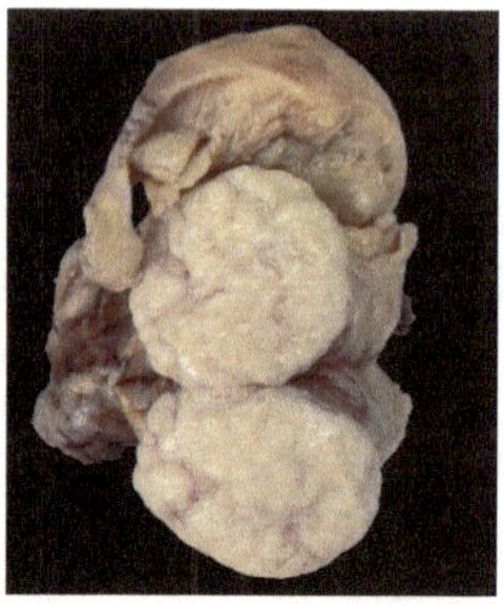

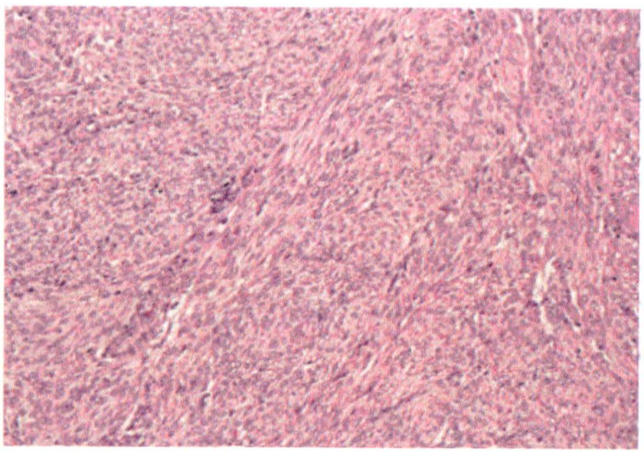

(1) 该患者最可能的病理诊断是什么？

(2) 该疾病相关的良恶性病变如何鉴别？

(3) 该疾病与低级别子宫内膜间质肉瘤鉴别的要点主要有哪些？

★4. 女性，47 岁，B 超检查发现左乳 8 点距乳头约 5 cm 见数个低回声区，范围约 4.7 cm×2.1 cm，呈分叶状，边缘清晰。双侧腋窝未见明显肿大淋巴结，BI-RADS 3 类。术后送检组织为灰白色肿块 3 块，最大径 1～2 cm，似有包膜，切面灰白色，分叶状，质地中等。镜下所见如图。

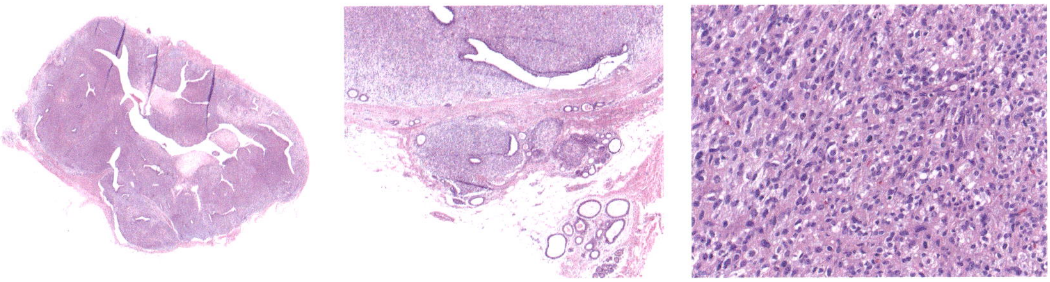

（1）该患者最可能的病理诊断是什么？请描述该疾病的大体特征和镜下特征。

（2）该类肿瘤的良恶性和交界性应如何鉴别？

答案解析

一、选择题

A1 型题

1.【D】表皮萎缩，真皮浅层可见均质胶原带是外阴硬化性苔癣的典型改变。

2.【E】原始鳞柱交界处在性激素的影响下，子宫颈管柱状上皮外翻至外子宫颈，并被化生的鳞状上皮取代，形成新的鳞柱交界（功能性鳞柱交界），原始和功能性鳞柱交界之间的区域称为宫颈移行区。

3.【D】慢性子宫颈炎常由链球菌、肠球菌和葡萄球菌、沙眼衣原体、淋病奈瑟菌、乳头状瘤病毒和单纯疱疹病毒等引起。

4.【B】子宫颈上皮内瘤变属于子宫颈癌的前驱病变。

5.【C】子宫颈上皮内瘤变与 HPV 病毒感染、早婚、多产、子宫颈裂伤、局部卫生不良、包皮垢刺激等因素有关，流行病学调查显示性生活过早和性生活紊乱与子宫颈癌密切相关。

6.【A】宫颈早期浸润癌指癌细胞突破基底膜，向固有层间质内浸润，在固有层内形成一些不规则的癌细胞巢或条索，浸润深度不超过基底膜以下 5 mm，浸润宽度不超过 7 mm。

7.【A】子宫颈鳞状上皮内病变（SIL）是子宫颈癌的常见癌前病变，但并不一定都发展成浸润癌。LSIL（CIN Ⅰ级）是一种可逆性病变，常在确诊后的 1～2 年内自发消退。SIL 发展为浸润癌的概率和所需时间与上皮内瘤变的程度有关，病变级别越高，其转化概率越高。HPV 的类型与 SIL 病变的进展具有一定相关性，伴有高危型 HPV，如 HPV-16 型感染的 LSIL 进展为 HSIL 及浸润癌的风险更高。

8.【E】宫颈原位癌累及腺体，未突破腺体的基底膜，属于原位癌范畴。

9.【A】腺体腔缘核分裂象和基底部凋亡小体易见是 HPV 相关性腺癌的特征改变。

10.【B】Silva 系统是用于 HPV 相关性腺癌的分型系统，根据浸润方式的不同分为 A、B、C 三种类型。

11.【E】内膜菲薄，腺腔形态不规则、大小不等，上皮细胞缺少分泌现象，间质致密、无蜕膜样改变是更年期子宫内膜常见的组织学形态。

12.【A】子宫内膜样癌与子宫内膜增生和雌激素长期持续作用有关，肥胖、糖尿病、不孕和吸烟均是其高危因素。HPV 感染主要和子宫颈癌的发生密切相关。

13.【C】子宫内膜癌多见于绝经期和绝经期后妇女，以 55～65 岁为发病高峰。

14.【B】根据子宫内膜样癌的分子病理学改变，该肿瘤可被分为 4 种分子亚型，其中 POLE 突变型预后最好。

15.【A】JAZF1∷SUZ12 基因融合是低级别子宫内膜间质肉瘤最常见的分子改变，大约占 50%。YWHAE∷NUTM2A/B，ZC3H7B∷BCOR 以及 JAZF1∷BCORL1 主要见于高级别子宫内膜间质肉瘤，ESR1∷NCOA1 见于类似卵巢性索肿瘤的子宫肿瘤。

16.【B】遗传性平滑肌瘤病和肾细胞癌是由 FH 基因胚系突变引起的常染色体显性遗传病，患者易患皮肤多发性平滑肌瘤，子宫平滑肌瘤以及肾细胞癌，免疫组化染色显示肿瘤细胞不表达 FH。

17.【B】子宫平滑肌肉瘤起源于平滑肌细胞，不属于滋养层细胞肿瘤。

18.【A】妊娠滋养细胞疾病包括葡萄胎、侵袭性葡萄胎、绒毛膜癌、胎盘部位滋养细胞肿瘤和上皮样滋养细胞肿瘤，其共同特征为滋养层细胞异常增生。

19.【D】葡萄胎一般局限于宫腔内，不侵入肌层。

20.【A】葡萄胎与侵袭性葡萄胎均属于妊娠滋养细胞疾病，均可见绒毛结构。

21.【C】绒毛膜癌肿瘤细胞异型性明显，核分裂象易见，呈现出明显的浸润和破坏性特征，不形成绒毛和水泡状结构。

22.【B】典型的卵巢良性浆液性囊腺瘤常由单个或多个纤维分隔的囊腔组成，囊内含有清亮液体。卵巢浆液性肿瘤主要分为良性、交界性和恶性三种类型，其中约 60%是良性，良性和交界性肿瘤多发于30～40 岁的女性，而恶性患者则年龄偏大。良性囊腺瘤一般无囊壁的上皮性增厚和乳头状突起。

23.【D】目前的研究发现几乎所有卵巢高级别浆液性癌都具有 TP53 基因的突变。

24.【A】卵巢甲状腺肿是指成熟性畸胎瘤中甲状腺组织过度生长，超过其他所有组织或仅有甲状腺组织。

25.【D】卵巢 Krukenberg 瘤为卵巢的转移性肿瘤，镜下见富于黏液的印戒细胞癌弥漫浸润。这种特殊类型的肿瘤，多由胃肠道黏液癌，特别是胃的印戒细胞癌转移而来。

26.【E】目前 WHO/ ISUP(国际泌尿外科病理学会)评价前列腺癌的恶性程度采用 Gleason 评分分级系统。该系统主要根据腺体的分化程度分为 Gleason 1—5 级，Gleason 分级由肿瘤主要成分评分和次要成分评分相加后，综合划分为 5 个级别：1 组(Gleason 评分≤6 分)、2 组(Gleason 评分 3+4=7 分)、3 组(Gleason 评分 4+3=7 分)、4 组(Gleason 评分 8 分)和 5 组(Gleason 评分 9 分和 10 分)。

27.【B】导管或裂隙周围间质细胞密度显著增加，呈现袖套样改变是乳腺叶状肿瘤的形态特征。

28.【B】细胞大小和形状一致，以及分布均匀是导管原位癌的形态特征。

29.【C】乳腺癌半数以上发生于乳腺外上象限，其次为乳腺中央区和其他象限。

30.【B】雌激素长期作用、家族遗传倾向、环境因素及长时间大剂量接触放射线等通常和乳腺癌发病有关。

31.【B】浸润性导管癌，现称为浸润性癌、非特殊型，由导管原位癌发展而来。癌细胞突破导管基膜向间质浸润，是最常见的乳腺癌类型，约占乳腺癌的 70%。

32.【A】乳腺癌主要是源自乳腺终末导管小叶单位的上皮性恶性肿瘤。

33.【A】乳腺微小浸润癌的定义为：癌细胞突破基底膜浸润邻近组织，且单个浸润灶的最大径≤1 mm，或存在多个浸润灶，且其中每一个病灶的最大径均不超过 1 mm。

34.【D】乳腺癌淋巴道转移常首先转移至同侧腋窝淋巴结，晚期可至锁骨下淋巴结、锁骨上淋巴结。

35.【A】多数浸润性小叶癌和小叶原位癌表现为肿瘤细胞的失黏附，该特征与 E-Cadherin 缺失表达有关，可用于乳腺小叶癌和导管癌的鉴别。

36.【B】乳腺癌免疫组化染色 HER2(3+)的定义为>10%的浸润癌细胞呈现强、完整、均匀的膜染色。

A2 型题

37.【C】CIN Ⅲ级包括以往的重度不典型增生及原位癌，指异型增生细胞超过上皮下 2/3 或全层细胞核异型性明显。

38.【D】结合患者病史和阴道镜检查所见，肿物位于宫颈，首先考虑子宫颈癌。

39.【A】宫颈肥厚呈桶状是胃型腺癌的大体特征，患者临床上常表现为阴道大量水样分泌物，结合镜下形态，首先考虑胃型腺癌。

40.【A】图中所示内膜腺体明显增生，细胞形态与正常残留腺体明显不同，不符合良性增生的改变，且无明显的浸润现象，故最可能的诊断是子宫内膜非典型增生。

41.【A】宫腔内未见胚胎组织，均为水泡样结构，符合完全性葡萄胎。

42.【B】图中可见肿瘤大体呈囊性，囊壁上可见头节，附有毛发、牙齿；镜下可见皮肤及附属器结构、呼吸道上皮、软骨等成分，符合卵巢成熟性囊性畸胎瘤。

43. 【B】浆液性肿瘤的被覆上皮类似输卵管上皮，与子宫内膜样囊肿和黏液性肿瘤的被覆上皮不同，核分裂象罕见，复杂乳头形成和大乳头直接发出细长微乳头的结构模式是交界性浆液性肿瘤的特征。
44. 【D】发生在儿童时期的卵巢肿瘤以生殖细胞肿瘤最常见，其中卵黄囊瘤可以分泌 AFP，常导致血 AFP 升高。
45. 【A】患者为年轻女性，双侧卵巢显示印戒样细胞，病史提示宫颈和子宫无异常，因此最佳的快速病理报告应提示临床考虑转移性癌，不能仅报告为恶性肿瘤或仅作描述性诊断。
46. 【A】痛经史和囊内咖啡色黏稠液体是子宫内膜样囊肿的临床和大体特征。
47. 【E】结合患者病史及病理形态，符合疣状癌。该肿瘤为特殊类型的高分化鳞癌，极少发生远隔器官转移。
48. 【D】HER2/neu 高表达的乳腺癌患者可应用抗 HER2/neu 的单克隆抗体靶向治疗。
49. 【A】乳腺浸润性癌的 Nottingham 联合组织学分级依据腺管形成的比例、核异型性、核分裂象计数进行分级，三项之和 3～5 分为 1 级，6 或 7 分为 2 级，8 或 9 分为 3 级，根据该患者的镜下描述，合计为 5 分，符合 1 级。
50. 【A】乳腺微腺性腺病是一种浸润性腺性增生性病变，但可以出现浸润性生长和肌上皮的缺失，不表达 ER 和 PR，需要与浸润性癌鉴别。
51. 【B】乳腺分泌性癌是一种罕见的低度恶性肿瘤，瘤组织可呈微囊/蜂窝状，实性，管状或乳头状结构，瘤细胞胞浆内外嗜酸性或嗜碱性分泌物是其典型形态特征，免疫表型呈三阴性，但表达 S-100 和 SOX-10，与涎腺分泌性癌相似，常伴有 ETV6::NTRK3 基因融合。

A3/A4 型题

52. 【E】宫颈上皮无异型增生，不符合 CIN 和 SIL。
53. 【A】慢性炎症浸润的炎细胞以单核细胞、淋巴细胞和浆细胞为主。
54. 【C】HPV-16 和 HPV-18 属于高危型病毒，主要与宫颈癌发生密切相关。
55. 【B】宫颈鳞状上皮分为生发层(基底和副基底细胞组成)，中层以及表层，根据异型细胞和核分裂象所占宫颈鳞状上皮全层的范围，宫颈鳞状上皮病变可分为低级别上皮内病变和高级别上皮内病变，其中 CIN Ⅱ级属于高级别上皮内病变，主要累及宫颈上皮下 1/3～2/3。
56. 【E】HSIL 最常见的病因是高危型 HPV 感染。
57. 【A】参见第 55 题。
58. 【D】图中所示腺上皮呈复层排列，细胞拥挤，核深染，可见明显的腔缘核分裂象和基底部凋亡小体，符合宫颈腺癌，HPV 相关型。
59. 【A】参见第 58 题。
60. 【C】患者预后取决于临床分期和病理分级。
61. 【C】该患者子宫内查见恶变的滋养层细胞，无绒毛结构，符合绒毛膜癌。
62. 【A】绒毛膜癌无绒毛和水泡结构。
63. 【B】右肺病变最可能为绒毛膜癌的肺转移灶，性质与原发灶相同，对化疗敏感，治愈率较高。
64. 【A】绒毛膜癌绝大多数与妊娠有关，超过 50% 继发于完全性葡萄胎，25% 继发于自然流产或人工流产，22.5% 发生于正常分娩后，2.5% 发生于异位妊娠等。
65. 【A】图中未见正常乳腺的结构，促纤维结缔组织间质中见呈腺管状和巢团状排列的异型细胞，细胞巢团周围未见肌上皮细胞，肿瘤细胞相互黏附，符合浸润性癌，非特殊类型的形态特征。
66. 【B】乳腺癌肿瘤细胞表达 ER、PR，可采用内分泌治疗；表达 HER2，可用抗 HER2 单克隆抗体的分子靶向治疗。选项 B 所述的 4 个免疫组化标记物均与预后密切相关。

67.【B】目前，根据 ER、PR 和 HER2 蛋白表达提出了乳腺癌分子分型，分为管腔 A 型（luminal A 型）、管腔 B 型（luminal B 型）、HER2 过表达型和三阴性乳腺癌（基底样型）。管腔 A 型乳腺癌 ER、PR 阳性，HER2 阴性，Ki67≤20%；管腔 B 型乳腺癌 ER、PR 阳性，HER2 阳性，Ki67 指数高。

68.【B】HER2 免疫组化判读为 2+的病例，需要结合 FISH 结果进一步验证，综合考虑 HER2/CEP17 的比值和平均 HER2 拷贝数进行判定。

B1 型题

69.【A】细胞排列呈管囊状，乳头状或实性结构，胞浆透亮或嗜酸性，瘤细胞呈扁平或鞋钉状是透明细胞癌的组织学特征。

70.【C】桑葚样化生或鳞化常见于子宫内膜样癌，有助于和其他肿瘤鉴别。

71.【B】子宫浆液性癌几乎均具有 p53 基因突变，免疫组化呈现 p53 蛋白的异常表达。

72.【D】子宫中肾样癌呈现多种形态结构，反向表达 GATA3 和 TTF1，常伴有 KRAS 突变。

73.【A】成簇状分布的厚壁血管，纤维化的间质以及排列紊乱的腺体是子宫内膜息肉的诊断要点。

74.【D】子宫肌腺症是指位于子宫肌层内的子宫内膜，由子宫内膜腺体和间质组成，而子宫内膜样癌浸润肌层时，不伴有正常的子宫内膜间质，腺体周围是由肿瘤浸润导致的反应性间质。

75.【B】非典型息肉样腺肌瘤具有不规则排列的腺体，与息肉相似，但其间质为纤维平滑肌间质，无成簇的厚壁血管。

76.【D】葡萄胎和侵袭性葡萄胎病变区别在于肌层有无绒毛侵入。

77.【E】侵袭性葡萄胎和绒毛膜癌病变区别在于异常增生的滋养层上皮细胞是否形成绒毛结构。参见第 21 题。

78.【C】仅显示导管周围细胞呈现肌上皮标记的阳性，提示为原位癌。

79.【A】导管内和导管周围细胞均呈现肌上皮标记的阳性，提示为良性病变，符合乳腺导管内乳头状瘤。

80.【D】无肌上皮标记的表达，提示为浸润性癌，细胞具有明显异型性，同时具有乳头状结构，符合包裹性乳头状癌的改变，与实性乳头状癌不同。

二、名词解释

1. 低级别鳞状上皮内病变（low-grade squamous intraepithelial lesion，LSIL）：鳞状上皮上 2/3 细胞成熟，细胞核异型性小，可见挖空细胞，但上皮下 1/3 细胞异型显著，可见核分裂象。

2. 高级别鳞状上皮内病变（high-grade squamous intraepithelial lesion，HSIL）：鳞状上皮缺乏分化成熟，异型增生细胞超过上皮下 1/3，伴有核分裂象及病理性核分裂象。

3. CIN Ⅲ累及腺体（gland involvement by CIN Ⅲ）：CIN Ⅲ的异型细胞可由表面沿基底膜通过子宫颈腺口蔓延至子宫颈腺体内，取代部分或全部腺上皮，但仍未突破腺体的基底膜。

4. 子宫颈微小浸润性鳞状细胞癌（microinvasive squamous carcinoma of cervix）：又称早期浸润癌，指癌细胞突破子宫颈上皮基底膜，向固有层间质内浸润，在固有层内形成一些不规则的癌细胞巢或条索，但浸润深度不超过基底膜下 5 mm。

5. 子宫内膜异位症（endometriosis）：是指子宫内膜腺体和间质出现于子宫内膜以外的部位，80%发生于卵巢，其余依次发生于以下组织或器官：子宫阔韧带、直肠子宫陷凹、盆腔腹膜、腹部手术瘢痕、脐部、阴道、外阴和阑尾等。

6. Call-Exner 小体（Call-Exner body）：卵巢粒层细胞瘤时，瘤细胞排列成弥漫型、岛屿型或梁索型，分化较好的瘤细胞常围绕一腔隙，排列成卵泡样的结构，中央为粉染的蛋白液体或退化的细胞核。

7. 卵巢皮样囊肿(ovary dermoid cyst)：发生于卵巢，主要由表皮和附件组成的单胚层囊性畸胎瘤。

8. Schiller-Duval 小体(Schiller-Duval body)：简称 S-D 小体，常见于卵黄囊瘤。扁平至柱状的肿瘤细胞环绕纤维血管轴心形成乳头状或环状结构，可突入由单层扁平细胞或立方细胞衬覆的小囊腔中，形成肾小球样结构。

9. 乳腺小管癌(breast tubular carcinoma)：为乳腺浸润性癌的一种特殊亚型，属于高分化癌。癌组织主要由腺管样结构组成，腺管小而规则，在乳腺间质中浸润生长，腺管上皮细胞一般为单层，细胞小，轻度异型，肌上皮细胞缺如，预后较好。

10. 乳腺 Paget 病(breast Paget disease)：最初是 1874 年由 James Paget 爵士描述，乳腺导管原位癌的癌细胞可沿导管向上扩散，累及乳头和乳晕皮肤，镜下可见受累表皮内肿瘤细胞分散或成簇存在，有时形成小的腺管结构；临床表现为乳头乳晕皮肤瘙痒、糜烂、破溃等湿疹样改变，又称为湿疹样癌。

三、问答题

1. 子宫颈上皮内瘤变如何分级？

子宫颈上皮内瘤变依据其病变程度不同可分为三级：① Ⅰ级：鳞状上皮上 2/3 细胞成熟，但下 1/3 异型显著，可见核分裂象；② Ⅱ级：鳞状上皮上 1/3 层细胞较成熟，下 2/3 层上皮细胞有明显细胞异型和核分裂象；③ Ⅲ级：包括以往的重度不典型增生及原位癌，指异型增生细胞超过上皮下 2/3 或全层细胞核异型明显，上皮各层均可见核分裂象及病理性核分裂象。异型细胞可由表面沿基底膜通过子宫颈腺口蔓延至子宫颈腺体内，取代部分或全部腺上皮，但仍未突破腺体的基底膜，称为 CIN Ⅲ累及腺体。

2. 简述子宫颈癌的主要组织学类型和扩散途径。

(1) 子宫颈癌的主要组织学类型包括子宫颈鳞状细胞癌和子宫颈腺癌。

(2) 子宫颈癌的扩散途径包括：

① 直接蔓延：癌组织向上浸润破坏整段子宫颈，但很少侵犯子宫体。向下可累及阴道穹隆及阴道壁，向两侧可侵及宫旁及盆壁组织。晚期向前可侵及膀胱，向后可累及直肠。

② 淋巴道转移：是子宫颈癌最常见和最重要的转移途径。癌组织首先转移至子宫旁淋巴结，然后依次至闭孔、髂内、髂外、髂总、腹股沟及骶前、腹主动脉旁淋巴结，晚期可转移至锁骨上淋巴结。

③ 血行转移：血行转移较少见，晚期可发生血行转移至肺、骨及肝。

3. 从形态学上，如何区分葡萄胎、侵袭性葡萄胎和绒毛膜癌？

(1) 肉眼观：完全性和部分性葡萄胎病变局限于宫腔内，不侵入肌层。胎盘绒毛高度水肿，形成透明或半透明的薄壁水泡，内含清亮液体，有蒂相连，形似葡萄。侵袭性葡萄胎可见水泡状绒毛侵入子宫肌层，引起子宫肌层出血坏死，甚至向子宫外侵袭累及子宫阔韧带，或经血管栓塞至阴道、肺和脑等远隔器官。绒毛膜癌的癌结节呈单个或多个，常侵入深肌层，由于明显出血坏死，癌结节质软，暗红或紫蓝色。

(2) 镜下观：葡萄胎有以下三个特点：① 绒毛因间质高度疏松水肿、黏液变性而增大；② 绒毛间质内血管消失，或见少量无功能的毛细血管，内无红细胞；③ 滋养层细胞有不同程度增生，增生的细胞包括合体滋养层细胞和细胞滋养层细胞，两者以不同比例混合存在，并有轻度异型性。侵袭性葡萄胎的滋养层细胞增生程度和异型性比良性葡萄胎显著，常见出血坏死，其中可查见水泡状绒毛或坏死的绒毛。绒毛膜癌的癌组织由分化不良的细胞滋养层细胞和合体滋养层细胞两种瘤细胞组成，呈实性排列，细胞异型性明显，核分裂象易见，呈现出明显的浸润和破坏性特征，癌组织和周围正常组织有明显出血坏死。癌细胞不形成绒毛和水泡状结构。

4. 常见的卵巢生殖细胞肿瘤有哪些?

来源于生殖细胞的肿瘤约占所有卵巢肿瘤的1/4。卵巢生殖细胞肿瘤主要包括畸胎瘤、无性细胞瘤、胚胎性癌和卵黄囊瘤等。

(1) 畸胎瘤:畸胎瘤是来源于生殖细胞的肿瘤,具有向体细胞分化的潜能,大多数肿瘤含有两个或三个胚层组织成分。

(2) 无性细胞瘤:卵巢无性细胞瘤是由无特异性分化的原始生殖细胞组成的恶性肿瘤,同一肿瘤发生在睾丸则称为精原细胞瘤。

(3) 胚胎性癌:胚胎性癌是一种原始的恶性生殖细胞肿瘤,可向体细胞或外胚层分化。多发生于儿童和年轻妇女,很少发生在老年人,比无性细胞瘤更具有浸润性,是高度恶性的肿瘤。

(4) 卵黄囊瘤:卵黄囊瘤又称内胚窦瘤,因组织形态和小鼠胎盘的结构很相似而取此名,多发生在30岁以下妇女,是婴幼儿生殖细胞肿瘤中最常见的类型,生物学行为呈高度恶性。

5. 简述前列腺癌的Gleason分级系统。

目前WHO/国际泌尿外科病理学会(ISUP)评价前列腺癌的恶性程度采用Gleason评分分级系统。该系统主要根据腺体的分化程度分为Gleason 1—5级,Gleason分级由肿瘤主要成分评分和次要成分评分相加后,综合划分为5个级别:1组(Gleason评分≤6分)、2组(Gleason评分3+4=7分)、3组(Gleason评分4+3=7分)、4组(Gleason评分8分)和5组(Gleason评分9分和10分)。一般认为,Gleason评分是前列腺癌复发、转移和死亡的独立预测因素。

6. 乳腺癌的常见组织学类型有哪些?

乳腺癌包括:① 非浸润性癌:导管原位癌和小叶原位癌。② 浸润性癌:浸润性癌-非特殊型,浸润性小叶癌和特殊类型浸润性癌。乳腺特殊类型浸润性癌的预后有较大差异。患者预后较好的类型包括髓样癌、小管癌、黏液癌、分泌性癌、实性乳头状癌等;患者预后较差的类型包括浸润性微乳头状癌、高级别化生性癌、炎性乳癌、富于脂质性癌等。

7. 简述乳腺癌的转移途径。

(1) 淋巴道转移:乳腺癌最常见的转移途径。首先转移至同侧腋窝淋巴结,晚期可相继至锁骨下淋巴结、逆行转移至锁骨上淋巴结。位于乳腺内上象限的乳腺癌常转移至胸廓内动脉旁淋巴结,进一步至纵隔淋巴结。偶尔可转移到对侧腋窝淋巴结。少部分病例可通过胸壁浅部淋巴管或深筋膜淋巴管转移到对侧腋窝淋巴结。

(2) 血行转移:晚期乳腺癌可发生血行转移至肺、骨、肝、肾上腺和脑等组织或器官。

四、病例分析题

1. (1) 患者最可能的病理诊断是子宫颈鳞状细胞癌。诊断要点:图中可见子宫颈间质内异型的鳞状细胞呈巢状分布,结合患者病史及阴道镜检查,首先考虑子宫颈鳞状细胞癌。

(2) 该疾病的前驱病变主要是子宫颈鳞状上皮内病变,依据其病变程度不同可分为低级别鳞状上皮内病变和高级别鳞状上皮内病变。组织学表现为子宫颈上皮部分被不同程度异型性的细胞所取代,出现挖空细胞或鳞状上皮细胞异型增生,表现为细胞大小形态不一,核增大深染,核浆比例增大,核分裂象增多,细胞极性紊乱。

2. (1) 该患者最可能的病理诊断是乳腺浸润性导管癌。图中可见癌细胞排列成巢状、条索状、腺样结构。癌细胞大小形态各异,多形性较明显,核分裂象多见。肿瘤间质有致密的纤维组织增生,癌细胞在纤维间质内浸润性生长。

(2) 乳头周围皮肤橘皮样外观的原因：癌组织阻塞真皮内淋巴管，可致皮肤水肿，而毛囊、汗腺处皮肤相对下陷，故呈橘皮样外观。

(3) 该肿瘤最易通过淋巴道转移，常首先转移至同侧腋窝淋巴结，晚期可相继至锁骨下淋巴结、逆行转移至锁骨上淋巴结。免疫组织化学结果示 ER+，PR+，HER2−，说明该乳腺癌患者两种激素受体均阳性，术后可应用内分泌治疗方案。

3. (1) 图中可见肿瘤界限清楚，灰红色、结节状、质韧，是典型的平滑肌瘤大体形态特征。镜下见肿瘤细胞呈梭形，编织状排列，类似于平滑肌细胞形态、异型性不明显，未见明显坏死及核分裂象，故患者最可能的病理诊断是子宫平滑肌瘤。

(2) 该肿瘤需与子宫平滑肌肉瘤进行鉴别。子宫平滑肌肉瘤大体通常界限不清，质软，肉质样，切面常见坏死出血，与良性平滑肌瘤不同。镜下，根据肿瘤细胞异型性、核分裂象以及肿瘤性坏死进行良恶性鉴别。经典平滑肌肉瘤的诊断需满足以下三条中的两条：① 肿瘤性坏死；② 明显的细胞异型性；③ 核分裂象>10 个/10HPF(0.55 mm 直径显微镜视野下)。

(3) 低级别子宫内膜间质肉瘤和子宫平滑肌瘤在大体、镜下、免疫表型以及分子特征等方面均有不同。

① 低级别子宫内膜间质肉瘤大体界限不清，黄色或棕褐色，呈舌状向肌层内浸润，或在血管内呈蠕虫样生长。镜下肿瘤由类似增殖期的子宫内膜间质细胞构成，可见螺旋小动脉，肿瘤呈明显的浸润性生长，细胞核呈卵圆形到梭形，细胞异型性不明显，核分裂象少见。免疫组化染色显示 CD10 弥漫强阳性，Desmin 和 H-Caldesmon 阴性或局灶阳性，常见 JAZF1-SUZ12 基因融合。

② 子宫平滑肌瘤常界限清楚，由平滑肌细胞构成，可见厚壁大血管，细胞呈编织状排列，免疫组化染色显示 Desmin 和 H-Caldesmon 阳性，CD10 阴性，无 JAZF1-SUZ12 基因融合。

4. (1) 结合患者病史和乳腺 B 超检查结果及图中所示术后组织学形态，肿瘤间质丰富，细胞具有中度异型，可见核分裂象；肿瘤边界相对清楚，但局灶呈结节状向周围组织浸润生长，未见异源性成分，最可能的病理诊断是乳腺交界性叶状肿瘤。

① 大体特征：无明显包膜，界限相对清楚的肿瘤，切面肿瘤呈分叶状，棕褐色到灰白色，实性。

② 镜下特征：该肿瘤主要由腺体和间质构成。腺体由双层上皮构成，结构紊乱，腺管扩大，呈不规则分支状；间质围绕腺体，呈叶状突向不规则扩张的管腔内。

(2) 乳腺叶状肿瘤分为良性，交界性和恶性，该类肿瘤的良恶性和交界性可参考下表鉴别。

肿瘤性质	边界	间质细胞密度	细胞异型性	分裂象	间质过度生长*	恶性异源性成分
良性	清晰	间质细胞较少或散在	无或轻度异型性	较少(HPF 下<2.5 个/mm² 或<5.0 个/10HPF)	无	无
交界性	清晰，部分可浸润周围组织	间质细胞中等，可散在	轻或中度异型	较多(HPF 下 2.5～5.0 个/mm² 或<5.0～9.0 个/10HPF)	无或局部	无
恶性	肿瘤浸润周围组织	间质细胞丰富	显著异型	显著(HPF 下>5.0 个/mm² 或≥10.0 个/10HPF)	常见	可有

*间质过度生长：至少 1 个低倍视野(4 倍物镜×10 倍目镜，视野面积 0.19 mm²)下只有间质，无上皮成分。

(张丽华　潘　旻)

第十一章 内分泌系统疾病

知识实训

一、选择题

A1 型题

1. 下列哪项不属于垂体前叶功能亢进的表现
A. 高催乳素血症　B. 巨人症　C. Cushing 综合征
D. Sheehan 综合征　E. 性早熟症

★2. 以下关于垂体腺瘤的说法错误的是
A. 起源于垂体后叶细胞　B. 为鞍区最常见的肿瘤　C. 通常呈膨胀性生长
D. 瘤细胞形态一致　E. 间质血管丰富

3. 垂体腺瘤最常见的是
A. 促甲状腺激素细胞瘤　B. 催乳素细胞瘤
C. 未成熟 PIT1 谱系瘤　D. 成熟性多激素 PIT1 谱系瘤
E. 生长激素细胞瘤

★4. 垂体微小腺瘤的最大径通常
A. <0.1 mm　B. <1 mm　C. 1～15 mm
D. ≤10 mm　E. <0.5 mm

5. 关于弥漫性毒性甲状腺肿的发病机制，目前认为最可能是
A. 食物中含有致甲状腺肿的物质　B. 自身免疫反应
C. 病毒引起的甲状腺炎症　D. 甲状腺异常增生形成的新生物
E. 土壤和水中缺碘

6. 弥漫性毒性甲状腺肿一般不出现
A. 甲状腺弥漫性对称性增大　B. 眼球突出
C. 全身淋巴组织增生、胸腺和脾脏增大　D. 甲状腺内淋巴组织增生
E. 间质内常伴有淀粉样物质沉积

★7. 亚急性甲状腺炎最主要的诊断要点是
A. 间质纤维组织增生　B. 嗜酸性粒细胞浸润　C. 大量淋巴细胞浸润
D. 胶质性肉芽肿形成　E. 滤泡上皮增生伴嗜酸性变

8. 甲状腺癌中最常见的组织学类型是
A. 髓样癌　B. 滤泡癌　C. 乳头状癌

D. 嗜酸细胞癌　　E. 未分化癌

9. 易发生血道转移的甲状腺肿瘤是
A. 髓样癌　　B. 滤泡癌　　C. 乳头状癌
D. 滤泡腺瘤　　E. 玻璃样变梁状肿瘤

★10. 关于甲状腺乳头状癌,肿瘤细胞核的特征不包括
A. 毛玻璃样核　　B. 核沟　　C. 核内假包涵体
D. 核重叠　　E. 染色质粗颗粒状

★11. 下列关于甲状腺乳头状癌的说法错误的是
A. 乳头状结构以纤维血管为轴心　　B. 常形成以甲状腺滤泡为轴心的假乳头
C. 常可见砂粒体　　D. 乳头间质水肿
E. 浸润性生长模式支持癌的诊断

★12. 分化良好的甲状腺滤泡癌与甲状腺腺瘤的主要鉴别诊断依据是
A. 肿瘤大小　　B. 肿瘤组织结构的异型性
C. 肿瘤细胞的异型性　　D. 有无包膜和/或血管侵犯
E. 有无滤泡形成

★13. 甲状腺滤泡癌易转移至
A. 脑　　B. 肾上腺　　C. 肺
D. 纵隔　　E. 腹膜

14. 关于嗜铬细胞瘤的叙述,不正确的是
A. 多来自肾上腺髓质　　B. 常为单侧单发
C. 瘤细胞内可见大量嗜铬颗粒　　D. 良、恶性嗜铬细胞瘤在细胞形态学上很易鉴别
E. 临床表现为间歇性或持续性高血压

★15. 属于神经内分泌肿瘤的是
A. 甲状腺乳头状癌　　B. 胰岛细胞瘤　　C. 甲状腺腺瘤
D. 甲状腺未分化癌　　E. 肾上腺节细胞神经瘤

★16. 神经内分泌肿瘤的形态学特点不包括
A. 间质富于血窦　　B. 核内包涵体常见　　C. 核染色质细腻
D. 核分裂象罕见　　E. 常见巢、索、梁状或菊形团样结构

A2 型题

★17. 女性,30 岁,肥胖,闭经两年,近期出现乳头溢液。该患者最可能的疾病是
A. 垂体腺瘤　　B. 肾上腺副节瘤　　C. 乳腺 Paget 病
D. 卵巢浆液性囊腺瘤　　E. 乳腺导管内乳头状瘤

18. 女性,21 岁,近 6 个月来出现心悸、乏力、食欲亢进、消瘦、颈部增粗。体格检查示甲状腺弥漫性肿大,无压痛。甲状腺放射性核素扫描示摄取量弥漫性增加。术后病理形态示滤泡上皮呈乳头状增生,胶质内有吸收空泡。最可能的诊断是

A. 弥漫性毒性甲状腺肿　　B. 弥漫性非毒性甲状腺肿
C. 亚急性甲状腺炎　　D. 甲状腺腺瘤
E. 甲状腺乳头状癌

★19. 男性，12 岁，发现颈部正中肿物，肿物随吞咽运动而活动。彩色超声显示颈部肿物，术后见囊肿内充满黏液样液体。镜下见囊壁内衬复层纤毛柱状上皮，囊壁间质内可见甲状腺滤泡。最可能的诊断是

A. 鳃裂囊肿　　B. 甲状腺异位
C. 甲状舌管囊肿　　D. 结节性甲状腺肿伴囊性变
E. 甲状腺腺瘤伴囊性变

★20. 女性，33 岁，近年来劳累后气促，CT 结果提示上纵隔类圆形影压迫气管。术后病理检查如下图所示，最可能的诊断为

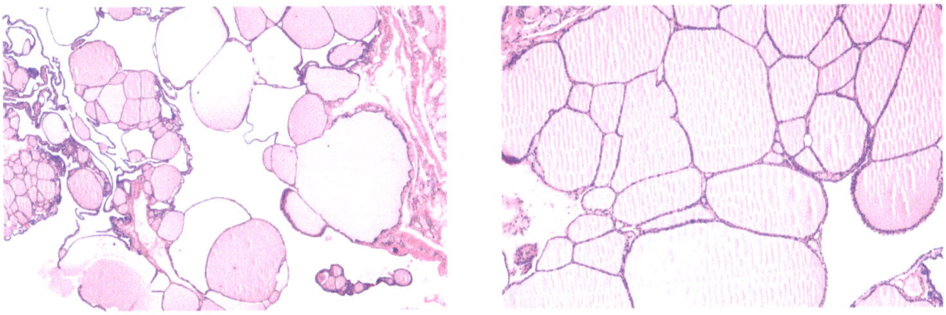

A. 神经鞘瘤　　B. 胸骨后甲状腺肿　　C. 肺腺癌
D. 甲状腺乳头状癌　　E. 髓样癌

★21. 女性，40 岁，双侧颈部肿块 1 个月，吞咽困难 10 天就诊。实验室检查：血清 T_3 及 T_4 略低于正常值，血清抗 TG 抗体阳性；双侧甲状腺结节样肿大、质硬韧。术后镜下见甲状腺组织内大量淋巴细胞浸润聚集，滤泡上皮细胞增生伴嗜酸性变，间质纤维组织增生。该患者最可能的诊断是

A. 甲状腺滤泡癌　　B. 恶性淋巴瘤　　C. 桥本甲状腺炎
D. 亚急性甲状腺炎　　E. 结节性甲状腺肿

22. 女性，62 岁，发现右颈部肿块 5 月余。术后标本示右侧甲状腺内有一最大径 3 cm 实性肿块，镜下如图所示。该患者最可能的诊断是

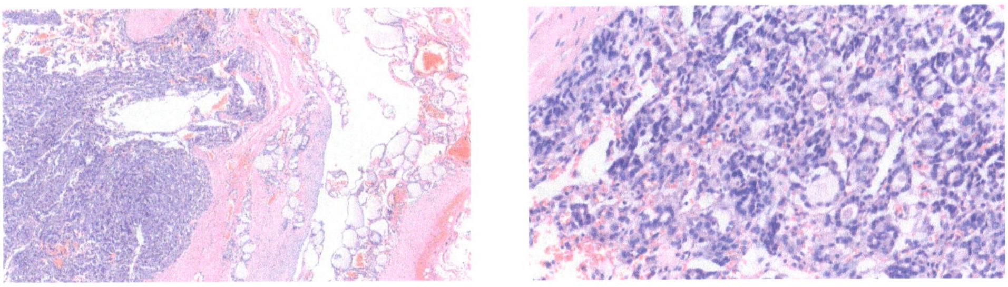

A. 甲状腺乳头状癌　B. 甲状腺滤泡癌　C. 甲状腺髓样癌
D. 桥本甲状腺炎　E. 肉芽肿性甲状腺炎

★23. 女性,35岁,体检发现甲状腺右叶结节性肿物,无明显包膜,与周围组织粘连,TI-RADS分类4c。镜下可见瘤细胞多排列成大小不一的滤泡结构,细胞核重叠、磨玻璃样,易见核沟及核内假包涵体,最可能的诊断是
A. 甲状腺乳头状癌,滤泡亚型　B. 甲状腺未分化癌
C. 甲状腺髓样癌　D. 甲状腺低分化癌
E. 甲状腺滤泡癌

★24. 女性,40岁,发现双侧甲状腺肿物,类圆形、边界清楚。手术切除后送病理。镜下为大小、形态较一致的上皮样细胞及梭形细胞,核分裂象少见,核染色质细腻,间质见片块状无定形淀粉样物质,刚果红染色在偏振光显微镜下呈苹果绿色双折光。最可能的诊断是
A. 甲状腺滤泡癌　B. 甲状腺髓样癌　C. 甲状腺乳头状癌
D. 甲状腺间变癌　E. 恶性潜能未定的甲状腺高分化肿瘤

★25. 50岁,男性,两次空腹血糖均高于140 mg/dL,被要求控制饮食,并服用胰高血糖素样肽-1受体激动剂。监测该患者疾病控制情况的最佳方法是
A. 总胆固醇　B. 空腹血糖　C. 糖化血红蛋白
D. 随机血糖　E. 尿液微量白蛋白

A3/A4型题

(26～27题共用题干)

女性,40岁,近6个月内出现食欲增加,体重减轻,伴有双手震颤,双侧眼球突出,复视。放射性核素扫描示全甲状腺弥漫性摄取增加。

26. 该患者最有可能的诊断是
A. 弥漫性非毒性甲状腺肿　B. 弥漫性毒性甲状腺肿
C. 桥本甲状腺炎　D. 亚急性甲状腺炎
E. 甲状腺癌

27. 导致患者出现上述改变最有可能的原因是
A. 血清存在促甲状腺激素受体抗体　B. 饮食缺碘
C. T_3、T_4低　D. RET基因突变
E. 辐射

(28～29题共用题干)

女性,45岁,过去3年出现疲劳、怕冷、便秘、嗜睡、记忆力变差等症状。体格检查,体温35.5 ℃,脉搏54次/分,呼吸13次/分,血压110/70 mmHg,甲状腺无痛性肿大。实验室检查,血红蛋白13.8 g/dL,血细胞比容41.5%,葡萄糖73 mg/dL,肌酐1.1 mg/dL,T_3、T_4低。

28. 该患者最有可能的诊断是
A. 弥漫性非毒性甲状腺肿
B. 弥漫性毒性甲状腺肿
C. 桥本甲状腺炎
D. 亚急性甲状腺炎
E. 甲状腺癌

29. 以下哪项血清学检测结果最有可能呈阳性
A. 抗甲状腺过氧化物酶抗体
B. 抗双链 DNA 抗体
C. 抗 Jo-1 抗体
D. 抗线粒体抗体
E. 抗核糖核蛋白抗体

★(30～33 题共用题干)

女性,28 岁,体检发现右颈前肿物 2 周,伴有右侧颈部淋巴结肿大。TI-RADS 分类 4c。术后病理镜下形态如图所示。

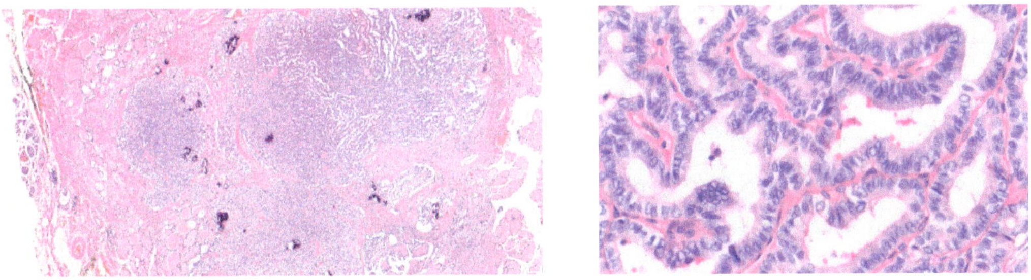

30. 该患者最有可能的诊断是
A. 甲状腺未分化癌
B. 甲状腺滤泡癌
C. 甲状腺乳头状癌
D. 甲状腺髓样癌
E. 甲状腺嗜酸细胞癌

31. 以下哪一项不属于该疾病的形态学特征
A. 磨玻璃样细胞核,核大,可见核重叠
B. 可见砂粒体
C. 肿瘤细胞常形成具有纤维血管轴心的乳头
D. 肿瘤细胞形成微滤泡结构,且瘤体表面有薄层纤维包膜包裹
E. 瘤细胞易见核沟及核内假包涵体

32. 关于该肿瘤,下列叙述不正确的是
A. 年轻女性多见
B. 如发病年龄<55 岁,且有淋巴结转移,无远处转移,病理分期为Ⅲ期
C. 是最常见的甲状腺癌组织学类型
D. 即使原发灶最大径<1 cm,也可出现淋巴结转移
E. 肿瘤恶性程度较低

33. 该患者甲状腺结节的发病机制最可能是
A. 自身免疫反应
B. 缺碘
C. 高碘
D. BRAF V600E 基因突变
E. 病毒感染

(34～35 题共用题干)

男性，50 岁，右颈部肿物 6 个月。术后标本示肿块位于右甲状腺内，无包膜，呈浸润性生长。镜下见瘤细胞呈巢状排列，间质内大量淀粉样物质沉着。

34. 最可能的病理诊断是
A. 甲状腺乳头状癌　B. 甲状腺滤泡状癌　C. 甲状腺髓样癌
D. 甲状腺未分化癌　E. 甲状腺鳞状细胞癌

35. 下列哪项免疫组织化学染色最有助于该疾病的诊断
A. 降钙素　B. CD3　C. 细胞角蛋白
D. 雌激素受体　E. 甲状旁腺激素

B1 型题

★(36～39 题共用备选答案)
A. 巨人症　B. 高催乳素血症　C. 生长激素缺乏性侏儒症
D. 性早熟症　E. 高胃泌素血症

36. 因中枢神经系统疾病或遗传异常而使下丘脑-垂体过早分泌释放促性腺激素所致的是
37. 由垂体生长激素腺瘤分泌过多的生长激素所致的是
38. 可表现为女性闭经、不育和溢乳，或男性性功能下降的是
39. 因垂体前叶分泌生长激素部分或完全缺乏导致儿童期生长发育障碍的是

★(40～41 题共用备选答案)
A. 直径＜1 mm　B. 直径≤1 cm　C. 直径 1～4 cm
D. 直径＞5 cm　E. 直径＞4 cm

40. 垂体微小腺瘤的直径通常是
41. 垂体大腺瘤的直径通常是

★(42～45 题共用备选答案)
A. 结节性甲状腺肿　B. 甲状腺腺瘤　C. 甲状腺滤泡癌
D. 甲状腺乳头状癌　E. 甲状腺髓样癌

42. 间质内常出现砂粒体的是
43. 间质内常有淀粉样物质沉积的是
44. 常为多发结节的是
45. 常有包膜和血管侵犯的是

(46～48 题共用备选答案)
A. 病程短，常数月内恢复正常　B. 自身免疫性疾病
C. 病变质硬，似木样　D. 病变质实，如肌肉样
E. 滤泡上皮细胞异型性明显

46. 符合慢性淋巴细胞性甲状腺炎的是
47. 符合纤维性甲状腺炎的是
48. 符合亚急性甲状腺炎的是

（49～50 题共用备选答案）

A. 早期为非特异性胰岛炎

B. 血清中 T_3，T_4 常增高

C. 起病缓慢，早期病变不明显，后期常见胰岛淀粉样变性

D. 胰岛 B 细胞异型增生常见

E. 血清中抗利尿激素常增高

49. 符合 1 型糖尿病的是

50. 符合 2 型糖尿病的是

二、名词解释

1. 垂体性巨人症（pituitary gigantism）
2. Simmonds 综合征（Simmonds syndrome）
3. Sheehan 综合征（Sheehan syndrome）
4. 弥漫性非毒性甲状腺肿（diffuse nontoxic goiter）
5. 弥漫性毒性甲状腺肿（diffuse toxic goiter）
6. 克汀病（cretinism）
7. 亚急性甲状腺炎（subacute thyroiditis）
8. 慢性淋巴细胞性甲状腺炎（chronic lymphocytic thyroiditis）
9. 砂粒体（psammoma body）
10. 甲状腺髓样癌（medullary thyroid carcinoma）
11. Cushing 综合征（Cushing syndrome）
12. 嗜铬细胞瘤（pheochromocytoma）
13. 非胰岛素依赖型糖尿病（non-insulin dependent diabetes mellitus）

三、问答题

1. 垂体神经内分泌瘤常用免疫组织化学标志物有哪些？
2. 试述弥漫性毒性甲状腺肿的病因及主要病理特点。
3. 如何鉴别结节性甲状腺肿与甲状腺腺瘤？
4. 甲状腺癌常见的病理类型有哪些？
5. 试述甲状腺乳头状癌的主要病理特点。
6. 糖尿病肾病的病理变化主要表现在哪些方面？
7. 请简述第 5 版 WHO 胃肠胰神经内分泌肿瘤的分类及分级标准。

四、病例分析题

1. 女性，30 岁，一年前出现性情急躁、易怒、多汗、心悸、食欲旺盛及体重下降。体格检查：双手震颤，双眼球突出，甲状腺弥漫性肿大，心律 110 次/分。行甲状腺切除术，病理形态如图。

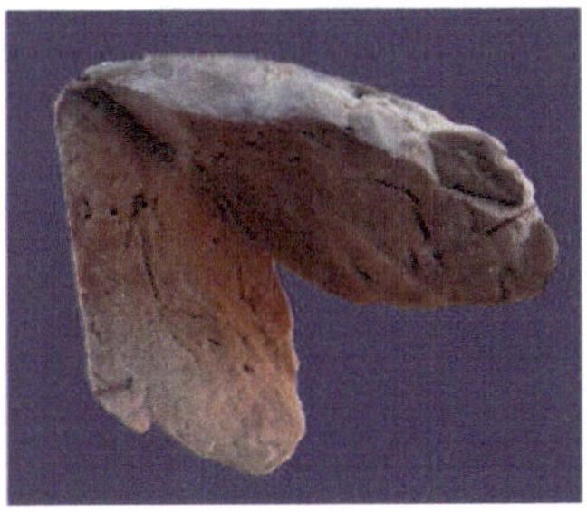
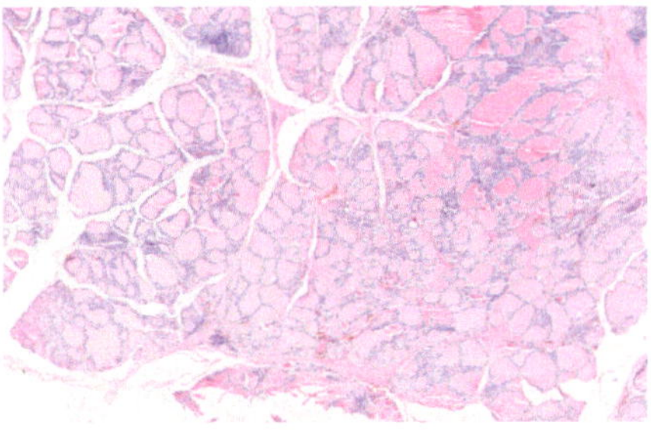

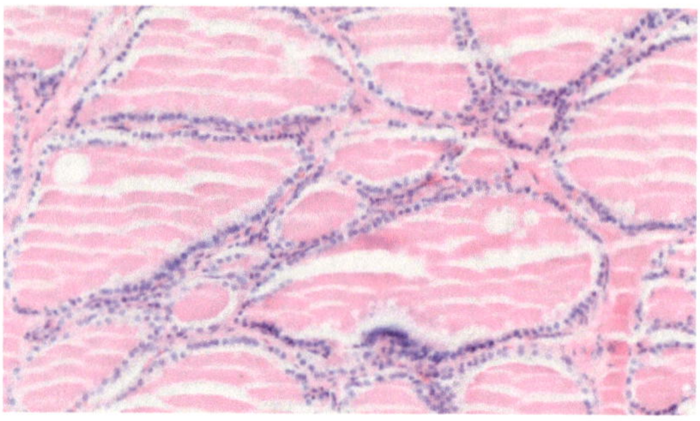

该患者最可能的病理诊断是什么？请说明诊断依据。

★ 2. 女性，20 岁，因发现左颈部包块 6 月余入院。查体：甲状腺肿大，左叶可触及一包块，质中，无压痛，可随吞咽上下活动。超声检查：甲状腺左叶见一直径约 1.5 cm 的弱回声结节，边界欠清楚，形态不规则。术中可见：甲状腺左叶见一大小约 1.5 cm×1.5 cm×1.0 cm 的结节，边界不清，被膜不完整；气管、喉前部分淋巴结肿大，最大直径约 1.0 cm；术后病理诊断为甲状腺乳头状癌。

(1) 为明确诊断及预后评估，常用的免疫组织化学标志物有哪些？

(2) 该肿瘤常见的组织学亚型有哪些？

★ 3. 男性，45 岁，因体检发现右侧肾上腺占位入院，血压 200/100 mmHg，呈阵发性升高，实验室检查结果示血儿茶酚胺异常增高。术后见肿瘤位于肾上腺髓质，包膜完整，切面棕红色。镜下如图，可见瘤细胞呈多角形，巢状结构为主，也可见梁状排列，间质富含毛细血管及血窦。

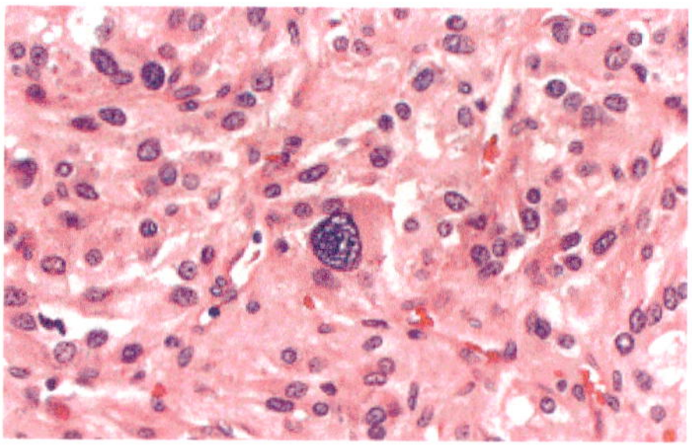

本例最可能的病理诊断是什么？哪些免疫组化标志物可辅助诊断？

★ 4. 女性，50 岁，近一年内常出现空腹后头晕，黑矇症状，发作时自服糖果可缓解，曾测空腹血糖为 2 mmol/L；CT 结果示胰腺尾部占位，术后镜下如图，肿瘤细胞呈小圆形或多角形，形态较一致，核呈圆形或卵圆形，染色质细腻，核分裂象罕见，间质富含血窦。

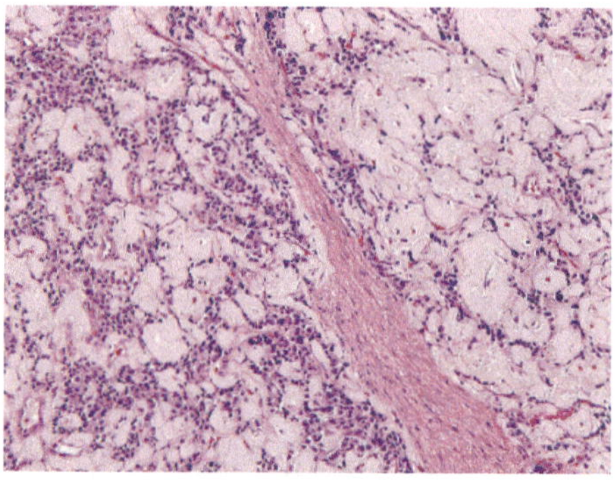

本例最可能的病理诊断是什么？哪些免疫组化标志物可辅助诊断？

答案解析

一、选择题

A1 型题

1.【D】Sheehan 综合征是垂体缺血性萎缩、坏死，导致前叶各种激素分泌减少引起的一种综合征，是垂体前叶功能低下的表现。

2.【A】垂体腺瘤起源于垂体前叶细胞。

3.【B】催乳素细胞瘤是垂体瘤中最常见的一种，功能性肿瘤中约半数为此类肿瘤。

4.【D】垂体微腺瘤的最大径通常≤10 mm。

5.【B】弥漫性毒性甲状腺肿是一种以体内存在促甲状腺激素受体抗体为特征的多系统自身免疫病。

6.【E】甲状腺组织间质内伴有淀粉样物质沉积，常见于甲状腺髓样癌。

7.【D】亚急性甲状腺炎的病理特征为胶质性肉芽肿形成，伴有间质急慢性炎细胞浸润。

8.【C】乳头状癌是原发性甲状腺癌中最常见的类型，约占甲状腺癌的 60%。

9.【B】甲状腺滤泡癌多有血管浸润，易发生血行转移。

10.【E】甲状腺乳头状癌核的特征包括核染色质少，常呈毛玻璃样核，可见核沟及核内假包涵体，通常细胞核重叠拥挤。

11.【B】甲状腺乳头状癌的乳头结构通常被称为“真性乳头”，其特点为乳头具有水肿的纤维血管轴心；乳头状癌常出现砂粒体，且常具有浸润性生长模式；而出现甲状腺滤泡为轴心的所谓“假乳头”则提示为良性滤泡结节性病变。

12.【D】甲状腺滤泡癌与滤泡腺瘤的主要鉴别依据为是否出现包膜和/或血管侵犯。

13.【C】甲状腺滤泡癌易沿血道转移，肺为其最常见的转移部位。

14.【D】良、恶性嗜铬细胞瘤在细胞形态学上很难鉴别，只有广泛浸润邻近脏器、组织或发生转移才能确诊为恶性。

15.【B】胰岛细胞瘤起源于神经内分泌细胞，其余各选项均不符合。

16.【B】神经内分泌肿瘤的形态学特征包括肿瘤细胞呈巢、索、梁状排列，可出现菊形团样结构；染色质细腻，高分化神经内分泌肿瘤的核分裂象罕见。核内包涵体常为甲状腺乳头状癌的核特征，不属于神经内分泌肿瘤。

A2 型题

17.【A】垂体腺瘤可出现闭经-泌乳综合征，与垂体腺瘤细胞过度分泌泌乳素有关。

18.【A】结合患者性别、年龄及病史，提示基础代谢率和神经兴奋性升高；临床检查及术后病理形态符合弥漫性毒性甲状腺肿。

19.【C】甲状舌管囊肿是指在胚胎早期甲状腺发育过程中甲状舌管退化不全、不消失而在颈部遗留形成的先天性囊肿。甲状舌管囊肿的发生与性别无显著关系，男女均可发生，可发生于任何年龄，但以 30 岁以下青少年为多见。囊肿内壁常内衬纤毛柱状上皮，囊壁间质内可见甲状腺滤泡结构。

20.【B】图中所示为甲状腺滤泡结节性病变，病变由大小不一的甲状腺滤泡构成，滤泡内富含红染胶质，滤泡上皮呈立方状、形态温和；结合临床部位符合胸骨后甲状腺肿。

21.【C】本例临床特征提示病变弥漫累及双侧甲状腺，且伴有甲状腺功能减退，血清抗 TG 抗体阳性，镜下可见特征性桥本氏甲状腺炎的形态学特点，可诊断为桥本甲状腺炎。

22. 【B】肿瘤组织周围可见较厚的纤维包膜包裹，部分肿瘤组织已侵犯至包膜外，包膜内外肿瘤组织形态类似。高倍镜下可见肿瘤性滤泡结构，部分滤泡腔内尚有胶质残余。符合滤泡癌特征。

23. 【A】本例肿瘤细胞核具有甲状腺乳头状癌核的特征（胞核重叠、磨玻璃样，易见核沟及核内假包涵体），首先考虑为甲状腺乳头状癌，其次瘤细胞主要结构为滤泡，因此诊断为甲状腺乳头状癌，滤泡亚型。

24. 【B】甲状腺髓样癌起源于滤泡旁C细胞，是一种神经内分泌癌，瘤细胞核具有神经内分泌癌的核特征即染色质细腻；其次甲状腺髓样癌间质内常出现淀粉样物质沉积，刚果红染色后在偏振光显微镜下可观察到这些淀粉样物质呈苹果绿色双折光。

25. 【C】糖化血红蛋白检测用于评估患者过去2～3个月的平均血糖水平，是监测长期血糖控制的重要指标。空腹血糖检测主要用于初步诊断糖尿病或评估糖尿病前期。随机血糖检测适合监测短期血糖变化和血糖波动情况，帮助评估饮食、药物或运动对血糖的即时影响。总胆固醇的测量对糖尿病管理无明显价值。微量白蛋白尿可能预示糖尿病肾病的发展。

A3/A4 型题

26. 【B】弥漫性毒性甲状腺肿主要表现为甲状腺肿大，基础代谢率和神经兴奋性升高，如心悸、多汗、烦热、脉搏快、手震颤、多食、消瘦、乏力、突眼等；血 T_3、T_4 高，吸碘率高。本病多见于女性，以20～40岁最多见。患者表现符合弥漫性毒性甲状腺肿。

27. 【A】弥漫性毒性甲状腺肿为自身免疫病，血中存在与促甲状腺激素受体结合的抗体。

28. 【C】桥本甲状腺炎多见于中年女性，临床上表现为甲状腺无痛性弥漫性肿大，晚期常有甲状腺功能减退的表现，TSH较高，T_3、T_4 低。患者表现符合桥本甲状腺炎。

29. 【A】桥本甲状腺炎患者血清内可出现抗甲状腺球蛋白抗体、抗甲状腺过氧化酶抗体等多种自身抗体。抗双链DNA抗体见于系统性红斑狼疮；抗Jo-1抗体见于多发性肌炎、皮肌炎，特别是伴有间质性肺病的病例；抗线粒体抗体见于原发性胆汁性胆管炎；抗核糖核蛋白抗体见于混合性结缔组织病。

30. 【C】光镜下肿瘤细胞呈复杂乳头状分支结构排列，乳头结构中轴为纤维和血管组织，高倍镜下可见癌细胞核呈毛玻璃样外观，核增大、重叠，符合乳头状癌特征。乳头状癌是最常见的甲状腺恶性肿瘤，局部淋巴结转移较早。

31. 【D】选项D描述的为甲状腺滤泡腺瘤的形态学特征，不符合“甲状腺乳头状癌”；其余各选项均为甲状腺乳头状癌的形态特征。

32. 【B】关于甲状腺乳头状癌的病理分期，如果发病年龄<55岁，无论有无淋巴结转移，且无论T分期如何，只要没有远处转移，均分为Ⅰ期。

33. 【D】甲状腺乳头状癌的发病可能与BRAF、TERT、RET、NTRK等基因变异有关。自身免疫反应与桥本甲状腺炎有关。缺碘、高碘可导致弥漫性非毒性甲状腺肿。病毒感染可能会导致亚急性甲状腺炎。

34. 【C】肿瘤无包膜，呈浸润性生长，镜下见瘤细胞呈巢状排列，间质内大量淀粉样物质沉着，符合髓样癌特征。

35. 【A】髓样癌免疫组织化学染色降钙素常呈阳性，而滤泡癌、乳头状癌和未分化癌的降钙素均阴性。

B1 型题

36. 【D】下丘脑-垂体过早分泌释放促性腺激素可致性早熟症。

37. 【A】垂体生长激素腺瘤分泌过多的生长激素可导致巨人症。

38.【B】高催乳素血症可致女性闭经-泌乳综合征或男性性功能下降。

39.【C】生长激素缺乏性侏儒症是由于垂体前叶分泌生长激素分泌部分或完全缺乏所致的儿童期生长发育障碍性疾病。

40.【B】根据目前影像学分类，垂体腺瘤可分为微小腺瘤（直径≤1 cm），大腺瘤（直径 1～4 cm），巨大腺瘤（直径>4 cm）。

41.【C】参见第 40 题。

42.【D】甲状腺乳头状癌间质中常出现砂粒体。

43.【E】甲状腺髓样癌间质内常出现淀粉样物质沉积。

44.【A】结节性甲状腺肿的甲状腺内常有多发性结节，部分结节可分界不清，常无包膜。

45.【C】甲状腺滤泡癌可呈结节状，包膜不完整，镜下常有血管和包膜侵犯。

46.【B】慢性淋巴细胞性甲状腺炎又称桥本甲状腺炎、自身免疫性甲状腺炎，是一种自身免疫病。

47.【C】纤维性甲状腺炎又称 Riedel 甲状腺肿或慢性木样甲状腺炎。病变常呈结节状，质硬似木样。

48.【A】亚急性甲状腺炎又称肉芽肿性甲状腺炎，与病毒感染有关，起病急，病程短，常在数月内恢复正常。

49.【A】1 型糖尿病主要特点是青少年发病，起病急，病情重，发展快。早期为非特异性胰岛炎，继而胰岛 B 细胞颗粒脱失、空泡变性、坏死、消失，胰岛变小、数目减少，纤维组织增生、玻璃样变。

50.【C】2 型糖尿病主要特点是成年发病，起病缓慢，病情较轻，发展较慢。早期病变不明显，后期胰岛 B 细胞减少，常见胰岛淀粉样变性。

二、名词解释

1. 垂体性巨人症（pituitary gigantism）：主要因垂体生长激素分泌过多所致，发生于青春期以前，骨骺未闭合时，人体各骨骼、器官及组织按比例地过度生长，身材异常高大，称为垂体性巨人症。
2. Simmonds 综合征（Simmonds syndrome）：是炎症、肿瘤、血液循环障碍、损伤等多种因素使垂体前叶各种激素分泌障碍的一种综合征，导致相应的靶器官如甲状腺、肾上腺、性腺等萎缩，病程呈慢性经过，以出现恶病质、过早衰老及各种激素分泌低下和产生相应临床症状为特征。
3. Sheehan 综合征（Sheehan syndrome）：是垂体缺血性萎缩、坏死，导致前叶各种激素分泌减少的一种综合征，多由分娩时大出血或休克引起，典型病例于分娩后乳腺萎缩、乳汁分泌停止，相继出现生殖器官萎缩、闭经，甲状腺、肾上腺萎缩，功能低下，进而全身萎缩和老化。
4. 弥漫性非毒性甲状腺肿（diffuse nontoxic goiter）：亦称单纯性甲状腺肿，常由于缺碘等因素致甲状腺素分泌不足，促甲状腺激素分泌增多，甲状腺滤泡上皮增生，滤泡内胶质堆积而使甲状腺肿大。
5. 弥漫性毒性甲状腺肿（diffuse toxic goiter）：是一种以体内存在促甲状腺激素受体抗体为特征的多系统自身免疫病，是甲状腺功能亢进症的主要病因。甲状腺滤泡上皮显著增生，胶质稀少，周边胶质有吸收空泡，间质血管丰富、充血，淋巴组织增生。临床主要表现为甲状腺弥漫性对称性增大，甲状腺功能亢进及突眼等。
6. 克汀病（cretinism）：又称呆小病。主要由于地方性缺碘，胎儿和婴儿期从母体获得或合成甲状腺素不足或缺乏，导致生长发育障碍，表现为大脑发育不全、智力低下、表情痴呆、愚钝容貌，骨形成及成熟障碍，四肢短小，形成侏儒。
7. 亚急性甲状腺炎（subacute thyroiditis）：又称肉芽肿性甲状腺炎，是一种与病毒感染有关的甲状腺肉芽肿性炎症。女性多于男性，中青年多见。起病急，病程短，常在数月内恢复正常。甲状腺有疼痛性结节，常与周围粘连。镜下病变呈灶性分布，部分滤泡被破坏，胶质外溢，引起类似结核结节的肉芽肿形成，伴异物巨细胞反应，但无干酪样坏死。

8. 慢性淋巴细胞性甲状腺炎(chronic lymphocytic thyroiditis)：又称桥本甲状腺炎、自身免疫性甲状腺炎，是一种自身免疫病，多见于中年女性。主要表现为甲状腺无痛性弥漫性对称肿大，与周围组织无粘连。镜下甲状腺广泛破坏、滤泡萎缩，滤泡上皮细胞嗜酸性变，间质可见大量淋巴细胞浸润、淋巴滤泡形成，纤维组织增生。

9. 砂粒体(psammoma body)：某些肿瘤的镜下组织学形态中常可见间质内呈同心圆状的钙化小体，称为砂粒体，可见于甲状腺乳头状癌等。

10. 甲状腺髓样癌(medullary thyroid carcinoma)：是由甲状腺滤泡旁细胞发生的恶性肿瘤，属于神经内分泌肿瘤。肿瘤细胞可分泌降钙素，有的还同时分泌其他多种激素和物质。瘤细胞圆形、多角形或梭形，呈实体片巢状或乳头状、滤泡状、漩涡状排列，间质内常有淀粉样物质沉着。

11. Cushing 综合征(Cushing syndrome)：由于肾上腺皮质长期分泌过多糖皮质激素，促进蛋白质异化、脂肪沉积引起的一种临床综合征。患者常表现为满月脸、向心性肥胖、高血压、皮肤紫纹、多毛、糖耐量降低、月经失调、性欲减退、骨质疏松、肌肉乏力等。

12. 嗜铬细胞瘤(pheochromocytoma)：是常由肾上腺髓质嗜铬细胞发生的一种肿瘤。肿瘤细胞可分泌去甲肾上腺素和肾上腺素，临床常有儿茶酚胺过高的症状。肿瘤大小不一，常有包膜，灰红色，多伴继发性改变；瘤细胞为大多角形细胞，呈索、团状排列，多形性明显，可见瘤巨细胞，胞浆内含嗜铬颗粒，间质富含血窦。

13. 非胰岛素依赖型糖尿病(non-insulin dependent diabetes mellitus)：又称 2 型或成年型糖尿病，主要特点是成年发病，起病缓慢，病情较轻，发展较慢，胰岛数目正常或轻度减少，血中胰岛素可正常、增多或降低，肥胖者多见，不易出现酮症，一般可以不依赖胰岛素治疗。

三、问答题

1. 垂体神经内分泌瘤常用免疫组织化学标志物有哪些？

垂体神经内分泌瘤常用免疫组织化学标志物包括：① 转录因子：PIT1、SF-1、TPIT、GATA 结合蛋白 3(GATA3)及雌激素受体 α(ER-α)；② 腺垂体激素：生长激素(GH)、催乳素(PRL)、促甲状腺激素(TSH)、促肾上腺皮质激素(ACTH)、卵泡刺激素(FSH)、促黄体素(LH)；③ 其他标志物：包括 CAM5.2、CK8/18 等低分子量角蛋白。垂体神经内分泌瘤依据转录因子的免疫组织化学染色确认细胞谱系，结合细胞类型以及相关特征进行组织学分型。

2. 试述弥漫性毒性甲状腺肿的病因及主要病理特点。

(1) 弥漫性毒性甲状腺肿与下列因素有关：① 自身免疫病：一是血中球蛋白增高，并有多种抗甲状腺的自身抗体，且常与一些自身免疫病并存；二是血中存在与 TSH 受体结合的抗体，具有类似 TSH 的作用，刺激滤泡上皮细胞增生，分泌甲状腺激素。② 遗传因素：研究发现，某些患者亲属中也患有此病或其他自身免疫病。③ 精神创伤：可能干扰了免疫系统而促进自身免疫病的发生。

(2) 弥漫性毒性甲状腺肿的病变特点：① 肉眼观：病变甲状腺弥漫性对称性增大，为正常的2～4 倍，表面光滑，血管充血，质较软，切面灰红呈分叶状，胶质少，无结节，质实如肌肉样。② 镜下观：滤泡上皮增生呈高柱状，有的呈乳头样增生，并有小滤泡形成；滤泡腔内胶质稀薄，滤泡周边胶质出现许多大小不一的上皮细胞的吸收空泡；间质血管丰富、充血，淋巴组织增生。

3. 如何鉴别结节性甲状腺肿与甲状腺腺瘤?

结节性甲状腺肿和甲状腺腺瘤的诊断及鉴别要点主要包括:① 前者常为多发结节,无完整包膜;后者一般单发,有完整包膜。② 前者滤泡大小不一致,一般比正常的大;后者滤泡及滤泡上皮细胞大小较一致。③ 前者周围甲状腺组织无压迫现象,邻近的甲状腺内与结节内有相似病变;后者周围甲状腺有压迫现象,周围和邻近甲状腺组织形态多表现正常。

4. 甲状腺癌常见的病理类型有哪些?

甲状腺癌是原发于甲状腺最常见的恶性肿瘤,主要组织学类型如下:

(1) 乳头状癌:是原发性甲状腺滤泡上皮起源的恶性肿瘤中最常见的类型,占甲状腺癌的60%,青少年女性较多见,肿瘤生长缓慢,恶性程度较低,预后较好,但局部淋巴结转移较早。

(2) 滤泡癌:是甲状腺向滤泡分化形成的恶性肿瘤,缺乏乳头状癌的诊断特征,占甲状腺癌的20%~25%。多发生于40岁以上女性,易血行转移。

(3) 髓样癌:占甲状腺癌的5%~10%,是由滤泡旁细胞发生的恶性肿瘤,属于神经内分泌肿瘤。40~60岁为高发年龄,部分为家族性常染色体显性遗传,常与RET基因胚系突变相关,肿瘤分泌降钙素,导致严重腹泻和低钙血症,有的还同时分泌其他多种激素和物质。

(4) 未分化癌:占甲状腺癌的5%~10%,又称间变性癌或肉瘤样癌。多见于50岁以上,女性较多见。生长快,早期即可发生浸润和转移,恶性程度高,预后差。

(5) 其他类型还包括嗜酸细胞癌、高级别甲状腺滤泡细胞起源的癌、涎腺型甲状腺癌等。

5. 试述甲状腺乳头状癌的主要病理特点。

(1) 肉眼观:肿瘤一般呈圆形,无包膜,切面灰白色,质地较硬。部分病例有囊形成,囊内可见乳头,常伴有出血、坏死、纤维化和钙化。

(2) 镜下观:乳头分支多,乳头中心有纤维血管间质,间质内常见呈同心圆状的钙化小体,即砂粒体,有助于诊断。乳头被覆肿瘤性上皮常呈单层,癌细胞核常相互重叠,核染色质少,呈透明或毛玻璃样,核仁少见,可见核沟和/或核内假包涵体。

6. 糖尿病肾病的病理变化主要表现在哪些方面?

糖尿病肾病为糖尿病严重的并发症。常见的病理变化主要有:① 肾脏体积增大:早期肾血流量增加,肾小球滤过率增高,导致早期肾脏体积增大,通过治疗可恢复正常。② 结节性肾小球硬化:肾小球系膜内出现结节状玻璃样物质沉积,结节增大可使毛细血管管腔阻塞,银染色呈同心圆层状结构。毛细血管基底膜增厚。③ 弥漫性肾小球硬化:系膜基质弥漫性增多,基底膜弥漫性增厚。毛细血管管腔变窄或闭塞,肾小球玻璃样变。④ 肾小管间质性损害:颗粒样和空泡样变性及萎缩。肾间质纤维化、水肿和淋巴细胞浸润。⑤ 血管损害:可累及所有肾脏血管,常引起入球和出球小动脉硬化。⑥ 肾乳头坏死:常见于患者合并急性肾盂肾炎时,肾乳头坏死是缺血并感染所致。

7. 请简述第5版WHO胃肠胰神经内分泌肿瘤的分类及分级标准。

神经内分泌肿瘤(neuroendocrine neoplasm,NEN)是起源于神经内分泌细胞的异质性肿瘤,根据肿瘤分化程度分为分化好的神经内分泌瘤(neuroendocrine tumor,NET)及分化差的神经内分泌癌(neuroendocrine carcinoma,NEC)。目前各系统神经内分泌肿瘤分类及分级标准不完全一致,第5版WHO胃肠胰神经内分泌肿瘤的分类及分级标准可参考下表。

分类	分级	Ki67 指数/%	核分裂象/(个/2 mm^2)
神经内分泌瘤(NET)	NET G1 NET G2 NET G3	<3 3～20 >20	<2 2～20 >20
神经内分泌癌(NEC)	小细胞 NEC 大细胞 NEC	>20 >20	>20 >20
混合性神经内分泌-非神经内分泌肿瘤(MiNEN)		不定	不定

四、病例分析题

1. 该患者最有可能的诊断是弥漫性毒性甲状腺肿。诊断依据如下：

(1) 肉眼：甲状腺呈弥漫性对称性增大，切面灰红色，胶质少，质地似肌肉。

(2) 镜下：可见不同大小的滤泡形成，滤泡上皮细胞增生呈高柱状或复层，有的呈乳头样增生。滤泡腔内胶质较稀薄，周边的胶质可见大小不一的吸收空泡，间质内血管较丰富，部分区域可见淋巴组织增生。

(3) 临床表现：30 岁，女性，具有急躁、易怒、多汗、心悸、多食、消瘦、手震颤、突眼等甲状腺功能亢进表现。

2. (1) 为明确诊断，常用的免疫组织化学标志物包括：甲状腺转录因子(TTF1)、TG、CK19、HMBE-1和半乳糖凝集素 3(galectin-3)等阳性支持甲状腺癌的诊断。BRAF、TERT、RET、NTRK 等基因变异的检测有助于对乳头状癌进行风险分层、预后预测及治疗靶点评估。

(2) 甲状腺乳头状癌常见的组织学亚型除经典型甲状腺乳头状癌外，还有滤泡亚型、弥漫硬化亚型、嗜酸细胞亚型、透明细胞亚型、梭形细胞亚型、Warthin 瘤样亚型、高细胞亚型、柱状细胞亚型、实性亚型、靴钉亚型、结节性筋膜炎样亚型等。

3. 本例最可能的病理诊断是肾上腺嗜铬细胞瘤，主要诊断依据为：中年患者，肾上腺占位，具有阵发性血压升高，血儿茶酚胺增高。肿瘤位于肾上腺髓质，镜下瘤细胞呈多角形、排列呈巢状或梁状，间质富含血窦，符合肾上腺嗜铬细胞瘤的临床表现及病理形态。可辅助诊断的免疫组化标志物主要为 CgA、SYN(肿瘤细胞阳性)，S-100(支持细胞阳性)。

4. 本例最可能的病理诊断为胰岛细胞瘤，该肿瘤的形态学特征为：肿瘤细胞呈小圆形或多角形，形态较一致，核呈圆形或卵圆形，染色质细腻，核分裂象罕见，间质富含血窦，可见大量粉染淀粉样物质沉积。结合患者病史及影像学检查，首先考虑胰岛细胞瘤。可辅助诊断的免疫组化标志物主要为：CgA、SYN、Insulin，肿瘤细胞呈阳性。

(王雪晴　汤涛涛)

第十二章 神经系统疾病

知识实训

一、选择题

A1 型题

1. 脑损伤时泡沫细胞主要是由下列哪种细胞演化而来
   A. 原浆型星形细胞　B. 纤维型星形细胞　C. 小胶质细胞
   D. 室管膜细胞　E. 少突胶质细胞
2. 噬神经细胞现象是指
   A. 少突胶质细胞环绕神经元
   B. 神经细胞吞噬崩解的脂质
   C. 胶质细胞增生取代死亡的神经元
   D. 小胶质细胞、巨噬细胞包围吞噬死亡的神经元
   E. 中性粒细胞吞噬死亡的神经元
3. 下列哪项不是病原体直接侵入中枢神经系统的途径
   A. 经血道扩散　B. 经淋巴管扩散　C. 局部扩散
   D. 经神经感染　E. 直接感染
4. 儿童及青少年化脓性脑膜炎的最常见致病菌是
   A. 大肠埃希菌　B. 肺炎链球菌　C. 脑膜炎球菌
   D. 铜绿假单胞菌　E. 金黄色葡萄球菌
5. 流行性脑脊髓膜炎的病变性质是
   A. 化脓性炎　B. 变质性炎　C. 出血性炎
   D. 纤维蛋白性炎　E. 肉芽肿性炎
6. 下列哪项脑脊液检查结果不支持急性化脓性脑膜炎的诊断
   A. 含大量中性粒细胞　B. 蛋白增多
   C. 糖含量增高　D. 脑脊液涂片找到脑膜炎球菌
   E. 脑脊液混浊、灰黄色或黄白色
7. Waterhouse-Friderichsen 综合征主要见于
   A. 脑肿瘤　B. 暴发性脑膜炎球菌败血症
   C. 病毒性脑炎　D. 脑日本血吸虫病
   E. 阿尔茨海默病

8. 下列哪项关于流行性乙型脑炎的叙述是正确的
A. 乙型脑炎病毒为 DNA 病毒
B. 多在冬、春季流行
C. 病变广泛累及整个中枢神经系统灰质
D. 成人感染乙型脑炎病毒多为显性感染
E. 神经细胞胞浆中常见包涵体形成

9. 对狂犬病诊断最具有价值的病理特征是
A. 筛状软化灶
B. 病变在神经根、脑干下端、下丘脑最为显著
C. 神经细胞胞浆中有 Negri 小体，电镜下可见病毒颗粒
D. 神经细胞胞浆中有 Lewy 小体
E. 神经细胞胞浆中有 Hirano 小体

10. 脑缺血缺氧一般多长时间即可导致神经细胞的死亡
A. 1 分钟
B. 4 分钟
C. 10 分钟
D. 30 分钟
E. 60 分钟

11. 下列细胞中，哪种细胞最能耐受缺氧
A. 神经细胞
B. 星形胶质细胞
C. 少突胶质细胞
D. 施万细胞
E. 血管内皮细胞

12. 脑组织缺血多久后形态学变化才较明显
A. 12 小时
B. 4 小时
C. 2 小时
D. 1 小时
E. 30 分钟

13. 最常见的脑内出血原因是
A. 血管畸形
B. 血管瘤破裂
C. 血液病
D. 原发性高血压病
E. 脑脓肿

14. 下列哪项不是神经变性疾病
A. Alzheimer 病
B. Parkinson 病
C. 肌萎缩性侧索硬化症
D. Huntington 病
E. 多发性硬化症

15. 下列哪项不符合阿尔茨海默病时老年斑的特点
A. 最多见于内嗅区皮质、海马 CA1 区
B. 主要由多个异常扩张变性的轴索突触终末构成
C. 刚果红染色呈阳性
D. 也称为神经突起斑
E. 斑块内主要含免疫球蛋白成分

16. 下列哪项不是帕金森病的特点
A. 黑质和蓝斑脱色
B. 黑质神经黑色素细胞丧失
C. 补充外源性左旋多巴的治疗效果显著
D. 神经细胞中常见 Hirano 小体形成
E. 患者可出现假面具样面容

17. 最多见的原发性颅内肿瘤是
A. 胶质瘤
B. 脑膜瘤
C. 听神经瘤

D. 髓母细胞瘤　　E. 节细胞瘤

18. 异柠檬酸脱氢酶突变常见于
A. 胶质瘤　　B. 脑膜瘤　　C. 神经纤维瘤
D. 髓母细胞瘤　　E. 血管母细胞瘤

19. 脑膜瘤起源于
A. 蛛网膜粒细胞　　B. 蛛网膜帽细胞　　C. 星形胶质细胞
D. 小胶质细胞　　E. 颅骨骨膜细胞

A2 型题

★20. 男婴，2 个月，细菌性脑膜炎后出现脑积水。导致患儿出现脑积水最可能的机制是
A. 中脑导水管阻塞导致脑脊液回流受阻
B. 蛛网膜纤维化致脑脊液回吸收障碍
C. 炎症刺激导致脉络丛细胞分泌过多脑脊液
D. 炎症渗出阻塞淋巴管
E. 细菌团块栓塞血管

21. 男童，4 岁，蚊子叮咬后出现高热、嗜睡、抽搐、昏迷现象，最可能患有的疾病是
A. 流行性乙型脑炎　　B. 流行性脑膜炎　　C. 脊髓灰质炎
D. 弓形虫性脑炎　　E. 海绵状脑病

★22. 男性，70 岁，猝死后尸检发现脑内多灶性出血。最可能的原因是
A. 脑创伤　　B. 血管瘤破裂　　C. 动静脉畸形
D. 高血压病　　E. 细菌性脑膜炎

23. 女性，70 岁，2 年来出现进行性记忆力下降、判断能力及定向障碍，其脑组织最可能出现的病变是
A. Negri 小体　　B. 神经原纤维缠结　　C. 鬼影细胞
D. Lewy 小体　　E. 噬神经细胞现象

★24. 男性，50 岁，因“头痛伴头晕半年”就诊。MRI 提示额叶占位，可见环形强化现象。术后病理镜下示瘤细胞呈高密度，肿瘤细胞异型性明显，核分裂象多见，并可见假栅栏状坏死及微血管肾小球样增生。分子检测结果提示 IDH1/2 为野生型。该患者最可能的诊断是
A. 胶质母细胞瘤　　B. 室管膜母细胞瘤　　C. 中枢神经细胞瘤
D. 髓母细胞瘤　　E. 转移癌

★25. 女性，19 岁，突发瘫痪 2 月余。MRI 结果示脊髓占位，边界欠清。术后病理镜下示瘤细胞具有胶质背景，细胞密度低至中等，核分裂象较易找见，未见明确坏死及微血管增生。以下哪项分子改变提示患者预后类似 WHO 4 级
A. BRAF V600E 突变　　B. IDH1 突变　　C. 1p 缺失
D. H3K27M 突变　　E. MGMT 甲基化启动子突变

★26. 女性，40岁，发现脑室内占位。MRI显示肿瘤边界较清，T1WI呈低信号，T2WI呈高信号，病变边缘光滑。术后镜下显示肿瘤细胞中等密度，围绕血管呈放射状排列，可见血管周无核区，未见核分裂象。最可能的诊断是

A. 室管膜瘤　B. 星形细胞瘤　C. 胶质母细胞瘤
D. 原始神经外胚叶肿瘤　E. 少突胶质细胞瘤

★27. 女童，7岁，因"嗜睡，头痛及晨起呕吐1个月"就诊。MRI：脑室壁上高密度信号影，增强后均匀强化，并可见脑脊液播散。根据病史和影像学表现，首先应考虑的诊断是

A. 毛细胞星形细胞瘤　B. 脑膜瘤　C. 血管母细胞瘤
D. 髓母细胞瘤　E. 神经鞘瘤

★28. 女性，46岁，发现额叶硬膜下肿物。术中见肿物边界清楚，术后镜下见肿瘤细胞呈梭形，胞界不清，呈束状或漩涡状排列，部分可见核内包涵体，散在砂粒体。免疫组化结果：EMA(+)，S-100(−)，PR(+)，GFAP(−)，Ki67指数小于1%。最可能的诊断是

A. 弥漫性星形细胞瘤　B. 神经鞘瘤　C. 脑膜瘤
D. 少突胶质细胞瘤　E. 节细胞胶质瘤

★29. 男性，50岁，头晕、耳鸣伴听力下降5年来诊。MRI提示左侧脑桥小脑角区占位性病变。术后病理示：瘤细胞呈梭形，胞界不清，核呈梭形，相互紧密平行排列呈栅栏状或漩涡状。该病最有可能的诊断为

A. 神经纤维瘤　B. 脑膜瘤　C. 髓母细胞瘤
D. 室管膜瘤　E. 神经鞘瘤

★30. 男性，45岁，MRI结果示：鞍上类圆形占位，部分为囊性，T1WI呈低信号，T2WI呈高信号。术后镜下示病变为鳞状上皮成分互相吻合，部分区域可见湿角化，未见明显异型性，未见明显皮肤附属器结构。最可能的诊断是

A. 表皮样囊肿　B. 颅咽管瘤　C. 畸胎瘤
D. 垂体腺瘤　E. 转移性鳞状细胞癌

A3/A4型题

（31～33题共用题干）

女性，63岁，近年来出现渐进性左手静止性震颤，面部表情呈"面具样"改变，运动迟缓，走路呈拖曳样步态，并容易失去平衡。

31. 患者最有可能的诊断是

A. 阿尔茨海默病　B. 肌萎缩性脊髓侧索硬化症
C. 克-雅病　D. 帕金森病
E. 多发性硬化症

32. 该患者脑内最有可能出现的病变部位是

A. 黑质和蓝斑　B. 脑膜　C. 额叶
D. 脊髓　E. 小脑

33. 关于该病发病机制说法正确的是
   A. 本病的发生与黑质纹状体多巴胺系统损害有关
   B. 本病与遗传因素无关
   C. 大多数患者发病与 ApoE 基因异常有关
   D. 大多数患者发病与 APP 基因异常有关
   E. PS-1,PS-2 基因是该病的致病基因

★(34～35 题共用题干)

男性,21 岁,因“癫痫发作 2 个月”就诊,MRI:右侧额颞叶占位,T1WI 呈低信号,T2WI 呈高信号;术后病理镜下见肿瘤具有胶质背景,细胞密度较低。

34. 最可能的初步诊断是
   A. 淋巴瘤　　B. 神经鞘瘤　　C. 精原细胞瘤
   D. 转移癌　　E. 弥漫性星形细胞瘤
35. 出现以下哪种分子改变提示该瘤预后类似 WHO 4 级的肿瘤
   A. BRAF 突变　　B. IDH1 突变　　C. IDH2 突变
   D. EGFR 基因扩增　　E. MGMT 启动子甲基化

★(36～37 题共用题干)

男性,55 岁,因“头痛 2 个月加重伴癫痫发作 1 周”入院,MRI 检查:右侧颞叶见一不规则形病灶,T1WI 示病灶周边环状强化影,T2WI 示环状强化影加宽,边界不清,术后病理如图。

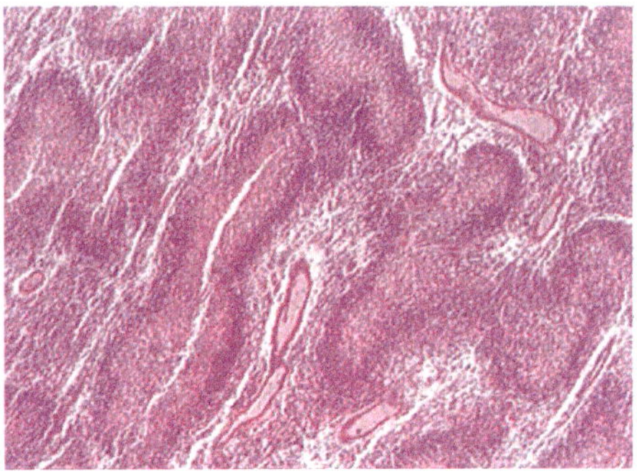

36. 最可能的诊断是
   A. 室管膜瘤
   B. 弥漫性星形细胞瘤
   C. 少突胶质细胞瘤
   D. 髓母细胞瘤
   E. 胶质母细胞瘤
37. 以下哪项最不可能为该肿瘤的诊断依据
   A. 栅栏状坏死　　B. 微血管增生　　C. EGFR 基因扩增
   D. MYC 基因扩增　　E. TERT 启动子突变

★(38～39 题共用题干)

女童,5 岁,1 个月前因“四肢乏力进行性加重伴双下肢无法站立”就诊。MRI 检查示:颈胸段脊髓多节段不均匀增粗伴信号异常,T1WI 等低信号、T2WI 高信号,增强后可见不均匀强化。术中见肿瘤位于髓内,灰白色鱼肉状,与周围组织粘连紧密。镜下示瘤细胞具有胶质细胞形态,细胞密度较低至中等,可见核分裂象,未见明确坏死及微血管增生。分子检测结果示 IDH1/2 为野生型。

38. 最可能的初步诊断是
    A. 少突胶质细胞瘤　　B. 室管膜瘤　　C. 节细胞胶质瘤
    D. 弥漫性星形细胞瘤　　E. 弥漫性中线胶质瘤，H3K27M 变异型
39. 该肿瘤的 WHO 分级是
    A. 1 级　　B. 2 级　　C. 3 级
    D. 4 级　　E. 无法分级

B1 型题

（40～41 题共用备选答案）
A. 化脓性炎　　B. 变质性炎　　C. 出血性炎
D. 纤维蛋白性炎　　E. 肉芽肿性炎
40. 流行性脑脊髓膜炎是
41. 流行性乙型脑炎是

★（42～45 题共用备选答案）
A. 蜂窝状结构　　B. Verocay 小体　　C. 假栅栏状坏死
D. Rosenthal 纤维　　E. 假菊形团样结构
42. 胶质母细胞瘤内常见的形态特征是
43. 神经鞘瘤内常见的形态特征是
44. 髓母细胞瘤内常见的形态特征是
45. 少突胶质细胞瘤内常见的形态特征是

二、名词解释

1. 反应性胶质增生(reactive gliosis)
2. Rosenthal 纤维(Rosenthal fiber)
3. 神经细胞卫星现象(neural satellitosis)
4. 噬神经细胞现象(neuronophagia)
5. 海绵状脑病(spongiform encephalopathy)
6. 神经突起斑(neuritic plaque)
7. 神经原纤维缠结(neurofibrillary tangle)
8. 小脑扁桃体疝(cerebellar tonsillar herniation)

三、问答题

1. 简述流行性脑脊髓膜炎与流行性乙型脑炎的主要区别。
2. 中枢神经系统病毒感染的特点有哪些？
3. 比较阿尔茨海默病与帕金森病的病理变化和临床表现。
4. 中枢神经系统原发性肿瘤有哪些共同的生物学特性和临床表现？
5. 组织学定义和分子定义的髓母细胞瘤各包括哪些类型？

四、病例分析题

1. 男性，68 岁，近 3 年来逐渐出现记忆力减退，主要表现为不记得熟人姓名，记不清自己是否吃过早餐，曾有过出门后找不到回家路的经历。头颅 CT 检查提示脑皮质萎缩、脑室

扩大、脑沟增宽。否认高血压病史。

该患者最可能的诊断是什么？脑组织可能出现的组织学病变有哪些？

★2. 女性，46岁，下肢麻木一年余。MRI结果示腰椎脊髓硬膜下占位，边界清，可见“鼠尾征”。术后镜下如图所示。

(1) 该病例最可能的诊断是什么？请简述形态学特点。

(2) 主要用于该疾病辅助诊断的免疫组化标记有哪些？

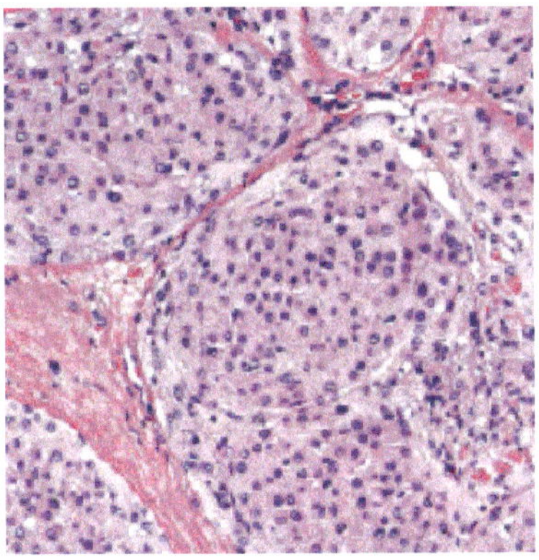

★3. 男性，7岁，因“步态不稳，易摔倒2年”就诊，影像学提示小脑内占位性病变，呈囊实性，边界清楚。病理镜下如图所示。该病例最可能的诊断是什么？请简述哪些形态学及分子检测特征可支持该诊断？

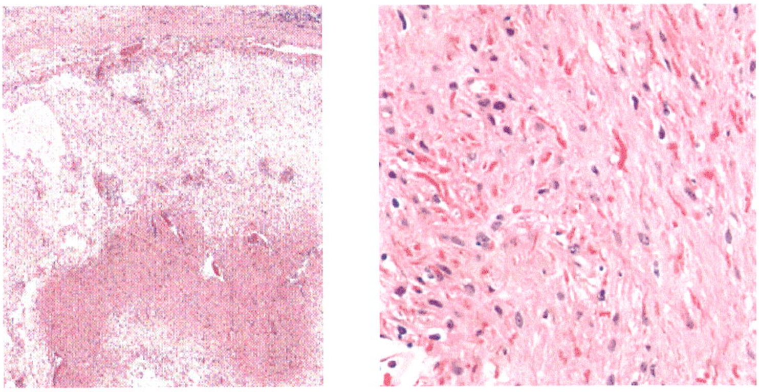

答案解析

一、选择题

A1 型题

1.【C】脑损伤后激活的小胶质细胞以及血源性的单核巨噬细胞可以吞噬变性死亡的细胞或组织碎片，导致胞浆中出现大量小脂滴，称为泡沫细胞。

2.【D】噬神经细胞现象是指坏死的神经元被增生的小胶质细胞或血源性巨噬细胞吞噬，是小胶质细胞对坏死神经元的一种反应。

3.【B】脑实质内无固有的淋巴组织和淋巴管，因此病原体一般不经过淋巴管侵入脑内。

4.【C】儿童及青少年化脓性脑膜炎的最常见致病菌是脑膜炎球菌，新生儿及婴幼儿化脓性脑膜炎的常见致病菌是大肠埃希菌，肺炎链球菌脑膜炎见于幼儿和老年人(肺炎的并发症)。

5.【A】流行性脑脊髓膜炎是脑膜炎球菌引起的急性化脓性炎。

6.【C】急性化脓性脑膜炎时脑脊液内糖含量降低。

7.【B】暴发性脑膜炎球菌败血症是由于大量的内毒素释放入血，引起休克和弥散性血管内凝血，皮肤黏膜可出现广泛的瘀点、瘀斑，同时伴两侧肾上腺皮质大片出血，肾上腺皮质功能严重不足，称为 Waterhouse-Friderichsen 综合征。

8.【C】乙型脑炎病毒是一种嗜神经性的 RNA 病毒；蚊虫是本病重要传播媒介，故多发生在夏秋季；成人感染乙型脑炎病毒多为隐性感染；神经细胞可以出现变性坏死，但胞浆中一般无包涵体形成。

9.【C】Negri 小体是狂犬病病毒感染神经元后出现的特征性病变，为神经元内圆形或椭圆形嗜伊红染色小体，电镜下可见子弹状的病毒颗粒；病变在小脑浦肯野细胞、海马锥体神经元、脑干神经元最为显著。Lewy 小体多见于帕金森病，筛状软化灶多见于乙脑病毒感染，Hirano 小体为神经细胞树突近端棒状嗜酸性包涵体，多见于阿尔茨海默病患者的海马锥体细胞内。

10.【B】神经细胞对缺血缺氧敏感，一般 4 分钟即可造成神经细胞的死亡。

11.【E】对缺氧敏感性由高至低依次为：神经细胞、星形胶质细胞、少突胶质细胞、施万细胞、血管内皮细胞。

12.【A】轻度缺氧往往无明显病变，重度缺氧仅存活数小时者尸检时也可无明显病变。只有中度缺氧，存活时间在 12 小时以上者才出现典型病变，表现为神经元出现中央性尼氏小体溶解和坏死(红色神经元)；髓鞘和轴突崩解；星形胶质细胞肿胀。第 1～2 天出现脑水肿、中性粒细胞和巨噬细胞浸润，并开始出现泡沫细胞。第 4 天星形胶质细胞明显增生，出现修复反应。大约 30 天形成蜂窝状胶质瘢痕。

13.【D】脑出血包括脑内出血、蛛网膜下腔出血和混合性出血等。颅脑外伤常致硬脑膜外出血和硬脑膜下出血。原发性高血压病是脑内出血的最常见原因。

14.【E】多发性硬化症属于脱髓鞘疾病。

15.【E】老年斑即神经突起斑，斑块内主要含 β 淀粉样蛋白。

16.【D】神经细胞中 Hirano 小体形成常见于阿尔茨海默病。

17.【A】原发性中枢神经系统肿瘤最常见为胶质瘤，其次为脑膜瘤。

18.【A】异柠檬酸脱氢酶(IDH)是三羧酸循环中的关键酶，催化异柠檬酸转化为 α-酮戊二酸，对细胞能量代谢、表观遗传修饰及氧化还原平衡有重要作用，突变后的 IDH 会产生新的代谢物 R-2HG 或

D-2HG，导致细胞异常分化，胶质瘤中较为常见。

19.【B】目前认为，脑膜瘤主要起源于蛛网膜帽细胞（脑膜皮细胞）。

A2 型题

20.【B】脑积水的发病原因是脑脊液的产生量和被血液吸收的量有所失衡。本例患儿为细菌性脑膜炎后出现脑积水，主要的机制是炎症后修复性改变引起蛛网膜纤维化，造成脑脊液回吸收障碍。

21.【A】结合病史及临床表现，提示患儿神经系统受累，最可能的诊断是蚊虫叮咬后导致的流行性乙型脑炎。

22.【D】参见第 13 题。

23.【B】根据临床表现特点推测患者为阿尔茨海默病，神经原纤维缠结属于阿尔茨海默病的脑病改变。Negri 小体多见于狂犬病；Lewy 小体多见于帕金森病；鬼影细胞和噬神经细胞现象多见于病毒感染、缺氧、B 族维生素缺乏等原因导致的神经元损伤。

24.【A】假栅栏状坏死及微血管肾小球样增生是胶质母细胞瘤的形态学特征和重要诊断标准。WHO 第 5 版神经系统肿瘤分类中将 IDH1/2 突变型且形态学符合胶质母细胞瘤归类为星形细胞瘤，WHO 4 级；IDH1/2 野生型则诊断为胶质母细胞瘤。

25.【D】本例肿瘤部位位于中线，虽然形态学倾向于低级别胶质瘤，但具有 H3K27M 突变时，应诊断为 H3K27 变异型弥漫性中线胶质瘤，WHO 4 级。

26.【A】室管膜瘤通常好发于脑室，且边界较清楚，镜下具有特征性的围绕血管放射状排列的室管膜样菊形团结构。

27.【D】本例影像学结果提示恶性，髓母细胞瘤是儿童最常见的恶性脑肿瘤。

28.【C】脑膜瘤主要位于硬膜下，镜下可见脑膜皮细胞呈漩涡状排列，免疫标记 EMA 及 PR 常阳性表达。

29.【E】神经鞘瘤好发于脑桥小脑角，又名“听神经瘤”，镜下特点为梭形细胞排列呈栅栏状，可见特征性地交替出现 Antoni A（密集区）和 Antoni B 区域（疏松区）。

30.【B】颅咽管瘤起源于垂体胚胎发生过程中残存的扁平上皮细胞，是一种常见的先天性颅内良性肿瘤，大多位于蝶鞍之上。乳头型颅咽管瘤的镜下特征为相互吻合的鳞状上皮巢团，部分呈乳头状结构。

A3/A4 型题

31.【D】患者的临床表现符合典型的帕金森病，该病发生与纹状体黑质多巴胺系统损害有关。

32.【A】黑质和蓝斑脱色是帕金森病的特征性肉眼改变。

33.【A】参见第 31 题。帕金森病可以为单基因显性遗传，C，D，E 选项主要与阿尔茨海默病发病有关。

34.【E】弥漫性星形细胞瘤是一种常见的颅脑胶质瘤，病因不明，好发于中青年人，肿瘤呈浸润性、缓慢性生长，临床多表现为呕吐、头晕、头痛、癫痫等特点，镜下特征为肿瘤具有胶质背景，在低级别肿瘤内瘤细胞密度较低。

35.【D】WHO 第 5 版神经系统肿瘤分类中认为，部分形态学类似于低级别星形细胞瘤且 IDH1/2 野生型，同时出现 EGFR 基因扩增、+7/−10、TERT 启动子突变三种遗传学改变中的一种，可诊断为胶质母细胞瘤（WHO 4 级）。

36.【E】图中可见肿瘤组织内存在大片栅栏状坏死，结合患者病史及影像学检查，最可能的诊断为胶质母细胞瘤。

37.【D】参见第 35 题。

38. 【E】本例肿瘤位于中线，形态学类似低级别星形细胞胶质瘤，结合患者年龄、影像学改变、肿瘤病理组织学形态及分子检测结果，首先考虑弥漫性中线胶质瘤，H3K27M 变异型。
39. 【D】弥漫性中线胶质瘤，H3K27M 变异型在 WHO 第 5 版中枢神经细胞肿瘤分类中定为 WHO 4 级。

B1 型题

40. 【A】根据炎症的基本病变特点，流行性脑脊髓膜炎属于脑脊膜的化脓性炎，流行性乙型脑炎脑实质内可见弥散或成群分布的粟米大小的软化灶，属于变质性炎。
41. 【B】参见第 40 题。
42. 【C】胶质母细胞瘤属于 CNS WHO 4 级肿瘤，瘤内常出现特征性的假栅栏状坏死。
43. 【B】神经鞘瘤的特征性结构是 Verocay 小体(两行致密排列的细胞核，其间为胶原纤维分隔)。
44. 【E】髓母细胞瘤内常可见 Homer-Wright 假菊形团样结构。
45. 【A】少突胶质细胞瘤的瘤细胞常呈圆形，形态较一致，核圆形居中，胞浆透亮，形成核周空晕，表现出蜂窝状结构的特点。

二、名词解释

1. 反应性胶质增生(reactive gliosis)：是神经系统受到损伤后的修复反应，表现为星形胶质细胞增生和肥大。形态上，增生的胶质细胞胞浆突起常明显且分布均匀，细胞核体积可增大或偏位，也可见双核。常见于缺氧、中毒、感染及低血糖等病因，需要与星形细胞肿瘤性病变相鉴别。
2. Rosenthal 纤维(Rosenthal fiber)：是在星形胶质细胞胞浆和突起中形成的一种均质性、毛玻璃样嗜酸性小体，呈圆形、卵圆形、长条形和棒状，磷钨酸苏木素(PTAH)染色呈红色至紫红色。常见于一些缓慢生长的肿瘤(如毛细胞型星形胶质细胞瘤)和慢性非肿瘤性疾病(如多发性硬化)中胶质纤维增生区。
3. 神经细胞卫星现象(neural satellitosis)：在变性、坏死的神经细胞胞体周围有 5 个或 5 个以上少突胶质细胞围绕的现象。
4. 噬神经细胞现象(neuronophagia)：激活的小胶质细胞及血源性的单核巨噬细胞包围、浸润和吞噬变性坏死神经细胞的现象。
5. 海绵状脑病(spongiform encephalopathy)：海绵状脑病是一组以前被划归为慢病毒感染的疾病，以中枢神经系统慢性海绵状退行性变为特征。包括克-雅病、库鲁病、致死性家族性失眠症、Gerstmann-Sträussler-Scheinker 综合征，以及动物的疯牛病、羊瘙痒病等。
6. 神经突起斑(neuritic plaque)：旧称老年斑，为脑组织内出现的圆球形细胞外结构，直径 20～150 μm。本质为退变的神经突起围绕淀粉样物质。HE 染色显示嗜伊红染色的团块状，中心周围有空晕环绕；银染色显示斑块中心为一均匀的嗜银团，外周有不规则嗜银颗粒或丝状物质，刚果红染色呈阳性反应，提示为 β 淀粉样蛋白。电镜下主要由多个异常扩张变性之轴索突触终末构成。
7. 神经原纤维缠结(neurofibrillary tangle)：多见于较大的神经元胞浆内，实质是神经原纤维增粗、扭曲形成缠结；HE 染色往往较为模糊呈淡蓝色，银染色最清楚，电镜下为双螺旋缠绕的细丝，为神经细胞趋向死亡的标志。
8. 小脑扁桃体疝(cerebellar tonsillar herniation)：又称枕骨大孔疝，主要由于颅内高压或颅后窝占位性病变可将小脑和延髓推向枕骨大孔，并使它们向下移位而形成小脑扁桃体疝。

三、问答题

1. 简述流行性脑脊髓膜炎与流行性乙型脑炎的主要区别。

	流行性脑脊髓膜炎	流行性乙型脑炎
病因	脑膜炎球菌	乙型脑炎病毒
传染途径	以呼吸道为主	以带病毒的蚊虫叮人为主
临床表现	① 颅内压增高；② 脑膜刺激症状；③ 颅神经麻痹	① 嗜睡和昏迷；② 颅神经麻痹
病变部位	主要在脑脊膜和蛛网膜下腔	主要在中枢神经系统灰质，以大脑皮质及基底核、视丘最严重
病变	脑脊膜的化脓性炎症，镜下可见：蛛网膜血管高度扩张充血、蛛网膜下腔增宽，其内有大量中性粒细胞和纤维蛋白渗出	脑灰质的变质性炎，镜下可见： ① 脑筛状软化； ② 神经细胞变性、坏死，卫星现象和嗜神经细胞现象； ③ 以淋巴细胞浸润为主的血管套； ④ 小胶质细胞增生，胶质结节形成

2. 中枢神经系统病毒感染的特点有哪些？

（1）绝对细胞内寄生，不同的病毒可定位于不同的细胞或定位于不同的核团。例如疱疹病毒主要寄生于颞叶及顶叶眶部的神经元，而乙型脑炎主要累及大脑皮质、基底节和丘脑的神经元，引起进行性多灶性白质脑病的乳多空病毒则以少突胶质细胞为主要靶细胞。

（2）病毒感染的细胞病变可有：神经元细胞溶解，小胶质细胞增生可形成小胶质结节或可有多核巨细胞形成。感染细胞的胞浆或胞核中可出现包涵体，其中狂犬病毒感染的神经元胞浆中的 Negri 小体具有诊断意义。

（3）浸润的炎症细胞以淋巴细胞、巨噬细胞和浆细胞为主，常环绕血管，聚集于血管周隙，称为血管袖套，修复期病变可出现星形细胞胶质结节。

3. 比较阿尔茨海默病与帕金森病的病理变化和临床表现。

	阿尔茨海默病	帕金森病
病理变化	大体可见脑组织明显萎缩，以额叶、顶叶及颞叶最显著；镜下可见神经突起斑、神经原纤维缠结、颗粒空泡变性和 Hirano 小体形成等病变	大体可见黑质和蓝斑脱色；镜下可见黑质和蓝斑处神经黑色素细胞中色素减少或丧失，残留的神经细胞中有 Lewy 小体形成
临床表现	进行性痴呆，即表现为进行性认知功能的障碍，包括记忆、智力、定向、判断能力、情感障碍和行为失常甚至发生意识模糊等	震颤、肌强直、运动减少、姿势及步态不稳、起步及止步困难、假面具样面容，某些患者晚期可出现痴呆

4. 中枢神经系统原发性肿瘤有哪些共同的生物学特性和临床表现？

（1）与癌比较，肿瘤没有类似癌前病变和原位癌的阶段。

（2）无论级别高低，肿瘤都可在脑内广泛浸润，引起严重临床后果，故肿瘤的良恶性具有相对性。

（3）任何组织学类型肿瘤，患者预后都受其解剖学部位的影响。

（4）脑脊液转移是恶性胶质瘤常见的转移方式。

（5）不同类型颅内肿瘤可引起共同临床表现：一是压迫或破坏周围脑组织而引起局部神经症状，二是引起颅内压增高，表现为头痛、呕吐和视盘水肿等。

5. 组织学定义和分子定义的髓母细胞瘤各包括哪些类型？

（1）组织学定义的髓母细胞瘤包括：经典型、促纤维增生型/结节型、广泛结节型和大细胞/间变型。

（2）分子定义的髓母细胞瘤包括：WNT 激活型、SHH 激活型（p53 野生型或 p53 突变型）、非 WNT/非 SHH 激活型（第 3 组和第 4 组）。

四、病例分析题

1. 根据患者临床表现及影像学检查结果，结合既往史排除高血压性脑病，患者最有可能患有阿尔茨海默病，脑组织可能出现的组织学病变包括神经突起斑，神经原纤维缠结，颗粒空泡变性及 Hirano 小体等。

2. （1）该病例最可能的诊断是脑膜瘤。该肿瘤主要形态学特点为：瘤细胞呈上皮样或梭形，漩涡状排列，胞界不清，核圆形、卵圆形，部分可见核内假包涵体，染色质细腻，核分裂象罕见。

（2）主要用于该疾病辅助诊断的免疫组化标记为 EMA、PR、VIM 和 SSTR2 阳性表达，GFAP、S-100 均阴性表达。

3. 该病例最可能的诊断是毛细胞型星形细胞瘤。如图所示其主要形态学特征为：肿瘤细胞密度不均一，可见双相的致密和疏松生长模式，致密区易见 Rosenthal 纤维，疏松区易见嗜酸性颗粒小体及微囊结构。分子检测 KIAA1549∷BRAF 基因融合变异阳性支持该诊断。

（王雪晴　张爱凤）

第十三章 骨关节与软组织疾病

知识实训

一、选择题

A1 型题

1. 下列分子中，与骨质疏松症关系较密切的是
   A. H3F3A　B. EWSR1　C. USP6
   D. RANK　E. SMARCB1

★2. 骨质疏松的标志是
   A. 骨量的丢失　B. 骨小梁结构异常　C. 骨基质钙盐减少
   D. 钙盐与基质的比例失调　E. 骨基质钙盐增多

3. 关于骨髓炎的描述中，不正确的是
   A. 急性化脓性骨髓炎病灶中可见大量中性粒细胞浸润
   B. 化脓性骨髓炎最常见的致病菌是金黄色葡萄球菌
   C. 化脓性骨髓炎最常见的感染途径是外伤性骨折后细菌通过伤口种植
   D. 慢性骨髓炎中可见修复反应
   E. 骨髓炎可以表现为局限性骨脓肿，易被误诊为肿瘤性病变

4. EXT1 或 EXT2 基因胚系突变患者常发生的骨肿瘤是
   A. 多发性骨软骨瘤　B. 多发性内生软骨瘤　C. 多发性骨肉瘤
   D. 多发性骨巨细胞瘤　E. 多发性 Ewing 肉瘤

★5. 关于骨软骨瘤下列描述不恰当的是
   A. 最常见的良性骨肿瘤　B. 最常见于老年人
   C. 最常发生于长骨的干骺端，以股骨下段及胫骨上段常见
   D. 单发者多见，多发者常与遗传因素相关
   E. 手术切除一般可以治愈

★6. 下列关于骨肉瘤的描述不恰当的是
   A. 骨肉瘤是间叶组织发生的具有直接形成骨质或骨样组织能力的恶性肿瘤
   B. 普通型中心性骨肉瘤好发于青少年，长骨的干骺端
   C. 骨内分化好的低度恶性骨肉瘤，多数为分化成熟的成骨性纤维组织，瘤细胞较一致，无明显异型，常出现 Codman 三角区
   D. 圆形细胞骨肉瘤为高度恶性

E. 血管扩张型骨肉瘤易发生血行转移，预后极差

★7. 关于软骨肉瘤的描述，错误的是

A. 软骨肉瘤一般较骨肉瘤生长慢，转移也较晚

B. 与软骨性骨肉瘤鉴别时，软骨性骨肉瘤中可见到肉瘤样骨肿瘤细胞直接形成肿瘤性的骨质或骨样组织

C. 皮质旁软骨肉瘤预后较传统型好，很少或不发生转移

D. 去分化软骨肉瘤既有低分化非软骨成分，又有分化差的软骨肉瘤成分

E. 间叶性软骨肉瘤大部分发生于骨骼，小部分发生于软组织

★8. 与软骨母细胞瘤的特征不符合的是

A. 多发生于中年人，20～40 岁

B. 多位于骨骺端，可侵犯干骺部及骨干部

C. 影像学检查多为一类圆形模糊的斑点状阴影，周围见一层清楚的硬化性骨壳包绕

D. 常见特征性格子样钙化，瘤细胞中等大小，呈卵圆形或多边形，核呈圆形、肾形或梭形，常见纵向核沟

E. 弥漫分布的多核巨细胞，形态与破骨巨细胞相似

9. 关于骨巨细胞瘤，下列描述错误的是

A. 局部侵袭性肿瘤

B. 好发于青壮年，多见于四肢长骨的骨端

C. 肿瘤内的多核巨细胞决定肿瘤的性质

D. 原发性恶性骨巨细胞瘤是在普通骨巨细胞瘤的基础上，出现异型细胞灶，恶性特征明显

E. 继发性恶性骨巨细胞瘤为高级别的梭形细胞肉瘤，常看不到原有的普通骨巨细胞瘤的区域

10. Ewing 肉瘤中最常见的基因异常为

A. TP53 基因突变　　B. CDKN2A 基因突变

C. STAG2 基因突变　　D. EWSR1∷FLI1 基因融合

E. USP6∷CDH11 基因融合

11. 具有 NAB2∷STAT6 基因融合特征的肿瘤是

A. 结节性筋膜炎　　B. 炎性肌成纤维细胞肿瘤　　C. 隆突性皮肤纤维肉瘤

D. 孤立性纤维性肿瘤　　E. 滑膜肉瘤

★12. 关于隆突性皮肤纤维肉瘤，下列描述正确的是

A. 侵袭性强，进展迅速的肿瘤

B. 好发于老年人

C. 经典型隆突性皮肤纤维肉瘤呈特征性席纹状或车辐状，位于真皮浅层，浸润性生长，脂肪陷入肿瘤内形成蜂窝状结构

D. 瘤细胞高度异型，可见坏死及瘤巨细胞

E. 常有 USP6 基因重排

13. 下列关于上皮样血管内皮瘤的描述中，不正确的是
  A. 瘤细胞似上皮样排列成条索状或巢状
  B. 部分瘤细胞胞浆内可见含有红细胞的空泡
  C. 肿瘤常位于实质脏器或深部软组织内
  D. 多数肿瘤具有 WWTR1∷CAMTA1 基因融合
  E. 上皮样血管内皮瘤属于良性血管源性肿瘤

★14. 下列关于纤维肉瘤的描述中，不恰当的是
  A. 肿瘤细胞常为梭形，呈束状排列，出现特征性的人字形/羽毛状/鱼骨样排列
  B. 低级别纤维肉瘤中胶原纤维多，可伴间质玻璃样变性或瘢痕样硬化
  C. 硬化型上皮样纤维肉瘤中间质胶原化明显，瘤细胞排列成条索状，似上皮来源的恶性肿瘤
  D. 婴儿型纤维肉瘤大部分形态与成人型相似，但常伴有丰富的薄壁血管及散在的淋巴细胞浸润
  E. 免疫组化标记 CK，EMA，SMA，S-100，Desmin 均表达阳性

A2 型题

15. 男性，18 岁，右股骨下端直径约 2 cm 外生性肿物，镜下见三层结构：表面为纤维组织，中层为透明软骨，基底部为海绵状松质骨，最可能的诊断是
  A. 软骨母细胞瘤　　B. 骨软骨瘤　　C. 软骨肉瘤
  D. 骨肉瘤　　E. 纤维结构不良

★16. 男性，20 岁，右手手指增粗，X 线显示髓腔内占位性病变，手术切除标本镜下如图所示，最可能的诊断是

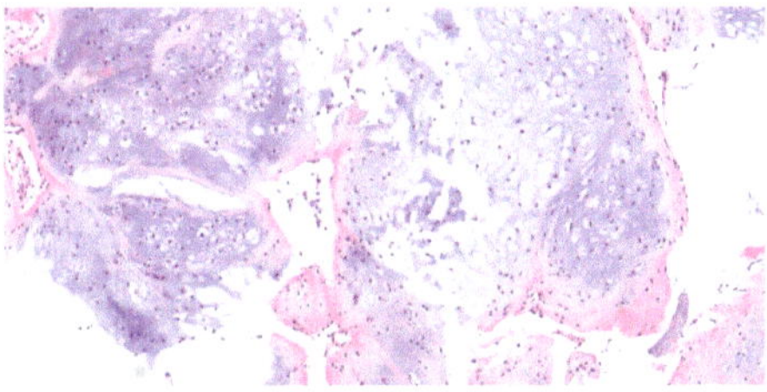

  A. 骨巨细胞瘤
  B. 骨软骨瘤
  C. 内生性软骨瘤
  D. 软骨肉瘤
  E. 骨样骨瘤

17. 男性，25 岁，左胫骨上端偏心性溶骨性病变，镜下见肿瘤主要由多核巨细胞和单核基质细胞两类细胞构成，最可能的诊断是
  A. 骨巨细胞瘤　　B. 骨肉瘤　　C. 软骨肉瘤
  D. 骨软骨瘤　　E. 动脉瘤样骨囊肿

18. 女性，15 岁，左髋部疼痛，影像学显示左股骨上端膨胀性溶骨性病变，术后病理，镜下见由成纤维细胞、组织细胞和多核巨细胞构成的间隔分隔开大小不等、扩张的血性囊腔，最可能的诊断是
  A. 骨血管瘤　　B. 骨肉瘤　　C. 骨巨细胞瘤
  D. 纤维结构不良　　E. 动脉瘤样骨囊肿

19. 男性，57 岁，高尿酸血症，右足背结节镜下所见如图所示，最可能的诊断是

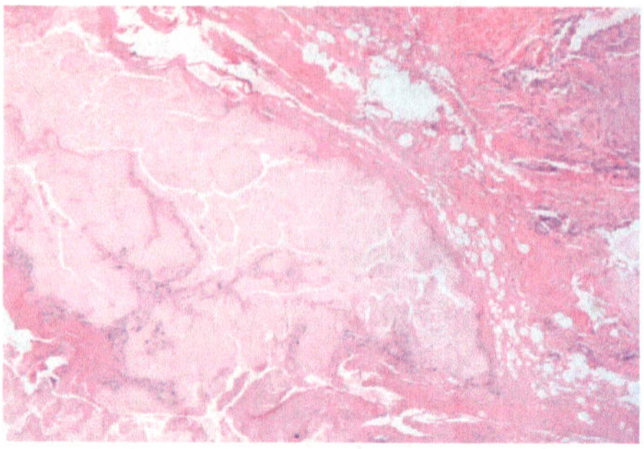

A. 痛风石
B. 真皮黏液样变
C. 结节性筋膜炎
D. 炎性肌成纤维细胞肿瘤
E. 隆突性皮肤纤维肉瘤

★ 20. 女性，28 岁，右手手指出现无痛性肿块，镜下如图所示，最可能的诊断是

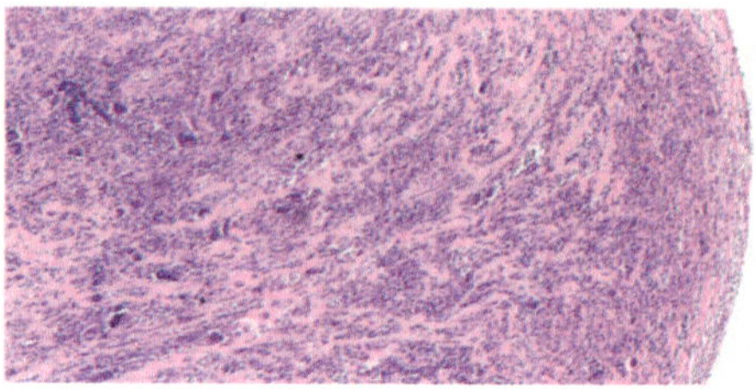

A. 腱鞘巨细胞瘤
B. 神经鞘瘤
C. 软骨瘤
D. 神经纤维瘤
E. 纤维组织细胞瘤

★ 21. 女性，43 岁，右上肢出现无痛性肿块，行手术切除，镜下如图所示，最可能的诊断是

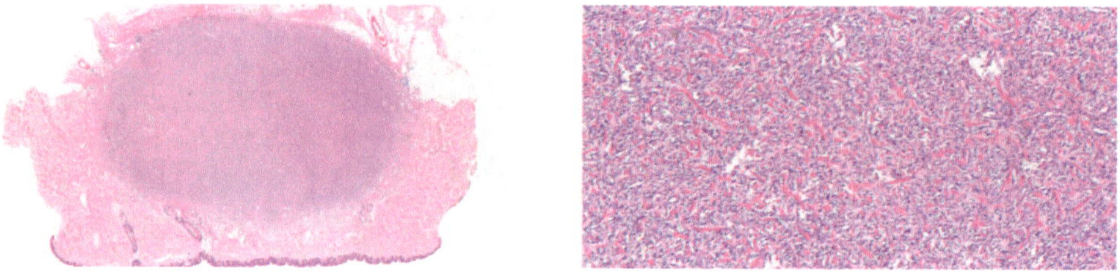

A. 神经鞘瘤　B. 纤维组织细胞瘤　C. 皮内痣
D. 黄色瘤　E. 平滑肌瘤

★ 22. 男性，70 岁，头顶部皮肤破损 3 月余，行局部切除，镜下如图所示，最可能的诊断是

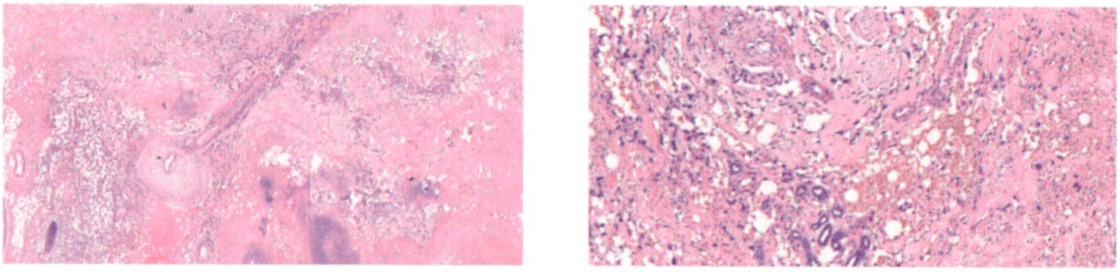

A. 血管瘤　B. 血管肉瘤　C. 化脓性肉芽肿
D. 上皮样血管内皮瘤　E. Kaposi 肉瘤

A3/A4 型题

(23～24 题共用题干)

男性,13 岁,左腿疼痛不适 3 个月,影像学显示左股骨上端髓腔内"毛玻璃样"膨胀性病灶,边界清楚,大小约 3 cm×2 cm,术后病理,镜下见疏松的梭形细胞背景中分布细长弯曲的骨小梁,骨小梁周围未见明显的骨母细胞覆盖。

23. 最可能的诊断是

A. 动脉瘤样骨囊肿　B. 骨肉瘤　C. 骨巨细胞瘤
D. 纤维结构不良　E. 纤维肉瘤

24. 该肿瘤最常见的分子病理改变是

A. GNAS 基因突变　B. TP53 基因突变　C. IDH1 基因突变
D. H3F3A 基因突变　E. CDKN2A 基因突变

(25～26 题共用题干)

男性,45 岁,左侧胸壁近锁骨中段处淡红色质硬结节 2 年余,大小约 2 cm×2 cm。术后病理,镜下见肿瘤主体位于真皮深部,部分区域侵入皮下脂肪组织,主要由排列成席纹状、形态温和的梭形细胞增生构成。

25. 最可能的诊断是

A. 孤立性纤维性肿瘤　B. 隆突性皮肤纤维肉瘤　C. 结节性筋膜炎
D. 炎性肌成纤维细胞肿瘤　E. 上皮样肉瘤

26. 下列关于该肿瘤的描述中,不正确的是

A. 常见 COL1A1∷PDGFB 基因融合　B. 多发生于中青年患者
C. 局部侵袭性生长　D. 免疫组织化学染色,瘤细胞表达 CD34
E. 生长迅速

★(27～28 题共用题干)

女性,53 岁,发现右大腿皮下包块 5 年入院,体检发现皮下有一肿块,大小约 3 cm×2.5 cm,压痛,活动度尚可。行手术切除。大体:灰黄色不规则组织,大小 8.5 cm×5 cm×3.5 cm,切面见结节状肿块,最大径 2.8 cm,边界尚清,切面灰红色,质中。镜下如图所示。

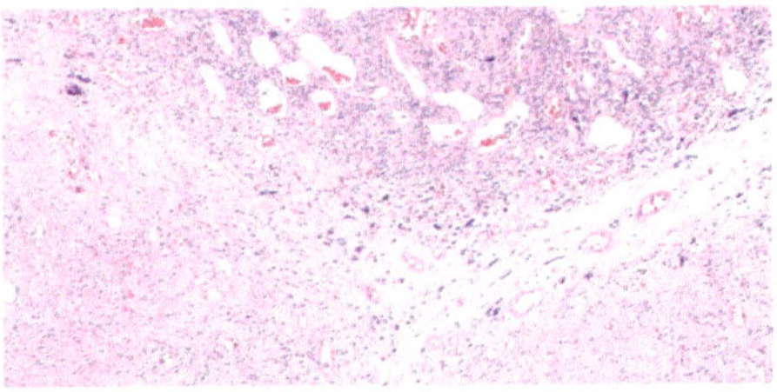

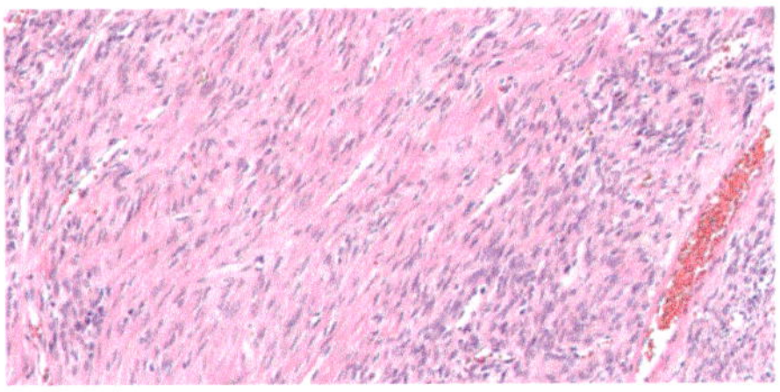

27. 最可能的诊断是

A. 纤维组织细胞瘤　B. 孤立性纤维性肿瘤　C. 神经鞘瘤
D. 未分化肉瘤　E. 恶性神经鞘膜瘤

28. 该肿瘤最常见的分子病理改变是
A. NAB2∷STAT6 基因融合
B. USP 重排
C. MDM 扩增
D. KIT 基因突变
E. ALK 基因融合

★(29～30 题共用题干)

男性,17 岁,左足包块 1 年余,曾有足部肿瘤切除病史,目前临床考虑恶性肿瘤复发可能,行左下肢切除术。术后送检组织可见左足部内侧皮下有一巨大肿块,大小约 8 cm×7 cm,肿块固定,镜下如图所示。

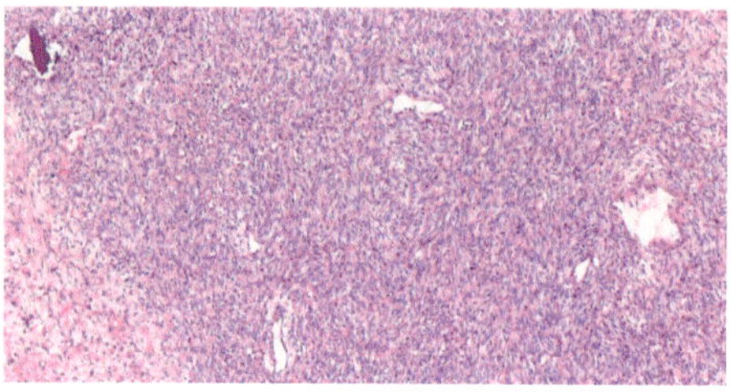
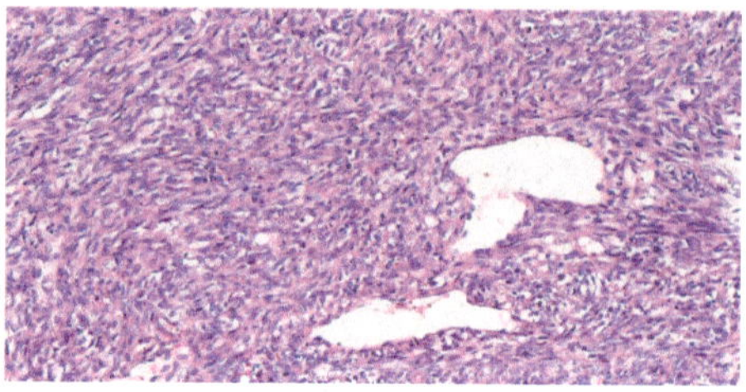

29. 最可能的诊断是
A. 隆突性皮肤纤维肉瘤
B. 滑膜肉瘤
C. 恶性神经鞘膜瘤
D. 上皮样肉瘤
E. 透明细胞肉瘤

30. 关于该肿瘤的描述不恰当的是
A. 常发生于青年人
B. 好发于四肢深部软组织
C. 可出现 SS18∷SSX 融合
D. 可出现上皮样结构
E. 儿童患者预后差

B1 型题

(31～32 题共用备选答案)
A. 软骨肉瘤
B. Ewing 肉瘤
C. 骨巨细胞瘤
D. 骨肉瘤
E. 动脉瘤样骨囊肿

31. 属于小圆细胞恶性肿瘤的是
32. 常具有 H3F3A 基因突变的肿瘤是

(33～34 题共用备选答案)
A. 结节性筋膜炎
B. 孤立性纤维性肿瘤
C. 隆突性皮肤纤维肉瘤
D. 上皮样肉瘤
E. 上皮样血管内皮瘤

33. 常含有分枝状或鹿角状血管,免疫组织化学 STAT6 阳性的肿瘤是
34. 常具有 SMARCB1 基因缺失的肿瘤是

★(35～36 题共用备选答案)
A. 软骨母细胞瘤
B. 骨巨细胞瘤
C. 骨化性纤维瘤
D. 间叶性软骨肉瘤
E. 结节性筋膜炎

35. 有 HEY1∷NCOA2 基因融合的肿瘤是
36. 有窗格样钙化的肿瘤是

★(37～38 题共用备选答案)

A. 滑膜肉瘤　B. 上皮样肉瘤　C. 软组织透明细胞肉瘤
D. 横纹肌肉瘤　E. 血管肉瘤

37. 含有双相分化的肿瘤是
38. 常表达黑色素细胞免疫组化标记的肿瘤是

二、名词解释

1. 骨质疏松症(osteoporosis)
2. 佝偻病(rickets)
3. Codman 三角(Codman triangle)
4. 去分化软骨肉瘤(dedifferentiated chondrosarcoma)
5. Ewing 肉瘤(Ewing sarcoma)
6. 动脉瘤样骨囊肿(aneurysmal bone cyst)
7. 纤维结构不良(fibrous dysplasia)
8. 象牙样变性(eburnation)
9. 痛风石(gouty tophi)
10. 双相型滑膜肉瘤(biphasic synovial sarcoma)

三、问答题

1. 简述普通型骨肉瘤的病理变化。
2. 软骨肉瘤是如何进行组织学分级的?
3. 简述骨关节炎的病理变化。
4. 如何鉴别结节性筋膜炎和炎性肌成纤维细胞肿瘤?
5. 简述上皮样血管内皮瘤的病理变化。

四、病例分析题

1. 男性,18 岁,发现右足部肿块半年,无明显疼痛,当时未予重视。近 1 个月以来患者感觉肿块明显增大,至医院就诊。患者一般情况尚可,临床拟以“右足部肿瘤”收入院。进一步完善影像学检查后,行右足部肿块切除术。术后送检肿块呈结节状,大小约 5 cm×4 cm×3 cm,与周围组织界限较清晰,质硬,切面灰红色,组织病理形态如图所示。

(1) 请思考最可能的病理诊断是什么?鉴别诊断主要有哪些?

(2) 为进一步明确诊断,需要补充哪些免疫组织化学或分子病理检测指标?

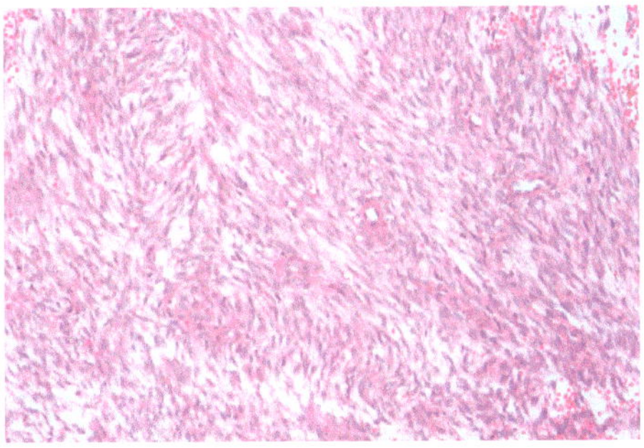

★2. 男性，57 岁，因痰中带血 2 个月入院，2 个月前无明显诱因下出现咳嗽，呈阵发性，伴痰中带血每日 2～3 口，为鲜红色，偶有胸闷，气喘不适，活动后明显，无畏寒发热，无呼吸困难，无腹痛腹泻，无头晕头痛，无乏力等，既往健康状况一般，2 年前因机化性肺炎住院治疗，予以抗感染、激素治疗后好转出院，否认其他慢性疾病及传染病病史，无手术史。外院胸部 CT 示支气管扩张，其内壁不整，伴周围慢性炎，建议支气管镜检查。门诊以支气管扩张收住入院。入院后行支气管镜：气管内未见新生物，右上叶开口可见瘢痕形成，可见炭末沉积及脓性分泌物，气管镜不能通过，行黏膜活检、刷检及灌洗。其余肺叶未发现明显异常。

活检病理如下：（右上叶开口支气管镜活检）见多量坏死及极少量异型细胞，肿瘤性病变不能除外，免疫组化标记：P40（－）、TTF1（－）、CK（－）、Vim（＋）。

刷片及灌洗液均未发现异常，后经胸外科会诊有手术指征，转入胸外科行胸腔镜下右肺上叶切除。大体标本可见肺组织大小 13 cm×12 cm×3 cm，距支气管切缘 1 cm 胸膜下见一结节，最大径 1.6 cm，切面灰白色，实性，质中，界限不清；周围肺组织灰红色，质软，未见明显异常。镜下如图所示。

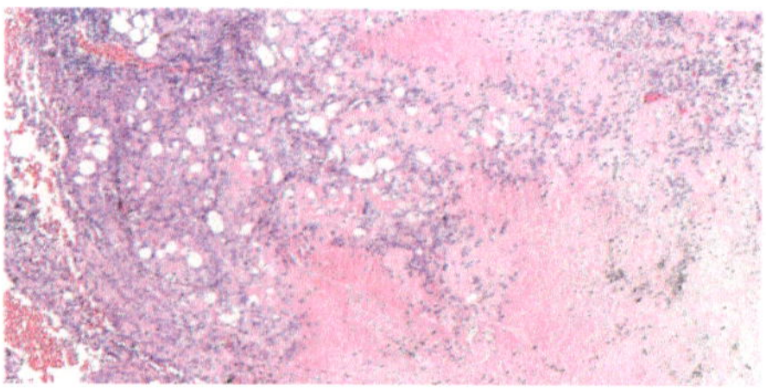
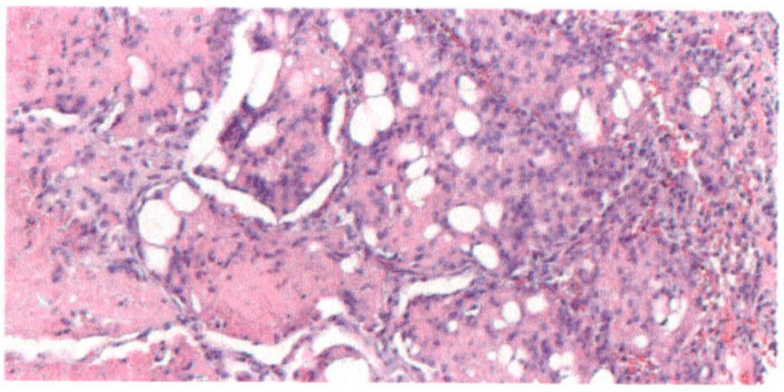

(1) 本例最可能的病理诊断是什么？需要与哪些疾病进行鉴别？

(2) 下一步需要进行哪些病理学检查进一步明确诊断？

答案解析

一、选择题

A1 型题

1.【D】骨间质细胞和成骨细胞表面的 RANK 配体与巨噬细胞表面 RANK 受体结合，激活核因子 κB (NF-κB)的转录过程，可使巨噬细胞转变为具有溶解骨质能力的破骨细胞，导致骨质生成和吸收的平衡紊乱。

2.【A】骨质疏松的特征是单位体积的骨量较少，即骨小梁的数量绝对值减少，而骨小梁的结构及骨基质钙化均正常。所以其标志是骨量的丢失，尤以富含松质骨的骨骼最为明显。

3.【C】化脓性骨髓炎最常见的感染途径是血源性播散。

4.【A】遗传性多发性骨软骨瘤即骨软骨瘤病，是常染色体显性遗传性疾病，常发现 EXT1 或 EXT2 基因突变。

5.【B】骨软骨瘤最常发生于青年人，可随骨骼发育而增大。

6.【C】骨内分化好的低度恶性骨肉瘤少见，好发于长骨干骺端或骨干的髓腔内，股骨多见。肿瘤大部分边界较清，部分可见局灶骨皮质被浸润破坏，极少形成 Codman 三角。

7.【D】去分化软骨肉瘤内的软骨肉瘤成分为分化好的软骨肉瘤成分，低分化非软骨肉瘤成分常为纤维肉瘤、未分化肉瘤或骨肉瘤。

8.【A】软骨母细胞瘤多发生于青少年，常在 20 岁前发病。

9.【C】目前认为，骨巨细胞瘤中的肿瘤性单核间质细胞与肿瘤的性质相关。

10.【D】80%的 Ewing 肉瘤表现为染色体 22q12 的 EWSR1 基因与 11q24 的 FLI1 基因融合。

11.【D】孤立性纤维性肿瘤特征性出现位于 12q 的臂内倒位，导致 NAB2∷STAT6 融合基因形成。

12.【C】隆突性皮肤纤维肉瘤是一种生长缓慢但有局部侵袭性的中间型肿瘤，好发于中青年人，偶见于儿童，镜下肿瘤位于真皮浅层，浸润性生长，侵犯皮肤附件及皮下脂肪组织，形成蜂窝状结构，经典型瘤细胞呈特征性的席纹状或车辐状排列，瘤细胞呈梭形，轻度异型。分子检测表现为 COL1A1∷PDGFB 基因融合。

13.【E】上皮样血管内皮瘤属于恶性血管源性肿瘤。

14.【E】纤维肉瘤的免疫组化标记物中，CK 和 EMA 常呈阴性表达。

A2 型题

15.【B】结合患者发病年龄、肿瘤生长部位和外生性形态，且具有典型的骨软骨瘤镜下三层结构，首先考虑骨软骨瘤的诊断。

16.【C】内生性软骨瘤常发生在手足短骨和四肢长骨，由骨皮质构成的肿瘤外壳，一般不穿破骨皮质，表面有一层纤维包膜，瘤组织呈淡蓝色，或银白色。图中可见瘤组织由较成熟的透明软骨构成，呈不规则的分叶状，瘤细胞多少不一，形似较成熟的透明软骨细胞，但排列不均匀，细胞大小形态不一。瘤细胞核多呈固缩状，不见核仁，基质呈多种改变，稀松或广泛的小泡沫状，黏液变，灶性骨化。

17.【A】结合患者发病年龄、肿瘤生长部位及偏心性溶骨性病变形态，且镜下见肿瘤主要由多核巨细胞和单核基质细胞两类细胞构成，首先考虑骨巨细胞瘤的诊断。

18.【E】结合患者发病年龄、肿瘤生长部位及膨胀性溶骨性病变形态和镜下组织病理形态符合动脉瘤样骨囊肿。

19. 【A】图中所示，右足背结节中可见淡伊红染的无定形物质，周围有巨噬细胞、淋巴细胞及成纤维细胞包绕，结合患者的高尿酸血症表现，符合痛风石。

20. 【A】腱鞘巨细胞瘤界限清楚，常有纤维性包膜，肿瘤由增生的圆形或卵圆形单核样细胞组成，伴有数量不等的破骨样多核巨细胞、泡沫样组织细胞、吞噬含铁血黄素的组织细胞和炎症细胞，间质不同程度胶原化，单核样细胞胞浆淡染，核圆形或肾形，可见核沟，可见胆固醇裂隙。结合患者病史及图中所示组织学形态，符合腱鞘巨细胞瘤。

21. 【B】纤维组织细胞瘤多见于成人四肢，病变多位于真皮内，偶尔累及皮下，由梭形/卵圆形(肌)成纤维细胞组成，交错排列呈短束状或席纹状结构，夹有胶原纤维，肿瘤内可见泡沫细胞、多核 Touton 巨细胞或含铁血黄素细胞沉着，并见炎症细胞，表皮常呈增生性改变伴色素细胞增加。结合患者病史及图中所示组织学形态，首先考虑纤维组织细胞瘤。

22. 【B】血管肉瘤好发于皮肤和浅表软组织，高分化血管肉瘤可形似良性血管瘤。图中可见清晰血管腔形成，管壁内衬内皮细胞可无明显异型，但管腔形状不规则，相互连接吻合，形成乳头状、窦隙状、网状、隧道状结构，并可浸润、分离周围组织。

A3/A4 型题

23. 【D】结合患者发病年龄、临床病史及影像学检查，该髓腔内病变镜下组织病理形态符合纤维结构不良。

24. 【A】50%～70%的纤维结构不良中能检出 GNAS 基因激活突变，导致成骨细胞分化异常。

25. 【B】结合患者发病年龄、肿瘤部位及肉眼形态，镜下呈席纹状排列的形态温和的梭形细胞增生，且侵入皮下脂肪组织，符合隆突性皮肤纤维肉瘤。

26. 【E】隆突性皮肤纤维肉瘤是发生于皮肤真皮和皮下组织的结节性、浸润性的中间性肿瘤，常生长缓慢，呈局部侵袭性生长，手术切除不彻底易复发。

27. 【B】孤立性纤维性肿瘤是一种较常见的成纤维细胞性肿瘤，好发于脏层胸膜，亦可发生于全身各部位的皮下、深部软组织。肿瘤常为类圆形或卵圆形结节，边界清楚，有完整包膜，镜下见瘤组织无特征性结构，瘤细胞稀疏区与密集区交替分布，间隔以瘢痕样透明变性的胶原纤维，瘤细胞呈短梭形或卵圆形，胞浆稀少，边界不清，染色质均匀，间质富于玻璃样变的鹿角形分支血管。结合患者病史及图中所示组织学形态，首先考虑孤立性纤维性肿瘤。

28. 【A】孤立性纤维性肿瘤常见的分子病理改变是染色体内重排(12q)重复出现导致 NAB2∷STAT6 融合。

29. 【B】滑膜肉瘤多见于青年人，好发于四肢深部软组织，单相型滑膜肉瘤常由致密片状或条束状排列的形态一致的梭形细胞构成，瘤细胞胞浆稀少，可呈血管外皮瘤样排列，偶尔呈鱼骨样或灶性栅栏状排列，间质血管较明显，胶原化程度不等，可见散在的钙化及肥大细胞。结合患者病史及图中所示组织学形态，首先考虑滑膜肉瘤。

30. 【E】滑膜肉瘤有单相型、双相型、低分化型等组织学类型，双相型滑膜肉瘤中除梭形肿瘤细胞外还可见上皮样成分。儿童患者预后较好。

B1 型题

31. 【B】Ewing 肉瘤是一种通常发生在骨和软组织的小圆细胞肉瘤，光镜下瘤细胞形态主要呈原始或较原始的小圆细胞。

32.【C】约 95%的骨巨细胞瘤中存在组蛋白 H3.3 的 H3F3A 基因突变。

33.【B】孤立性纤维性肿瘤中间质血管丰富，呈树枝状或鹿角状，血管壁常见玻璃样变性。免疫组织化学，瘤细胞常弥漫表达 CD34 和 STAT6。

34.【D】上皮样肉瘤是一种分化未明的软组织恶性肿瘤，特征性分子改变常为染色体 22q11.2 的 SMARCB1 基因缺失。

35.【D】大部分间叶性软骨肉瘤有 HEY1::NCOA2 基因融合。

36.【A】软骨母细胞瘤是少见的良性骨肿瘤，多发生于青少年，瘤组织中常见具有特征性的窗格样钙化。

37.【A】参见第 29 题。

38.【C】软组织透明细胞肉瘤又称软组织恶性黑色素瘤，多见于青年，好发于四肢远端，特别是足踝部、手腕部，部位深，常与肌腱或腱膜相连，与皮肤无关，免疫组化可表达 S-100、HMB45、MITF、Melan A。

二、名词解释

1. 骨质疏松症(osteoporosis)：骨质疏松症是一种骨量减少，骨的微结构破坏，导致骨脆性增加和骨折危险性增加的一种慢性进行性疾病。

2. 佝偻病(rickets)：佝偻病是指发生于骨骺尚未融合的生长期儿童中，以骨基质钙盐沉着障碍为主的慢性全身性疾病，表现为骨组织内未钙化的骨基质过多聚积。

3. Codman 三角(Codman triangle)：增生的骨膜新生骨被快速生长的病变组织破坏、穿破中断或掀起，X 线检查时可见破坏区两端的残留骨膜新生骨，呈三角形的形态，称为 Codman 三角，又称骨膜三角。

4. 去分化软骨肉瘤(dedifferentiated chondrosarcoma)：去分化软骨肉瘤是软骨肉瘤的一种高级别亚型，具有普通软骨肉瘤突然过渡为高级别非软骨肉瘤的两种组织学形态。

5. Ewing 肉瘤(Ewing sarcoma)：Ewing 肉瘤是一种通常发生在骨和软组织的小圆细胞肉瘤，分子病理特征表现为 FET 基因家族(通常是 EWSR1)的一个成员和 ETS 转录因子家族成员的基因融合。

6. 动脉瘤样骨囊肿(aneurysmal bone cyst)：动脉瘤样骨囊肿是一种含有多房性充满血液的囊腔的良性骨肿瘤。

7. 纤维结构不良(fibrous dysplasia)：纤维结构不良是一种累及单骨或多骨的髓腔内纤维-骨性良性肿瘤，其镜下特征为不成熟的编织状骨小梁周围无成骨细胞围绕，被大量增生的成纤维细胞及纤维组织分割。

8. 象牙样变性(eburnation)：骨关节炎进展期，大体检查可见明显的关节面变形和软骨损伤，关节软骨表面可呈颗粒状，甚至整层关节面软骨完全消失，使裸露的软骨下骨质被磨成象牙样，称为象牙样变性。

9. 痛风石(gouty tophi)：慢性痛风性关节炎中，尿酸盐结晶反复沉积，关节软骨和关节囊旁出现大块不规则白垩色的尿酸盐沉淀，称为痛风石。

10. 双相型滑膜肉瘤(biphasic synovial sarcoma)：双相型滑膜肉瘤是滑膜肉瘤的一种组织学类型，肿瘤组织由比例不等的上皮样瘤细胞和梭形细胞组成，两种细胞之间可有移行。

三、问答题

1. 简述普通型骨肉瘤的病理变化。

(1) 肉眼观：普通型骨肉瘤从骨髓腔开始，向骨骺端和另一端骨髓腔扩展，同时侵犯破坏骨皮质，浸润骨外软组织并形成肿块。肿瘤切面可呈斑驳状或多彩状外观，刀切时常有砂砾感。

(2) 镜下观：瘤细胞多角形或梭形，大小不一，核分裂象多见，异型性明显，肿瘤细胞能直接形成肿瘤性骨及骨样组织，骨样组织形态不规则，均质红染，将瘤细胞分割，呈小梁状或片块状，肿瘤性成骨是诊断骨肉瘤最重要的组织学依据。

2. 软骨肉瘤是如何进行组织学分级的？

根据瘤细胞密度、异型性和核分裂数，软骨肉瘤分为 3 级：

1 级：瘤细胞增多，核增大，核仁小，少量双核细胞，核分裂少见。瘤细胞位于陷窝内，间质为透明基质，常出现钙化和骨化，因此易误诊为软骨瘤。恶性特征主要表现在瘤细胞形态的改变，特别是细胞核的异型性，核肥大、畸形、染色质丰富深染。

2 级：瘤细胞中等分化，形态改变介于 1～3 级之间。

3 级：瘤细胞数目明显增加，高度异型性，表现为核增大而畸形，双核及巨核瘤细胞多见，核仁明显，核分裂象较多见。瘤细胞陷窝不典型或无陷窝，钙化及骨化少见，并见坏死。肿瘤基质往往呈黏液样变，但部分区域仍可见分化较成熟的软骨细胞及基质。

3. 简述骨关节炎的病理变化。

(1) 早期：位于关节软骨表层的软骨细胞增大、增生和崩解，伴有软骨基质含水量增加而蛋白多糖浓度减低。

(2) 进展期：关节表层软骨退化，引起垂直或水平性基质纤毛状撕裂，肉眼可见关节软骨表面呈颗粒状。

(3) 晚期：可见裸露的软骨下骨质被磨成象牙样(象牙样变性)，脱落的软骨和骨碎片在关节腔内形成游离小体(关节鼠)，纤维壁性囊肿及骨赘形成，关节完整性丧失，滑膜呈非特异性炎症。

4. 如何鉴别结节性筋膜炎和炎性肌成纤维细胞肿瘤？

结节性筋膜炎是发生于皮下组织的一种自限性良性成纤维细胞/肌成纤维细胞肿瘤。起病急，病变生长迅速，绝大部分病程不超过 2～3 个月。肉眼观：单个境界清楚或侵袭性结节，无包膜，结节最大径大多≤2 cm，一般<5 cm，镜下：肿瘤主要由增生活跃的肥胖、不成熟的肌成纤维细胞和成纤维细胞组成，核分裂活跃，但无病理性核分裂，伴以致密的网状纤维和少量成熟的胶原纤维，间质水肿和黏液样变明显，伴混杂性炎症细胞浸润，常见红细胞外渗。免疫组化：SMA 和 MSA 阳性，Desmin 很少表达。FISH：常见 USP6 基因断裂。

炎性肌成纤维细胞肿瘤是一种中间性成纤维细胞/肌成纤维细胞肿瘤。常见好发部位有肠系膜、网膜、腹膜后、盆腔、肺和纵隔等。肉眼观：肿瘤常边界清楚，呈分叶状或多结节状，质硬或橡皮样，灰白色、褐色或红色。切面呈漩涡状、鱼肉样或黏液样，直径 1～20 cm，平均 5～6 cm。镜下：肿瘤由梭形的肌成纤维细胞、成纤维细胞和炎症细胞构成，可见核分裂，但坏死不常见，间质水肿和黏液样变明显，伴混杂性炎症细胞浸润。免疫组化：不同程度表达 SMA、MSA、calponin、Desmin，1/3 病例可灶性表达 CK，50%～60% 病例可呈 ALK 阳性。FISH：常见 ALK 基因断裂、ROS1 和 NTRK3 基因重排等。

5. 简述上皮样血管内皮瘤的病理变化。

上皮样血管内皮瘤属于低度恶性血管源性肿瘤，好发于躯体软组织、肺和肝。皮肤和软组织多单发，而位于实质脏器的肿瘤常多发。

肉眼观，切面灰白、质韧。镜下，瘤细胞似上皮样排列成条索状、巢团状，呈圆形、多角形或梭形细胞；胞浆较丰富、嗜酸性，胞浆内可见大小不一的空泡，部分空泡内可见红细胞。瘤细胞轻度异型，核分裂象不易见。间质明显黏液样变、玻璃样变。

免疫组化：瘤细胞多表达血管内皮标记 CD34、CD31、D2-40、FLI1 和 ERG。

分子病理：多见 WWTR1∷CAMTA1 基因融合，少数病例 YAP1∷TFE3 基因融合。

四、病例分析题

1.（1）结合患者年龄、发病部位及组织病理形态，首先考虑的诊断为单相梭形细胞型滑膜肉瘤。该肿瘤需要与纤维肉瘤、恶性外周神经鞘肿瘤、孤立性纤维性肿瘤、梭形细胞恶性黑色素瘤等疾病相鉴别。

（2）滑膜肉瘤的瘤细胞常表达融合特异性抗体 SS18-SSX，以及 EMA、CK、TLE1、BCL2 和 CD99 等，部分病例呈 S-100、SMA 阳性。因此，为进一步明确诊断，需要补充上述免疫组织化学标志物。

该肿瘤的分子病理检测主要为：FISH 可见 SYT 基因断裂。约 2/3 的滑膜肉瘤呈 SYT∷SSX1 基因融合，约 1/3 的滑膜肉瘤呈 SYT∷SSX2 基因融合，仅个别病例为 SYT∷SSX4 基因融合。

2.（1）最可能的病理诊断是：上皮样血管内皮瘤。黏液样或胶原样背景中，特征性充满肺泡的模式，中央可见坏死，瘤细胞排列成短条束状或小巢状，瘤细胞圆形、多边形或稍呈梭形，胞浆丰富红染，常见胞浆内空泡或管腔形成，有时管腔或空泡内见单个或多个红细胞，瘤细胞核仁不明显，核分裂象少见。

本例需要与低分化腺癌（尤其是印戒细胞癌）、上皮样血管瘤、上皮样血管肉瘤、上皮样肉瘤、硬化性肺细胞瘤等鉴别。

（2）后续为进一步明确诊断需进行免疫组化染色和分子检测。血管源性标记物 CD34、CD31、ERG、FLI1 等免疫组化阳性可辅助明确肿瘤为血管源性，部分上皮样血管内皮瘤可表达 CAMTA1、TFE3，以及 CK、EMA 灶性阳性。上皮样血管内皮瘤的肿瘤增殖指数 Ki67 通常不高。上皮样肉瘤常见 INI1、BRG 表达缺失。肺低分化癌及硬化性肺细胞瘤常表达 TTF1、EMA、CK7、NapsinA。90%的上皮样血管内皮瘤存在 WWTR1∷CAMTA1 融合；特定亚型中可见 YAP1∷TFE3 融合。

（卜晓东　王龙飞）

第十四章 感染性疾病

知识实训

一、选择题

A1 型题

1. 关于结核病，下列哪项描述是错误的
   A. 可经呼吸道和消化道感染
   B. 对人致病的结核分枝杆菌主要是人型和牛型
   C. 增生为主的病变主要见于免疫力低下的患者
   D. 结核结节中主要细胞类型为上皮样细胞
   E. 干酪样坏死物中多含有一定量的结核分枝杆菌

★2. 显示结核分枝杆菌常用的特殊染色是
   A. PAS 染色　B. 黏液卡红染色　C. Giemsa 染色
   D. 六胺银染色　E. 抗酸染色

3. 结核病以渗出为主的基本病变主要表现为
   A. 黏液性卡他性炎　B. 浆液和/或纤维蛋白性炎
   C. 假膜性炎　D. 化脓性炎
   E. 出血性炎

4. 结核病中查见结核分枝杆菌最多的病变是
   A. 渗出性病变　B. 纤维化病灶　C. 干酪样坏死的液化物
   D. 钙化灶　E. 结核结节

★5. 结核病灶中巨噬细胞转变为上皮样细胞主要是由于
   A. 吞噬的结核分枝杆菌毒力较强　B. 吞噬的结核分枝杆菌释放毒素
   C. 吞噬的结核分枝杆菌不能被杀死　D. 吞噬的结核分枝杆菌数量过多
   E. 吞噬的结核分枝杆菌被破坏、释放出磷脂

6. 结核病渗出性病变主要愈合方式是
   A. 纤维包裹　B. 纤维化、钙化　C. 吸收消散
   D. 形成空洞　E. 溶解播散

7. 关于原发性肺结核的说法正确的是
   A. 病变主要在肺内经支气管播散　B. 支气管播散可引起全身粟粒性结核病
   C. 病变主要通过淋巴道和血道播散　D. 病程长，大多患者需要治疗
   E. 仅发生于儿童

8. 关于急性全身粟粒性结核病的描述正确的是
   A. 临床常无明显低热、盗汗等结核中毒症状
   B. 肉眼见各器官密布粟粒大小的结核结节
   C. 组织学上干酪样坏死恒定出现
   D. 因干酪样坏死液化后进入支气管引起
   E. 死亡率100%
9. 下列哪项不符合继发性肺结核
   A. 病变多始于肺尖部　B. 可形成空洞　C. 病程长,时好时坏
   D. 新旧病变交替　E. 淋巴道和血道播散为主
10. 浸润性肺结核的病变描述正确的是
   A. 属于非活动性肺结核　B. 病灶多位于肺尖或锁骨下区
   C. 多为继发性肺结核的起始病变　D. 病变多数以增生为主
   E. 临床症状和体征不明显
11. 慢性纤维空洞型肺结核的空洞特点是
   A. 薄壁空洞　B. 厚壁空洞
   C. 空洞多位于肺下叶　D. 空洞大小一致、形态规则
   E. 空洞壁内层无结核分枝杆菌
12. 作为重要传染源的肺结核病是
   A. 浸润型肺结核　B. 慢性纤维空洞型肺结核
   C. 结核球　D. 增生性结核性胸膜炎
   E. 局灶型肺结核
13. 渗出性结核性胸膜炎的病变性质是
   A. 浆液纤维蛋白性炎　B. 假膜性炎　C. 出血性炎
   D. 蜂窝织性炎　E. 纤维蛋白性化脓性炎
14. 关于溃疡型肠结核的病变描述正确的是
   A. 溃疡长径与肠管长轴平行　B. 溃疡长径与肠管长轴垂直
   C. 溃疡较深,易发生肠穿孔　D. 溃疡愈合后极少形成肠腔狭窄
   E. 左下腹可触及包块
15. 关于"冷脓肿"说法正确的是
   A. 骨结核时合并化脓性炎
   B. 无菌性化脓引起的脓肿
   C. 骨结核时周围软组织内液化的干酪样坏死物
   D. 机体抵抗力低时化脓菌引起的脓肿
   E. 局部表现为红、肿、热、痛

16. 最符合图中所示继发性肺结核大体形态的是

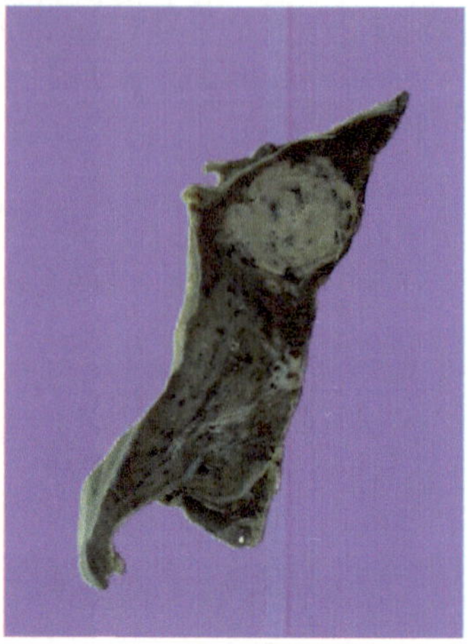

A. 肺结核球
B. 干酪样肺炎
C. 浸润型肺结核
D. 慢性纤维空洞型肺结核
E. 局灶型肺结核

17. 下列不符合结核性脑膜炎的是
A. 小儿多见
B. 脑脊液中以淋巴细胞为主
C. 主要由结核分枝杆菌血源播散所致
D. 颅内压升高不明显
E. 病变以颅底蛛网膜下腔最明显

18. 伤寒流行过程中最具有传染性的是
A. 伤寒患者的潜伏期　B. 伤寒暂时带菌者　C. 伤寒慢性带菌者
D. 伤寒患者　E. 伤寒恢复期带菌者

19. 伤寒杆菌的致病作用主要依赖于
A. 内毒素　B. 外毒素　C. “H”抗原
D. “O”抗原　E. Vi 抗原

20. 伤寒第一次菌血症时进入血流的细菌主要来自
A. 小肠上皮细胞中繁殖的细菌　B. 肠壁淋巴组织中繁殖的细菌
C. 骨髓中繁殖的细菌　D. 胆囊内繁殖的细菌
E. 肝脾内繁殖的细菌

21. 下列大体标本从左到右对应的病理诊断依次是

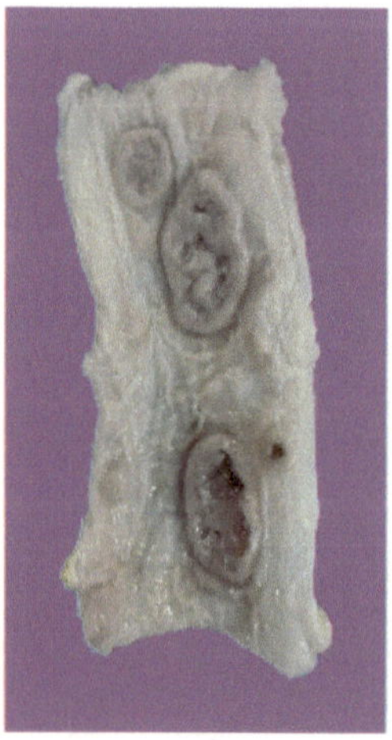

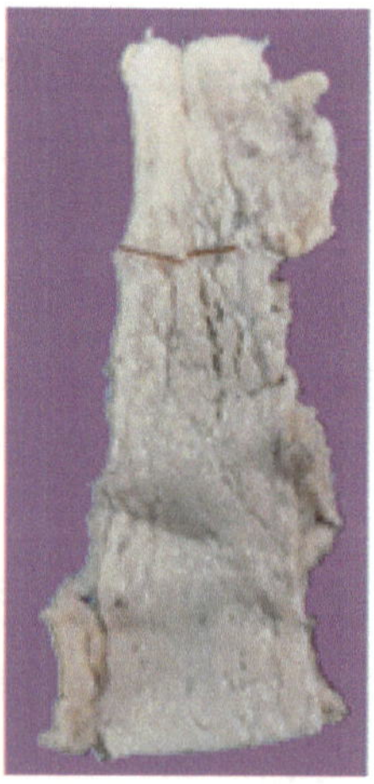

A. 肠伤寒，阿米巴痢疾肠　B. 肠结核，细菌性痢疾肠

C. 肠癌，细菌性痢疾肠　　D. 肠结核，肠伤寒
E. 肠伤寒，细菌性痢疾肠

22. 下图所示为肉芽肿性病变，最可能的诊断从左到右依次是

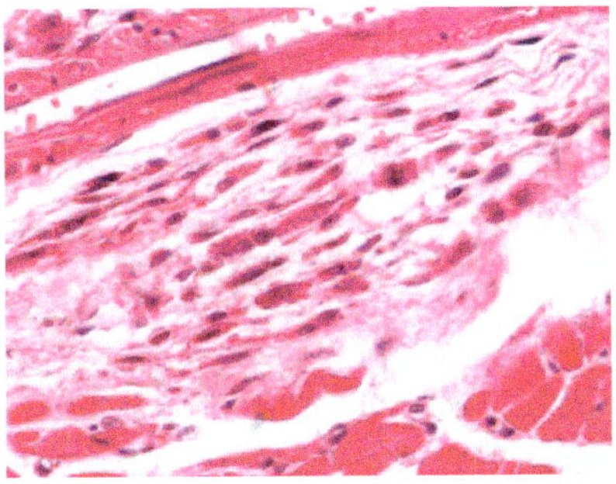
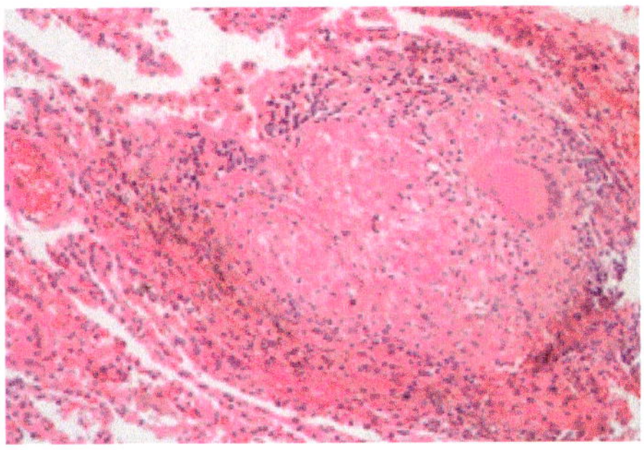

A. 风湿结节，结核结节　　B. 假结核结节，风湿结节　　C. 风湿结节，伤寒小结
D. 伤寒小结，假结核结节　　E. 假结核结节，伤寒小结

23. 肠伤寒溃疡期常见的并发症是
A. 肠狭窄　　B. 大叶性肺炎　　C. 肠穿孔
D. 中毒性心肌炎　　E. 肠癌

24. 伤寒患者肌肉疼痛的原因主要是
A. 菌血症　　B. 伤寒肉芽肿形成　　C. 肌肉乳酸积聚
D. 肌肉溶解性坏死　　E. 肌肉凝固性坏死

25. 伤寒慢性带菌者，隐藏细菌最多的部位是
A. 肝脏　　B. 脾脏　　C. 胆囊
D. 肾脏　　E. 肠壁淋巴组织

26. 下列最不可能出现结核样肉芽肿的是
A. 麻风　　B. 结节病　　C. 伤寒
D. 真菌感染　　E. 梅毒

27. 患者感染痢疾志贺菌早期发生水样腹泻的最主要原因是
A. 细菌的直接作用　　B. 内毒素作用　　C. 外毒素作用
D. 产生变态反应　　E. 以上均是

28. 中毒性菌痢患者肠道的病变一般是
A. 变质性炎　　B. 出血性炎　　C. 化脓性炎
D. 假膜性炎　　E. 卡他性炎

29. 尖锐湿疣最常见的 HPV 血清型是
A. 6 型和 11 型　　B. 16 型和 18 型　　C. 58 型和 52 型
D. 31 型和 33 型　　E. 52 型和 16 型

30. 关于尖锐湿疣,下列说法错误的是
   A. 最常发生于 20～40 岁年龄组
   B. 主要通过性接触传播
   C. 最常见的感染类型是 HPV-16 型和 HPV-18 型
   D. 好发于潮湿温暖的黏膜和皮肤交界的部位
   E. 表皮浅层挖空细胞出现有助于诊断
31. 关于淋病,下列说法错误的是
   A. 致病菌为淋病奈瑟球菌　　B. 是最常见的性传播疾病
   C. 病变类型为急性化脓性炎　　D. 多发生于 15～30 岁年龄段
   E. 主要侵犯泌尿生殖系统,病原体对鳞状上皮有特别的亲和力
32. 梅毒病变组织中小血管周围炎中恒定出现的细胞类型是
   A. 中性粒细胞　　B. 嗜酸性粒细胞　　C. 浆细胞
   D. 肥大细胞　　E. 淋巴细胞
33. 硬性下疳溃疡底部主要的病理变化是
   A. 肉芽组织修复　　B. 闭塞性动脉内膜炎和小血管周围炎
   C. 异物肉芽肿　　D. 树胶样肿
   E. 干酪样坏死
34. 第二期梅毒的主要表现是
   A. 软性下疳　　B. 硬性下疳　　C. 皮肤梅毒疹
   D. 主动脉炎　　E. 骨关节病变
35. 关于树胶样肿,以下说法错误的是
   A. 是第三期梅毒的特征性病变
   B. 镜下结构类似结核结节,中央坏死彻底,坏死灶富含淋巴细胞和浆细胞,上皮样细胞和朗汉斯巨细胞较少
   C. 弹力纤维染色可见组织内原有血管壁的轮廓
   D. 周围可见闭塞性小动脉内膜炎和动脉周围炎
   E. 病变后期可见纤维化,但很少钙化
36. 先天性梅毒的病变不包括
   A. 骨软骨炎　　B. 剥脱性皮炎　　C. 白色肺炎
   D. 脉络膜视网膜炎　　E. 玫瑰疹
37. 下列关于梅毒的描述,错误的是
   A. 患者是唯一传染源
   B. 主要通过性接触传播
   C. 感染者的唾液可含有梅毒螺旋体,因此接吻可以传播
   D. 早期梅毒病灶可以不治自愈,此时体内已无病原体存在
   E. 梅毒螺旋体常在接触破损的皮肤或黏膜时才能进入人体

38. HIV 的传播途径不包括
A. 性接触　B. 静脉注射　C. 母婴
D. 人工授精　E. 握手

39. 下列哪项不是艾滋病机会性感染常见的致病微生物
A. 新型隐球菌　B. 钩端螺旋体　C. 人乳头状瘤病毒
D. 鸟型分枝杆菌　E. 白色念珠菌

40. AIDS 相关恶性肿瘤最常见的是
A. 皮肤鳞癌　B. Kaposi 肉瘤　C. Burkitt 淋巴瘤
D. 非霍奇金淋巴瘤　E. 霍奇金淋巴瘤

★41. 显示真菌最常用的特殊染色是
A. Masson 染色　B. 维多利亚蓝染色　C. Giemsa 染色
D. 六胺银染色　E. 铁染色

A2 型题

42. 女性，72 岁，因大咯血入院，止血效果欠佳，6 小时后患者突然出现呼吸困难，抢救无效死亡。尸检发现肺组织明显实变，切面黄色干酪样；镜下见肺内大量干酪样坏死灶，周围肺泡腔内有浆液纤维蛋白性渗出物，伴炎细胞浸润。该患者最可能的病理诊断是
A. 肺结核球　B. 局灶型肺结核　C. 慢性纤维空洞型肺结核
D. 浸润型肺结核　E. 干酪样肺炎

43. 女性，38 岁，高热 2 周，脉搏 90 次/分，食欲不振，皮肤有淡红色小斑丘疹，右下腹痛，血中白细胞减少，血清肥达反应阳性。该患者首先考虑的疾病是
A. 阑尾炎　B. 细菌性痢疾　C. 中毒性菌痢
D. 伤寒病　E. 阿米巴痢疾

44. 患儿，5 岁，高热 2 天，精神萎靡，面色青灰，四肢冰冷，食欲减退，尿少，无明显腹泻，直肠拭子查见黏液脓便，镜下有脓细胞和红细胞，血压 60/40 mmHg。首先应考虑的是
A. 肠伤寒　B. 肠出血　C. 中毒性菌痢
D. 阿米巴痢疾　E. 肠道急性血吸虫病

★45. 男性，27 岁，肛门周围皮肤表面见疣状颗粒，部分颗粒融合呈菜花状，质软湿润，暗红色，镜下典型病变如图。最可能的病理诊断是

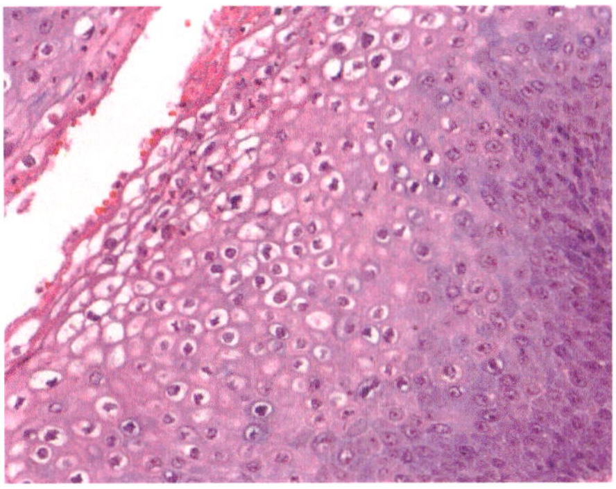

A. 尖锐湿疣
B. 淋病
C. 早期梅毒
D. 晚期梅毒
E. 艾滋病

★46. 男性，30 岁，小腿皮下触到一直径约 2 cm 大小的硬结，质韧。手术切除后送检病理示：真皮层内见结核样肉芽肿性病灶，其内可见红染无结构的坏死物，周围主要是淋巴细胞和浆细胞浸润。Warthin-Starry 染色可见棕黑色的螺旋状微生物。该病变首先应考虑的是

A. 结核结节　B. 异物肉芽肿　C. 伤寒小结
D. 树胶样肿　E. 风湿小体

47. 男性，21 岁，一个月前有不洁性交史，一周前在阴茎冠状沟处出现一红色丘疹，很快破溃，形成溃疡，椭圆形，直径 1 cm 左右，边界清楚、质硬，稍高出皮面，上有少量渗出物，无痛感。首先考虑的疾病是

A. 淋病　B. 钩端螺旋体病　C. 软下疳
D. 尖锐湿疣　E. 梅毒

48. 女性，28 岁，因发热、咳嗽 1 周住院。呼吸急促，浅表淋巴结无肿大，双肺可闻及散在湿啰音，血清抗 HIV 阳性，临床初步诊断为艾滋病，其肺部的并发症最可能是

A. 病毒性肺炎　B. 支原体肺炎　C. 细菌性肺炎
D. 肺结核　E. 肺孢子菌肺炎

★49. 女性，48 岁，阴道分泌物增多，呈灰白色、稀薄状。分泌物有鱼腥臭味。宫颈 TCT 镜检如图所示，致病的病原体最可能是

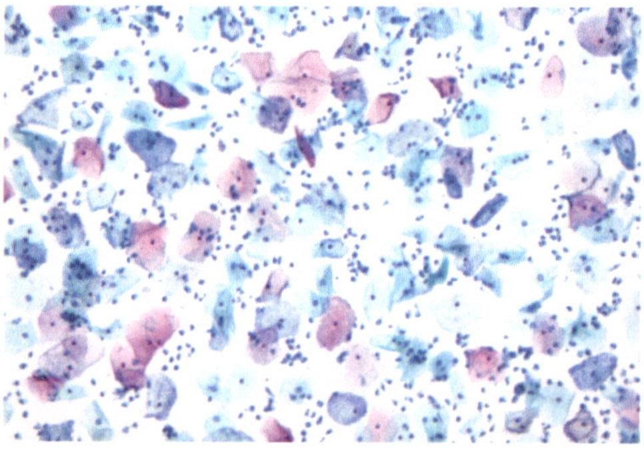

A. 阴道加德纳菌
B. 阴道乳酸杆菌
C. 放线菌
D. 白色念珠菌
E. HPV

★50. 女性，46 岁，外阴明显瘙痒，有外阴烧灼感、性交痛和排尿痛；阴道分泌物为白色稠厚的凝乳状、豆腐渣样物。宫颈 TCT 镜检如图所示，致病的病原体最可能是

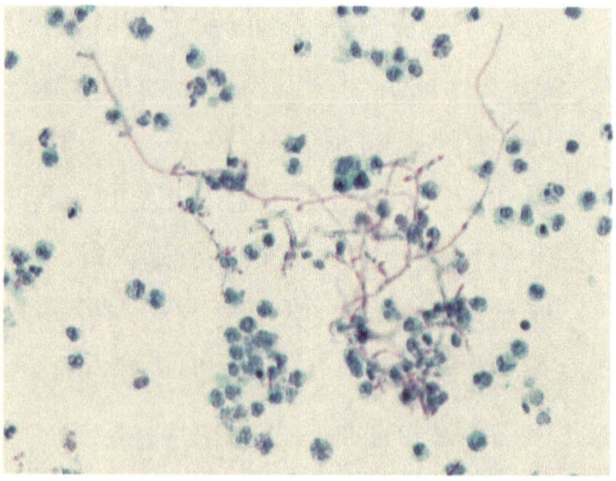

A. 阴道加德纳菌
B. 毛霉菌
C. 放线菌
D. 白色念珠菌
E. 曲霉菌

★51. 女性，50岁。门诊取宫内节育器并行宫颈TCT检查，镜下形态如图所示，涂片中存在的病原体是

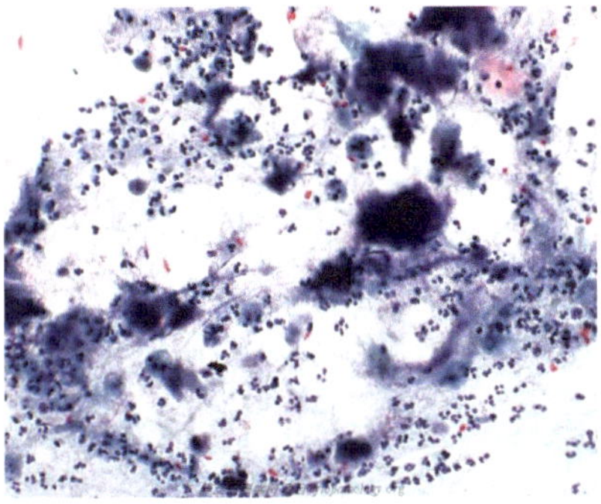

A. 阴道加德纳菌
B. 阴道乳酸杆菌
C. 放线菌
D. 白色念珠菌
E. 曲霉菌

★52. 女性，30岁。体检行宫颈TCT筛查。镜检如图所示，背景中存在的微生物是

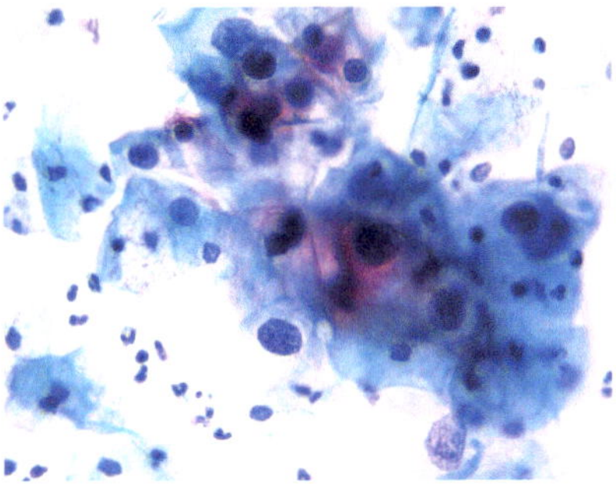

A. 阴道加德纳菌
B. 阴道乳酸杆菌
C. 放线菌
D. 假丝酵母菌
E. 白色念珠菌

A3/A4 型题

（53～54题共用题干）

男性，36岁，入院前2周无明显诱因开始发热，体温逐日上升，近一周体温在39℃左右波动，查体肝脾肿大。血常规白细胞减少，余正常。血清ALT升高、肥达反应阳性。

53. 本例患者最可能的诊断是
A. 结核　B. 疟疾　C. 伤寒
D. 钩端螺旋体病　E. 淋巴瘤

54. 该疾病累及肠道时按病变自然发展过程依次为
A. 髓样肿胀期、溃疡期、坏死期、愈合期　B. 髓样肿胀期、坏死期、溃疡期、愈合期
C. 溃疡期、髓样肿胀期、坏死期、愈合期　D. 溃疡期、坏死期、髓样肿胀期、愈合期
E. 坏死期、溃疡期、髓样肿胀期、愈合期

（55～57题共用题干）

男性，28岁，腹痛腹泻3天，每日排便10余次，初为黏液稀便，后转为黏液脓血便，伴里急后重感。

55. 该患者所患疾病最可能的是
A. 肠伤寒　B. 大肠癌　C. 阿米巴痢疾肠
D. 急性细菌性痢疾肠　E. 肠真菌病

56. 肠道典型病变特点为
A. 浆液性炎　B. 纤维蛋白性炎　C. 肉芽肿性炎
D. 出血性炎　E. 蜂窝织炎

57. 患者的里急后重症状是由于
A. 肠蠕动增强 B. 肠痉挛
C. 肠扭转 D. 肠壁溃疡
E. 炎症刺激直肠壁内的神经末梢及肛门括约肌

(58～59 题共用题干)

男性，40 岁，低热伴乏力、食欲减退一月。曾多次输注血制品。口唇苍白，口腔黏膜布满白色膜状物。实验室检查：血常规白细胞 2.3×10^9/L，Hb 78 g/L，血清学 HIV 抗体阳性。

58. 患者最可能的疾病是
A. 结核病 B. 伤寒 C. 艾滋病
D. 钩端螺旋体病 E. 疟疾

59. 患者口腔所见提示
A. 口腔白斑 B. 鹅口疮 C. 牙周炎
D. 麻疹 E. 白喉

★(60～62 题共用题干)

女性，41 岁，宫颈 TCT 镜下形态如图所示，可见大量炎细胞、中等量表层上皮细胞，局部可见呈棉絮样结构团块，分散排列。

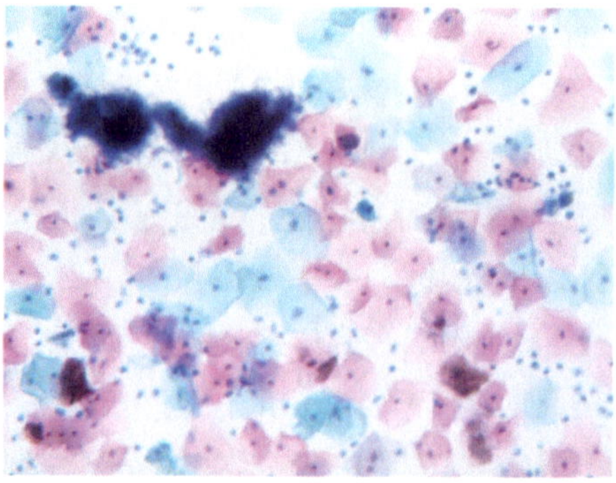

60. 图中棉絮样物最可能为
A. 线索细胞
B. 放线菌
C. 滴虫
D. 真菌菌丝
E. 衣原体

61. 引起此种病变最可能的原因是
A. 宫内节育器的使用 B. 菌群失调 C. 免疫缺陷
D. 机会性感染 E. 自身免疫

62. 关于该病变，说法错误的是
A. 病原体属于革兰阳性厌氧菌 B. 最常见的感染部位为盆腔
C. 大部分是内源性感染疾病 D. 发现硫磺颗粒支持诊断
E. 引起的急性盆腔炎较为少见

★(63～64 题共用题干)

女性，45 岁，咳嗽、咳痰一月入院。肺部 CT 示双肺片状阴影，行纤维支气管镜活检，镜下形态如图所示。

63. 最可能感染的病原微生物是

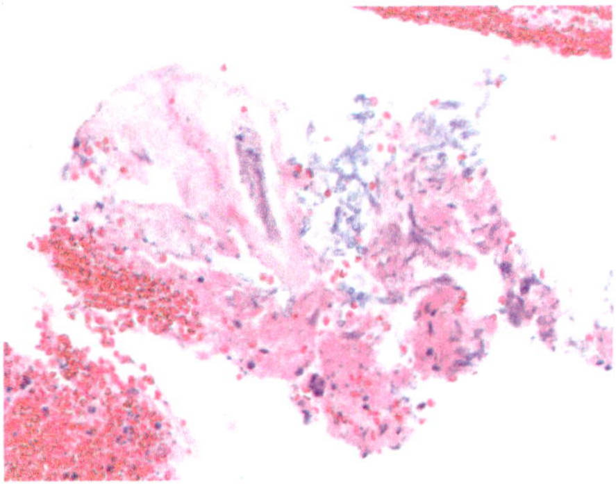

A. 曲霉菌
B. 毛霉菌
C. 隐球菌
D. 寄生虫
E. 结核杆菌

64. 最有价值的诊断依据是
A. 菌丝分支为直角,抗酸染色阳性
B. 菌丝分支为直角,PAS 染色呈蓝色
C. 菌丝分支为钝角,PAS 染色呈紫红色
D. 菌丝分支为锐角,PAS 染色呈紫红色
E. 菌丝分支为锐角,抗酸染色阳性

★(65～68 题共用题干)

男性,68 岁,因"胸骨后疼痛不适 2 周"入院。胃镜下可见食管黏膜充血、水肿、触之易出血,黏膜表面有多数片状或弥漫性白色假膜覆盖,擦掉假膜可显示黏膜糜烂及出血灶。病理活检镜下形态如图所示。

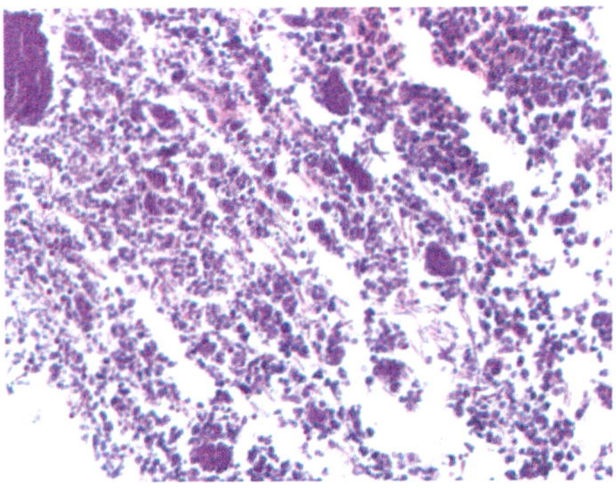

65. 最可能的病变是
A. 食管小细胞癌
B. 念珠菌性食管炎
C. 食管淋巴瘤
D. 食管溃疡
E. 病毒性食管炎

66. 最有价值的辅助检测是
A. PAS 和 GMS 染色
B. P40 免疫组化检测
C. CD56 免疫组化检测
D. LCA 免疫组化检测
E. Ki67 免疫组化检测

67. 关于该疾病,下列说法错误的是
A. 常发生于婴儿及消耗性疾病患者口腔
B. 也可发生于健康妇女,尤其是孕妇和口服避孕药者
C. 属于假膜性炎
D. 膜状物由假菌丝和纤维蛋白性炎性渗出物组成
E. 不易脱落形成糜烂或表浅溃疡

68. 关于该疾病,最不可能见于哪种情况
A. 肿瘤患者,尤其接受放射治疗或抗肿瘤药物治疗者

B. 长期接受抗生素或类固醇激素治疗者
C. 艾滋病等免疫缺陷性疾病患者
D. 反流性食管炎，食管黏膜有明显糜烂或溃疡者
E. 食管静脉曲张患者

B1 型题

（69～70 题共用备选答案）
A. 肺尖部
B. 肺膈面
C. 肺上叶下部或肺下叶上部
D. 肺门淋巴结
E. 左肺下叶近胸膜处
69. 原发性肺结核的原发病灶多位于
70. 继发性肺结核的病变多始于
（71～72 题共用备选答案）
A. 髓样肿胀期
B. 溃疡期
C. 坏死期
D. 潜伏期
E. 愈合期
71. 肠伤寒容易发生穿孔的病变时期是
72. 伤寒结节最明显的病变时期是
（73～75 题共用备选答案）
A. 志贺菌属
B. 汉坦病毒
C. 分枝杆菌
D. 人乳头状瘤病毒
E. 沙门菌属
73. 结核病的病原体属于
74. 细菌性痢疾的病原体属于
75. 伤寒的病原体属于
（76～80 题共用备选答案）
A. 出血性炎
B. 浆液性炎
C. 纤维蛋白性炎
D. 化脓性炎
E. 肉芽肿性炎
76. 伤寒的病变性质是
77. 淋病的病变性质是
78. 流行性出血热的病变性质是
79. 皮肤瘤型麻风的病变性质是
80. 钩端螺旋体病的病变性质是

二、名词解释

1. 结核结节(tubercle)
2. 肺原发综合征(pulmonary primary complex)
3. 继发性肺结核病(secondary pulmonary tuberculosis)
4. 急性全身粟粒性结核病(acute systemic miliary tuberculosis)
5. 浸润型肺结核(infiltrative pulmonary

tuberculosis)
6. 干酪样肺炎(caseous pneumonia)
7. 结核瘤(tuberculoma)
8. 冷脓肿(cold abscess)
9. 麻风球(globus leprosus)
10. 伤寒结节(typhoid nodule)
11. 细菌性痢疾(bacillary dysentery)
12. 淋病(gonorrhea)
13. 尖锐湿疣(condyloma acuminatum)
14. 挖空细胞(koilocyte)
15. 树胶样肿(gumma)
16. 硬性下疳(hard chancre)
17. 梅毒疹(syphilid)
18. 艾滋病(acquired immunodeficiency syndrome,AIDS)
19. 曲菌球(fungus ball by aspergillosis)

三、问答题

1. 请说明结核病的基本病变及其转归。
2. 原发性肺结核病和继发性肺结核病有何不同?
3. 继发性肺结核包括哪些类型?请简要说明各类型的主要病变特征。
4. 请简述伤寒病肠道病变的分期以及各期的形态学变化。
5. 一位伤寒病人突然发生肠穿孔,抢救无效不幸死亡。在尸检时,哪些器官或组织可能会发现与伤寒相关的病理改变?
6. 肠伤寒和肠结核的溃疡形态有何不同?
7. 请简要说明急性细菌性痢疾的好发部位及病变特点。
8. 后天性梅毒分为哪几期?请简述各期的主要累及部位及病理特征。
9. 艾滋病患者机会性感染主要累及的部位和常见的病原微生物有哪些?

四、病例分析题

1. 男童,6 岁,一个月来反复发热,食欲减退,盗汗。近 3 天出现头痛,喷射性呕吐,嗜睡,急诊入院 3 小时后抢救无效死亡。尸检:右肺上叶和肺门各见一个灰白色病灶,其内均可见淡黄色的质软细腻区域,上叶病灶与胸膜粘连;肝脾可见粟粒样结节;脑膜也有多量散在的粟粒结节,脑回增宽,脑沟变浅,蛛网膜下腔内有大量灰黄色胶冻样液体;脑组织镜下形态如图所示。试分析患儿的可能诊断及诊断依据。

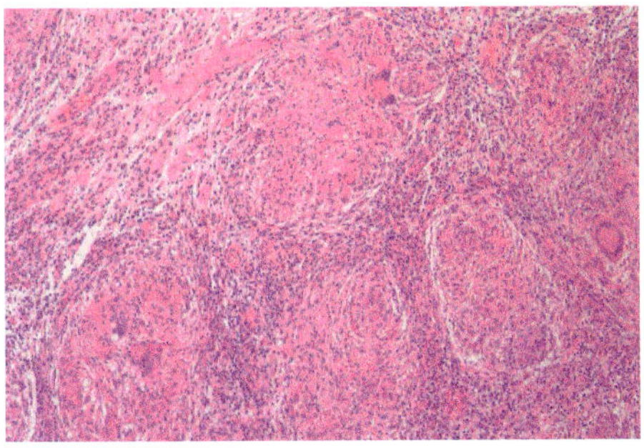

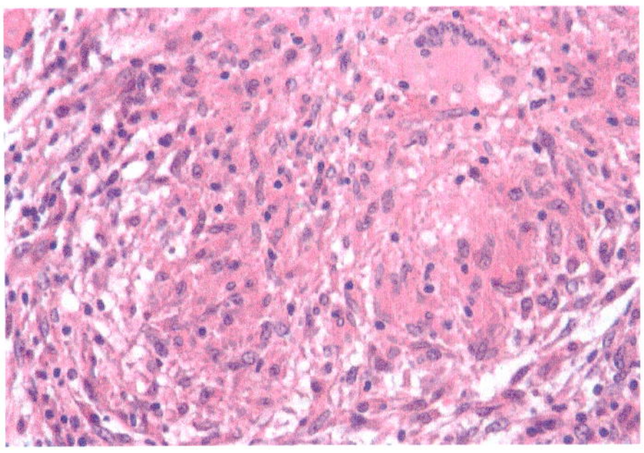

2. 男性,30 岁,两周前曾因头痛、咳嗽、发热就诊,诊断为“上呼吸道感染”,治疗后无明显好转。一周后因大量进食冷饮,出现发热伴腹痛、腹胀、腹泻,体温在 39～40℃波动,腹泻

每天4～5次，偶有黏液，无里急后重。查体：躯干背侧可见米粒大小、压之褪色的淡红色皮疹。腹部略膨隆，肝脾肿大。血常规：WBC：3.0×10^9/L，嗜酸性粒细胞和中性粒细胞比例无异常。血清ALT增高，肥达反应阳性。粪便培养未查见致病菌。

（1）该患者最可能的诊断是什么？

（2）请写出诊断依据，并分析其临床病理联系。

★3. 女性，38岁，体检发现右肺结节状致密影伴肺纹理增多。行纤维支气管镜肺活检，光镜下形态如图所示。

（1）该患者最可能的诊断是什么？

（2）需要追加哪些检测进行辅助诊断？

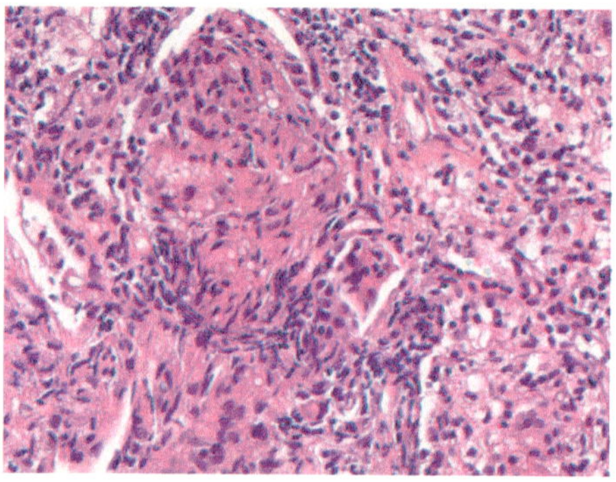

★4. 患儿，4岁3个月，确诊急性淋巴细胞性白血病高危组，先后进行化疗、异体基因造血干细胞移植。因低热一周就诊，胸部CT示肺部团片影进行性进展。行纤维支气管镜活检，镜下形态如图所示。

（1）该患儿肺内病变最可能的诊断是什么？诊断依据是什么？

（2）请分析可能的患病原因。

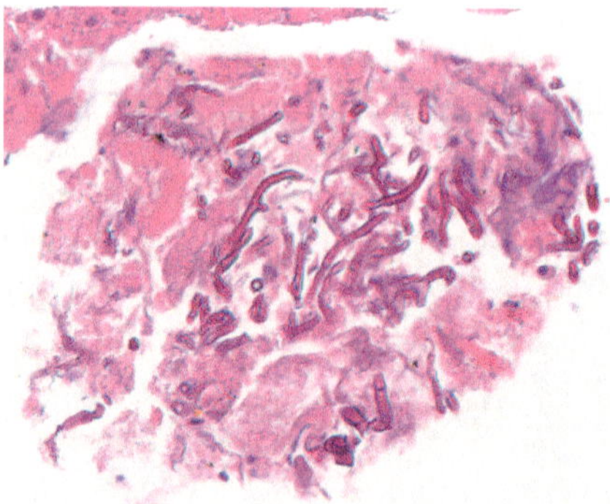

答案解析

一、选择题

A1 型题

1.【C】结核病增生为主的病变主要见于机体免疫反应较强或菌量较少、毒力较低时。

2.【E】结核分枝杆菌在抗酸染色中常呈红色短杆状，有助于判断结核分枝杆菌等抗酸杆菌的存在。

3.【B】结核病时渗出物主要为浆液或者浆液和纤维蛋白。

4.【C】结核分枝杆菌数量最多的病变是发生液化的干酪样坏死物。

5.【E】巨噬细胞吞噬并消化了结核分枝杆菌后，结核分枝杆菌的磷脂成分使巨噬细胞形态变得大而扁平，形如上皮细胞，称为上皮样细胞。

6.【C】吸收、消散为渗出性病变的主要愈合方式，结核病的渗出物经淋巴道吸收而使病灶缩小或消散。选项 D 和 E 属于病情恶化；选项 A 和 B 属于临床痊愈，病灶内仍存有少许病菌但病变相对静止。

7.【C】原发性肺结核病程短，大多患者可自愈；因是初次感染，未建立特异性免疫，病菌已进入淋巴管，故而播散主要通过血道和淋巴道，可发生全身粟粒性结核病；原发性肺结核多发生于儿童，但也偶见于未感染过结核分枝杆菌的青少年或成人。

8.【B】急性全身粟粒性结核病多起因于致病菌大量侵入肺静脉分支，可经体循环播散到全身；患者病情凶险，结核中毒症状明显，但如能及时治疗，预后尚好；病变以增生性病变为主，在受累器官内呈境界清楚、分布均匀、粟粒大小的结核结节。

9.【E】继发性肺结核发生在再次感染结核分枝杆菌的人群，主要是成人，因而支气管已发育完善，主要通过支气管在肺内播散。继发性肺结核类型中的慢性纤维空洞性肺结核和浸润性肺结核可形成空洞。肺尖部血液循环差、巨噬细胞少且通气差，所以局部抵抗力低，肺泡内的氧分压高适于致病菌繁殖，所以继发性肺结核多起病于肺尖部。

10.【B】浸润性肺结核多由局灶性肺结核发展而来，故病变常在肺尖或锁骨下区；病变以渗出为主，患者结核中毒症状明显，属于临床上常见的活动性肺结核病。

11.【B】该型肺结核多由浸润性肺结核的急性空洞发展而来，病程长，故多形成肺上叶的厚壁空洞，大小不一、形状不规则。空洞壁内层为干酪样坏死物，常含结核分枝杆菌。

12.【B】慢性纤维空洞型肺结核的厚壁空洞与支气管相通，内层的干酪样坏死物中含有大量结核分枝杆菌，所以成为结核病的重要传染源，故该型又称为“开放型肺结核”。

13.【A】结核性胸膜炎的渗出物主要为浆液或浆液和纤维蛋白。

14.【B】肠结核的溃疡型以回盲部多见，即右下腹；细菌沿肠壁环行淋巴管播散，故形状为环行，长径与肠管长轴垂直；愈合后因瘢痕形成和纤维收缩可引起肠狭窄。

15.【C】冷脓肿是脊椎结核时坏死物穿破骨皮质，侵犯周围软组织，在脊柱两侧形成，或沿筋膜间隙向下流注，在腰大肌鞘膜下、腹股沟韧带下等处形成的结核性“脓肿”，一般不表现出真正化脓性炎的局部临床表现(红、热、痛)。

16.【A】图中可见一边界清楚的结节状病灶(可排除选项 B)，内为干酪样坏死(可排除选项 E)，外围以纤维结缔组织(可排除选项 C)，未见空洞形成(可排除选项 D)，整体形态最符合结核球。

17.【D】结核性脑膜炎多见于儿童，主要经血道播散而来，病变以脑底最明显，蛛网膜下腔内见灰黄色混浊渗出物，可引起颅内压升高和脑脊液异常(淋巴细胞增多、蛋白含量增高、葡萄糖含量降低)。

18.【C】伤寒慢性带菌者虽然带菌量少，但难以及时诊断和隔离，引起传播的可能性最大，从而成为伤寒不断传播和流行的主要传染源。潜伏期带菌者，暂时带菌者和恢复期带菌者由于排菌时间短，故在流行病学上的意义不大；典型伤寒患者虽排菌量大，但因临床表现典型可被及时诊断和隔离，从而减少了传染性。

19.【A】伤寒杆菌菌体裂解时释放的内毒素具有很强的致病性，是致病的主要因素。

20.【B】细菌经肠黏膜上皮细胞侵入肠壁淋巴组织，被巨噬细胞吞噬后并在其内继续繁殖，同时经胸导管入血流形成一过性菌血症。

21.【E】左图显示与肠长轴平行的溃疡，右图显示的是灰白色假膜上多个小而浅表溃疡，分别符合肠伤寒和细菌性痢疾肠的大体形态。

22.【A】左图可见心肌间质内由风湿细胞为主构成的结节状病灶，右图所示肉芽肿中可见上皮样细胞和朗汉斯巨细胞，依次符合风湿结节和结核结节的镜下形态。

23.【C】肠伤寒溃疡期时临床症状有所缓解，但肠壁损伤较重，此时若护理不当，如进食过硬、粗糙或者刺激性强的食物会进一步损伤肠壁，甚至导致肠出血、肠穿孔等并发症。

24.【E】伤寒患者的肌肉疼痛多见于膈肌、股内收肌和腹直肌发生凝固性坏死时，这种坏死也称为蜡样坏死。

25.【C】伤寒慢性带菌者胆汁中的细菌即使在临床症状消失后，仍可生存并繁殖，而后通过胆汁由肠道排出。

26.【C】伤寒杆菌引起的炎症是以巨噬细胞增生为特征的急性增生性炎，伤寒肉芽肿中主要为伤寒细胞聚集，而结核样肉芽肿中主要由上皮样细胞及多核巨细胞构成。

27.【C】痢疾志贺菌释放的外毒素，是导致患者水样腹泻的主要因素。

28.【E】中毒性菌痢的特征是起病急骤、严重的全身中毒症状，但肠道病变和症状轻微。肠道病变一般为卡他性炎。

29.【A】尖锐湿疣病变以低危型病毒 HPV-6 型、HPV-11 型感染最为多见。

30.【C】参见第 29 题。HPV-16 型和 HPV-18 型与子宫颈癌发病关系更为密切。

31.【E】淋病是由淋病奈瑟球菌引起的化脓性炎，致病菌对单层柱状上皮和移行上皮的亲和力较高。

32.【C】梅毒病变组织中的小动脉周围炎指围管性单核细胞、淋巴细胞和浆细胞浸润。浆细胞恒定出现是本病的病变特点之一。

33.【B】硬性下疳为第一期梅毒的病变，常为单个、无痛，表面可糜烂或形成溃疡，基底洁净湿润，边缘稍隆起、质硬。镜下为梅毒的血管基本病变：闭塞性动脉内膜炎和小血管周围炎。选项 A 为损伤后的修复性改变，选项 C 为异物引起的肉芽肿性病变，选项 D 见于第三期梅毒，选项 E 主要见于结核病。

34.【C】第一期梅毒病变为局部淋巴结肿大和硬性下疳，第二期梅毒病变为广泛淋巴结肿大和梅毒疹，第三期梅毒主要病变为心血管和神经梅毒，而其他器官病变并不多见。软性下疳是由杜克雷嗜血杆菌感染引起，主要累及生殖器部位，表现为多个痛性溃疡，多伴有腹股沟淋巴结化脓性病变的一种性传播疾病。

35.【B】树胶样肿为第三期梅毒的特征性病变，质韧有弹性、似树胶，镜下类似结核结节，但中央为不彻底的干酪样坏死，弹力纤维尚存，很少钙化。

36.【E】先天性梅毒患儿的皮肤病变主要是梅毒疹，玫瑰疹常见于伤寒。

37.【D】早期梅毒病灶的不治自愈，是患者无症状的潜伏状态，但梅毒血清反应阳性，体内病原体仍可继续繁殖。

38.【E】HIV 主要存在于宿主血液、精液、子宫和阴道分泌物及乳汁中，唾液、尿液和泪液偶有，但皮肤和汗液尚无 HIV 存在证据。

39.【B】机会性感染是指条件致病微生物引起的感染。这些微生物寄生在健康人体时并不致病，但人体免疫功能低下时会引起感染。选项 B 不属于条件致病微生物。

40.【B】艾滋病常伴发的肿瘤包括 Kaposi 肉瘤、非霍奇金淋巴瘤和宫颈癌等，但 Kaposi 肉瘤最常见。

41.【D】六胺银染色是显示真菌的经典的特殊染色方法，通过氧化真菌的黏多糖化合物暴露醛基，醛基将六胺银还原为黑色的金属银而显色。

A2 型题

42.【E】患者临床表现从大咯血到呼吸困难、死亡，病程进展迅速凶险；肺组织实变、切面干酪样，镜下见大量干酪样坏死灶，符合干酪样肺炎。

43.【D】患者高热，相对缓脉，皮肤玫瑰疹，白细胞减少、血清肥达反应阳性，首先考虑为伤寒病，其余选项的血白细胞一般会增加，肥达反应阴性。

44.【C】患者为儿童，高热 2 天，全身中毒症状严重伴休克表现(四肢厥冷、尿少、血压低)，肠道病变较轻，首先考虑为中毒性菌痢。

45.【A】图中可见鳞状上皮内存在典型的挖空细胞，该细胞为 HPV 感染的特征细胞，结合患者病变的肉眼形态，首先考虑尖锐湿疣。

46.【D】患者皮下硬结内坏死灶类似干酪样坏死，镜下可见浸润有淋巴细胞和浆细胞，结合镀银染色结果，首先考虑梅毒的树胶样肿病变。

47.【E】硬性下疳发生于不洁性交后约 2～4 周，常发生在外生殖器，初为丘疹或浸润性红斑，继而发展为无痛溃疡，边缘质地较硬，无痛感。结合患者病史首先考虑为早期梅毒。

48.【E】艾滋病患者肺部的机会性感染最常见的是肺孢子菌肺炎。

49.【A】阴道分泌物有鱼腥臭味，图中可见线索细胞：鳞状细胞被颗粒状病原体覆盖和黏附，使细胞边界模糊，细胞表面有斑点和细小颗粒，胞核不清，提示阴道加德纳菌感染。

50.【D】外阴显著瘙痒，阴道分泌物为白色稠厚的凝乳状、豆腐渣样物，图中可见真菌菌丝，提示白色念珠菌感染。

51.【C】图中可见成团深嗜碱性、大小不一的球状物，周围可见不规则的毛样外观，类似棉絮球状结构，提示放线菌感染，经常与宫内节育器的使用有关。

52.【B】乳酸杆菌是阴道内正常的有益菌，呈短棒状，产生的酶可以破坏中层细胞的胞浆，使之成为裸核状态。

A3/A4 型题

53.【C】患者高热、肝脾肿大，外周血白细胞减少，血清 ALT 升高，尤其肥达反应阳性，提示最可能的诊断是伤寒。

54.【B】肠伤寒的自然病程主要分为四期，病变初始为增生性改变，表现为髓样肿胀，继而为肠黏膜变性坏死、坏死组织脱落，溃疡形成，病程后期可出现修复性变化。

55.【D】病程 3 天，黏液脓血便，腹痛、腹泻伴里急后重是急性细菌性痢疾的典型临床表现。

56.【B】急性细菌性痢疾典型病变为肠黏膜表面假膜形成，属于纤维蛋白性炎。

57.【E】里急后重主要由肛门、直肠疾病刺激直肠壁的神经末梢和肛门括约肌所致，该患者罹患菌痢，主要受累部位是乙状结肠和直肠，所以会出现里急后重。

58.【C】结合患者病史和实验室检查结果，血清学 HIV 抗体阳性，首先考虑艾滋病。

59.【B】患者口腔所示病变为鹅口疮，为白色念珠菌感染所致，属于艾滋病患者常见的机会性感染。

60.【B】放线菌形态为棉絮样结构团块，周围可见不规则的毛样外观。

61.【A】放线菌感染常与宫内节育器的使用有关。

62.【B】放线菌感染最常见部位为口腔和头颈部。

63.【A】图中可见真菌菌丝和孢子，菌丝呈锐角分支，考虑为曲霉菌感染。

64.【D】曲霉菌的菌丝呈锐角分支，PAS 染色可将真菌菌丝染成紫红色。

65.【B】食管黏膜面可见白色假膜，镜下可见真菌菌丝，考虑为念珠菌感染。

66.【A】显示真菌的经典特殊染色为 PAS 和 GMS 染色。

67.【E】念珠菌性食管炎表面的假膜易脱落形成糜烂和表浅溃疡。

68.【E】念珠菌性食管炎的风险因素包括免疫缺陷、肿瘤、长期应用抗生素、食管动力相关疾病等，一般不包括食管静脉曲张。

B1 型题

69.【C】原发性肺结核常好发于通气好的区域，即上叶下部或下叶上部靠近胸膜处。

70.【A】继发性肺结核的病变多起始于通气不好、血液循环较差、肺泡内氧分压高的肺尖部。

71.【B】肠伤寒溃疡期黏膜坏死组织脱落，肠壁变薄，易发生穿孔。

72.【A】肠伤寒髓样肿胀期，大量增生的巨噬细胞吞噬伤寒杆菌、红细胞和坏死细胞碎片形成伤寒细胞，伤寒细胞聚集形成的肉芽肿性病变称之为伤寒结节。

73.【C】结核病病原体是结核分枝杆菌，尤其是人型和牛型。

74.【A】细菌性痢疾的病原体是痢疾杆菌，为志贺菌属。

75.【E】伤寒的病原体是伤寒沙门菌，为沙门菌属。

76.【E】伤寒的典型病变为伤寒肉芽肿，属于肉芽肿性炎。

77.【D】淋病是淋病奈瑟球菌感染引起的化脓性炎。

78.【A】流行性出血热是汉坦病毒感染引起的急性传染病，基本病变为全身小血管损害导致的出血性炎。

79.【E】瘤型麻风是麻风杆菌引起的瘤样结节，病变特征为泡沫细胞为主构成的麻风肉芽肿。

80.【A】钩端螺旋体病是致病性钩端螺旋体引起的急性传染病，基本病变为急性全身毛细血管中毒性损害，导致不同程度的循环障碍和出血。

二、名词解释

1. 结核结节(tubercle)：又称结核性肉芽肿，由上皮样细胞、朗汉斯巨细胞和周围的淋巴细胞以及少量反应性增生的成纤维细胞组成，典型结核结节中央可见干酪样坏死。
2. 肺原发综合征(pulmonary primary complex)：原发性肺结核时，肺的原发灶、淋巴管炎和肺门淋巴结结核三者合称为肺原发综合征，X 线可示哑铃状阴影。
3. 继发性肺结核病(secondary pulmonary tuberculosis)：再次感染结核杆菌所引起的肺结核病，多见于成人，病变多由肺尖开始，病程长，主要通过支气管播散。
4. 急性全身粟粒性结核病(acute systemic miliary tuberculosis)：肺原发灶内的大量结核杆菌侵入肺静脉分支，经左心进入体循环，可播散到全身各器官如肺、脾、肝、肾等，在各器官可见均匀分布、大小一致、灰白灰黄色、圆形粟米大小的病灶。镜下主要为增生性病变，也可有渗出、坏死性病变。

5. 浸润型肺结核(infiltrative pulmonary tuberculosis):继发性肺结核最常见类型,属于活动型肺结核病,多由局灶型肺结核发展而来,病变常位于肺尖部或锁骨下肺组织。病变以渗出为主,中央有干酪样坏死,伴有病灶周围炎。X线示锁骨下边缘模糊的云絮状阴影。
6. 干酪样肺炎(caseous pneumonia):多发生于机体免疫力低并对结核杆菌超敏反应过高的患者,可由浸润型肺结核发展而来,或由急慢性空洞经支气管播散所致。镜下可见肺内有广泛的干酪样坏死,周围肺泡腔内有大量浆液和纤维蛋白渗出物,内含以巨噬细胞为主的炎细胞。
7. 结核瘤(tuberculoma):是指孤立的,有纤维包裹,境界分明的球形干酪样坏死灶。直径2～5 cm,常位于肺上叶,又称结核球。
8. 冷脓肿(cold abscess):冷脓肿,是脊椎结核时坏死物穿破骨皮质,侵犯周围软组织,在脊柱两侧或沿筋膜间隙向下流注,而后在腰大肌鞘膜下、腹股沟韧带下等处形成的结核性"脓肿",局部无红、热、痛,不同于真正的化脓性炎症。
9. 麻风球(globus leprosus):瘤型麻风中大量巨噬细胞吞噬麻风分枝杆菌后,细菌的脂质聚集于胞浆内,呈泡沫状,抗酸染色可见泡沫细胞内含多量致病菌,甚至聚集成堆,形成所谓"麻风球"。
10. 伤寒结节(typhoid nodule):伤寒的特征性病变,又称伤寒肉芽肿,指伤寒细胞聚集形成的小结节状病灶,其内一般无中性粒细胞浸润。伤寒细胞为吞噬伤寒杆菌、红细胞、淋巴细胞和坏死细胞碎片的巨噬细胞。
11. 细菌性痢疾(bacillary dysentery):简称菌痢,由志贺菌属引起的一种肠道传染病,病变多局限于结肠,主要累及乙状结肠和直肠,以大量纤维蛋白渗出形成假膜为特征,假膜脱落后可形成不规则的浅表溃疡。
12. 淋病(gonorrhea):淋病奈瑟球菌(淋球菌)引起的最常见的性传播疾病,主要病变为泌尿生殖器官的急性化脓性炎。
13. 尖锐湿疣(condyloma acuminatum):由人乳头状瘤病毒(HPV)引起的性传播疾病,主要累及生殖道上皮,呈现良性增生型疣状病变。
14. 挖空细胞(koilocyte):见于尖锐湿疣表皮浅层,有助于诊断。形态上较正常棘细胞大,核大居中,圆形、椭圆形或不规则形,深染,核周胞浆空化或有空晕,可见双核或多核。
15. 树胶样肿(gumma):第三期梅毒的特征性病变,肉眼灰白色结节状,大小不等,质韧有弹性,似树胶;镜下类似结核结节,中央为凝固性坏死,但不彻底,有残存的弹力纤维,周围主要为淋巴细胞和浆细胞,外围可有致密的纤维组织。
16. 硬性下疳(hard chancre):见于第一期梅毒,多为单个,无痛,直径1～2 cm,表面可发生糜烂或溃疡,基底洁净湿润,边缘稍隆起、质硬。
17. 梅毒疹(syphilid):第二期梅毒时肉眼可见的皮肤、黏膜红色斑丘疹或扁平湿疣,病灶内有螺旋体,传染性强,镜下为免疫复合物沉积引起的增生性动脉内膜炎和血管周围炎。
18. 艾滋病(acquired immunodeficiency syndrome, AIDS):即获得性免疫缺陷综合征,由人类免疫缺陷病毒(HIV)感染引起,其特征为严重免疫抑制,导致机会性感染、继发性肿瘤及神经系统症状等。
19. 曲菌球(fungus ball by aspergillosis):曲菌病发生在伴有陈旧性空洞病变的肺内时,大量增殖的菌丝体可在空洞内繁殖形成棕色的菌丝团块,称为曲菌球。

三、问答题

1. 请说明结核病的基本病变及其转归。

(1) 结核病的基本病变包括:① 变质:主要为干酪样坏死;② 渗出:以浆液、纤维蛋白渗出为主;③ 增生:可形成结核结节。其中具有诊断价值的病变是干酪样坏死和结核结节。

(2) 结核病基本病变的转归取决于机体抵抗力和结核分枝杆菌致病力之间的矛盾关系。机体抵抗力强,病菌可逐渐被抑制、杀灭,病变转向愈合;反之,则转向恶化。

① 转向愈合:吸收消散或纤维化(完全痊愈)、纤维包裹及钙化(临床痊愈,硬结钙化期)。

② 转向恶化:浸润进展或溶解播散。局部浸润可形成空洞,经淋巴道或血道播散可导致淋巴结结核病或血源性结核病。

2. 原发性肺结核病和继发性肺结核病有何不同?

(1) 原发性肺结核病:多为结核分枝杆菌初次感染;易感人群多为儿童;病变起始部位多见于上叶下部、下叶上部,近胸膜处;患者初始无对结核分枝杆菌的免疫力或致敏性,病程中形成;病理变化:病变简单,主要表现为原发综合征;病变特点以渗出、坏死为主;播散途径多为淋巴道或血道;病程短,大多可自愈。

(2) 继发性肺结核病:多为结核分枝杆菌再次感染;易感人群多为成人;病变起始部位多见于肺尖部;患者有对结核分枝杆菌的免疫力或致敏性;病理变化:病变复杂多样,新旧病灶并存,较局限,常有空洞形成;病变特点以肉芽肿形成和坏死为主;播散途径多为支气管,多限于肺内播散;病程长,波动性,需治疗。

3. 继发性肺结核包括哪些类型? 请简要说明各类型的主要病变特征。

继发性肺结核主要包括以下六种类型:

(1) 局灶型肺结核:非活动性肺结核,病变多位于肺尖下 2～4 cm,右肺多见。镜下病变以增生为主,中央为干酪样坏死,周围有纤维组织包裹。

(2) 浸润型肺结核:活动性肺结核,临床最常见类型。病变以渗出为主,中央有干酪样坏死,伴有病灶周围炎。

(3) 慢性纤维空洞型肺结核:多在浸润型肺结核形成急性空洞的基础上发展而来。病变特点:肺内有一个或多个厚壁空洞形成;肺内见经支气管播散的病灶,新旧不一、大小不等、病变类型不同,上旧下新;后期肺组织严重破坏、广泛纤维化,可演变为硬化型肺结核。

(4) 干酪样肺炎:发生于机体抵抗力极低的情况,肺叶肿大实变,切面黄色干酪样,镜下见肺内广泛的干酪样坏死,周围肺泡腔内有大量浆液、纤维蛋白性渗出物,内含以巨噬细胞为主的炎症细胞。

(5) 结核球:孤立的,有纤维包裹,境界分明的球形干酪样坏死灶。直径 2～5 cm,常位于肺上叶,又称结核瘤。

(6) 结核性胸膜炎:分干性和湿性两型,前者以增生为主,后者以浆液纤维蛋白渗出为主。

4. 请简述伤寒病肠道病变的分期以及各期的形态学变化。

伤寒肠道病变的自然病程主要分为四期:

(1) 髓样肿胀期:回肠下段淋巴组织增生肿胀,以集合淋巴小结病变最为显著,呈圆形或椭圆形,似脑回。

(2) 坏死期:肿胀淋巴组织中央坏死,并逐渐融合扩大,累及黏膜表层。

(3) 溃疡期:坏死组织崩解脱落,形成长轴与肠管长轴平行的溃疡,一般深及黏膜下层,边缘稍隆起,底部高低不平。

(4) 愈合期:溃疡底部长出肉芽组织填平溃疡,边缘上皮增生将其覆盖。

5. 一位伤寒病人突然发生肠穿孔,抢救无效不幸死亡。在尸检时,哪些器官或组织可能会发现与伤寒相关的病理改变?

伤寒是由伤寒沙门菌引起的急性肠道传染病。病变特点是全身单核巨噬细胞系统的增生,基本病变是伤寒肉芽肿，可能累及的组织包括：肠道淋巴组织、肠系膜淋巴结、肝、脾和骨髓等。此外，心肌可发生心肌细胞水肿甚至中毒性心肌炎，肾小管上皮细胞水肿伴免疫球蛋白和补体沉积引发免疫复合物性肾炎，皮肤出现淡红色小斑丘疹、玫瑰疹，膈肌/腹直肌/股内收肌有凝固性坏死（蜡样坏死）等。

6. 肠伤寒和肠结核的溃疡形态有何不同？

肠伤寒的溃疡：肉眼为溃疡的长径与肠的长轴平行（主要累及回肠下段集合和孤立淋巴小结），镜下可见伤寒肉芽肿。

肠结核的溃疡：肉眼为溃疡的长径与肠的长轴垂直（主要累及回盲部，病菌沿肠壁环行淋巴管播散），镜下可见结核结节，可伴有干酪样坏死。

7. 请简要说明急性细菌性痢疾的好发部位及病变特点。

急性细菌性痢疾的好发部位是大肠，尤其是乙状结肠和直肠。

病变特点：早期为急性卡他性炎，以浆液渗出为主；随后发展为特征性的假膜性炎（纤维蛋白性炎），假膜脱落可形成大小不等，地图状的浅表溃疡。

8. 后天性梅毒分为哪几期？请简述各期的主要累及部位及病理特征。

梅毒的基本病变是增生性动脉内膜炎和血管周围炎（浆细胞恒定出现）以及树胶肿。后天性梅毒分为以下三期：

第一期梅毒：主要表现为局部淋巴结肿大和硬性下疳（无痛溃疡）；临床可呈现“不治自愈”的假象。

第二期梅毒：主要表现为全身淋巴结肿大和梅毒疹（口腔黏膜、掌心和足心的斑丘疹；阴茎、外阴和肛周的扁平湿疣）；传染性强，梅毒疹也可自行消退。

第三期梅毒：主要特征为树胶肿形成，累及心血管（主动脉内膜炎、主动脉瘤）、中枢神经（脑膜血管梅毒、麻痹性痴呆、脊髓痨），以及骨（病理性骨折、马鞍鼻）、皮肤、上呼吸道和口腔黏膜、肝（分叶肝）、睾丸等。

9. 艾滋病患者机会性感染主要累及的部位和常见的病原微生物有哪些？

艾滋病患者机会性感染主要累及的部位是：呼吸道、消化道、中枢神经系统等；常见的病原微生物包括：细菌如新型隐球菌、鸟型结核杆菌；病毒如 CMV、HSV、JC 病毒；真菌如肺孢子菌、白色念珠菌；寄生虫如弓形虫等。

四、病例分析题

1. 该患儿可能的诊断及诊断依据如下：

(1) 原发性肺结核。诊断依据：患儿，6 岁，有发热、食欲减退、盗汗等结核中毒症状；尸检可见肺内原发病灶及肺门淋巴结干酪样坏死，首先考虑初次感染所致的原发性肺结核病。

(2) 急性粟粒性肝结核、急性粟粒性脾结核。诊断依据：尸检可见肝脾多发的粟粒样结节，结合病史考虑为结核分枝杆菌急性血行播散所致。

(3) 结核性脑膜脑炎。诊断依据：患儿有头痛、喷射性呕吐等颅内压增高和脑膜刺激征；尸检时脑膜查见粟粒样结节，蛛网膜下腔内有胶冻样渗出物；图中可见脑组织内存在多个典型结核结节。

2. (1) 该患者最可能的诊断：肠伤寒。

(2) 诊断依据：临床表现为持续高热，腹痛、腹胀、腹泻，肝脾肿大，玫瑰疹，无里急后重；实验室检查可见外周血白细胞减少、无中性粒细胞和嗜酸性粒细胞增高（伤寒杆菌感染常见该血象），血清 ALT 增高（肝细胞损伤）、肥达反应阳性。

主要临床病理联系：

① 持续高热：细菌释放内毒素引起的毒血症表现。

② 腹痛腹泻：肠道巨噬细胞增生，伤寒肉芽肿形成，肠壁组织变性坏死、脱落形成溃疡。

③ 皮肤淡红色皮疹，玫瑰疹：由细菌阻塞皮肤浅层的毛细血管引起小灶性炎症及毛细血管扩张充血所致。

④ 肝脾肿大：肝脾组织内巨噬细胞增生，伤寒肉芽肿形成。

⑤ 血常规示白细胞减少：伤寒杆菌产生的内毒素抑制骨髓粒细胞系统增生以及粒细胞破坏增加。

⑥ 血清 ALT 增高：肝细胞因伤寒肉芽肿而变性坏死。

⑦ 肥达反应阳性：伤寒杆菌的菌体 O 抗原和鞭毛 H 抗原诱发机体产生相应的抗体。

3.（1）图中可见肺内肉芽肿性病灶，主要由上皮样细胞和多核巨细胞构成的结节状结构，在上皮样细胞及多核巨细胞的胞浆内可见多量圆形、卵圆形菌体，平均直径为 4～6 μm，其周围形成透明空隙，形态学倾向为肺隐球菌病。

（2）常用的特殊染色：PAS 染色、六胺银染色、黏液卡红染色和 D-PAS 染色，能够更好地显示隐球菌孢子，以辅助诊断肺隐球菌感染。

4.（1）患儿最可能的诊断是肺毛霉菌病。诊断依据：图中可见大片坏死渗出物内粗大的真菌菌丝和孢子，菌丝呈直角分支，形态学倾向为肺毛霉菌病。

（2）患儿因急性白血病进行化疗、异体基因造血干细胞移植，存在免疫功能低下和缺陷，导致机会性感染，使毛霉菌定植于肺部，引起严重的肺部感染，病死率高。

（李懿萍　魏晓莹）

第十五章 寄生虫病

知识实训

一、选择题

A1 型题

1. 肠阿米巴病的主要传播途径是

A. 输血　B. 飞沫　C. 粪-口　D. 垂直传播　E. 性接触

2. 肠道阿米巴病变主要部位在

A. 近端结肠和盲肠　B. 十二指肠　C. 回肠　D. 横结肠　E. 降结肠

3. 肠外阿米巴病最常见的是

A. 阿米巴性脑脓肿　B. 阿米巴性肾脓肿　C. 阿米巴性肝脓肿　D. 阿米巴性脾脓肿　E. 阿米巴性肺脓肿

4. 阿米巴病的病变性质是

A. 变质性炎　B. 浆液性炎　C. 纤维蛋白性炎　D. 出血性炎　E. 增生性炎

5. 阿米巴病的肠道溃疡典型特征为

A. 火山口状溃疡　B. 地图状溃疡　C. 浅表小溃疡　D. 鼠咬状溃疡　E. 烧瓶状溃疡

6. 尸检发现肝脏形态如图，最可能的病理诊断是

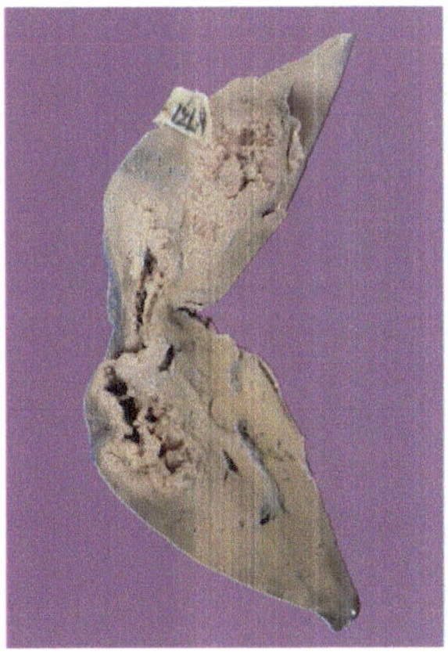

A. 肝囊肿
B. 肝癌
C. 血吸虫病性肝
D. 阿米巴肝脓肿
E. 细菌性肝脓肿

7. 图中可见肠阿米巴病的肠壁小静脉内存在滋养体，该滋养体最可能的扩散途径是

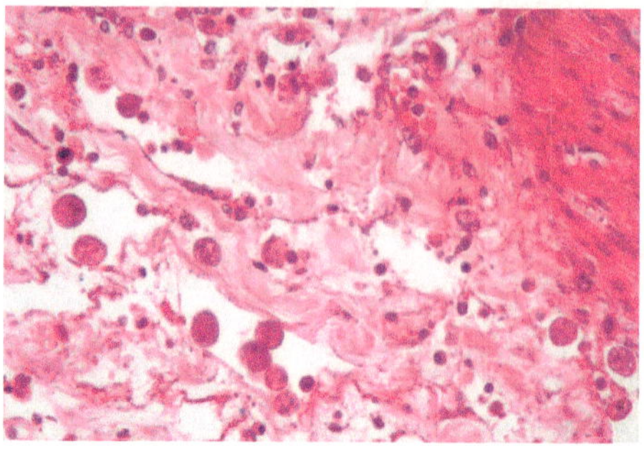

A. 阿米巴滋养体可经肠壁小静脉→肠系膜上静脉→上腔静脉→肺组织
B. 阿米巴滋养体可经肠壁小静脉→肠系膜上静脉→肺动脉→肺组织
C. 阿米巴滋养体可经肠壁小静脉→肠系膜下静脉→下腔静脉→肺组织
D. 阿米巴滋养体可经肠壁小静脉→肠系膜上静脉→门静脉→肝组织
E. 阿米巴滋养体可经肠壁小静脉→肠系膜下静脉→下腔静脉→肝组织

8. "肠阿米巴肿"是指
A. 阿米巴滋养体在肠壁大量繁殖形成的肉芽肿
B. 肠黏膜增生形成的良性肿瘤
C. 肠黏膜烧瓶状溃疡合并克罗恩病
D. 肠上皮组织及肉芽组织过度增生形成的局限性肿块
E. 阿米巴原虫感染导致的肠癌

9. 血吸虫病患者首先接触的病原体生活史阶段主要是
A. 成虫　B. 尾蚴　C. 幼虫　D. 毛蚴　E. 虫卵

10. 日本血吸虫病的最主要病变是
A. 尾蚴性皮炎　B. 过敏性皮炎　C. 虫卵肉芽肿
D. 门静脉栓塞　E. 肝细胞变性坏死

11. 血吸虫虫卵可沉积在身体不同部位，最不常见的部位是
A. 肝脏　B. 肺脏　C. 结肠　D. 心脏　E. 脾脏

12. 肝组织内见多个结节状病灶，病灶中央为虫卵，外层有红色火焰样物质，虫卵外有大量嗜酸性粒细胞。该结节的病变性质最可能是
A. 慢性虫卵结节　B. 坏死虫卵结节
C. 急性虫卵结节　D. 肝血吸虫病伴细菌性脓肿
E. 肝血吸虫病伴结核结节

13. 肝组织镜下形态如图所示，圆圈所示区域最可能的病变性质是

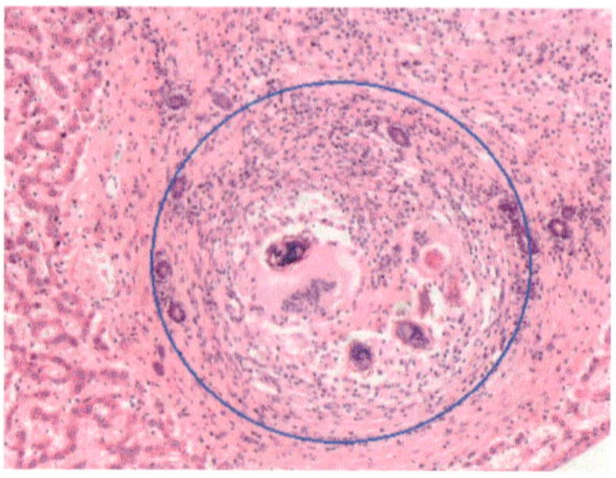

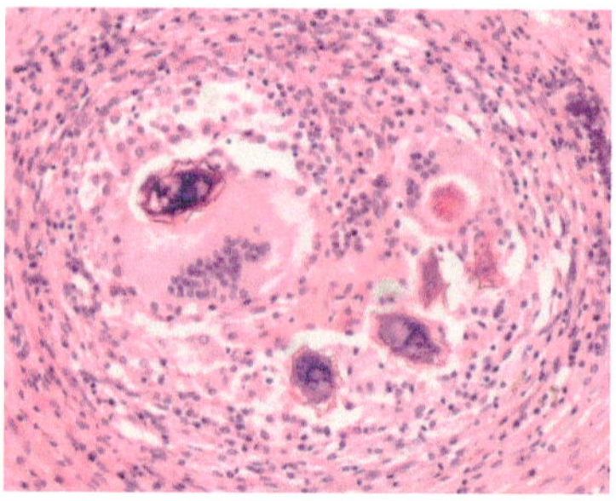

A. 结核结节　B. 假结核结节　C. 伤寒小结
D. 异物肉芽肿　E. 急性虫卵结节

14. 关于血吸虫病，以下说法错误的是
A. 虫卵沉积引起的肉芽肿性病变是其主要的形态特征
B. 病变主要累及结肠和肝脏
C. 急性虫卵结节中有大量中性粒细胞浸润
D. 慢性虫卵结节中有大量成纤维细胞增生
E. 晚期可导致门脉高压

★15. 华支睾吸虫病的感染途径是
A. 呼吸道　B. 消化道　C. 血道　D. 虫媒　E. 其他

★16. 关于华支睾吸虫病以下说法正确的是
A. 虫卵是主要致病因子　B. 病变主要累及淋巴系统
C. 成虫主要寄生于肝内胆管　D. 肝受累时右叶病变较左叶明显
E. 不会导致胆管上皮细胞癌变

17. 有关丝虫病说法错误的是
A. 病变主要由感染期幼虫引起　B. 病变主要由成虫引起
C. 病变主要在淋巴结和淋巴管　D. 可形成结核样肉芽肿
E. 可形成嗜酸性脓肿

18. 不属于丝虫病慢性期的病变是
A. 淋巴结肿大　B. 精索淋巴管曲张　C. 睾丸鞘膜腔积液
D. 象皮肿　E. 离心性淋巴管炎

19. 下列哪种寄生虫病主要通过蚊虫叮咬传播
A. 血吸虫病　B. 阿米巴病　C. 丝虫病
D. 钩虫病　E. 蛔虫病

★20. 关于细粒棘球蚴病以下说法错误的是
A. 棘球蚴由囊壁和囊内容物组成　B. 囊壁分内、中、外三层
C. 可寄生在人体任何部位　D. 肝棘球蚴囊肿最常见
E. 肝棘球蚴囊肿主要并发症为继发感染和囊肿破裂

21. 下列疾病中，很少累及阑尾的是
A. 血吸虫病　B. 蛔虫病　C. 蛲虫病
D. 阿米巴病　E. 细菌性痢疾

A2 型题

22. 男性，35 岁，腹痛腹泻半个月，大便量多，暗红色，有腥臭味，肉眼可见血液及黏液。粪便镜检：WBC 1 个/HPF，RBC 3 个/HPF，查见滋养体。最可能的诊断是
A. 急性细菌性痢疾　B. 食物中毒　C. 血吸虫病

D. 阿米巴痢疾　　E. 慢性非特异性溃疡型结肠炎

23. 男性，42 岁，渔民。近 3 年腹泻便秘交替反复发作，粪便稀糊状，偶尔带血。体格检查：患者体型偏瘦，肝未触及、脾脏肿大。血常规：白细胞和嗜酸性粒细胞略高，血小板减少。该患者首先应考虑的诊断和最初累及的器官是

A. 急性血吸虫病，肠　　B. 慢性血吸虫病，肠　　C. 阿米巴病，肠
D. 慢性血吸虫病，脾　　E. 急性血吸虫病，脾

★24. 女性，28 岁，曾到血吸虫病疫区旅游，出现皮疹、咳嗽、咯血。初步考虑血吸虫病。为明确诊断，需要进行的检查是

A. 肝功能检查　　B. 血吸虫抗原检测　　C. 腹部 CT
D. 血常规　　E. 肿瘤标志物

★25. 男性，45 岁，因右上腹疼痛就医，B 超显示肝内有囊性占位病变。追问病史，患者曾在牧区工作。最可能的诊断是

A. 肝囊肿　　B. 棘球蚴病　　C. 肝血管瘤
D. 肝脓肿　　E. 以上都不是

★26. 男性，40 岁，因右上腹疼痛就诊。检查发现肝脏有一巨大囊性肿物。初步考虑肝棘球蚴病。进一步明确诊断应选择的检查是

A. 磁共振成像　　B. 肝动脉造影　　C. 包虫皮内试验
D. 血清肿瘤标志物　　E. 腹部 CT

★27. 男性，35 岁，平时喜食生肉或半熟肉。近期发现背部出现黄豆大的椭圆形、条索状的皮下结节 2 枚，隆起皮面，结节有弹性，触之有捻发感，局部有瘙痒，具有移行的特点。镜下形态如图所示。该病原体最可能为

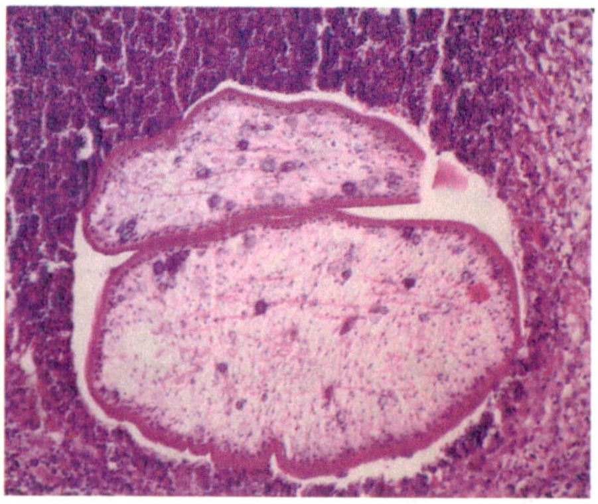

A. 血吸虫虫卵
B. 绦虫虫体
C. 蛔虫虫体
D. 曼氏裂头蚴
E. 阿米巴滋养体

★28. 女性，42 岁，阴道分泌物增多，伴外阴、阴道口明显瘙痒，分泌物为稀薄或脓性、泡沫状、有异味，可呈灰黄色、黄白色或黄绿色。宫颈 TCT 镜检如图所示，最可能的诊断是

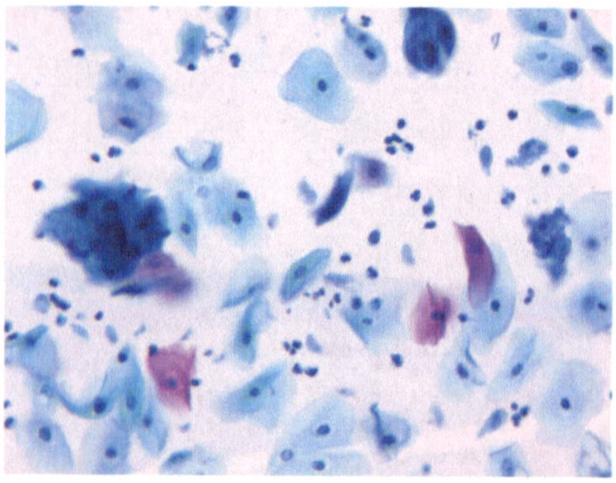

A. 细菌性阴道病
B. 疱疹病毒感染
C. 放线菌感染
D. 滴虫性阴道炎

E. 霉菌性阴道炎

★29. 女性，32岁，外阴、阴道口严重瘙痒，分泌物稀薄、泡沫状、有异味，呈黄绿色。宫颈TCT镜检，见大小介于中间层和副基底层细胞核之间的椭圆形小体，有的呈倒置的梨形，胞浆灰蓝色浅染，有的伴有嗜伊红颗粒，胞核小，呈椭圆形或梭形，偏位，染色淡，嗜碱性。该致病病原体最可能是

A. EBV　B. HPV　C. 疱疹病毒　D. 滴虫　E. 淋球菌

A3/A4型题

（30～33题共用题干）

女性，25岁，出现腹痛、腹泻，大便呈果酱样，有腥臭味。

30. 该患者最可能的诊断是

A. 细菌性痢疾　B. 阿米巴痢疾　C. 溃疡性结肠炎
D. 肠结核　E. 肠癌

31. 确诊该疾病的主要依据是

A. 肠镜活检组织中查见阿米巴滋养体　B. 影像学提示降结肠占位性包块
C. 患者有疫水接触史　D. 患者的症状和体征
E. 以上都不是

32. 该病变主要累及的部位是

A. 盲肠和升结肠　B. 直肠和乙状结肠　C. 回肠末端
D. 空肠　E. 降结肠

33. 该疾病的病变性质是

A. 浆液性炎　B. 出血性炎　C. 变质性炎
D. 渗出性炎　E. 纤维素性炎

（34～35题共用题干）

男性，41岁，反复间歇发热数年。2个月前无明显诱因再次出现持续发热，1个月前出现左下肢肿胀疼痛，自行口服“消炎药”未见好转。1周前开始排米汤样尿，多处浅表淋巴结肿大，左下肢肿胀明显、伴疼痛和活动障碍。

34. 为明确诊断，需要检测的病原体是

A. 微丝蚴　B. 杆状蚴　C. 尾蚴
D. 丝状蚴　E. 腊肠期幼虫

35. 在我国传播本病的主要媒介是

A. 嗜人按蚊、致倦库蚊　B. 中华按蚊、嗜人按蚊　C. 中华按蚊、淡色库蚊
D. 嗜人按蚊、淡色库蚊　E. 中华按蚊、微小库蚊

B1型题

（36～39题共用备选答案）

A. 十二指肠　B. 回肠末段　C. 盲肠、升结肠

D. 乙状结肠、直肠　　E. 横结肠
36. 肠阿米巴病的病变主要位于
37. 肠血吸虫病的病变主要位于
38. 肠伤寒病的病变主要位于
39. 大肠癌的病变主要位于
(40～42 题共用备选答案)
A. 血吸虫虫卵　　B. 血吸虫童虫　　C. 血吸虫尾蚴
D. 血吸虫成虫　　E. 血吸虫毛蚴
40. 常移行到肺，引起肺出血的是
41. 常引起嗜酸性脓肿的是
42. 引起蚤咬样红疹的是

二、名词解释

1. 阿米巴脓肿(amoebic abscess)
2. 阿米巴肿(amoeboma)
3. 血吸虫病嗜酸性脓肿(eosinophilic abscess of schistosomiasis)
4. 血吸虫病假结核结节(pseudotubercle of schistosomiasis)
5. 象皮肿(elephantiasis)

三、问答题

1. 阿米巴肝脓肿是真正的脓肿吗？为什么阿米巴肝脓肿以右叶多见？
2. 为什么阿米巴痢疾常无"里急后重"症状，粪便呈"果酱样"？
3. 简要说明血吸虫病性肝硬化与小结节性肝硬化的区别。
4. 请说明嗜酸性脓肿、冷脓肿和脓肿的区别。
5. 阿米巴病、血吸虫病、结核病、伤寒和细菌性痢疾累及肠道时都可造成肠道的溃疡形成，请说明上述溃疡形态学上有何不同。

四、病例分析题

★1. 男性，35 岁，因持续腹泻 2 周，伴有腹痛、里急后重和黏液脓血便入院。患者自述近期曾到过卫生条件较差的地区旅行。

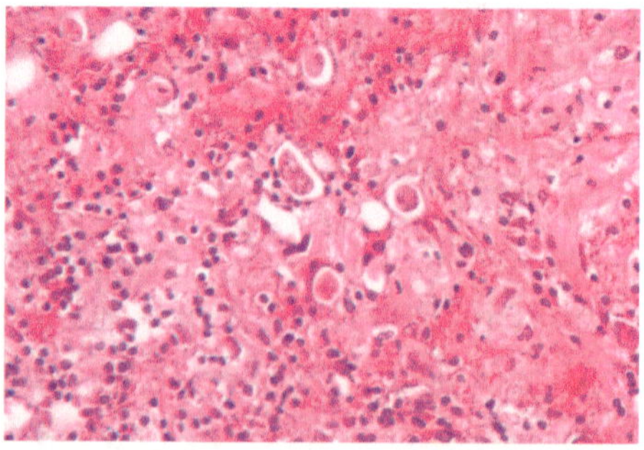

病史：患者在旅行期间，饮食和饮水卫生条件不佳。起初，腹泻症状较轻，每天 3～4 次，为糊状便。但在过去的一周内，腹泻次数明显增加，每天可达 8～10 次，粪便中带有脓血和黏液，并伴有阵发性的下腹疼痛，疼痛在排便后稍有缓解。患者还感到全身乏力，食欲减退。

实验室检查：血常规显示血红蛋白轻度降低，白细胞计数正常。粪便涂片未找到寄生虫或虫卵。结肠镜检查发现肠黏膜有散在的溃疡，边缘潜行，周围有红晕。从溃疡边缘处取材进行活检，组织形态如图所示。

（1）该患者最可能的诊断是什么？诊断依据是什么？

（2）针对该患者的治疗方案有哪些？

2. 男性，20 岁，因“发热 1 周”入院。一周前开始每晚发热，体温最高 39.5℃，次晨可退热。伴畏寒、腹痛、腹泻、腹胀。患者发病前 1 个月曾去附近河边游泳。查体：皮肤巩膜无黄染，未见皮疹及浅表淋巴结肿大。腹平软，肝肋缘下 1.3 cm，质软，脾肋下 1.0 cm。血常规：白细胞 $14.5 \times 10^9/L$，嗜酸性粒细胞 26%，肝功能检查 ALT 增高；粪便检查如图所示。请分析患者最可能的诊断和诊断依据。

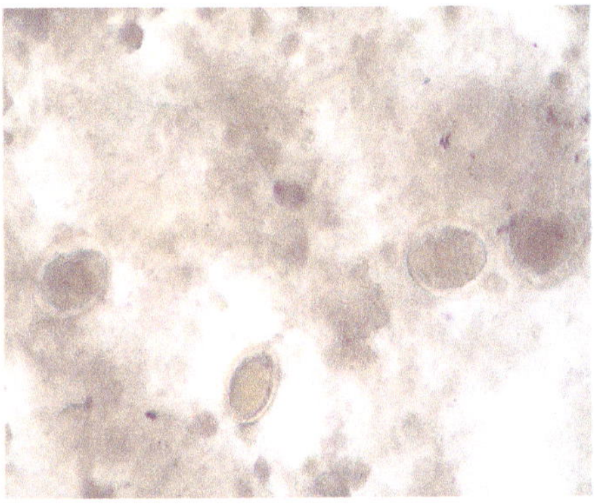

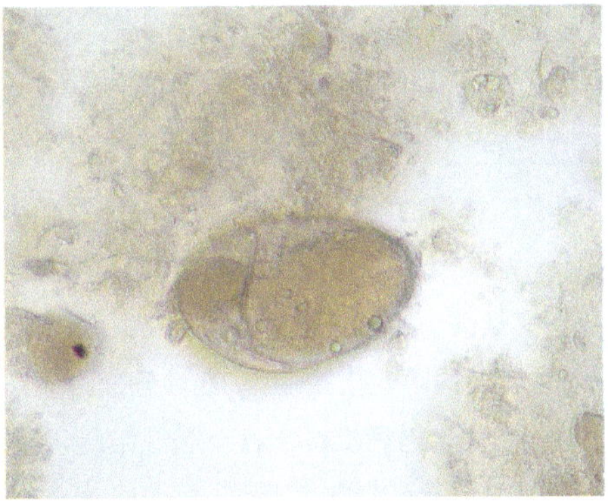

答案解析

一、选择题

A1 型题

1.【C】阿米巴生活史中的包囊阶段，其外层囊壁抵抗力强，利于传播。成熟的包囊通过污染食物或水进入人体消化道。

2.【A】肠阿米巴病多位于盲肠和升结肠。

3.【C】肠外阿米巴病可见于许多组织或器官，如肝、肺、脑等组织，但最常见的是肝脏，病原体多通过门脉循环进入肝脏。

4.【A】阿米巴病的致病作用是组织型滋养体对细胞的接触溶解破坏作用，导致受累组织坏死脱落，因而病变以变质性炎为主。

5.【E】阿米巴痢疾的肠道溃疡特点是口小底大的烧瓶状。

6.【D】图中可见肝内多灶性组织溶解坏死伴空洞形成，空洞内壁呈破絮状，符合阿米巴肝脓肿的大体特点；肝癌病灶多为实性灰白色；血吸虫病性肝一般不形成空洞，病灶主要在汇管区；细菌性肝脓肿一般呈界限较清的局限性化脓性炎，慢性病变时周边形成脓肿膜。

7.【D】由于肠阿米巴病多位于盲肠和升结肠，含滋养体的血液主要流入肠系膜上静脉，而后汇入门静脉进入肝脏，多累及肝右叶。

8.【D】“肠阿米巴肿”是阿米巴病慢性期的病变之一，其成分主要是局限增生的上皮组织和肉芽组织，常以肿瘤样包块呈现，多见于盲肠。

9.【B】血吸虫通常是经疫水中的尾蚴侵入人体皮肤或黏膜，引发尾蚴性皮炎，继而导致人体感染。

10.【C】日本血吸虫病最主要是虫卵引起的病变，即虫卵结节，属于肉芽肿性病变。

11.【D】血吸虫虫卵可沉积在许多组织和器官，门静脉系统最多见，如肠、肝、脾，其次是肺、脑和脊髓，心脏很少受累。

12.【C】该肝组织内的结节病灶为虫卵结节，且以大量嗜酸性粒细胞浸润为主，提示为急性虫卵结节，即嗜酸性脓肿。

13.【B】图中可见病变呈结节状，主要位于汇管区，周边肝组织受压萎缩。结节内可见钙化的虫卵、上皮样细胞、异物巨细胞和淋巴细胞及成纤维细胞。形态符合寄生虫引发的慢性虫卵结节，即假结核结节。

14.【C】嗜酸性粒细胞浸润通常和急性寄生虫感染及过敏性炎症有关，因而急性虫卵结节中可见大量的嗜酸性粒细胞浸润，而非中性粒细胞。

15.【B】华支睾吸虫病主要是人体摄入未煮熟的含活囊蚴的鱼虾而致病。

16.【C】华支睾吸虫主要致病因子是成虫，寄生于肝内胆管，因肝左叶胆管较平直，所以病变较明显。长期慢性病变可以引起胆管上皮细胞癌变。

17.【A】丝虫病病变主要是由成虫引起的肉芽肿性炎。

18.【E】离心性淋巴管炎属于急性期病变。

19.【C】丝虫病主要是通过带有感染性幼虫的蚊子叮人吸血侵入淋巴系统。血吸虫病通过尾蚴钻入人体皮肤或黏膜传播；阿米巴病是通过摄入阿米巴包囊而致病；钩虫病主要是丝状蚴通过皮肤传播；蛔虫病主要是通过粪-口途径传播。

20.【B】细粒棘球蚴病囊壁分内外两层,内层为生发层,外层为角皮层。

21.【E】血吸虫病、蛔虫病、蛲虫病、阿米巴病等均可累及阑尾,细菌性痢疾一般发生于直肠和乙状结肠,阑尾很少被累及。

A2 型题

22.【D】暗红色腥臭的黏液血便是阿米巴痢疾患者典型的症状,且粪便查见滋养体进一步支持该诊断。

23.【B】该患者有慢性病程及疫水接触风险,临床症状提示可能为寄生虫引发了肠道的慢性病变。阿米巴病患者的粪便多为暗红色腥臭的黏液血便。

24.【B】血吸虫病作为寄生虫病,病原微生物相关检查至关重要,选项中仅 B 与病原微生物直接相关。

25.【B】牧区工作,右上腹痛,肝内囊性占位病变,提示棘球蚴病可能性大。

26.【C】棘球蚴病又称包虫病。包虫皮内实验是通过向皮肤注射微量抗原来检测机体对包虫病的过敏反应,肝包虫感染时检测阳性率 90%以上,有助于明确诊断。

27.【D】曼氏裂头蚴镜下形态为:虫头前部可见一裂口,体部有横皱纹。临床患者皮下可形成移动性的包块。

28.【D】患者临床症状表现为阴道分泌物增多,伴外阴、阴道口明显瘙痒,TCT 镜检可见滴虫,呈梨形、椭圆或圆形;周围鳞状上皮细胞胞浆着色不均匀,红染或嗜双色,核周空晕出现。首先考虑为滴虫性阴道炎。

29.【D】结合患者病史及临床症状,TCT 镜检中的椭圆形小体形态符合滴虫。

A3/A4 型题

30.【B】患者临床表现为腹痛腹泻,腥臭果酱样大便,首先考虑阿米巴痢疾。

31.【A】查见阿米巴滋养体是确诊该病的主要依据。

32.【A】阿米巴滋养体主要累及肠道的节段为阿米巴滋养体适宜生长的缺氧且呈碱性环境的部位,最常见于盲肠和升结肠。

33.【C】该病的主要病变是阿米巴滋养体释放穿孔素、半胱氨酸蛋白酶等物质,引起相应部位的组织坏死和溃疡形成等,所以主要呈现为以变质为主的炎症。

34.【A】结合患者病史和临床表现,首先考虑为丝虫病。血液循环中查见微丝蚴有助于丝虫病的诊断。

35.【C】丝虫病是蚊虫传播的寄生虫病。我国流行的是班氏丝虫和马来丝虫。班氏丝虫的传播媒介是致倦库蚊和淡色库蚊,马来丝虫的传播媒介是中华按蚊。

B1 型题

36.【C】参见第 32 题。

37.【D】血吸虫病主要是虫卵引起的病变,虫卵多沉积在结肠壁,主要累及乙状结肠和直肠。

38.【B】肠伤寒累及的多为淋巴小结富集的肠段,主要以回肠末段多见。

39.【D】大肠癌累及的多为较狭窄和粪便易积存的节段,乙状结肠和直肠好发。

40.【B】血吸虫尾蚴进入人体后,发育为童虫,经小静脉或淋巴管进入血液循环,经右心到达肺组织。童虫在体内移行时可引起血管炎和血管周围炎,以肺组织受损最为明显,表现为肺组织充血、水肿、点状出血及白细胞浸润,但病变一般轻微而短暂。

41.【A】嗜酸性脓肿属于急性虫卵结节,致病的血吸虫发育阶段为虫卵。

42.【C】蚤咬样红疹是尾蚴侵入机体皮肤或黏膜时发生,又称尾蚴性皮炎。

二、名词解释

1. 阿米巴脓肿(amoebic abscess):肠外阿米巴病时形成的假脓肿,常见于肝脏,也可见于肺和脑。由阿米巴滋养体溶解组织引起的液化性坏死和陈旧性血液构成,中性粒细胞渗出不明显。
2. 阿米巴肿(amoeboma):肠阿米巴病慢性期肠道病变,因局限性上皮组织、肉芽组织增生而形成的肿瘤样包块,多见于盲肠,可引起肠梗阻,易误诊为肠癌。
3. 血吸虫病嗜酸性脓肿(eosinophilic abscess of schistosomiasis):血吸虫病时形成的急性虫卵结节,中央为虫卵,周围是大量变性、坏死的嗜酸性粒细胞,类似脓肿,但并非真正的化脓性炎。
4. 血吸虫病假结核结节(pseudotubercle of schistosomiasis):血吸虫病时形成的慢性虫卵结节,由虫卵外壳、上皮样细胞、异物巨细胞、淋巴细胞和成纤维细胞组成,类似结核结节,但中央无干酪样坏死。
5. 象皮肿(elephantiasis):晚期丝虫病时皮肤病变,多累及下肢、阴囊和女阴等处。因淋巴管阻塞后,淋巴液回流受阻,阻塞部位的下端发生淋巴水肿,即组织间隙内有多量淋巴液滞留,反复持续的这种作用,刺激皮肤及皮下组织增生,皮肤粗糙增厚,似幼象皮肤,故而得名。

三、问答题

1. 阿米巴肝脓肿是真正的脓肿吗?为什么阿米巴肝脓肿以右叶多见?

阿米巴肝脓肿不是真正的脓肿,阿米巴肝脓肿的内容物为阿米巴溶解组织所致的液化性坏死物质和陈旧性血液混合而成的咖啡样脓液或巧克力酱样脓液,镜下可查见阿米巴滋养体。真正的脓肿,其脓液是由变性坏死的中性粒细胞、坏死组织和细菌组成。

肠阿米巴病的好发部位是盲肠和升结肠,该节段肠壁内的滋养体进入血液后,经肠系膜上静脉流入门静脉,而后大部分进入肝右叶,且肝右叶体积较左叶大,受累机会也较大。

2. 为什么阿米巴痢疾常无“里急后重”症状,粪便呈“果酱样”?

阿米巴痢疾病变主要位于盲肠和升结肠,其次位于乙状结肠和直肠。由于炎症反应轻,对肛门刺激作用小,故里急后重症状少见;肠黏膜组织坏死、液化及血管被侵蚀出血,使坏死物与血液混合成腥臭、果酱样脓血便。

3. 简要说明血吸虫病性肝硬化与小结节性肝硬化的区别。

血吸虫病性肝硬化:严格来说,血吸虫病性肝硬化不是真正意义上的肝硬化,而是肝纤维化。肉眼观常无明显结节,镜下观无真正假小叶形成,纤维化主要发生在汇管区门静脉分支周围。

小结节性肝硬化:肝表面和切面可见细小结节,结节大小相仿,直径一般均小于 3 mm,纤维间隔较细。镜下可见真正的假小叶形成。

4. 请说明嗜酸性脓肿、冷脓肿和脓肿的区别。

嗜酸性脓肿:寄生虫病感染早期,在虫卵或虫体周围常见大量变性坏死的嗜酸性粒细胞浸润,类似脓肿,并非真正意义的化脓性炎。

冷脓肿:骨结核病时干酪样坏死物液化后穿破骨皮质或沿筋膜间隙向下流注,在骨旁或远隔部位形成的结核性“脓肿”,局部通常无红、热、痛,也并非真正意义的化脓性炎。

脓肿:器官或组织内的局限性化脓性炎症,其主要特征是组织发生溶解坏死,形成充满脓液的空腔。脓液是由变性坏死的中性粒细胞、坏死组织和细菌组成,属于真正意义的化脓性炎。

5. 阿米巴病、血吸虫病、结核病、伤寒和细菌性痢疾累及肠道时都可造成肠道的溃疡形成,请说明上述溃疡形态学上有何不同。

阿米巴病:溃疡多位于盲肠和升结肠,多呈口小底大烧瓶状,镜下溃疡边缘可见阿米巴滋养体。

血吸虫病:溃疡多位于乙状结肠和直肠,溃疡大小不一、形状不规则、深浅不一,镜下可见虫卵结节。

结核病:溃疡多位于回盲部,溃疡长径与肠长轴垂直,溃疡边缘不整齐,底部可有干酪样坏死,镜下可见结核结节。

伤寒:溃疡多位于回肠末段,溃疡呈圆或椭圆形,溃疡长径与肠长轴平行,多深达黏膜下层,镜下溃疡边缘可见伤寒结节。

细菌性痢疾:好发于乙状结肠和直肠,主要表现为黏膜表面被覆灰白色假膜,假膜坏死脱落后形成溃疡;溃疡浅表,大小不等,形状不一、地图状。镜下黏膜表层坏死,表面可见假膜覆盖,成分主要是渗出的纤维蛋白,还有坏死组织、中性粒细胞等。

四、病例分析题

1.(1) 该患者最可能的诊断是肠阿米巴病。诊断依据包括:腹痛、腹泻症状,结肠镜检查发现肠黏膜散在溃疡,图中可见,溃疡边缘坏死组织内存在溶组织内阿米巴滋养体。

(2) 治疗方案包括:使用甲硝唑杀灭滋养体,使用二氯尼特杀灭肠腔内的包囊,防止复发。同时,需要注意休息,加强营养支持。

2. 本病例最可能的诊断是急性血吸虫病。

诊断依据:患者有疫水接触史;临床表现为发热 1 周,伴腹痛、腹泻、腹胀;体检可见肝脾肿大;血常规示外周血白细胞和嗜酸性粒细胞增高,肝功能 ALT 升高;图中可见粪便内存在血吸虫虫卵。

(李懿萍　徐佳佳)

综合实训（一）

中　文

A1 型选择题

1. 关于萎缩，下列哪项描述不正确
   A. 萎缩器官体积缩小、重量减轻　　B. 萎缩器官质地变硬、颜色加深
   C. 萎缩器官镜下观察实质细胞体积缩小　　D. 萎缩器官实质细胞胞浆内出现脂褐素
   E. 萎缩器官实质细胞内出现含铁血黄素
2. 鳞状上皮化生一般不发生于
   A. 支气管黏膜上皮　　B. 胆囊黏膜上皮　　C. 唾液腺导管上皮
   D. 成纤维细胞　　E. 肾盂黏膜上皮
3. 下列病理形态中，不属于玻璃样变的是
   A. 浆细胞内的 Russell 小体　　B. 肝细胞内的 Mallory 小体
   C. 良性高血压病的细小动脉硬化　　D. 肾近曲小管上皮细胞内的小滴
   E. 黄色瘤中肿胀的巨噬细胞胞浆
4. 下述哪项叙述不符合细胞凋亡的特征
   A. 常表现为单个细胞的死亡
   B. 染色质凝聚，胞浆浓缩
   C. 膜包被的凋亡小体形成
   D. 临近的巨噬细胞或实质细胞可吞噬凋亡小体
   E. 凋亡细胞周围存在炎症反应
5. 肺泡腔内的心力衰竭细胞最常见于
   A. 左心衰竭　　B. 右心衰竭　　C. 肺出血
   D. 肺动脉栓塞　　E. 肺炎
6. 左心室附壁血栓脱落常可引起
   A. 肝静脉栓塞　　B. 肺静脉栓塞　　C. 脑动脉栓塞
   D. 肺动脉栓塞　　E. 下肢深静脉栓塞
7. 下列梗死中，哪一项属于液化性坏死
   A. 肺梗死　　B. 脑梗死　　C. 肠梗死
   D. 肾梗死　　E. 脾梗死
8. 细菌引起的炎症中可促进骨髓储存库释放白细胞，其中发挥作用的炎症介质主要是
   A. 组胺　　B. 五-羟色胺　　C. IL-1、肿瘤坏死因子
   D. 前列腺素　　E. 白细胞三烯

9. 下列炎症性病变中,不属于化脓性炎的是
   A. 疖　　B. 痈　　C. 肝脓肿
   D. 阿米巴肝脓肿　　E. 急性蜂窝织性阑尾炎
10. 下列哪种形态的肿瘤,恶性的可能性最大
   A. 乳头状　　B. 息肉状　　C. 单囊状
   D. 结节状　　E. 火山口状溃疡
11. 属于良性肿瘤的是
   A. 骨母细胞瘤　　B. 神经母细胞瘤　　C. 肾母细胞瘤
   D. 髓母细胞瘤　　E. 胶质母细胞瘤
12. 上皮内瘤变是指
   A. 轻度异型增生　　B. 原位癌　　C. 重度异型增生
   D. 不同程度的异型增生和原位癌的统称　　E. 浸润性癌
13. 粥样斑块中不包含下列哪种成分
   A. 脂质　　B. 坏死物　　C. 胆固醇结晶
   D. 上皮样细胞　　E. 泡沫细胞
14. 风湿性心包炎的主要病变特点是
   A. 大量中性粒细胞渗出　　B. 风湿肉芽肿形成
   C. 间皮细胞变性坏死　　D. 浆液和/或纤维蛋白渗出
   E. 心外膜纤维蛋白样坏死
15. 与慢性支气管炎患者出现喘息症状最不可能相关的病理变化是
   A. 支气管黏膜内杯状细胞增多　　B. 支气管壁平滑肌增生、肥大
   C. 支气管黏膜水肿　　D. 支气管腔内黏液增多
   E. 支气管管壁上皮细胞鳞化
16. 下列关于硅肺的描述错误的是
   A. 患者常在接触硅尘多年后发病,疾病进展缓慢
   B. 直径在 1～2 μm 的硅尘微粒引起的病变最严重
   C. 硅结节内聚集大量的中性粒细胞
   D. 基本病变包括硅结节形成和弥漫性肺间质纤维化
   E. 硅肺结核病是硅肺常见的并发症
17. 慢性非萎缩性胃炎与慢性萎缩性胃炎的主要区别是
   A. 炎症细胞的浸润深度　　B. 肠上皮的化生　　C. 固有腺体的萎缩
   D. 浸润炎细胞的数量　　E. 淋巴滤泡的形成
18. 胃溃疡的好发部位是
   A. 胃大弯侧胃窦部　　B. 胃小弯侧胃窦部　　C. 胃大弯侧胃体部
   D. 胃小弯侧胃体部　　E. 胃的贲门部

19. 晚期胃癌常转移到左锁骨上淋巴结，后者又称为
A. Aschoff 淋巴结　B. Ewing 淋巴结　C. Krukenberg 淋巴结
D. Schwann 淋巴结　E. Virchow 淋巴结

20. 可造成感染病程慢性化的肝炎病毒是
A. HAV，HBV　B. HAV，HCV　C. HAV，HDV
D. HBV，HCV　E. HCV，HEV

21. 下列不符合慢性淋巴细胞白血病/小淋巴细胞淋巴瘤中淋巴结病变特征的是
A. 淋巴结切面上见大片坏死　B. 淋巴结结构破坏
C. 瘤细胞浸润包膜　D. 淋巴结切面呈鱼肉状
E. 肿大淋巴结常相互融合

22. 关于急性早幼粒细胞白血病的骨髓组织改变，错误的是
A. 瘤细胞主要为原始细胞　B. 巨核细胞增多
C. 红细胞系生成受抑制　D. 成熟的白细胞数量不多
E. 骨髓增生活跃

23. 以下关于肾盂肾炎叙述错误的是
A. 肾盂肾炎最常见的感染途径是上行感染
B. 急性肾盂肾炎多与尿路感染有关
C. 血行感染的肾盂肾炎多为双侧
D. 血行感染最常见的致病菌是溶血性链球菌
E. 尿路的梗阻亦与肾盂肾炎的发病相关

★24. 确诊肾母细胞瘤的最重要组织学依据是
A. 未分化的胚基细胞　B. 未分化的软骨组织　C. 不成熟肾小管
D. 不成熟肾小球　E. 鳞状上皮

25. 决定尿路上皮癌临床结局的最重要因素是
A. 年龄　B. 性别　C. 肿瘤大小
D. 肿瘤分化程度和累及的范围　E. 坏死的比例

★26. 子宫内膜癌中最常见的类型是
A. 鳞状细胞癌　B. 子宫内膜样癌　C. 腺棘皮癌
D. 腺鳞癌　E. 浆液性乳头状癌

27. 绒毛膜癌最易通过血道转移至
A. 脑　B. 骨　C. 肝
D. 消化道　E. 肺

28. 甲状腺腺瘤与结节性甲状腺肿的主要区别是
A. 发病年龄和性别不同　B. 有无完整的包膜，瘤内组织结构是否一致
C. 结节的数目不同　D. 滤泡中有无胶质
E. 结节大小不同

29. 关于甲状腺乳头状癌,不正确的是
A. 该类型是最常见的甲状腺癌亚型
B. 中青年女性较多见
C. 局部淋巴结转移早,预后差
D. 癌细胞常排列成不规则乳头状
E. 癌细胞核呈透明毛玻璃样

★ 30. 以下哪项是甲状腺髓样癌的组织学特征
A. 滤泡结构
B. 核分裂象易见
C. 间质常见淀粉样物质沉积
D. 奇异核常见
E. 瘤细胞胞浆红染

31. 下列哪项不是流行性乙型脑炎的病变特点
A. 小胶质细胞增生
B. 神经细胞变性、坏死
C. 软化灶形成
D. 早期大量中性粒细胞浸润,形成血管套
E. 病变以大脑皮质、基底核及视丘最为严重

★ 32. 化脓性骨髓炎最常见的致病菌是
A. 肠道革兰氏阴性菌
B. 金黄色葡萄球菌
C. 草绿色链球菌
D. 肺炎球菌
E. 厌氧球菌

★ 33. 关于软骨肉瘤的描述中,正确的是
A. 软骨肉瘤是向软骨分化的间叶性恶性肿瘤
B. 中央型软骨肉瘤主要发生在皮质旁
C. 软骨肉瘤 3 级中瘤细胞异型性不明显,核分裂象少见
D. 去分化软骨肉瘤中常伴有低级别肉瘤成分
E. 软骨肉瘤手术后不易复发

34. 痛风性关节炎发生率最高的部位是
A. 腕关节
B. 膝关节
C. 第一跖趾关节
D. 踝关节
E. 肩关节

35. 结核结节的朗汉斯巨细胞来源于
A. 上皮细胞
B. 内皮细胞
C. 淋巴细胞
D. 单核巨噬细胞
E. 成纤维细胞

36. 符合图中所示肠壁肉芽肿形态学表现的是

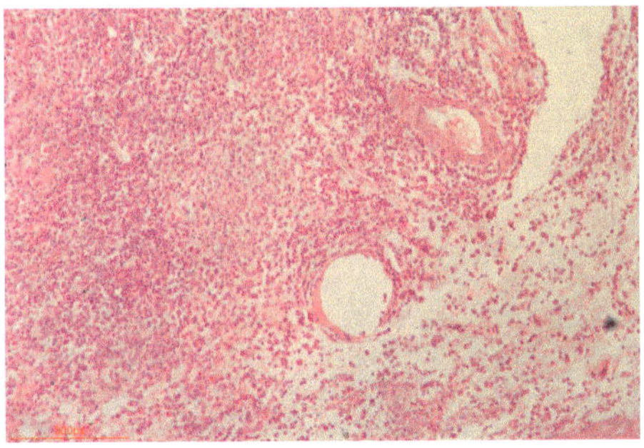

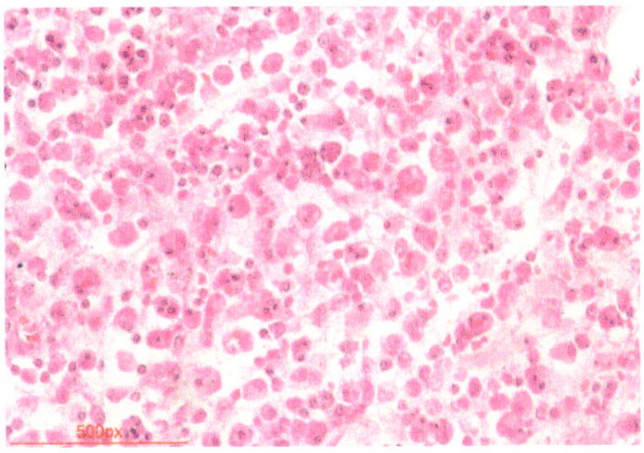

A. 结核结节　　B. 慢性虫卵结节　　C. 急性虫卵结节
D. 伤寒结节　　E. 风湿结节

37. 尖锐湿疣中最能提示 HPV 感染的特征性形态是
A. 表皮角质层增厚　　B. 角化不全细胞增多
C. 棘细胞层增厚　　D. 表皮棘细胞层有挖空细胞
E. 偶见核分裂细胞

38. 急性血吸虫病的外周血象特征性改变是
A. 中性粒细胞明显增加　　B. 可见异型淋巴细胞　　C. 嗜酸性粒细胞明显增加
D. 单核细胞明显减少　　E. 嗜碱性粒细胞明显减少

A2 型选择题

39. 女性，79 岁，CT 显示右侧大脑顶叶直径约 1 cm 的囊腔，患者既往有左侧肢体偏瘫病史，该患者脑组织最可能发生的病变是
A. 凝固性坏死　　B. 干酪样坏死　　C. 液化性坏死
D. 老年性萎缩　　E. 多发性硬化

40. 女性，32 岁，因“右叶乳头状甲状腺癌”行外科手术，下列关于该伤口愈合的描述正确的是
A. 一期愈合，术后第 1 天，肉芽组织开始填满伤口
B. 二期愈合，术后 1 个月，表皮开始再生
C. 一期愈合，术后 3 个月，伤口抗拉力强度达到顶峰
D. 二期愈合，术后 15 天，表皮完成纤维性修复
E. 二期愈合，术后 7 天，表皮结构基本正常

★41. 男性，25 岁，遭遇车祸，脊柱外伤术后卧床休息 1 周，出现呼吸困难、胸痛。最可能的诊断是
A. 气胸　　B. 肺水肿　　C. 肺动脉栓塞
D. 心肌梗死　　E. 成人呼吸窘迫综合征

42. 女性，69 岁，尿毒症患者，尸检发现心外膜上有不规则黄白色渗出物覆盖。光镜下心外膜表面的形态如图所示，蓝箭所指的条索状红染结构是

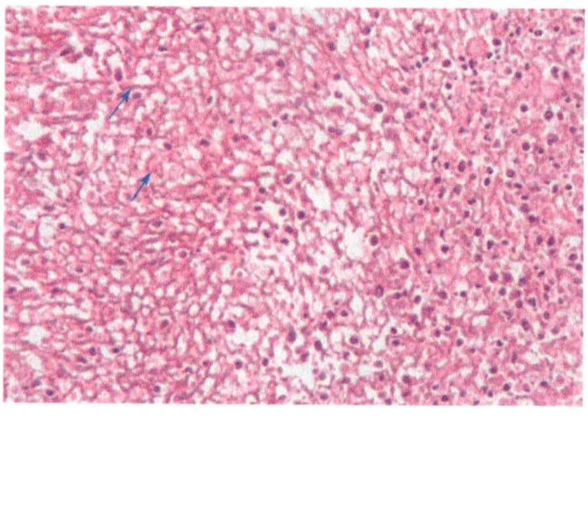

A. 纤维蛋白
B. 纤维蛋白原
C. 血栓
D. 钙化
E. 色素沉积

43. 女性,45 岁。体检发现右侧乳腺外上象限直径 3 cm 结节,质硬,不能推动,此时应同时关注的淋巴结是

A. 颈部淋巴结　　B. 左锁骨上淋巴结
C. 右侧腋窝淋巴结　　D. 左侧腋窝淋巴结
E. 胸骨旁淋巴结

★44. 男性,45 岁,足底黑痣破溃不愈伴增大一年余。活检病理诊断为恶性黑色素瘤,该肿瘤最可能出现以下哪种基因变异

A. HER2 基因扩增　　B. BRCA1 基因突变
C. BRAF 基因突变　　D. KRAS 基因突变
E. ALK 基因重排

45. 男性,78 岁,因"心力衰竭,呼吸衰竭"死亡。尸检发现,左心室后壁及右心室陈旧性心肌梗死灶,该患者最可能有病变的冠状动脉分支是

A. 右冠状动脉主干　　B. 左冠状动脉前降支
C. 左冠状动脉旋支　　D. 右冠状动脉后降支
E. 左冠状动脉主干

46. 女性,66 岁,高血压病史 10 余年。劳作时出现晕厥昏迷,经抢救无效死亡。尸检发现基底节、内囊及脑干部位大量凝血块。患者最可能出现的并发症是

A. 心肌梗死　　B. 脑出血　　C. 脑软化
D. 心脏骤停　　E. 脑水肿

47. 女性,30 岁,接触新冠病毒感染患者 10 天后出现高热、咳嗽、呼吸困难等症状。影像学检查提示:肺纹理增粗。被送至隔离病区进行治疗。患者肺组织最不可能出现的病理变化是

A. 肺泡上皮细胞异型增生明显,可见不规则腺管状结构浸润间质
B. 肺泡壁毛细血管扩张、充血
C. 肺泡间隔淋巴细胞、单核细胞浸润
D. 肺泡腔内未见透明膜形成
E. 肺组织可见出血灶

★48. 女性,54 岁,CT 示左肺上叶结节,最大径 1.5 cm,镜下见瘤细胞呈腺样、梁状、岛屿状排列,细胞异型性小,核分裂象不易找见,未见明确坏死,间质血管丰富。免疫组化标记结果:CD56(+)、CgA(+)、Syn(+)和 INSM1(+),TTF-1(-),最可能的诊断是

A. 小细胞癌　　B. 大细胞癌　　C. 典型类癌
D. 不典型类癌　　E. 肉瘤样癌

★ 49. 男性，79 岁，因吞咽困难就诊。术后病理示食管中下段不规则肿块。镜下形态如图所示。该患者最可能的诊断是

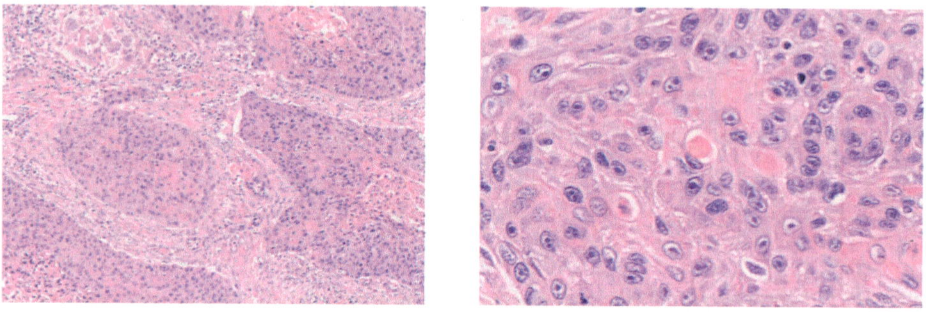

A. 腺癌　　B. 鳞状细胞癌　　C. 小细胞癌
D. 腺样囊性癌　　E. 淋巴瘤

★ 50. 男性，12 岁，1 年前发现右颈部肿块伴低热，反复抗感染治疗无效，近日感到呼吸困难。CT 检查显示中纵隔增大。体检：右颈部数个淋巴结肿大，最大者 2.2 cm×2.0 cm，相互粘连。镜下见淋巴滤泡消失，大量较单一的圆形细胞弥漫性浸润，与正常淋巴细胞的形态相似，但体积稍大，可见较多的病理性核分裂象，被膜亦有浸润，该病的诊断应首先考虑

A. 慢性非特异性淋巴结炎　　B. 非霍奇金淋巴瘤
C. 霍奇金淋巴瘤　　D. 肺小细胞癌转移
E. 甲状腺癌转移

★ 51. 患儿，6 岁，咽痛发热一周余，渐出现双下睑水肿。实验室检查：血清抗链球菌溶血素升高，补体 C3 减低，该患者肾脏病变的特点是

A. 新月体形成　　B. 弥漫性系膜细胞和内皮细胞增生
C. 弥漫性基底膜增厚　　D. 钉突形成
E. 系膜细胞增生，系膜基质增多

★ 52. 女性，42 岁，阴道接触性出血 10 天。宫颈活检示鳞状上皮增生，部分细胞异型，局限在宫颈上皮下 1/3～2/3，伴有核分裂象，免疫组化显示 p16 染色呈弥漫性强阳性，最可能的诊断是

A. CIN Ⅰ级　　B. HSIL　　C. LSIL
D. 宫颈原位癌　　E. 宫颈鳞状上皮化生

53. 女性，48 岁，右乳外上象限肿块 2 年余，肿块质硬、边界不清。局部皮肤破溃，患侧乳头内陷。该患者最可能的病理诊断是

A. 乳腺增生症　　B. 乳腺癌　　C. 乳腺纤维腺瘤
D. 乳腺导管内乳头状瘤　　E. 乳腺脓肿

★54. 男性,70 岁,临床表现为震颤麻痹病史 10 年,因呼吸衰竭死亡。尸检病理发现,脑内神经元内有大量嗜酸性包涵体,免疫组化染色 α-synuclein(+)。该病变最常见的部位是

A. 顶叶　B. 额叶　C. 小脑　D. 海马　E. 中脑黑质

★55. 男性,30 岁,左颈部皮下见一卵圆形肿块,最大径 1.5 cm,镜下如图所示,最可能的诊断是

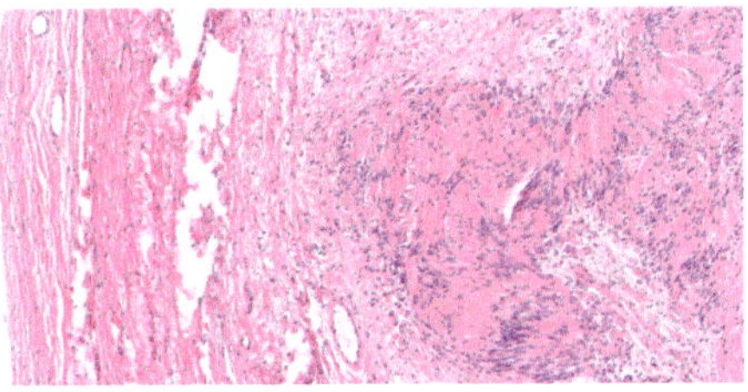

A. 神经鞘瘤
B. 神经纤维瘤
C. 孤立性纤维性肿瘤
D. 结节性筋膜炎
E. 平滑肌瘤

56. 男性,17 岁,体形消瘦。咳嗽一周,伴疲倦乏力、夜间盗汗,胸部 X 光片检查发现右肺上叶锁骨区有絮状阴影,首先应考虑的疾病是

A. 浸润型肺结核　B. 干酪样肺炎　C. 局灶型肺结核
D. 原发性肺结核　E. 结核性胸膜炎

★57. 女性,28 岁。宫颈 TCT 可见鳞状细胞被颗粒状病原体覆盖和黏附,使细胞边界模糊,细胞表面有斑点和细小颗粒,胞核不清,该形态最可能的是

A. 球形细胞　B. 乳酸杆菌　C. 放线菌
D. 挖空细胞　E. 线索细胞

58. 男性,35 岁,发热 1 月余,伴右上腹疼痛。查体:肝肋下 3 cm,有压痛及叩击痛,穿刺抽取液体呈巧克力样,B 超示肝内出现囊性变、低回声区,最可能的诊断是

A. 阿米巴肝脓肿　B. 细菌性肝脓肿　C. 病毒性肝炎
D. 肝硬化　E. 肝癌

A3/A4 型选择题

★(59~61 题共用题干)

女性,42 岁,3 天前无明显诱因出现下腹痛,渐加重,转为绞痛,并出现发热。B 超显示:双侧附件迂曲条管状,内部絮状回声,盆腔少量积液,不除外盆腔炎。予抗炎治疗,腹痛无缓解,病灶无缩小,行手术切除双侧输卵管。组织形态如图。

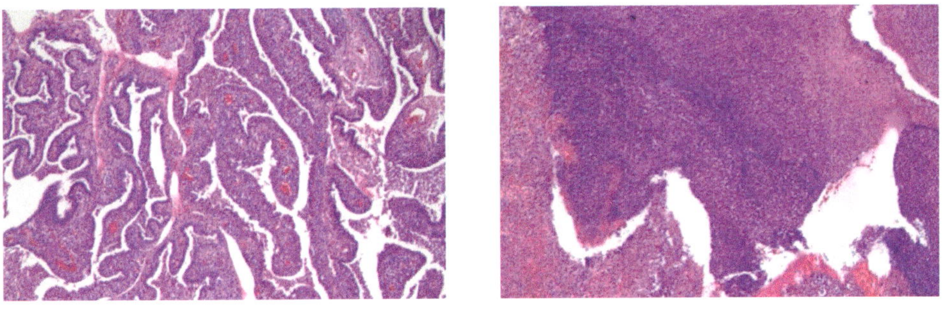

59. 患者首先应考虑的病理学诊断是
A. 输卵管结核　B. 急性化脓性输卵管炎　C. 异位输卵管妊娠
D. 慢性输卵管炎　E. 黄色肉芽肿性输卵管炎

60. 病变区浸润的主要炎细胞是
A. 浆细胞　B. 单核细胞　C. 淋巴细胞
D. 嗜酸性粒细胞　E. 中性粒细胞

61. 该疾病最常见的病因是
A. 生殖道感染向宫旁播散　B. 子宫内膜异位　C. 宫内节育器
D. 剖宫产　E. 妊娠期血行感染

(62～63 题共用题干)

男性，59 岁，上胸部皮肤肿块伴出血、疼痛 1 月。体检发现上胸部广基、菜花状肿物，表面可见出血、坏死和溃疡形成。术后病理显示肿物直径 4 cm，切面灰白色、质硬，基底部向皮下深部组织浸润。形态学改变如图。

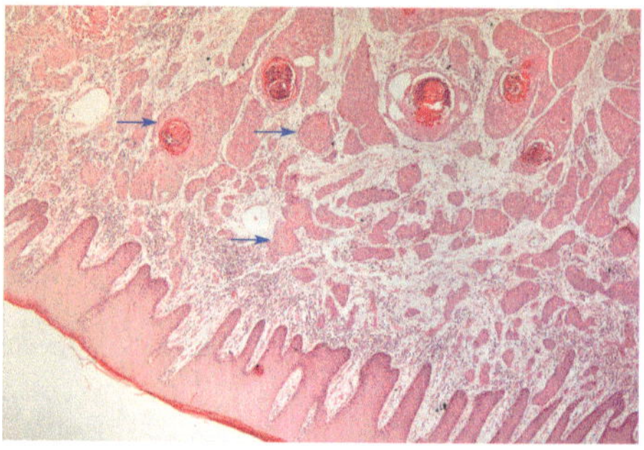

62. 该患者最可能的病理诊断是
A. 高分化鳞状细胞癌
B. 低分化鳞状细胞癌
C. 基底细胞癌
D. 恶性黑色素瘤
E. 皮脂腺腺癌

63. 蓝色箭头所指的是
A. 癌巢　B. 肿瘤间质　C. 皮脂腺
D. 毛囊　E. 腺泡

★(64～66 题共用题干)

女性，38 岁，腹痛、腹泻伴黏液脓血便半年余。肠镜显示直肠至乙状结肠弥漫性充血水肿。病理镜下示肠隐窝结构紊乱，可见隐窝炎及隐窝脓肿，局灶溃疡形成。

64. 该患者最可能的诊断的是
A. 克罗恩病　B. 嗜酸细胞性肠炎　C. 溃疡性结肠炎
D. 菌群失调性肠炎　E. 急性出血性坏死性肠炎

65. 该疾病的病变大多位于
A. 黏膜层和黏膜下层　B. 黏膜下层　C. 固有肌层
D. 肠壁全层　E. 黏膜肌层和黏膜下层

66. 关于该疾病说法错误的是
A. 是一种自身免疫性疾病
B. 病变多从直肠开始，可累及结肠各段

C. 约半数以上病例出现非干酪样坏死性肉芽肿

D. 可形成假息肉

E. 晚期病变区肠壁有大量纤维组织增生

(67～70 题共用题干)

男性,40 岁,颜面及双下肢水肿、泡沫尿 2 周。实验室检查:24 h 尿蛋白定量 4.2 g,非选择性蛋白尿。肾活检免疫荧光检查显示 IgG 强阳性,沿肾小球毛细血管壁分布,呈颗粒状。

67. 病人最可能患有

A. 新月体性肾小球肾炎　　B. 膜性肾小球病

C. 微小病变性肾小球病　　D. 局灶节段性肾小球硬化

E. 膜性增生性肾小球肾炎

68. 光镜下可能见到

A. 系膜细胞和基质显著增生　　B. 毛细血管壁僵硬、基底膜增厚伴钉突形成

C. 毛细血管内皮细胞增生　　D. 毛细血管壁纤维蛋白样坏死

E. 肾小管腔内多量红细胞管型

69. 电镜下可能见到

A. 系膜区团块状电子致密物沉积

B. 毛细血管基底膜外足细胞足突下电子致密物沉积

C. 毛细血管内皮下电子致密物沉积

D. 毛细血管基底膜内电子致密物沉积

E. 肾小球内无电子致密物沉积,但足突广泛融合

70. 本病的致病因素较多,但除外

A. 肿瘤　　B. 乙肝病毒感染　　C. 重金属中毒

D. 某些自身免疫性疾病　　E. 糖皮质激素

★(71～72 题共用题干)

男性,10 岁,MRI 提示小脑囊实性占位。术后镜下示低级别胶质瘤,瘤细胞密度不均,可见嗜酸性颗粒小体及 Rosenthal 纤维,并见微囊性结构;分子检测结果示 KIAA1549::BRAF 基因融合变异。

71. 最可能的诊断是

A. 少突胶质细胞瘤　　B. 毛细胞型星形细胞瘤　　C. 节细胞胶质瘤

D. 室管膜瘤　　E. 髓母细胞瘤

72. 关于该肿瘤,以下说法正确的是

A. 完整切除可治愈　　B. 常伴有 TERT 启动子突变

C. 与神经纤维瘤病 1 型有关　　D. 老年人发病率高于儿童

E. 常好发于脊髓

B1 型选择题

(73～74 题共用备选答案)

A. 凝固性坏死　　B. 液化性坏死　　C. 干酪样坏死
D. 纤维蛋白样坏死　　E. 湿性坏疽

73. 恶性高血压病患者的肾脏入球小动脉管壁常表现为

74. 肾动脉粥样硬化患者继发血栓形成引起的肾脏坏死常表现为

(75～77 题共用备选答案)

A. 心　　B. 肾　　C. 肺　　D. 脑　　E. 肠

75. 梗死灶常呈地图状的器官是

76. 梗死灶常呈楔形的器官是

77. 梗死灶常呈节段性的器官是

★(78～79 题共用备选答案)

A. TTF1＋,NapsinA＋,P63－　　B. 细胞外出现大量 PAS-D 阳性物质
C. TTF1－,NapsinA－,P63＋　　D. 细胞内出现大量 PAS-D 阳性物质
E. TTF1－,NapsinA－,P63－

78. 符合肺黏液腺癌的是

79. 符合肺乳头状腺癌的是

(80～81 题共用备选答案)

A. 高血压性心脏病　　B. 风湿性心脏病　　C. 肺源性心脏病
D. 限制型心肌病　　E. 病毒性心肌炎

80. 常表现为左心室肥大的是

81. 常表现为右心室肥大的是

(82～85 题共用备选答案)

A. 化脓性炎　　B. 肉芽肿性炎　　C. 纤维蛋白性炎
D. 间质性肺炎　　E. 慢性非特异性炎

82. 大叶性肺炎的病变性质属于

83. 小叶性肺炎的病变性质属于

84. 硅肺的病变性质属于

85. 慢性支气管炎的病变性质属于

(86～89 题共用备选答案)

A. 多发性骨髓瘤　　B. 滤泡性淋巴瘤　　C. 间变性大细胞淋巴瘤
D. 霍奇金淋巴瘤　　E. Burkitt 淋巴瘤

86. 镜影细胞是诊断上述哪种疾病的重要依据

87. 瘤细胞多表达 CD138 和 CD38 等免疫标记的是

88. 属于 T 细胞性淋巴瘤的是

89. “满天星”图像是上述哪种疾病的病变特点之一

(90～92 题共用备选答案)

A. LSIL　B. HSIL　C. 慢性子宫颈炎

D. 子宫颈原位癌累及腺体　E. 子宫颈浸润癌

90. 子宫颈上皮下大量淋巴细胞浸润，腺体轻度增生的是

91. 异型增生的上皮细胞局限于宫颈上皮层下 1/3 的是

92. 重度异型增生细胞突破基底膜侵及宫颈上皮下间质的是

(93～94 题共用备选答案)

A. 结节性甲状腺肿　B. 弥漫性毒性甲状腺肿　C. 亚急性甲状腺炎

D. 慢性淋巴细胞性甲状腺炎　E. 纤维性甲状腺炎

93. 主要表现为滤泡腔内有上皮细胞的吸收空泡，间质血管丰富充血、淋巴组织增生的是

94. 病理学改变属于肉芽肿性炎的是

(95～97 题共用备选答案)

A. 汉坦病毒　B. 巨细胞病毒　C. 弓形虫

D. 念珠菌　E. 新型隐球菌

95. 艾滋病患者继发性鹅口疮的病原体为

96. 艾滋病患者继发性脑膜炎的常见病原体为

97. 流行性出血热的病原体为

(98～100 题共用备选答案)

A. 血吸虫病　B. 棘球蚴病　C. 阿米巴病

D. 丝虫病　E. 疟疾

98. 淋巴尿多见于

99. 虫卵沉积引起的肠病变常见于

100. 引起肠壁烧瓶样溃疡的是

答案解析

A1 型选择题

1. 【E】含铁血黄素沉着常出现在出血或淤血区域内的组织细胞或巨噬细胞胞浆内，萎缩器官的实质细胞胞浆内常出现脂褐素。
2. 【D】成纤维细胞属于间叶组织的细胞，通常不发生鳞状上皮化生，化生一般发生在同源细胞之间。
3. 【E】黄色瘤中肿胀的巨噬细胞胞浆内主要为吞噬的胆固醇。Russell 小体、Mallory 小体以及肾近曲小管上皮细胞内的小滴均为细胞内发生的玻璃样变，良性高血压病的细小动脉硬化属于发生在血管壁的玻璃样变。
4. 【E】膜包被的凋亡小体常被周围的巨噬细胞等吞噬，无细胞内容物的泄露，因此凋亡细胞周围常缺乏炎症反应。
5. 【A】左心衰竭常导致肺淤血，漏出的红细胞被巨噬细胞吞噬后，在胞浆内形成棕黄色颗粒状的含铁血黄素，该巨噬细胞称为心力衰竭细胞。
6. 【C】左心室附壁血栓脱落进入体循环，动脉栓塞的主要部位为下肢动脉和脑动脉，亦可累及肠、肾和脾。
7. 【B】脑组织水分和磷脂含量多，蛋白质含量少，组织坏死后不易凝固，容易液化。
8. 【C】细菌感染可刺激细胞因子的产生，IL-1 和 TNF 是两个重要的因子，促进骨髓向末梢血循环释放白细胞。
9. 【D】阿米巴肝脓肿由阿米巴滋养体所致，其“脓液”成分主要是坏死组织和陈旧血液，并非为中性粒细胞渗出形成的真正脓液。其他选项均为化脓性炎。
10. 【E】火山口状溃疡的肿瘤向深部组织浸润，浸润性生长是恶性肿瘤的常见生长方式。
11. 【A】有些肿瘤的形态类似发育过程中的某种幼稚细胞或组织，称为“母细胞瘤”，良性者如骨母细胞瘤；其余选项均为恶性肿瘤。
12. 【D】上皮内瘤变是指上皮细胞层内的上皮细胞出现异型增生，甚至形成原位癌的现象和过程。
13. 【D】上皮样细胞指胞浆较丰富，核圆形或卵圆形，形态类似上皮细胞的细胞，主要用于肉芽肿性病变或肿瘤性病变中的细胞形态描述。粥样斑块纤维帽下有多量黄色粥糜样物质，主要为无定形物质，即细胞外脂质和坏死物，可见胆固醇结晶、底部及周围见肉芽组织，少量泡沫细胞。
14. 【D】风湿性心包炎常以浆液和/或纤维蛋白渗出为主，可形成心包积液或绒毛心。
15. 【E】支气管壁平滑肌细胞增生肥大常引起支气管的痉挛或狭窄，同时黏膜内杯状细胞增多及黏液分泌物或渗出物增加可阻塞管腔，导致患者出现喘息症状。
16. 【C】硅肺的基本病变是硅结节的形成和肺组织的弥漫性纤维化，其中硅结节是一种肉芽肿性病变，主要以巨噬细胞增生为主，不伴有大量中性粒细胞浸润。患者多在长期接触硅尘后发病，病程进展缓慢，即使脱离硅尘环境，肺部病变仍可继续发展。硅肺患者易并发结核病，硅肺合并结核病变的发展速度和累及范围均比单纯肺结核病者更快、更广，也更易形成空洞，甚至导致大出血而死亡。
17. 【C】腺体数量和大小的改变是判定胃黏膜是否萎缩重要的依据。
18. 【B】胃小弯侧的黏膜皱襞相对平滑而薄弱，易受到胃内容物的机械性刺激或损伤，胃角部位的胃底腺和幽门腺移行区范围较小，该部位黏膜易受到胃酸和胃蛋白酶的消化作用，同时胃窦部食物潴留时间较长，胃酸及胃内容物与该部位黏膜接触时间较长，易导致黏膜损伤和溃疡发生。

19.【E】Virchow 淋巴结是位于左侧锁骨上窝的淋巴结,该淋巴结肿大与多种恶性肿瘤的转移有关,尤其是消化系统的恶性肿瘤,如食道癌、胃癌、大肠癌等。

20.【D】HBV,HCV,HDV 均可导致病程慢性化。

21.【A】慢性淋巴细胞白血病/小淋巴细胞淋巴瘤病变特点是成熟的小淋巴细胞的浸润。全身浅表淋巴结中度肿大,常常相互融合,切面呈灰白色鱼肉状,镜下见淋巴结结构不同程度破坏,为成片浸润的成熟小淋巴细胞所取代,并浸润包膜,但无大片坏死。

22.【B】在急性早幼粒细胞白血病中,巨核细胞通常不会增多,反而可能由于骨髓被原始肿瘤细胞替代而减少。

23.【D】肾盂肾炎血行感染最常见的致病菌是金黄色葡萄球菌。

24.【A】肾母细胞瘤组织学特征中,幼稚胚基细胞的存在是该肿瘤的关键标志。

25.【D】尿路上皮癌患者的预后与病理组织学分级(肿瘤分化程度)和肿瘤累及的范围如有无血管、淋巴管浸润、膀胱壁内的浸润深度、有无转移等因素密切相关。

26.【B】子宫内膜癌绝大多数组织学类型为子宫内膜样癌,另外还有浆液性癌和透明细胞癌等类型。

27.【E】绒毛膜癌侵袭破坏血管能力很强,极易发生血行转移,以肺转移(90% 以上)最常见,其次为脑、胃肠道、肝和阴道壁等。

28.【B】结节性甲状腺肿和甲状腺腺瘤的诊断及鉴别要点:① 前者常为多发结节,无完整包膜;后者一般单发,有完整包膜。② 前者滤泡大小不一致,一般比正常的大;后者则滤泡及滤泡上皮细胞大小较一致。③ 前者周围甲状腺组织无压迫现象,邻近的甲状腺内与结节内有相似病变;后者周围甲状腺有压迫现象,周围和邻近处甲状腺组织均正常。

29.【C】甲状腺乳头状癌生长缓慢,恶性程度较低。虽局部淋巴结转移较早,但预后较好,10 年生存率达 80%以上。

30.【C】甲状腺髓样癌光镜下瘤细胞圆形、多角形或梭形,核圆或卵圆形,核仁不明显,核分裂象罕见。瘤组织呈实体片巢状或乳头状、滤泡状、漩涡状排列,间质内常有淀粉样物质沉积。

31.【D】流行性乙型脑炎是病毒感染所致,浸润的炎细胞以淋巴细胞、单核细胞和浆细胞为主。

32.【B】骨髓炎以化脓菌和结核菌感染最为常见,其中化脓性骨髓炎主要是细菌感染引起,最常见的病原体是金黄色葡萄球菌。

33.【A】软骨肉瘤是向软骨分化的间叶性恶性肿瘤;中央型软骨肉瘤主要发生在髓腔内;软骨肉瘤 3 级中瘤细胞异型性明显,核分裂象多见;去分化软骨肉瘤中常伴有高级别肉瘤成分;软骨肉瘤手术后常复发。

34.【C】约 90%的痛风性关节炎首次发作部位为第一跖趾关节。

35.【D】结核结节的朗汉斯巨细胞来源于多个上皮样细胞的融合或上皮样细胞分裂增殖时细胞核分裂而细胞浆不分裂,而上皮样细胞又是由单核巨噬细胞衍生而来。

36.【D】图中可见肠黏膜淋巴组织明显增生,其内含大量伤寒细胞,该细胞胞浆内有吞噬的红细胞、淋巴细胞和坏死细胞碎屑,符合伤寒结节。

37.【D】尖锐湿疣是 HPV 累及生殖道上皮引起的良性增生型疣状病变,棘层挖空细胞是 HPV 感染的特征性细胞。

38.【C】血吸虫病急性期时,血吸虫可刺激骨髓从储存库大量释放嗜酸性粒细胞,因而外周血该类细胞数目增加。

A2 型选择题

39. 【C】结合患者病史及影像学检查，大脑顶叶的囊腔最可能是液化性坏死灶。

40. 【C】甲状腺外科术后创面属于对合严密的伤口，符合一期愈合，表皮在 24～48 小时内便可再生，将伤口覆盖，肉芽组织在第 3 天就可从伤口边缘长出并很快将伤口填满。第 5～7 天伤口两侧出现胶原纤维连接，切口达临床愈合标准。术后 3 个月，伤口抗拉力强度达到顶峰。

41. 【C】术后长期卧床，下肢静脉血流缓慢，容易形成血栓。血栓脱落可导致肺动脉栓塞，出现呼吸困难和胸痛。

42. 【A】心外膜纤维蛋白性炎可在心外膜表面观察到大量的纤维蛋白渗出，光镜下的纤维蛋白呈红染、相互交织的网状、条状或颗粒状。

43. 【C】乳腺外上象限发生的癌常首先通过淋巴道转移至同侧的腋窝淋巴结，形成淋巴结转移性乳腺癌。

44. 【C】恶性黑色素瘤最常出现 BRAF、C-KIT 及 NRAS 基因突变，HER2 基因扩增多出现在乳腺癌内，BRCA1 基因突变多见于遗传性乳腺癌及卵巢癌中，KRAS 基因突变见于肠癌及肺癌中，ALK 基因重排多见于炎性肌成纤维细胞肿瘤。

45. 【A】30%～40% 的心肌梗死发生于左心室后壁、室间隔后 1/3 及右心室，相当于右冠状动脉主干供血区。

46. 【B】高血压时，由于脑细小动脉痉挛硬化，脑部可出现一系列病变，其中脑出血是高血压病最严重且往往是致命性的并发症。

47. 【A】结合患者临床表现及接触史，提示最可能也罹患新冠病毒感染。A 选项属于肺癌的病理形态特点，新冠病毒感染患者一般为急性起病，主要表现为肺组织的炎症改变，为非肿瘤性病变。

48. 【C】结合镜下组织形态及免疫组化结果，且瘤细胞表达神经内分泌标记，最可能的诊断是典型类癌。

49. 【B】食管恶性肿瘤最常见的为鳞状细胞癌，图中可见肿瘤细胞呈巢团状排列，可见细胞内角化和细胞间桥。

50. 【B】非霍奇金淋巴瘤通常表现为淋巴结的肿大和浸润，镜下未见特异性 R-S 细胞，结合患者病史及影像学检查，首先考虑非霍奇金淋巴瘤。

51. 【B】依据患者临床表现、实验室检查，首先考虑为链球菌感染后急性肾小球肾炎，该类型肾炎组织学上常显示弥漫性系膜细胞和内皮细胞增生；新月体形成为快速进展性肾小球肾炎的特征；钉突形成多见于膜性肾小球肾炎；系膜增生性肾小球肾炎出现系膜细胞增生，系膜基质增多。

52. 【B】结合患者病史及活检病理形态，且免疫组化显示 p16 弥漫性强阳性，提示 CIN Ⅱ级，属于 HSIL。

53. 【B】乳腺肿块质硬、边界不清，伴皮肤溃疡和乳头内陷，符合乳腺癌临床表现。

54. 【E】帕金森病最常见的临床症状是震颤性麻痹，病理特征是出现 α-synuclein(＋)的 Lewy 小体，好发部位为中脑黑质和蓝斑。

55. 【A】神经鞘瘤好发于头颈部或四肢的屈侧面，图中可见特征性的 Antoni A 和 Antoni B 区交替出现。A 区由较致密的梭形细胞组成，核为梭形或卵圆形，染色质细而疏松，细胞呈栅栏状、丛状、螺旋状、编织状，可见 Verocay 小体。B 区肿瘤细胞成分少，排列无序，胞浆突起彼此连成网状。

56. 【A】根据患者年龄和咳嗽、乏力、盗汗等症状提示为继发性肺结核，而病程一周和发病部位及 X 线的絮状阴影，首先考虑为浸润型肺结核。干酪样肺炎病情凶险；结核性胸膜炎表现为胸痛，可伴有胸腔积液；局灶型肺结核的结核中毒症状不明显，临床处于相对静止状态。

57. 【E】宫颈细胞学检查中的线索细胞是指黏附有大量加德纳菌或其他短小杆菌(多为厌氧菌)的鳞状上皮细胞，细胞边缘呈锯齿状，表面毛糙，有斑点和大量细小颗粒，核模糊不清。

58.【A】长期发热,右上腹痛;肝区肿大,有压痛及叩击痛,囊性变,内有巧克力样液体,符合阿米巴肝脓肿特点。细菌性肝脓肿的脓液多为灰白灰黄色。病毒性肝炎和肝硬化一般无囊性变。肝癌的病灶为灰白色质实,通常不呈现囊性变,可发生坏死,但一般不会穿刺出巧克力样液体。

A3/A4 型选择题

59.【B】输卵管浸润炎症细胞以中性粒细胞为主,上皮坏死脱落,腔内积脓,呈化脓性炎表现。未见结核性肉芽肿病灶、滋养层细胞浸润及胎盘绒毛;输卵管非特异性的慢性炎以淋巴浆细胞浸润为主;黄色肉芽肿性输卵管炎,为长期存在的慢性细菌性炎,伴有丰富的泡沫样组织细胞。

60.【E】化脓性炎时浸润的主要炎细胞是中性粒细胞。

61.【A】附件及盆腔炎多为生殖道感染向宫旁播散所致,血行感染或宫内节育器的使用等因素少见。

62.【A】结合患者临床病史及病理形态,图中所示肿瘤细胞在真皮层内呈巢团状排列,与间质分界较清楚,并可见较多的角化珠形成,符合皮肤高分化鳞状细胞癌。

63.【A】蓝色箭头所示为癌细胞排列成的巢团状结构,称为癌巢。

64.【C】溃疡性结肠炎临床上有腹痛、腹泻和血性黏液便等症状。病变多从直肠开始,可累及结肠各段,病变呈连续性、弥漫性分布。镜下,固有层内可见中性粒细胞、淋巴细胞、浆细胞及嗜酸性粒细胞浸润,继而有广泛溃疡形成,可见隐窝炎及隐窝脓肿。

65.【A】溃疡性结肠炎多发生于黏膜层和黏膜下层。

66.【C】炎症性肠病中,非干酪样坏死性肉芽肿多见于克罗恩病。

67.【B】患者为成年男性,结合病史及实验室检查,提示可能存在肾病综合征。免疫荧光结果支持膜性肾小球病的诊断。新月体性肾小球肾炎常表现为急进性肾炎综合征,微小病变性肾小球病通常无免疫复合物沉积,免疫荧光检查阴性。局灶节段性肾小球硬化光镜下可见局灶和节段性硬化病变,免疫荧光不是典型的 IgG 沿毛细血管壁颗粒状分布。膜性增生性肾小球肾炎主要表现为毛细血管壁和系膜区增厚,且常伴有 C3 的沉积。

68.【B】膜性肾小球病光镜下可见毛细血管壁僵硬、基底膜增厚伴钉突形成。

69.【B】膜性肾小球病电镜下可见毛细血管基底膜外足细胞下电子致密物沉积。

70.【E】糖皮质激素可用于治疗膜性肾小球病,而不是其致病因素。膜性肾小球病主要与某些恶性肿瘤(如肺癌、胃癌、乳腺癌)、乙肝病毒感染、重金属中毒(汞、金等)以及某些自身免疫性疾病(系统性红斑狼疮)有关。

71.【B】毛细胞型星形细胞瘤是一种生长缓慢,预后良好的星形细胞瘤,好发于儿童和青少年,可发生于中枢神经系统任何部位,而以小脑及中线结构(如视神经及视交叉,脑干等)多见;镜下可特征性出现嗜酸性颗粒小体及 Rosenthal 纤维;分子检测结果提示其多见 KIAA1549∷BRAF 基因融合变异。

72.【A】毛细胞型星形细胞瘤是一种 WHO 1 级的肿瘤,完整切除常可治愈。

B1 型选择题

73.【D】恶性高血压病患者常出现坏死性细动脉炎,主要累及肾脏入球小动脉,血管壁出现纤维蛋白样坏死。

74.【A】肾动脉粥样硬化患者继发血栓形成引起的肾脏坏死主要由组织缺血导致,表现为凝固性坏死。

75.【A】梗死灶的形状取决于该器官的血管分布方式。心冠状动脉分支不规则,故心肌梗死灶常呈地图状或不规则形;肠系膜血管呈扇形分支,故肠梗死灶呈节段形;肾动脉呈锥形分支故梗死灶也呈锥形,切面呈楔形。

76.【B】参见第 75 题。
77.【E】参见第 75 题。
78.【B】PAS-D 染色阳性的物质为黏液，肿瘤细胞外出现大量黏液为黏液腺癌的重要形态特征之一。
79.【A】肺腺癌的器官特异性免疫标记为 TTF1 和 Napsin A；而 P63 常在肺鳞状细胞癌中阳性表达，在肺腺癌中阴性表达。
80.【A】高血压性心脏病常表现为左心室肥大。
81.【C】慢性肺源性心脏病常表现为肺动脉压升高，右心室肥大。
82.【C】大叶性肺炎的主要病理变化为肺泡内的纤维蛋白性炎。
83.【A】小叶性肺炎是主要由化脓性细菌引起，以肺小叶为病变单位的急性化脓性炎。
84.【B】硅肺的特征性病变为吸入硅尘颗粒引起的肉芽肿性炎。
85.【E】慢性支气管炎是发生于支气管黏膜及其周围组织的慢性非特异性炎性疾病。
86.【D】镜影细胞为典型的 R-S 细胞，见于霍奇金淋巴瘤。
87.【A】多发性骨髓瘤中的肿瘤性浆细胞常表达 CD138 和 CD38 等免疫标记。
88.【C】间变性大细胞淋巴瘤是非霍奇金淋巴瘤中相对较少见的类型，属于外周 T 细胞淋巴瘤。
89.【E】Burkitt 淋巴瘤的组织学特点是中等大小的、相对单一形态的淋巴样细胞弥漫性浸润，瘤细胞间有散在的巨噬细胞吞噬核碎片，形成所谓“满天星”图像。
90.【C】子宫颈病变以慢性炎细胞浸润和腺体增生为主，未见明显异型细胞，符合慢性炎症。
91.【A】LSIL 是指鳞状上皮下 1/3 细胞异型显著，可见核分裂象，但上皮上 2/3 细胞成熟，细胞核异型性小。
92.【E】子宫颈浸润癌指癌细胞突破基底膜向间质内浸润性生长。
93.【B】弥漫性毒性甲状腺肿光镜下形态包括：滤泡上皮增生，有的呈乳头样增生，并有小滤泡形成；滤泡腔内胶质稀薄，滤泡周边胶质出现许多大小不一的上皮细胞的吸收空泡；间质血管丰富、充血，淋巴组织增生。
94.【C】亚急性甲状腺炎又称肉芽肿性甲状腺炎，光镜下，病变呈灶性分布，部分滤泡被破坏，胶质外溢，引起类似结核结节的肉芽肿形成，并有多量的中性粒细胞及不等量的嗜酸性粒细胞、淋巴细胞和浆细胞浸润，可形成微小脓肿，伴异物巨细胞反应，但无干酪样坏死。
95.【D】艾滋病患者的鹅口疮为机会性感染，病原体为条件致病微生物，主要为白色念珠菌。
96.【E】艾滋病患者的继发性脑膜炎常为新型隐球菌机会性感染所致。
97.【A】流行性出血热的病原体是汉坦病毒，又称肾综合征出血热病毒。
98.【D】丝虫病可引起淋巴系统阻塞。当阻塞发生于肾脏、输尿管及膀胱的淋巴管，阻塞部位以下的淋巴管内压力增高，以致破裂引起淋巴尿。
99.【A】虫卵沉积引起的病变常见于血吸虫病。丝虫病、阿米巴病、疟疾和棘球蚴病的致病性病原体分别是微丝蚴、阿米巴滋养体、疟原虫和棘球蚴。
100.【C】肠阿米巴病溃疡多呈口小底大的烧瓶状。

（卜晓东　李　娜）

综合实训（一）
英文

Type A1 choice questions

1. Which of the following statements about atrophy is incorrect?
   A. Atrophied organs have a reduced volume and weight
   B. Atrophied organs become harder in texture and darker in color
   C. Microscopically, atrophied organs show decreased parenchymal cells in size
   D. Lipofuscin appears in the cytoplasm of parenchymal cells of atrophied organs
   E. Hemosiderin appears in the cytoplasm of parenchymal cells of atrophic organs
2. Squamous metaplasia generally does not occur in
   A. Bronchial mucosal epithelium B. Gallbladder mucosal epithelium
   C. Salivary gland ductal epithelium D. Fibroblasts
   E. Renal pelvis mucosal epithelium
3. Which of the following pathological changes is not hyaline degeneration?
   A. Russell bodies in plasma cells
   B. Mallory bodies in liver cells
   C. Arteriolosclerosis in benign essential hypertension
   D. Small droplets in renal proximal convoluted tubular epithelial cells
   E. The cytoplasm of swollen macrophages in xanthomas
4. Which of the following statements does not fit the characteristics of cell apoptosis?
   A. Commonly manifests as the death of individual cells
   B. Chromatin condensation, cytoplasmic condensation
   C. Formation of membrane-coated apoptotic bodies
   D. Nearby macrophages or parenchymal cells can phagocytose apoptotic bodies
   E. There is an inflammatory response around apoptotic cells
5. Heart failure cells in the alveolar cavities are most commonly observed in
   A. Left heart failure B. Right heart failure
   C. Pulmonary hemorrhage D. Pulmonary artery embolism
   E. Pneumonia
6. The detachment of mural thrombus in left ventricle often causes
   A. Hepatic vein embolism B. Pulmonary vein embolism
   C. Cerebral artery embolism D. Pulmonary artery embolism
   E. Deep vein embolism of the lower extremities

7. Which of the following infarcts belongs to liquefactive necrosis?
   A. Pulmonary infarct B. Cerebral infarct C. Intestinal infarct
   D. Renal infarct E. Splenic infarct
8. The main inflammatory mediators that promote the release of white blood cells from bone marrow reservoirs in inflammation caused by bacteria are
   A. Histamine B. Serotonin
   C. IL-1, tumor necrosis factor D. Prostaglandin
   E. Leukotrienes
9. Which of the following lesions is not purulent inflammation?
   A. Furuncle B. Carbuncle C. Liver abscess
   D. Amoebic liver abscess E. Acute phlegmonous appendicitis
10. Which of the following macroscopic shapes of tumors is most likely malignant?
   A. Papillary B. Polypoid C. Single cyst-like
   D. Nodular E. Volcano-shaped ulcers
11. Which of the following tumors is benign?
   A. Osteoblastoma B. Neuroblastoma C. Wilms' tumor
   D. Medulloblastoma E. Glioblastoma
12. Intraepithelial neoplasia refers to
   A. Mild dysplasia B. Carcinoma in situ C. Severe dysplasia
   D. A collective term for different degrees of dysplasia and carcinoma in situ
   E. Invasive carcinoma
13. Which of the following components are not included in atheromatous plaques?
   A. Lipids B. Necrotic materials C. Cholesterol crystals
   D. Epithelioid cells E. Foam cells
14. The main characteristic lesions of rheumatic pericarditis are
   A. Large amount of neutrophils exudation
   B. Rheumatic granulomas formation
   C. Mesothelial cell degeneration and necrosis
   D. Exudation of serous fluid and/or fibrin
   E. Fibrinoid necrosis in the pericardium
15. The pathologic change least likely associated with wheezing in a patient with chronic bronchitis is
   A. Increased numbers of goblet cells in the bronchial mucosa
   B. Hyperplasia and hypertrophy of the smooth muscle cells in the bronchial wall
   C. Bronchial mucosal edema
   D. Increased mucous secretion in the bronchial lumen

E. Squamous metaplasia of bronchial epithelial cells

16. Among the following statements about silicosis, the incorrect description is
   A. Patients often develop symptoms after years of exposure to silica dust, and the disease progresses slowly
   B. The most severe lesions are caused by silicon particles with a diameter of 1～2 μm
   C. A large number of neutrophils accumulate in the silicotic nodules
   D. The basic changes include the formation of silicotic nodules and diffuse pulmonary interstitial fibrosis
   E. Silicotuberculosis is a common complication of silicosis

17. The main difference between chronic non-atrophic gastritis and chronic atrophic gastritis is
   A. The depth of inflammatory cells infiltration
   B. Intestinal metaplasia
   C. Atrophy of proper glands
   D. The number of infiltrating inflammatory cells
   E. Lymphoid follicles formation

18. The common site for gastric ulcer is
   A. The antrum of gastric greater curvature
   B. The antrum of gastric lesser curvature
   C. The body on gastric greater curvature
   D. The body on gastric lesser curvature
   E. The gastric cardia

19. Advanced gastric cancer often metastasizes to the left supraclavicular lymph node, which is also known as
   A. Aschoff lymph node　　B. Ewing lymph node
   C. Krukenberg lymph node　　D. Schwann lymph node
   E. Virchow lymph node

20. The hepatitis viruses that can cause a chronic infection are
   A. HAV,HBV　　B. HAV, HCV　　C. HAV, HDV
   D. HBV, HCV　　E. HCV, HEV

21. The characteristic that does not fit with the lymph node involvement in chronic lymphocytic leukemia/small lymphocytic lymphoma is
   A. Extensive necrosis on the section of the lymph nodes
   B. Structure destruction of lymph nodes
   C. The capsule infiltrated by tumor cells
   D. Fleshy appearance on the section of lymph nodes
   E. Enlarged lymph nodes often coalesce with one another

22. Regarding the bone marrow changes in acute promyelocytic leukemia, which of the following statements is incorrect?
   A. Tumor cells are mainly primitive cells
   B. Megakaryocytes hyperplasia
   C. Inhibition of erythrocyte series production
   D. Less number of mature white blood cells
   E. Active proliferation of bone marrow
23. Which of the following statements about pyelonephritis is incorrect?
   A. The most common route of infection for pyelonephritis is ascending infection
   B. Acute pyelonephritis is often related to urinary tract infections
   C. Pyelonephritis due to hematogenous infection is usually bilateral
   D. The most common pathogen in hematogenous infections is hemolytic streptococcus
   E. Obstruction of the urinary tract is also related to pyelonephritis

★ 24. The most important histological evidence to diagnose Wilms' tumor is
   A. Undifferentiated blastemal cells　　B. Undifferentiated cartilage
   C. Immature renal tubules　　D. Immature glomeruli
   E. Squamous epithelium
25. The most important factor determining the clinical outcome of urothelial carcinoma is
   A. Age　　B. Gender
   C. Tumor size
   D. Tumor differentiation degree and extent of involvement
   E. Proportion of necrosis

★ 26. The most common type of endometrial carcinoma is
   A. Squamous cell carcinoma　　B. Endometrioid carcinoma
   C. Adenoacanthoma　　D. Adenosquamous carcinoma
   E. Serous papillary carcinoma
27. Choriocarcinoma most easily metastasizes through the bloodstream to
   A. Brain　　B. Bone　　C. Liver
   D. Digestive tract　　E. Lung
28. The main difference between thyroid adenoma and nodular goiter is
   A. The difference in age of onset and gender
   B. Whether there is a complete capsule, and consistent tissue structure within the tumor
   C. The nodules with different numbers
   D. Whether there are colloid materials in the follicles
   E. The nodules with different sizes

29. The incorrect statement about papillary thyroid carcinoma is
    A. It is the most common subtype of thyroid carcinoma
    B. More commonly seen in young and middle-aged women
    C. Poor prognosis with early metastasis to local lymph nodes
    D. Cancer cells are arranged in irregular papillary patterns
    E. The cancer cells present ground-glass(optically clear) nuclei

★ 30. Which of the following is a histological feature of medullary thyroid carcinoma?
    A. Follicular structure
    B. Mitotic figures are easily visible
    C. Deposition of amyloid substances is commonly seen in the stroma
    D. Bizarre nuclei are common
    E. Red-stained cytoplasm of tumor cells

31. Which of the following is not a pathological feature of Japanese B encephalitis?
    A. Microglial proliferation
    B. Degeneration and necrosis of neurons
    C. Softening foci formation
    D. Early extensive infiltration by neutrophils, forming a perivascular cuffing
    E. The lesion is most severe in the cerebral cortex, basal nuclei, and optic thalamus

★ 32. The most common pathogen causing suppurative osteomyelitis is
    A. Gram-negative bacteria in the gut   B. Staphylococcus aureus
    C. Viridans streptococcus   D. Pneumococcus
    E. Anaerobic cocci

★ 33. The correct description regarding chondrosarcoma is
    A. Chondrosarcoma is a malignant mesenchymal tumor that differentiates into cartilage
    B. Central chondrosarcomas mainly occur in the paracortex
    C. Regarding chondrosarcoma grade 3, the atypia of tumor cells is not prominent, and mitotic figures are uncommon
    D. Dedifferentiated chondrosarcomas often have components of low-grade sarcoma
    E. Chondrosarcoma is less likely to relapse after surgery

34. The joint most commonly affected by gouty arthritis is
    A. Wrist joint   B. Knee joint
    C. The first metatarsophalangeal joint   D. Ankle joint
    E. Shoulder joint

35. The Langhans giant cells in tuberculous granulomas originate from
    A. Epithelial cells   B. Endothelial cells   C. Lymphocytes
    D. Mononuclear macrophages   E. Fibroblasts

36. The figure with granulomas was taken from the intestinal wall, and the granulomas are most likely

A. Tubercle B. Chronic egg nodules C. Acute egg nodules

D. Typhoid nodules E. Rheumatic nodules

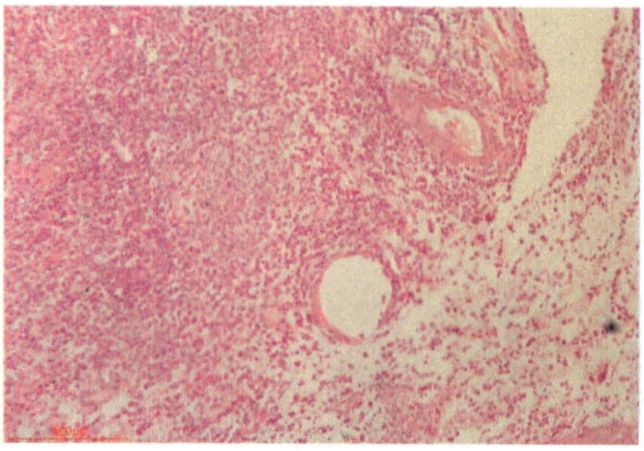

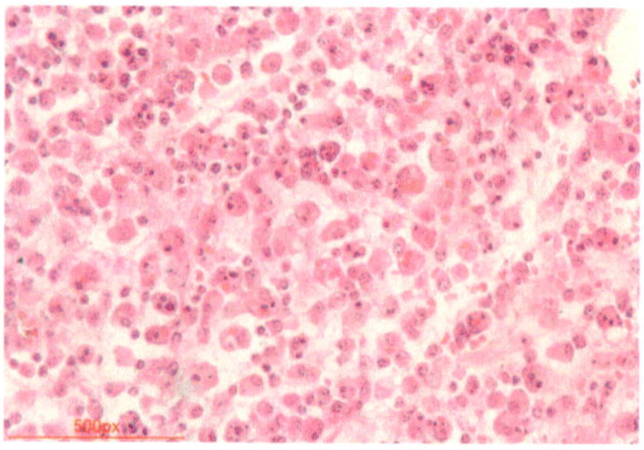

37. The most characteristic morphology of HPV infection in condyloma acuminatum is

A. Thickening of the epidermal stratum corneum

B. Increased number of cells with parakeratosis

C. Thickening of prickle cell layer

D. The existence of koilocytes in the prickle cell layer of the epidermis

E. The cells with mitotic figures are occasionally visible

38. The characteristic changes in peripheral blood from acute schistosomiasis are

A. A significant increase in neutrophils B. Existence of atypical lymphocytes

C. A significant increase in eosinophils D. A significant decrease in monocytes

E. A significant reduction in basophils

Type A2 choice questions

39. A 79-year-old woman has a CT scan showing a cyst with approximately 1 cm in diameter in the parietal lobe of the right brain. The patient has a history of hemiplegia on her left limbs. The most likely lesion occurring in this patient's brain tissue is

A. Coagulative necrosis B. Caseous necrosis C. Liquefactive necrosis

D. Senile atrophy E. Multiple sclerosis

40. Female, 32 years old, underwent a surgery for "papillary thyroid carcinoma in the right lobe." Which of the following statements correctly describes the wound healing?

A. Healing by first intention, on the 1st day after surgery, granulation tissue started to fill in the wound

B. Healing by second intention, 1 month post-surgery, epidermal regeneration began

C. Healing by first intention, 3 months post-surgery, the wound tensile strength reached its peak

D. Healing by second intention, 15 days post-operation, the fibrous repair of the epidermis was completed

E. Healing by second intention, 7 days post-operation, epidermal structure basically recovered to normal

★41. Male, 25 years old, suffered a car accident, and took spinal trauma surgery. Then he has been required to be bedridden for 1 week, and is now experiencing shortness of breath and chest pain. The most likely diagnosis is

A. Pneumothorax
B. Pulmonary edema
C. Pulmonary arterial embolism
D. Myocardial infarction
E. Adult respiratory distress syndrome

42. A 69-year-old female with uremia. Autopsy revealed irregular yellow-white exudate covering the epicardium. Under the microscope, the morphology on the surface of the epicardium is as shown in the figure. The cord-like eosinophilic structures that the blue arrows pointed are

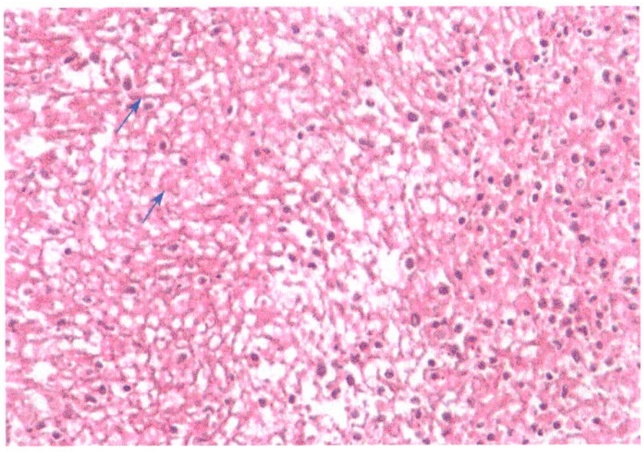

A. Fibrin
B. Fibrinogen
C. Thrombus
D. Calcification
E. Pigment deposition

43. Female, 45 years old. A hard and immobile nodule with 3 cm in diameter was discovered in the upper outer quadrant of the right breast. At this time, the lymph nodes that should be concurrently examined are

A. Cervical lymph nodes
B. Left supraclavicular lymph nodes
C. Right axillary lymph nodes
D. Left axillary lymph nodes
E. Parasternal lymph nodes

★44. A 45-year-old male had a pigmented nevus on the sole that had been ulcerating and enlarging for over a year. The biopsy pathological diagnosed the nevus as malignant melanoma, which of the following gene mutations was most likely to appear in the tumor?

A. HER2 gene amplification
B. BRCA1 gene mutation
C. BRAF gene mutation
D. KRAS gene mutation
E. ALK gene rearrangement

45. Male, 78 years old, died of "heart failure and respiratory failure." Autopsy findings revealed old myocardial infarcts in the posterior wall of the left ventricle and the right

ventricle. The most likely coronary artery branch affected by this condition was

A. The right main coronary artery
B. The anterior descending branch of left coronary artery
C. The circumflex branch of left coronary artery
D. The posterior descending branch of the right coronary artery
E. The left main coronary artery

46. Female, 66 years old, with a history of hypertension for more than 10 years. She fainted and fell into coma while working and died after resuscitation efforts. Autopsy revealed numerous blood clots in the basal ganglia, internal capsule, and brainstem. The most likely complication for the patient was

A. Myocardial infarction
B. Cerebral hemorrhage
C. Cerebral softening
D. Sudden cardiac arrest
E. Cerebral edema

47. Female, 30 years old. Symptoms such as high fever, cough and dyspnea occurred 10 days after exposure to a COVID-19 patient. Imaging findings revealed increased bronchovascular shadows. She was sent to the isolation ward for treatment. The least likely pathological change within the patient's lung tissue was

A. Obvious dysplasia of alveolar epithelial cells, with irregular tubular structures infiltrating the interstitium
B. Dilation and congestion of the alveolar wall capillaries
C. Lymphocytes and mononuclear cells infiltrating the alveolar septa
D. No hyaline membrane formation in the alveoli
E. Hemorrhagic foci in the lung tissue

★ 48. Female, 54 years old. CT shows a nodule in the left upper lobe of the lung with a maximum diameter of 1.5 cm. Microscopically, the tumor cells arranged in glandular, trabecular, and island-like patterns. The tumor cells displayed minimal cellular atypia, and no mitotic figures and necroses were identified. The stroma presented rich blood vessels. Immunohistochemical staining results revealed positive labeling of CD56, CgA, Syn and INSM1, negative of TTF1. The most likely diagnosis was

A. Small cell carcinoma
B. Large cell carcinoma
C. Typical carcinoid
D. Atypical carcinoid
E. Sarcomatoid carcinoma

★ 49. A 79-year-old male presented with difficulty swallowing. The postoperative pathology showed the irregular masses in the middle and lower segments of the esophagus. The microscopic appearance is as shown in the figure. The most likely diagnosis for this patient was

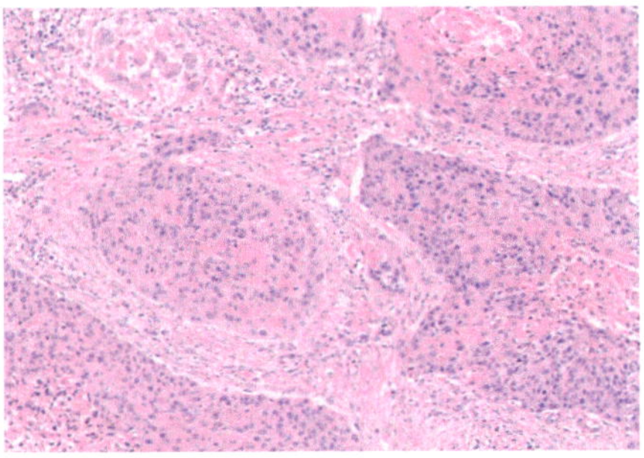
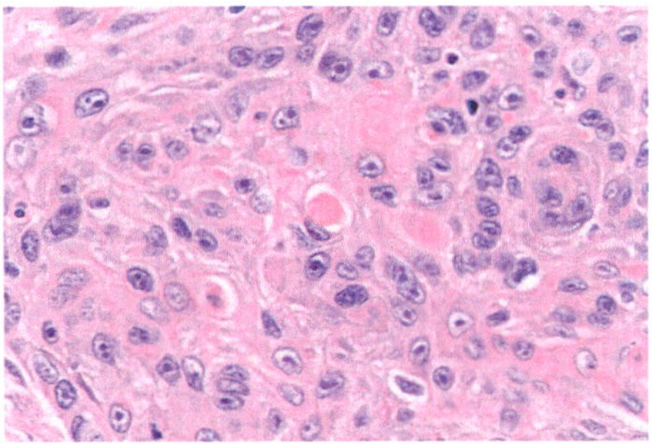

A. Adenocarcinoma
B. Squamous cell carcinoma
C. Small cell carcinoma
D. Adenoid cystic carcinoma
E. Lymphoma

★50. Male, 12 years old. One year ago, a neck lump on the right side was discovered along with low-grade fever, but repeated anti-infection treatments were ineffective, and he recently felt difficulty breathing. CT scan showed enlargement of the middle mediastinum. Physical examination: multiple swollen lymph nodes on the right neck, largest being 2.2 cm × 2.0 cm, adhering to each other. Microscopically, lymph follicles were absent with extensive infiltration by a large number of relatively homogeneous round cells that resembled normal lymphocytes but with slightly larger sizes and exhibited numerous pathological mitotic figures. The capsule was also involved. The diagnosis that should be first considered was

A. Chronic nonspecific lymphadenitis
B. Non-Hodgkin lymphoma
C. Hodgkin lymphoma
D. Small cell lung cancer metastasis
E. Thyroid cancer metastasis

★51. The patient is a 6-year-old child who has had sore throat and fever for more than 1 week, with gradually developing bilateral lower eyelid edema. Laboratory tests show elevated serum antistreptolysin O level and decreased complement C3 level. The pathological characteristic of the kidneys in this patient was

A. Crescent formation
B. Diffuse mesangial cells and endothelial cells proliferation
C. Diffuse thickening of the basement membrane
D. Spike formation
E. Mesangial cells proliferate and mesangial matrix increases

★52. Female, 42 years old, complained vaginal contact bleeding for 10 days. The cervical biopsy showed hyperplasia of squamous epithelium, with some atypical cells localizing in the lower 1/3～2/3 of the cervical epithelium, accompanied by mitotic figures. Immunohistochemistry revealed diffuse strong positivity for p16. The most likely diagnosis was

A. CIN Ⅰ grade
B. HSIL
C. LSIL
D. Cervical carcinoma in situ
E. Squamous metaplasia of the cervical epithelium

53. A 48-year-old female with a hard, ill-defined mass in the upper outer quadrant of the right breast for more than 2 years. The local skin is ulcerated, and the nipple on the affected side is retracted. The most likely pathological diagnosis for this patient is

A. Mammary glands hyperplasia
B. Breast carcinoma
C. Breast fibroadenoma
D. Intraductal papilloma of the breast
E. Breast abscess

★54. Male, 70 years old, with a clinical history of Parkinson disease for 10 years, died of respiratory failure. Autopsy revealed numerous eosinophilic inclusion bodies within the neurons, and immunohistochemical staining showed α-synuclein(+). The most commonly involved tissue of this disease is

A. Parietal lobe
B. Frontal lobe
C. Cerebellum
D. Hippocampus
E. Midbrain substantia nigra

★55. Male, 30 years old, an oval subcutaneous lump is seen on the left neck, with the largest diameter of 1.5 cm. The microscopic appearance is as shown in the figure. The most likely diagnosis is

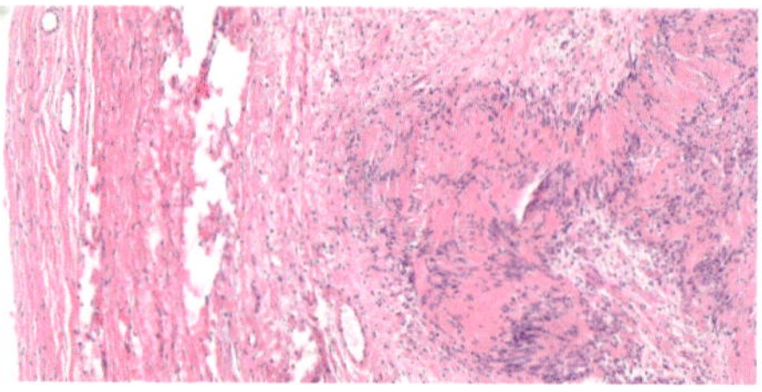

A. Schwannoma
B. Neurofibroma
C. Solitary fibrous tumor
D. Nodular fasciitis
E. Leiomyoma

56. A 17-year-old thin boy has coughed for 1 week, accompanied by fatigue and night sweats. A chest X-ray shows patchy shadows near the clavicle in the upper lobe of right lung. The disease that should be first considered is

A. Infiltrative pulmonary tuberculosis
B. Caseous pneumonia
C. Focal pulmonary tuberculosis
D. Primary pulmonary tuberculosis
E. Tuberculous pleurisy

★57. Female, 28 years old. The cervical TCT shows squamous cells covered and adhered by granular pathogens, making the cell borders indistinct, with spots and fine granules on the cell surface, and the unclear nuclei. This morphology is most likely the indicator of

A. Spherical cells B. Lactic acid bacteria C. Actinomycetes
D. Koilocytes E. Clue cells

58. Male, 35 years old, has had fever for 1 month, accompanied by right upper abdominal pain. Physical examination: the liver could be palpable 3 cm below the costal margin, with tenderness and percussion pain; the fluid aspirated was chocolate-like; B-ultrasound shows cystic changes and hypoechogenic areas in the liver. The most likely diagnosis is

A. Amoebic liver abscess B. Bacterial liver abscess
C. Viral hepatitis D. Liver cirrhosis
E. Liver carcinoma

Type A3/A4 choice questions

★(Questions 59～61 sharing the stem)

Female, 42 years old, 3 days ago she developed lower abdominal pain without any obvious cause, which gradually worsened and became colic pain, accompanied by fever. B-ultrasound showed that bilateral adnexa appeared as tortuous tubular structures with internal flocculent echoes, and a small amount of pelvic fluid, suggestive of pelvic inflammation. After anti-inflammatory treatment, her abdominal pain did not relief, and the lesion did not shrink. Therefore, a surgery was performed to remove both fallopian tubes. The tissue morphology is as shown in the figure.

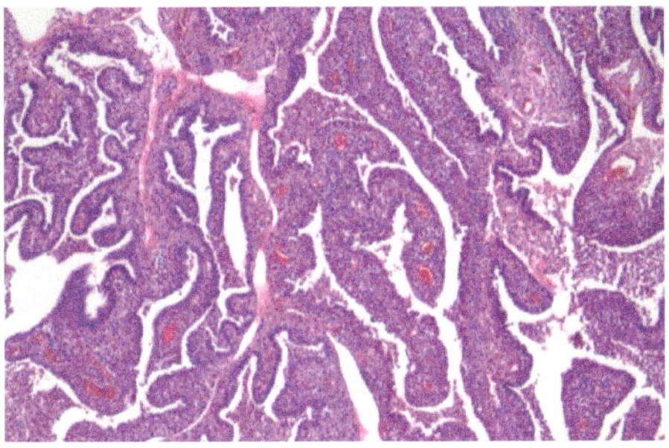
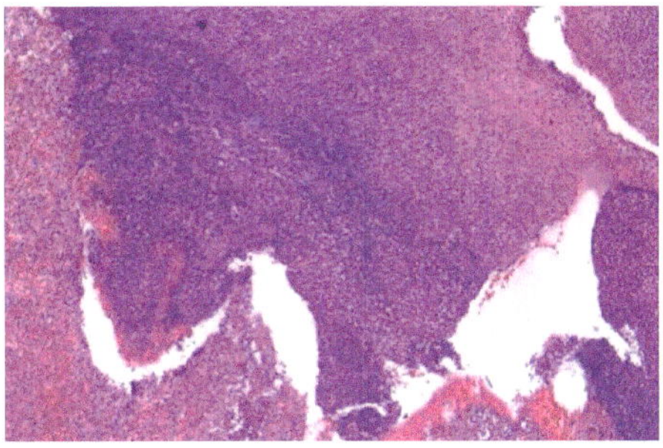

59. The patient's pathological diagnosis should first consider as

A. Oviduct tuberculosis B. Acute purulent salpingitis
C. Ectopic oviduct pregnancy D. Chronic salpingitis
E. Xanthogranulomatous salpingitis

60. The main inflammatory cells involved in the lesion are

A. Plasma cells B. Monocytes C. Lymphocytes
D. Eosinophils E. Neutrophils

61. The most common etiology of this disease is
   A. Spread of genital tract infection to parametrial tissues
   B. Endometriosis
   C. Intrauterine device
   D. Cesarean section
   E. Bloodstream infection during pregnancy

(Questions 62～63 sharing the stem)

A 59-year-old man has experienced a painful and bleeding skin mass on the upper chest for 1 month. Physical examination reveals a broad-based cauliflower-like mass on the upper chest with signs of bleeding, necrosis, and ulceration. The postoperative pathology shows that the tumor is 4 cm in diameter. On the cut surface, it appears as grayish-white and hard texture. The mass is infiltrating deeply into subcutaneous tissues at its base. Morphological changes are as shown in the figure.

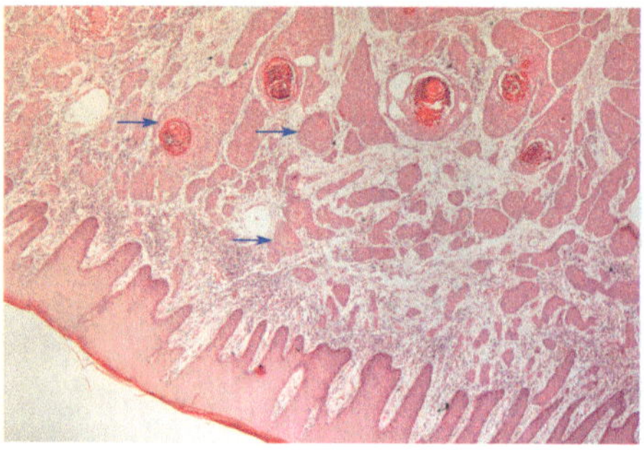

62. The most likely pathological diagnosis for this patient is
   A. Well differentiated squamous cell carcinoma
   B. Poorly differentiated squamous cell carcinoma
   C. Basal cell carcinoma
   D. Malignant melanoma
   E. Sebaceous gland adenocarcinoma

63. The blue arrows indicate
   A. Cancerous nests　B. Tumor stroma　C. Sebaceous glands
   D. Hair follicles　E. Acini

★(Questions 64～66 sharing the stem)

Female, 38 years old, has had abdominal pain, diarrhea, and mucous bloody stools for more than half a year. Colonoscopy showed diffuse congestion and edema from the rectum to the sigmoid colon. Microscopically, the crypt architecture is disordered with visible cryptitis, crypt abscesses, and focal ulcers.

64. The most likely diagnosis for this patient is
   A. Crohn disease　B. Eosinophilic enteritis　C. Ulcerative colitis
   D. Dysbacteriosis enteritis　E. Acute hemorrhagic necrotizing enteritis

65. The lesions of this disease are mostly located in
   A. Mucosa and submucosa layers　B. Submucosa layer

C. Muscularis propria layer
D. Full thickness of the intestinal wall
E. Muscularis mucosa and submucosa layers

66. Which of the following statements about the disease is incorrect?
A. It is an autoimmune disease
B. The lesion usually starts from the rectum and may involve all segments of the colon
C. More than half of the cases show non-caseating granulomas
D. It can develop pseudopolyps
E. Significant proliferation of fibrous tissue in the intestinal wall with advanced lesions

(Questions 67～70 sharing the stem)

Male, 40 years old, has had facial and bilateral lower extremity edema, foamy urine for 2 weeks. Laboratory tests: 4.2 g for 24-hour urinary protein, non-selective proteinuria. Immunofluorescence staining from renal biopsy showed IgG strong positivity along the glomerular capillary walls in a granular pattern.

67. The patient is most likely suffering from
A. Crescentic glomerulonephritis
B. Membranous glomerulopathy
C. Minimal change glomerulopathy
D. Focal segmental glomerulosclerosis
E. Membranoproliferative glomerulonephritis

68. Which of the following morphological changes can be observed under a microscope?
A. Significant proliferation of mesangial cells and matrix
B. Rigid capillary walls with thickened basement membrane and spikes
C. Proliferation of capillary endothelial cells
D. Fibrinoid necrosis of capillary walls
E. Numerous red blood cell casts in the lumens of renal tubules

69. Electron microscopy may reveal
A. Deposition of electron-dense masses in the mesangial areas
B. Electron-dense deposits under the foot processes of podocytes outside the capillary basement membrane
C. Subendothelial electron-dense deposits in capillaries
D. Electron-dense deposits in the basement membrane of capillaries
E. There is no electron-dense deposition in the glomeruli, but there are widely fused foot processes

70. The causative factors of this disease are multiple, but except
A. Tumor
B. Hepatitis B virus infection
C. Heavy metal poisoning
D. Certain autoimmune diseases
E. Corticosteroids

★(Questions 71～72 sharing the stem)

Male, 10 years old. MRI shows a cystic-solid lesion in his cerebellum. Postoperative microscopic examination reveals low-grade glioma with uneven cell density, eosinophilic granular bodies and Rosenthal fibers, as well microcystic structures; molecular testing results show KIAA1549∷BRAF gene fusion mutation.

71. The most likely diagnosis is

A. Oligodendroglioma　B. Pilocytic astrocytoma　C. Ganglioglioma
D. Ependymoma　E. Medulloblastoma

72. Which of the following statements about the tumor is correct?

A. May be cured by complete resection of the tumor
B. Often accompanied by TERT promoter mutations
C. Related to neurofibromatosis type 1
D. The morbidity is higher in elderly people than in children
E. Often occurs in the spinal cord

Type B1 choice questions

(Questions 73～74 sharing the options)

A. Coagulative necrosis　B. Liquefactive necrosis　C. Caseous necrosis
D. Fibrinoid necrosis　E. Wet gangrene

73. The walls of the afferent arterioles in the kidneys of patients with malignant hypertension often appear as

74. Renal necrosis due to thrombosis resulting from atherosclerosis of the renal artery in patients is commonly manifested as

(Questions 75～77 sharing the options)

A. Heart　B. Kidney　C. Lung
D. Brain　E. Intestine

75. The organ with infarct areas in a map-like pattern is

76. The organ that frequently has wedge-shaped infarcts is

77. The organ with infarcts in a segmental pattern is

★(Questions 78～79 sharing the options)

A. TTF1+, NapsinA+, P63−
B. A large amount of PAS-D positive material appears extracellularly
C. TTF1−, NapsinA−, P63+
D. A large amount of PAS-D positive material appears intracellularly
E. TTF1−, NapsinA−, P63−

78. The immunostaining result matched with pulmonary mucinous adenocarcinoma is

79. The immunostaining result that is compatible with pulmonary papillary adenocarcinoma is

(Questions 80～81 sharing the options)

A. Hypertensive heart disease
B. Rheumatic heart disease
C. Chronic cor pulmonale
D. Restrictive cardiomyopathy
E. Viral myocarditis

80. The disease often indicating left ventricular hypertrophy is
81. The disease mostly showing right ventricular hypertrophy is

(Questions 82～85 sharing the options)

A. Suppurative inflammation
B. Granulomatous inflammation
C. Fibrinous inflammation
D. Interstitial pneumonia
E. Chronic nonspecific inflammation

82. The nature of the lesion in lobar pneumonia belongs to
83. The nature of the lesion in lobular pneumonia belongs to
84. The nature of the lesion in silicosis belongs to
85. The nature of the lesion in chronic bronchitis belongs to

(Questions 86～89 sharing the options)

A. Multiple myeloma
B. Follicular lymphoma
C. Anaplastic large cell lymphoma
D. Hodgkin lymphoma
E. Burkitt lymphoma

86. Among the above mentioned diseases, which one takes "mirror image cells" as important diagnostic evidence?
87. The tumor cells expressing immunohistochemistry markers such as CD138 and CD38 are
88. Which tumor belongs to T-cell lymphoma?
89. Among the above mentioned diseases, which one takes "starry sky" image as one of the pathological characteristics?

(Questions 90～92 sharing the options)

A. LSIL
B. HSIL
C. Chronic cervicitis
D. Cervical carcinoma in situ involving glands
E. Cervical invasive carcinoma

90. The lesion manifesting as significant infiltration of lymphocytes in the subepithelial stroma of the cervix with mild hyperplasia of the glands is
91. The lesion manifesting as dysplasia of epithelial cells limited to the lower 1/3 of the cervical epithelium is
92. The lesion manifesting as severe dysplasia cells breaking through the basal membrane and involving the subepithelial stroma is

(Questions 93～94 sharing the options)

A. Nodular goiter
B. Diffuse toxic goiter
C. Subacute thyroiditis
D. Chronic lymphocytic thyroiditis
E. Fibrous thyroiditis

93. The disease mostly showing absorptive vacuoles in the follicular lumens, and abundant congestive blood vessels and hyperplasia of lymphoid tissue in the interstitia is

94. The disease that belongs to granulomatous inflammation is

(Questions 95～97 sharing the options)

A. Hantavirus
B. Cytomegalovirus
C. Toxoplasma gondii
D. Candida
E. Cryptococcus neoformans

95. The pathogen for secondary thrush in AIDS patients is

96. Common pathogen for secondary meningitis in AIDS patients is

97. The pathogen causing epidemic hemorrhagic fever is

(Questions 98～100 sharing the options)

A. Schistosomiasis
B. Echinococcosis
C. Amoebiasis
D. Filariasis
E. Malaria

98. Lymphuria is commonly seen in

99. Intestinal lesions caused by the deposition of eggs are commonly seen in

100. The cause of flask-shaped ulcers in the intestinal wall is

Answer Analyses

Type A1 choice questions

1. 【E】 Hemosiderin deposition is commonly found in the cytoplasm of histiocytes or macrophages within areas of hemorrhage or congestion, while lipofuscin often appears in the cytoplasm of parenchymal cells in atrophied organs.
2. 【D】 Fibroblasts belong to mesenchymal cells and typically do not undergo metaplasia into squamous epithelium. Generally, metaplasia occurs among homologous cell types.
3. 【E】 In xanthomas, the swollen macrophage cytoplasm primarily contains ingested cholesterol. Russell bodies, Mallory bodies, and small droplets within the epithelial cells of proximal convoluted tubules are all examples of intracellular hyaline changes. The arteriolosclerosis in benign hypertension is hyaline degeneration occurring on arteriolar walls.
4. 【E】 Apoptotic bodies, which are usually enveloped by membranes, are often phagocytosed by surrounding macrophages without leaking cellular contents, thus there is typically a lack of inflammatory response around apoptotic cells.
5. 【A】 Left heart failure often leads to pulmonary congestion, and when red blood cells leaking out are phagocytosed by macrophages, brownish-yellow granular hemosiderin is produced in the cytoplasm of these cells, which are then called heart failure cells.
6. 【C】 A mural thrombus in the left ventricle detaches and enters the systemic circulation, with arterial embolism mainly affecting the arteries of the lower extremities and brain, but it may also involve intestine, kidney, and spleen.
7. 【B】 The brain contains a high amount of water and phospholipids but a low amount of protein, making it difficult to coagulate, but easily liquefy after necrosis.
8. 【C】 Bacterial infection can stimulate the production of cytokines, with IL-1 and TNF being two important factors that promote the release of leukocytes from bone marrow into the peripheral bloodstream.
9. 【D】 Amoebic liver abscess is caused by amoebic trophozoites, and its "pus" consists mainly of necrotic tissue and old blood rather than true pus formed from the exudation of neutrophils. The other options are all purulent inflammation.
10. 【E】 Crater-like ulcers in tumors indicate infiltration into deeper tissues, and infiltrative growth is a common growth pattern for malignant tumors.
11. 【A】 Some tumors resemble immature cells or tissues seen in a developmental process and are called "blastomas". Benign examples include osteoblastoma. The remaining options are malignant tumors.
12. 【D】 Intraepithelial neoplasia refers to the phenomenon and process of dysplasia of epithelial cells within the epithelial cell layer, which may even progress into carcinoma in situ.
13. 【D】 Epithelioid cells display similar morphology to epithelial cells featured by abundant cytoplasm, round or oval nuclei. They are primarily used in the description of cell morphology in granulomatous lesions or neoplastic conditions. Beneath the fibrous cap of an atherosclerotic plaque, there is a large

amount of yellow, gruel-like material mainly composed of amorphous substances, such as extracellular lipids and necrotic debris, with cholesterol crystals, along with granulation tissue and few foam cells at the base and periphery.

14. 【D】 Rheumatic pericarditis is usually characterized by exudation of serum and/or fibrin, which may lead to pericardial effusion or cor villosum.
15. 【E】 The hyperplasia and hypertrophy of smooth muscle cells in the bronchial wall often cause bronchospasm or bronchial narrowing, while an increase in goblet cells within the mucosa and excessive mucus secretion as well exudate can obstruct the airway, leading to wheezing in patients.
16. 【C】 The basic pathological changes of silicosis are silicotic nodules and diffuse fibrosis of lung tissue. Silicotic nodules are granulomatous lesions characterized primarily by proliferation of macrophages, without significant infiltration by neutrophils. Patients typically develop the disease after long-term exposure to silica dust, with a slow progression that can continue even after being out of a silica dust environment. Silicosis patients are prone to suffer from tuberculosis, and the developing speed and range of tuberculosis complications in silicosis patients are faster and wider than those in pulmonary tuberculosis patients alone. They also tend to form cavities, which may lead to massive hemoptysis and even death.
17. 【C】 Changes in the number and size of glands are important criteria for determining whether gastric mucosa is atrophied.
18. 【B】 The mucosal folds on the lesser curvature of the stomach are relatively smooth and weak, making them susceptible to mechanical irritation or injury from gastric contents. The area where the fundic glands and pyloric glands transition is limited in the stomach angular part, making the mucosa in the region vulnerable to the digestion of gastric acid and pepsin. Additionally, food retention time in the antrum is relatively long, extending the contact period between gastric acid as well contents and the mucosa at this site, which can easily lead to mucosal damage and ulcer.
19. 【E】 Virchow's lymph node is a lymph node located in the left supraclavicular fossa. Enlargement of this lymph node is associated with metastasis from various malignant tumors, particularly those of the digestive system, such as esophageal, gastric, and colorectal cancer.
20. 【D】 HBV, HCV, and HDV can all lead to chronic course of the diseases.
21. 【A】 The characteristic of chronic lymphocytic leukemia/small lymphocytic lymphoma is the infiltration by mature small lymphocytes. There is moderate enlargement of superficial lymph nodes throughout the body, which often fuse with one another. The cut surface appears grayish-white and fleshy. Microscopically, there is varying degrees of destruction of lymph node architecture, which is replaced by sheets of infiltrating mature small lymphocytes that also invade the capsule, but the lesions do not show large areas of necrosis.
22. 【B】 In acute promyelocytic leukemia, megakaryocytes typically do not increase in number, but may decrease due to replacement of bone marrow by primitive tumor cells.
23. 【D】 The most common pathogen for hematogenous infection of pyelonephritis is staphylococcus aureus.
24. 【A】 In the histological characteristics of nephroblastoma, the presence of immature blastemal cells is a key marker.

25. 【D】 The prognosis for patients with urothelial carcinoma is closely related to the pathologic histological grade and the extent of tumor involvement, such as whether there is vascular and lymphatic invasion, the depth of infiltration into the bladder wall, and whether there are any metastases.
26. 【B】 Most endometrial cancers are endometrioid carcinoma, but there are also other types such as serous carcinoma and clear cell carcinoma.
27. 【E】 Choriocarcinoma has a strong ability to invade and destroy blood vessels, making it highly prone to hematogenous metastasis, with the lungs being the most common site, followed by the brain, gastrointestinal tract, liver, and vaginal wall.
28. 【B】 The key points for diagnosing and differentiating nodular goiter from thyroid adenoma are as follows. ① The former is usually characterized by multiple nodules without a complete capsule, while the latter typically presents as a single nodule with a complete capsule. ② In the former, the follicles are of inconsistent size, generally larger than normal; in the latter, the follicles and follicular epithelial cells tend to be of consistent size. ③ The surrounding thyroid tissue is not compressed by the lesion in the nodular goiter, and similar lesions can often be found both within and adjacent to the nodules. In contrast, thyroid adenoma presents compression of the surrounding thyroid tissue, and the nearby thyroid tissue remains normal.
29. 【C】 Papillary thyroid carcinoma grows slowly with a lower degree of malignancy. Although local lymph node metastasis occurs relatively early, the prognosis is still good, with 10-year survival rates exceeding 80%.
30. 【C】 Medullary thyroid carcinoma appears under the microscope with tumor cells that are round, polygonal, or spindle-shaped, having round or oval nuclei with indistinct nucleoli and rare mitotic figures. The tumor cells arrange in solid sheets, nests, papillary, follicular, or whorled patterns, and often contain amyloid deposits within the stroma.
31. 【D】 Epidemic encephalitis B is caused by a viral infection, with infiltrating inflammatory cells mainly consisting of lymphocytes, monocytes, and plasma cells.
32. 【B】 Osteomyelitis is most commonly caused by pyogenic bacteria and mycobacteria tuberculosis. Amongst, pyogenic osteomyelitis is primarily induced by bacterial infection, and the most common pathogen is staphylococcus aureus.
33. 【A】 Chondrosarcoma is a malignant mesenchymal tumor that differentiates into cartilage; central chondrosarcomas primarily occur within the marrow cavity; in grade 3 chondrosarcomas, there is significant atypia of tumor cells and numerous mitotic figures; dedifferentiated chondrosarcoma often contains components of high-grade sarcoma; chondrosarcoma frequently relapses after surgery.
34. 【C】 Approximately 90% of gouty arthritis takes first metatarsophalangeal joint as the initially attacking site.
35. 【D】 The Langhans giant cells in a tubercle are derived from the fusion of multiple epithelioid cells or the proliferating epithelioid cells through nuclear division without cytoplasmic division, and the epithelioid cells themselves originate from monocytes and macrophages.
36. 【D】 The picture shows obvious hyperplasia of the intestinal mucosa lymphoid tissue, which contains a large number of typhoid cells. These cells have engulfed red blood cells, lymphocytes, and necrotic cell debris, which is consistent with the morphology of typhoid nodules.

37. 【D】 Condyloma accuminata present benign proliferative wart-like lesions caused by HPV affecting the epithelium of the genital tract. The koilocytes in the prickle cell layer are the indicator of HPV infection.

38. 【C】 During the acute phase of schistosomiasis, the parasites can stimulate the bone marrow to release a large number of eosinophils from reservoirs, thereby increasing the count of these cells in peripheral blood.

Type A2 choice questions

39. 【C】 In combination with the patient's medical history and imaging examinations, the cystic cavities in the parietal lobe of the brain are most likely liquefactive necrosis.

40. 【C】 The incision after thyroid surgery is a tightly aligned wound that fits the criteria for healing by first intention, with the epidermis regeneration to cover the wound within 24～48 hours. Granulation tissue begins to grow from the wound edges on the 3rd day and quickly fills the wound. By days 5～7, collagen fibers connect the two sides of the wound, reaching the clinical standards for wound healing. By 3 months post-surgery, the tensile strength of the wound reaches its peak.

41. 【C】 Postoperative long-term bed rest can slow down blood flow in the lower limbs, making it easy to form thrombi. If these thrombi detach into pulmonary artery, they can lead to dyspnea and chest pain.

42. 【A】 Fibrinous pericarditis is characterized by the presence of large amounts of fibrin on the surface of the pericardium, which appears under the microscope as red-stained material in a meshwork, linear, or granular pattern.

43. 【C】 The carcinoma occurring in the outer upper quadrant of the breast usually first metastasizes through lymphatic channels to the ipsilateral axillary lymph nodes, forming lymph node metastatic breast carcinoma.

44. 【C】 Malignant melanoma most commonly presents with mutations in the BRAF, C-KIT, and NRAS genes. HER2 gene amplification is more commonly found in breast cancer. BRCA1 gene mutations are often seen in hereditary breast and ovarian cancers. KRAS gene mutations are found in colorectal and lung cancers. ALK gene rearrangements are common in inflammatory myofibroblastic tumors.

45. 【A】 Approximately 30%～40% of myocardial infarctions occur in the posterior wall of the left ventricle, the posterior 1/3 of the interventricular septum, and the right ventricle, which corresponds to the area supplied by the right coronary artery.

46. 【B】 The patients with hypertension can develop a series of cerebral lesions due to spasm and hardening of arterioles in the brain. Among these, cerebral hemorrhage is the most severe and even fatal complication.

47. 【A】 Considering the patient's clinical presentations and history of contact with COVID-19 patient, it suggests that she is most likely also infected with COVID-19. Option A pertains to the pathological characteristics of lung cancer, whereas patients with COVID-19 typically present sudden onset with inflammatory changes in the lungs, which are non-cancerous lesions.

48. 【C】 Based on the microscopic tissue morphology and immunohistochemical results, especially the tumor cells expressing neuroendocrine markers, the most likely diagnosis is typical carcinoid.

49. 【B】 The most common malignant tumor of the esophagus is squamous cell carcinoma, as shown in the

figure where tumor cells are arranged in nests, with intracellular keratinization and intercellular bridge.

50. 【B】 Non-Hodgkin lymphoma typically presents with enlarged and infiltrated lymph nodes, without specific R-S cells observed microscopically. Considering the patient's medical history and imaging examinations, non-Hodgkin lymphoma is first suspected.

51. 【B】 Acute poststreptococcal glomerulonephritis is first considered based on clinical manifestations and laboratory tests. Furthermore, histological findings showing diffuse mesangial cell and endothelial cell proliferation are commonly observed in the glomerulonephritis. Crescents are the characteristic of rapidly progressive glomerulonephritis; spikes are commonly seen in membranous glomerulonephritis; mesangioproliferative glomerulonephritis presents with increased mesangial cells and mesangial matrix.

52. 【B】 Based on the patient's medical history, biopsy pathology, and diffuse strong positivity for p16 immunohistochemistry staining, the lesion can be considered as CIN Ⅱ, which belongs to HSIL.

53. 【B】 The patient displays a hard breast lump with unclear border, accompanied by skin ulceration and retraction of the nipple, which is consistent with the clinical presentation of breast carcinoma.

54. 【E】 The most common clinical symptom of Parkinson disease is tremor paralysis, with pathological characteristics being the appearance of Lewy bodies expressing α-synuclein in the substantia nigra and locus coeruleus of the midbrain.

55. 【A】 Schwannomas are commonly found in the head and neck as well on the flexor surfaces of the extremities. Alternating characteristic Antoni A and B zones can be observed in the figure. In zone A, there is a dense proliferation of spindle cells with elongated or oval nuclei featured by fine and loose chromatin; the cells are arranged in palisades, plexiform, spirals, and woven patterns; and Verocay bodies can be visible. In zone B, it has fewer tumor cells with an irregular arrangement, and cellular processes that form a network.

56. 【A】 Based on the patient's age and symptoms such as coughing, fatigue, and night sweats, secondary pulmonary tuberculosis is suspected. Given the one-week duration of illness, location of the lesion, and patchy shadows shown on X-rays, infiltrative pulmonary tuberculosis is initially considered. Caseous pneumonia is a severe condition; tuberculous pleurisy presents with chest pain and may be accompanied by pleural effusion; focal pulmonary tuberculosis shows mild or no signs of tuberculosis toxicity and clinically remains in a relatively dormant state.

57. 【E】 The clue cells in cervical cytology examination refer to squamous epithelial cells adhered with a large amount of Gardnerella or other short rod-shaped bacteria (mostly anaerobic bacteria), with serrated edges, rough surfaces, spots and numerous small particles, and indistinct nuclei.

58. 【A】 Long-term fever, right upper abdominal pain, hepatomegaly with tenderness and percussion pain, cystic changes, containing chocolate-like fluid, which fits the characteristics of an amoebic liver abscess. The pus from a bacterial liver abscess is typically grayish-white or grayish-yellow. Viral hepatitis and cirrhosis generally do not present cystic changes. Hepatocellular carcinoma lesions are usually grayish-white and solid, typically without cystic changes, which can become necrotic but generally do not show chocolate-like fluid upon aspiration.

Type A3/A4 choice questions

59. 【B】 The fallopian tube shows an inflammatory cell infiltration predominantly composed of neutrophils, with necrosis and shedding of the epithelium and empyema in the lumen, indicative of a purulent inflammation. No tuberculous granulomas, infiltrating trophoblastic cells and placental villi are observed; the non-specific chronic inflammation of the fallopian tube is characterized by lymphoplasmacytic infiltration; xanthogranulomatous salpingitis represents a long-standing chronic bacterial inflammation with abundant foamy histiocytes.
60. 【E】 The infiltrating inflammatory cells are mainly neutrophils in the lesions with suppurative inflammation.
61. 【A】 Adnexal and pelvic inflammatory lesions are usually caused by the spread of reproductive tract infections to the surrounding uterine area, rarely with blood-borne infections or the use of intrauterine devices.
62. 【A】 Based on the patient's clinical history and pathological changes, the tumor cells in the figure are arranged in nests within the dermis, with a clear demarcation from the stroma and numerous keratin pearls, which is consistent with well differentiated squamous cell carcinoma.
63. 【A】 The blue arrow indicates a nest-like structure composed of cancer cells, called cancerous nests.
64. 【C】 Clinically, ulcerative colitis presents the symptoms such as abdominal pain, diarrhea, and bloody mucous stools. The lesions usually start from the rectum and can affect any part of the colon. The lesions are continuous and diffuse in distribution. Microscopically, there is infiltration of neutrophils, lymphocytes, plasma cells, and eosinophils in the lamina propria, followed by widespread ulcer formation with cryptitis and crypt abscesses.
65. 【A】 Ulcerative colitis commonly occurs in the mucosal and submucosal layers.
66. 【C】 Non-caseating granulomas are more commonly seen in Crohn's disease than in ulcerative colitis.
67. 【B】 The patient is an adult man, and based on the medical history and laboratory tests, nephrotic syndrome is suspected. The immunofluorescence results support a diagnosis of membranous glomerulonephritis. Crescentic glomerulonephritis typically presents with rapidly progressive glomerulonephritis syndrome, while minimal change glomerulopathy usually lacks immune complex deposition and shows negative findings on immunofluorescence testing. Focal segmental glomerulosclerosis is characterized by focal and segmental lesions under light microscopy; additionally, immunofluorescence does not show the typical granular distribution of IgG along the capillary walls. Membranoproliferative glomerulonephritis primarily manifests as thickening of the capillary walls and mesangial areas, often accompanied by deposition of C3.
68. 【B】 In membranous glomerulopathy, light microscopy reveals stiffening of the capillary walls, thickening of the basement membrane with spikes.
69. 【B】 In electron microscopy, membranous glomerulopathy shows electron-dense deposits beneath the foot processes outside of the capillary basement membrane.
70. 【E】 Corticosteroids are used to treat membranous glomerulopathy, rather than its causative factors. Membranous glomerulopathy is associated with certain malignancies(e. g. pulmonary carcinoma, gastric carcinoma, breast carcinoma), hepatitis B virus infection, heavy metal poisoning(Hg, Au), and some autoimmune diseases(systemic lupus erythematosus).

71. 【B】 Pilocytic astrocytoma is a slow-growing, well-prognosis glioma that commonly affects children and adolescents. It can occur in any part of the central nervous system, but is most frequently found in the cerebellum and midline structures. Microscopically, it typically features by eosinophilic granular bodies and Rosenthal fibers; molecular testing often reveals KIAA1549::BRAF gene fusion mutations.
72. 【A】 Pilocytic astrocytoma is a kind of tumor with WHO Grade 1 that can be cured with complete resection.

Type B1 choice questions

73. 【D】 Patients with malignant hypertension often develop necrotizing arteriolitis, primarily affecting the afferent arterioles of the kidneys, with fibrinoid necrosis of the vascular wall.
74. 【A】 Kidney necrosis resulting from thrombosis secondary to atherosclerosis of the renal arteries in patients, is characterized by coagulative necrosis due to tissue ischemia.
75. 【A】 The shape of an infarct depends on the pattern of vascular distribution in that organ. Since the coronary arteries branch are irregular, myocardial infarcts are map-like or irregular in shape; since the mesenteric vessels are fan-like, bowel infarcts occur in a segmental pattern; and because renal arteries have a conical branching pattern, renal infarcts are also conical, with a wedge-shaped cross-section.
76. 【B】 See answer 75.
77. 【E】 See answer 75.
78. 【B】 PAS-D positive material is mucus. A large amount of mucus appearing outside the tumor cells is one of the important morphological characteristics of mucinous adenocarcinoma.
79. 【A】 The organ-specific immune markers for lung adenocarcinoma are TTF1 and Napsin A; P63 is often positively expressed in squamous cell carcinoma, and negatively expressed in lung adenocarcinoma.
80. 【A】 Hypertensive heart disease often manifests as hypertrophy of the left ventricle.
81. 【C】 Chronic cor pulmonale is often characterized by elevated pulmonary artery pressure and hypertrophy of the right ventricle.
82. 【C】 The main pathological change in lobar pneumonia is fibrinous inflammation occurring in the alveoli.
83. 【A】 Lobular pneumonia is primarily caused by pyogenic bacteria and is an acute purulent inflammation with pulmonary lobules as the unit of lesions.
84. 【B】 The characteristic lesion of silicosis is granulomatous inflammation caused by the inhalation of silica dust particles.
85. 【E】 Chronic bronchitis is a chronic non-specific inflammatory disease affecting the mucous membrane of the bronchi and its surrounding tissues.
86. 【D】 Mirror image cells are typical R-S cells, seen in Hodgkin lymphoma.
87. 【A】 Tumorous plasma cells in multiple myeloma often express immune markers such as CD138 and CD38.
88. 【C】 Anaplastic large cell lymphoma is a relatively rare type of non-Hodgkin lymphoma, belonging to peripheral T-cell lymphoma.
89. 【E】 The histological characteristics of Burkitt lymphoma are a diffuse infiltration by medium-sized, relatively uniform lymphoid cells, with scattered macrophages containing nuclear fragments among the tumor cells, forming what is known as the "starry sky" pattern.
90. 【C】 The cervical lesion is characterized by chronic inflammatory cells infiltration and glands

proliferation, without atypical cells observed, which is consistent with the morphological changes of chronic inflammation.

91. 【A】 LSIL refers to significant dysplasia in the lower 1/3 of squamous epithelial cells, with visible mitotic figures, but the upper 2/3 of the epithelium shows mature cells with minimal nuclear atypia.

92. 【E】 Invasive cervical carcinoma refers to cancer cells infiltrating into the stroma by breaking through the basal membrane.

93. 【B】 Diffuse toxic goiter shows the microscopical changes as follows: hyperplastic epithelium of the follicles, some appearing papillary and forming small follicles; thin colloid within the follicular lumen with numerous absorptive vacuoles in the peripheral colloid caused by uptake of epithelial cells; interstitial blood vessels are abundant with congestion, along with hyperplasia of lymphoid tissue.

94. 【C】 Subacute thyroiditis, also known as granulomatous thyroiditis, shows focal distribution of lesions under the light microscope. Some follicles are destroyed with colloid extravasation leading to granuloma formation similar to tuberculous granulomas, accompanied by numerous neutrophils and varying numbers of eosinophils, lymphocytes, and plasma cells infiltration. Microabscesses may be visible along with a foreign body giant cell reaction, but there is no caseous necrosis.

95. 【D】 Oral thrush in AIDS patients is an opportunistic infection caused by conditional pathogenic microorganisms, primarily Candida albicans.

96. 【E】 Secondary meningitis in AIDS patients is often due to opportunistic infection induced by Cryptococcus neoformans.

97. 【A】 The pathogen of epidemic hemorrhagic fever is the Hantavirus, also known as the hemorrhagic fever with renal syndrome virus.

98. 【D】 Filariasis can cause lymphatic obstruction. When the obstruction occurs in the lymph vessels of the kidneys, ureters, and bladder, the lymph vessels can be broken due to the increased pressure below the obstructed area, which resulting in lymphuria.

99. 【A】 The lesions caused by the deposition of eggs are common in schistosomiasis. The causative pathogens for filariasis, amoebiasis, malaria, and echinococcosis are microfilariae, amoebic trophozoites, plasmodium, and hydatid cysts, respectively.

100. 【C】 The ulcers in intestinal amoebiasis are typically flask-shaped, with a small opening and a broad base.

综合实训（二）
中　文

A1 型选择题

1. 下述肿瘤中哪一个与化生有关

A. 肾盂尿路上皮癌　B. 胃腺癌　C. 支气管鳞状细胞癌

D. 肝内胆管细胞癌　E. 食管鳞状细胞癌

2. 最易发生脂肪变性的器官是

A. 心　B. 肝　C. 脾　D. 肺　E. 肾

3. 下列哪种情况常不伴有纤维性修复

A. 胃溃疡的自然愈合　B. 子宫内膜周期性脱落　C. 陈旧性心肌梗死

D. 皮肤创伤的二期愈合　E. 骨折愈合

4. 下列主要表现为淤血的是

A. 精神紧张时面部毛细血管充血　B. 妊娠子宫充血

C. 膀胱减压后充血　D. 进食后胃肠道黏膜充血

E. 静脉阻塞引起的充血

5. 下列疾病一般不会导致漏出性出血的是

A. 有机磷中毒损伤血管壁　B. 过敏性紫癜引起超敏反应性血管炎

C. 肝硬化时食管下段静脉曲张　D. 再生障碍性贫血使血小板生成减少

E. 脑膜炎双球菌败血症损伤血管壁

6. 关于血栓形成的机制说法错误的是

A. 心血管内皮细胞损伤是血栓形成的条件之一

B. 血流速度减慢有利于血栓的形成

C. 缺氧可造成全身微循环内形成血栓

D. 遗传性高凝状态与第Ⅴ因子基因突变有关

E. 下肢深静脉血栓形成主要与血液的高凝状态有关

7. 炎症时局部组织发红发热的病理基础是

A. 纤维蛋白渗出　B. 浆液渗出　C. 血管扩张

D. 血管收缩　E. 红细胞漏出

8. 炎症时介导白细胞与内皮细胞紧密黏附的主要分子是

A. P-选择素　B. E-选择素　C. L-选择素

D. 唾液酸化的 Lewis X 修饰的糖蛋白　E. 整合素

9. 假膜性炎是指纤维蛋白性炎发生在下列哪种组织

A. 黏膜　B. 浆膜　C. 肺组织

D. 滑膜 E. 疏松结缔组织

10. 下列关于病理性核分裂象的描述正确的是
A. 良性肿瘤中常可见病理性核分裂象 B. 良、恶性肿瘤均可见病理性核分裂象
C. 病理性核分裂象常见于恶性肿瘤 D. 病理性核分裂象是良性肿瘤所特有的
E. 病理性核分裂象仅见于正常组织

★11. 下列哪种恶性肿瘤易转移至骨
A. 喉癌 B. 胃癌 C. 结直肠癌
D. 前列腺癌 E. 隆突性皮肤纤维肉瘤

12. 诊断恶性肿瘤的重要依据是
A. 生长速度快 B. 有包膜包裹 C. 副肿瘤综合征
D. 肿瘤细胞有明显异型性 E. 可见核分裂象

★13. 下列哪一种为间叶源性恶性肿瘤
A. 化脓性肉芽肿 B. 脂肪瘤 C. 软骨瘤
D. 横纹肌肉瘤 E. 神经鞘瘤

14. 高血压肾病晚期,肾脏常表现为
A. 肾代偿性肥大 B. 大红肾 C. 原发性颗粒性固缩肾
D. 大白肾 E. 动脉粥样硬化性固缩肾

★15. 病毒性心肌炎常见感染的病毒是
A. 腺病毒 B. 巨细胞病毒 C. 柯萨奇病毒
D. 流感病毒 E. 埃可病毒

16. 关于慢性阻塞性肺气肿,肺组织的大体形态描述错误的是
A. 体积增大 B. 灰白色 C. 组织较硬,弹性增强
D. 边缘钝圆 E. 指压后的压痕不易消退

17. 病毒性肺炎最常见的病原体是
A. 腺病毒 B. 流感病毒 C. 巨细胞病毒
D. 副流感病毒 E. 呼吸道合胞病毒

★18. 下列肺部肿瘤中,MAML2 重排最可能发生在
A. NUT 癌 B. 黏液表皮样癌 C. 胎儿型腺癌
D. 肠型腺癌 E. 腺样囊性癌

19. 与慢性胃炎有关的常见病原体是
A. 大肠杆菌 B. 葡萄球菌 C. 链球菌
D. 幽门螺杆菌 E. 白色念珠菌

20. 溃疡性结肠炎的病变特点不包括
A. 病变可累及结肠各段 B. 临床上呈慢性经过
C. 肠壁形成较大溃疡 D. 易修复,不易癌变
E. 可伴有肠外免疫性疾病

21. 急性重型肝炎发生肝体积缩小的主要原因是
    A. 肝细胞大片坏死,仅周边残留少数变性的肝细胞
    B. 肝细胞大片坏死,少数残留肝细胞再生
    C. 肝细胞大片萎缩
    D. 肝细胞碎片状坏死
    E. 肝细胞点状坏死
22. 中国肝硬化患者最常见的原因是
    A. 药物性肝损伤　B. 胆汁分泌障碍　C. 病毒性肝炎
    D. 胆道梗阻　E. 慢性肝淤血
★23. 下列不属于急性髓系白血病 FAB 分类的是
    A. 急性髓系白血病,微分化型　B. 急性粒单核细胞白血病
    C. 毛细胞性白血病　D. 急性红白血病
    E. 急性巨核细胞白血病
24. 研究表明,与免疫复合物无关的肾小球肾炎是
    A. 毛细血管内增生性肾小球肾炎　B. 系膜增生性肾小球肾炎
    C. 膜增生性肾小球肾炎　D. 膜性肾病
    E. 微小病变性肾小球病
25. 关于肾细胞癌,下列哪项描述是正确的
    A. 常在早期即有临床症状
    B. 大部分患者因血尿、腰痛和腰部肿块三联征被发现
    C. 肿瘤细胞多起源于近曲小管上皮细胞
    D. 转移少见,发生时也只局限于肾周
    E. 肉眼观肿瘤切面实性,灰白色,含少量脂质
26. 膀胱癌最常见的部位是
    A. 膀胱后壁　B. 输尿管膀胱壁内段　C. 膀胱顶壁
    D. 膀胱颈部　E. 膀胱三角区近输尿管开口处
★27. 有关 CIN 的描述错误的是
    A. 醋酸染色白色斑片提示 CIN 可能
    B. CIN Ⅰ级为低级别鳞状上皮内病变(LSIL)
    C. CIN Ⅱ和Ⅲ级为高级别鳞状上皮内病变(HSIL)
    D. p16 和 Ki67 免疫组化染色可用于鉴别 LSIL 和 HSIL
    E. Ki67 免疫组化染色呈现弥漫的细胞核阴性提示病变为 LSIL
28. 下列哪一项不符合子宫肌瘤的病理学特征
    A. 具有明显包膜
    B. 可发生于子宫壁内、浆膜下或黏膜下
    C. 可单发或多发

D. 肿瘤大体常呈灰白色，切面呈编织状或漩涡状
E. 瘤细胞与正常平滑肌细胞形态较相似

29. 关于垂体性巨人症的叙述，正确的是
A. 垂体前叶分泌生长激素缺乏或减少
B. 骨骼、器官、组织过度生长，且比例失调
C. 发病年龄多在青春期以前
D. 四肢手足宽而粗厚，手(足)指(趾)粗钝
E. X线检查蝶鞍无特殊变化

30. 关于结节性甲状腺肿，下列哪项是错误的
A. 甲状腺呈不对称性增大
B. 常有完整包膜
C. 切面内常见出血、坏死、囊性变、钙化和瘢痕形成
D. 滤泡上皮呈乳头样增生者可发生癌变
E. 常由于缺碘导致

31. 最常见砂粒体形成的甲状腺癌组织学类型是
A. 乳头状癌
B. 滤泡癌
C. 髓样癌
D. 嗜酸细胞癌
E. 未分化癌

★32. 以下不符合甲状腺髓样癌特点的是
A. 由滤泡旁细胞发生
B. 肿瘤细胞可分泌大量降钙素
C. 部分为家族性常染色体显性遗传
D. 间质内有淀粉样物质沉着
E. 免疫组织化学染色常显示甲状腺球蛋白阳性

33. 下列哪项不是非胰岛素依赖型糖尿病的特点
A. 成年发病，起病较轻，发展缓慢
B. 早期就有胰岛B细胞破坏和减少，血中胰岛素降低
C. 无自身免疫反应的表现
D. 肥胖者多见
E. 常见胰岛淀粉样变性

34. 参与形成神经细胞卫星现象的主要细胞是
A. 小胶质细胞
B. 淋巴细胞
C. 星形胶质细胞
D. 中性粒细胞
E. 少突胶质细胞

35. 流行性脑脊髓膜炎中，病原菌主要侵犯
A. 大脑皮质
B. 额叶、顶叶及脑干
C. 硬脑膜
D. 蛛网膜下腔
E. 丘脑及基底神经核

36. 下列哪项关于病毒性脑炎的叙述是不正确的
A. 疱疹病毒主要寄生在颞叶及顶叶眶部的神经细胞
B. 虫媒病毒包括乙型脑炎病毒、森林脑炎病毒
C. 肠源性病毒包括脊髓灰质炎病毒、柯萨奇病毒、Echo病毒
D. 典型病变是神经细胞溶解，多量中性粒细胞浸润
E. 乙型脑炎病毒在自然界的循环规律为：动物-蚊-动物

37. 阿尔茨海默病会出现的病理改变有
A. 老年斑
B. 神经原纤维缠结
C. 神经细胞胞浆颗粒空泡变性
D. Hirano 小体
E. 以上都可以

★38. 脑膜瘤最常见于
A. 颅后窝
B. 蝶骨嵴的侧面
C. 窦汇周围
D. 上矢状窦两侧
E. 大脑皮层

★39. 下列哪项不是骨基质钙盐沉着障碍引起的
A. 佝偻病
B. 骨软化症
C. 方颅
D. 鸡胸
E. 骨质疏松

40. 骨肉瘤的病理特征是
A. 镜下可见 Codman 三角
B. 瘤细胞直接产生骨样组织或骨质
C. 肿瘤细胞向成软骨方向分化
D. 病变常位于长骨中段
E. 瘤细胞异型性常不明显

★41. 滑膜肉瘤的特征性分子改变是
A. USP6∷CDH11 基因融合
B. SS18∷SSX 基因融合
C. SMARCB1 基因突变
D. WWTR1∷CAMTA1 基因融合
E. USP6∷MYH9 基因融合

42. 下列最符合伤寒典型病变特征的是
A. 全身单核-巨噬细胞系统的增生
B. 肠系膜淋巴结的灶性坏死
C. 心肌的营养不良性改变
D. 肾小球基底膜有免疫球蛋白及补体沉着
E. 肝脾因巨噬细胞增生而肿大

43. 急性细菌性痢疾的典型病变是
A. 全身小血管内皮细胞肿胀
B. 单核巨噬细胞增生形成肉芽肿
C. 肠黏膜为假膜覆盖
D. 肠壁烧瓶状溃疡
E. 嗜酸性肉芽肿

44. 晚期梅毒最常侵犯
A. 心血管系统
B. 消化系统
C. 内分泌系统
D. 周围神经系统
E. 骨骼系统

45. HIV 主要感染的细胞不包括
A. $CD4^{+}$ T 细胞
B. 单核巨噬细胞
C. B 淋巴细胞
D. 浆细胞
E. 小胶质细胞

46. 阿米巴肝脓肿的咖啡样脓液主要成分是
A. 液化的干酪样坏死物
B. 液化性坏死组织＋细菌
C. 液化性坏死组织＋陈旧性血液
D. 干酪样坏死物＋陈旧性血液
E. 脓细胞＋坏死组织＋细菌

47. 关于肠阿米巴病的说法错误的是
A. 溶组织内阿米巴一般分包囊期和滋养体期
B. 滋养体是阿米巴病传染阶段的主要病原体
C. 主要累及盲肠和升结肠
D. 肠黏膜溃疡常表现为口小底大的烧瓶状
E. 病变为变质性炎

A2 型选择题

48. 男性，60 岁，因“心力衰竭”死亡。尸检发现肾脏内部分区域肾小球和肾小管细胞核消失，但组织结构轮廓尚存，该形态最可能是
A. 液化性坏死　B. 肾小球肾炎　C. 压迫性萎缩
D. 干酪样坏死　E. 凝固性坏死

★49. 女性，32 岁，产后出现下肢肿胀、疼痛，检查发现下肢静脉血栓形成。以下哪项措施对预防血栓脱落最重要
A. 卧床休息　B. 抬高患肢　C. 抗凝治疗
D. 避免按摩患肢　E. 以上都不是

★50. 男性，30 岁，体检发现肺部有一结节，最大径 9 mm。手术切除后送病理检查，镜下可见明显增生的肺泡上皮、血管和纤维组织，有淋巴细胞和浆细胞浸润。该结节最可能的诊断是
A. 大叶性肺炎　B. 肺结核　C. 小叶性肺炎
D. 早期肺癌　E. 肺炎性假瘤

★51. 女性，45 岁，4 年前发现小脑占位，术后病理证实为血管母细胞瘤。1 月前体检发现左肾占位，后行肾肿瘤局部切除术，病理诊断“透明细胞性肾细胞癌”。该患者可能与下列哪一种综合征有关
A. Lynch 综合征　B. von Hippel-Lindau 综合征
C. 家族性腺瘤性息肉病　D. 家族性视网膜母细胞瘤
E. Bloom 综合征

★52. 男性，26 岁，阵发性高血压，发作时伴眩晕，CT 结果提示腹膜后占位。送检肿瘤位于肾上腺髓质，镜下示瘤细胞排列成器官样或巢团状，被薄壁血窦分割。肿瘤细胞最可能表达以下哪项免疫组化标记
A. S-100　B. PanCK　C. Desmin　D. CgA　E. CD117

53. 男性，15 岁，反复发热，关节疼痛 3 月入院，右肘部出现皮下卵圆形结节、可活动，病理活检见结节中央为纤维蛋白样坏死，周围成纤维细胞增生，并见核仁明显的毛虫样细胞，符合上述描述最可能的是
A. 风湿小体　B. 结核结节　C. 真菌肉芽肿
D. 脓肿　E. 粥样斑块

54. 男性,67 岁。尸检发现左肺下叶肿胀,切面见一直径约 5 cm 的囊性病灶,囊壁厚约 0.7 cm,囊腔内充满黄绿色黏稠液体。镜检示囊壁内层为肉芽组织和坏死组织,囊内见大量中性粒细胞和细胞碎片。该患者最可能的诊断是

A. 大叶性肺炎　　B. 小叶性肺炎　　C. 肺炎性假瘤

D. 肺结核球　　E. 肺脓肿

★55. 男性,48 岁,咳嗽、咳痰 3 周。CT 示右肺上叶结节影,最大径 3.3 cm。镜下见肺实质内多个上皮样肉芽肿病灶伴多核巨细胞反应,其中可见真菌菌丝,形成 45°的锐角分支。该患者最可能的诊断为

A. 肺曲霉病　　B. 肺毛霉菌病　　C. 肺隐球菌病

D. 卡氏肺孢子菌肺炎　　E. 肺放线菌病

★56. 男性,59 岁,间断性右肋下疼痛。大体显示胆囊增大。镜下示黏膜萎缩,间质内淋巴细胞浸润。该患者最可能的诊断为

A. 急性胆囊炎　　B. 慢性胆囊炎　　C. 胆囊癌

D. 胆囊结石　　E. 胆囊腺肌瘤病

57. 男性,13 岁,左锁骨上淋巴结肿大 3 个月,活检见淋巴结结构破坏,在炎细胞背景下,有许多 R-S 细胞散在分布,该病最可能的诊断为

A. 非霍奇金淋巴瘤　　B. 霍奇金淋巴瘤　　C. 淋巴结结核

D. 淋巴结转移癌　　E. 淋巴结反应性增生

58. 女性,66 岁,尸检发现双肾缩小,表面可见不规则瘢痕,两侧改变不对称,切面见皮髓质界限不清,肾乳头萎缩,肾盏和肾盂因瘢痕收缩而变形,肾盂黏膜粗糙。镜下如图所示,应首先考虑的是

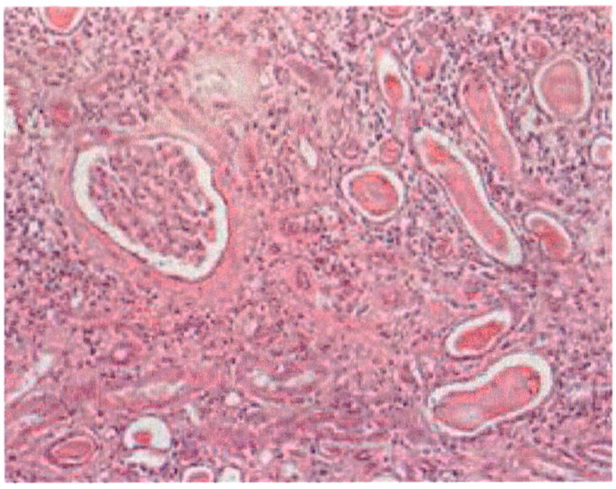

A. 高血压性肾病

B. 慢性肾盂肾炎

C. 肾结核

D. 急性肾小球肾炎

E. 慢性肾小球肾炎

59. 女性,22 岁,一个月前诊断为葡萄胎,彻底刮宫术后,连续监测血、尿 hCG,如持续升高,说明该患者可能存在

A. 宫内妊娠　　B. 异位妊娠　　C. 葡萄胎恶变

D. 子宫平滑肌瘤　　E. 盆腔感染

60. 女性,43 岁,乳腺钼靶 X 线显示有簇状微小钙化灶,活检病理镜下可见肿瘤细胞异型性大,核仁明显,可见核分裂象,管腔内有大量坏死碎屑,肌上皮细胞完整,无间质浸润。最可能的病理诊断是

A. 浸润性导管癌　　B. 高级别导管原位癌　　C. 浸润性小叶癌

D. Paget 病　　E. 乳腺脓肿

★61. 男性，50 岁，无既往病史，近 3 周出现进行性声音嘶哑、气短和喘息。体格检查示右甲状腺有一坚实、巨大、有触痛的肿块。CT 扫描示该肿块向气管后方和纵隔延伸，肺部发现转移灶。手术时发现肿块已浸润邻近骨骼肌，并有颈部淋巴结转移。最可能的诊断是

A. 甲状腺未分化癌　　B. 甲状腺滤泡癌　　C. 甲状腺髓样癌

D. 甲状腺淋巴瘤　　E. 甲状腺乳头状癌

★62. 女性，28 岁，左上臂皮下直径约 1 cm 肿物，伴疼痛，镜下见肿瘤主要由增生活跃的肌成纤维细胞和成纤维细胞构成，可见红细胞外渗，最可能的诊断是

A. 隆突性皮肤纤维肉瘤　　B. 孤立性纤维性肿瘤

C. 炎性肌成纤维细胞肿瘤　　D. 结节性筋膜炎

E. 滑膜肉瘤

63. 男性，35 岁，发热 3 周，3 小时前突然满腹痛。全腹压痛、反跳痛、肌紧张，血清肥达反应阳性，腹部 X 线检查提示膈下有游离气体，首先应考虑的是

A. 胃溃疡　　B. 肠结核　　C. 肠伤寒并发肠穿孔

D. 溃疡性结肠炎　　E. 肠癌

★64. 女性，45 岁，体检行宫颈 TCT 筛查。镜检如图所示，致病的病原微生物最可能是

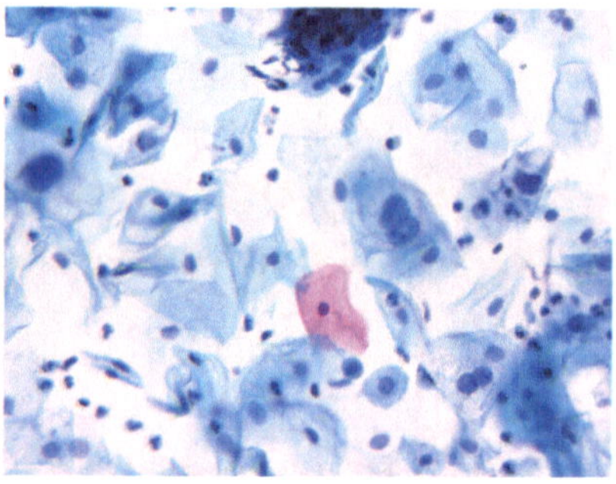

A. EBV

B. HPV

C. 疱疹病毒

D. 滴虫

E. 淋球菌

A3/A4 型选择题

（65～67 题共用题干）

男性，75 岁，因“反复腰痛 1 年余，加重半个月”入院。经进一步完善临床相关检查，考虑“多发性骨髓瘤”。

65. 骨髓穿刺活检，镜下见部分肿瘤性浆细胞胞浆内存在均质、红染，嗜酸性包涵体，该包涵体的形态属于

A. 纤维蛋白样坏死　　B. 玻璃样变　　C. 凝固性坏死

D. 淀粉样变　　E. 脂褐素沉积

66. 肾穿刺活检，镜下见肾小球系膜区均质、淡红染物质沉积，刚果红染色阳性，偏振光下呈现苹果绿双折光，该病变属于

A. 黏液样变　　B. 干酪样坏死　　C. 玻璃样变

D. 含铁血黄素沉积　　E. 淀粉样变

67. CT 显示，患者两肺散在大小不等的高密度实变影，直径为 3～8mm，两肺上叶明显。肺内多发实变影最可能是
A. 肺腺癌　B. 干酪样坏死　C. 大叶性肺炎
D. 转移性钙化　E. 营养不良性钙化

(68～69 题共用题干)

男性，76 岁，因跌倒后左股骨大转子骨折收治入院。2 周后，左侧大腿暗红肿胀，尤其是膝关节以下部位，患者自觉腿部疼痛，触诊时，该处有压痛。

68. 该患者最有可能继发的并发症是
A. 足干性坏疽　B. 脂肪栓塞　C. 弥散性血管内凝血
D. 左腿静脉血栓形成　E. 大腿血肿

69. 如果该并发症继续发展，一般不会出现的后果是
A. 溶解吸收　B. 机化或者再通　C. 钙化
D. 栓塞　E. 肉芽肿形成

★(70～72 题共用题干)

男童，2 岁，右眼视力减退 1 天，CT 提示右眼球内占位性病变。术后病理诊断为视网膜母细胞瘤。

70. 医生首先需要进行的谈话内容主要是
① 肿瘤为恶性肿瘤，需要进行后续治疗
② 该病有很大概率是家族遗传性疾病，要考虑患儿是否为独生子，然后根据具体情况选择基因检测方案
③ 肿瘤手术切除后，就无需进行下一步治疗
A. ①　B. ①+②　C. ①+③　D. ②+③
E. ①+②+③

71. 患儿需要检测的基因是
A. RB 基因　B. p53 基因　C. NF1 基因
D. APC 基因　E. VHL 基因

72. 关于该肿瘤的描述错误的是
A. 常见于 3 岁以下婴幼儿　B. 肿瘤细胞多呈小蓝圆细胞形态
C. 对放化疗不敏感，早期治疗效果差　D. 易于侵犯视神经
E. 镜下常可见特征性的 Flexner-Wintersteiner 菊形团

(73～75 题共用题干)

女性，65 岁，因寒战高热伴胸痛不适 4 天，突发心衰，抢救无效死亡。既往无高血压及心脏病，尸检可见双手掌出血斑块，二尖瓣及主动脉瓣溃疡形成伴穿孔，瓣膜表面见巨大赘生物、易脱落，瓣膜根部及心肌见脓肿灶；左足肿胀，部分区域出血坏死，脓肿形成。

73. 患者最可能的诊断是
A. 急性感染性心内膜炎　B. 亚急性感染性心内膜炎

C. 病毒性心肌炎　　D. 风湿性心脏病
E. 克山病

74. 患者左足病变最可能的原因是
A. 败血性梗死　　B. 气性坏疽　　C. 急性化脓性炎
D. 血液回流受阻　　E. 淋巴回流受阻

75. 该患者行血液培养，最可能的阳性菌是
A. 肺炎球菌　　B. 金黄色葡萄球菌　　C. 草绿色链球菌
D. 流感杆菌　　E. 肠道革兰阴性菌

(76～78 题共用题干)

男性，64 岁，咳嗽、咳痰、痰中带血 1 个月，抗生素治疗 1 月未见好转。40 多年吸烟史，每日 1 包。胸部 X 线检查发现肺门处一占位影，大小 4 cm×3 cm。

76. 该患者最可能罹患的疾病是
A. 中央型肺癌　　B. 周围型肺癌　　C. 弥漫型肺癌
D. 硅肺　　E. 肺结核球

77. 镜下可见肿瘤细胞排列呈巢团状，癌巢中可见红染、同心圆层状排列的角化物，癌细胞间可见细胞间桥。肿瘤细胞异型性显著，可见病理性核分裂象。最可能的组织学类型是
A. 高分化腺癌　　B. 低分化腺癌　　C. 高分化鳞状细胞癌
D. 腺鳞癌　　E. 大细胞癌

78. 假如该肿瘤发生转移，最早常累及
A. 脑　　B. 肝脏　　C. 腹膜后淋巴结
D. 肺门淋巴结　　E. 左锁骨上淋巴结

★(79～82 题共用题干)

男性，62 岁，腹股沟区多个淋巴结反复无痛性肿大 1 年余，近期时感左上腹不适，B 超示脾脏肿大。腹股沟淋巴结活检如图所示。

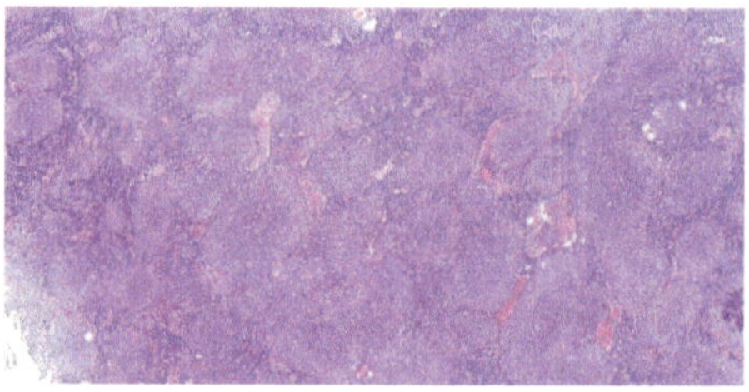

79. 该患者首选的诊断是
A. 淋巴结反应性滤泡增生
B. 滤泡性淋巴瘤
C. 淋巴结转移性未分化癌
D. 结节硬化型霍奇金淋巴瘤
E. 弥漫性大 B 细胞性淋巴瘤

80. 其免疫组化标记主要特点为肿瘤细胞阳性表达
A. CD15，CD3，CD68，MPO　　B. CD3，CD7，CD2，CD5
C. CD3，CD4，CD20，CD79α，TdT　　D. CD10，CD19，CD20，CD22，BCL2
E. CD3，CD4，CD5，CD38，CD138

81. 镜下病变不包括哪一项
   A. 正常淋巴结结构消失,大小相似的肿瘤性滤泡取而代之
   B. 肿瘤性滤泡排列密集,圆形或近圆形,大小相似,边界清楚
   C. 肿瘤性滤泡无外套层,无亮、暗极之分
   D. 肿瘤性滤泡主要由中心细胞和中心母细胞以不同比例混合而成
   E. 肿瘤细胞异型性明显,可见核分裂象
82. 该肿瘤与以下哪种疾病更容易混淆
   A. 弥漫性大B细胞性淋巴瘤　　B. Burkitt 淋巴瘤
   C. 淋巴结转移性未分化癌　　D. 结节硬化型霍奇金淋巴瘤
   E. 淋巴结重度反应性滤泡增生

★(83～85 题共用题干)

女性,42 岁,发现宫颈赘生物 3 天入院,阴道镜显示宫颈息肉,最大径约 1 cm。行病理活检,镜下形态如图。

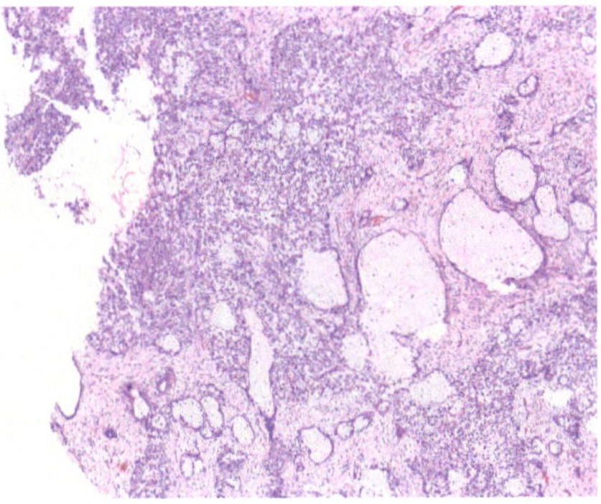
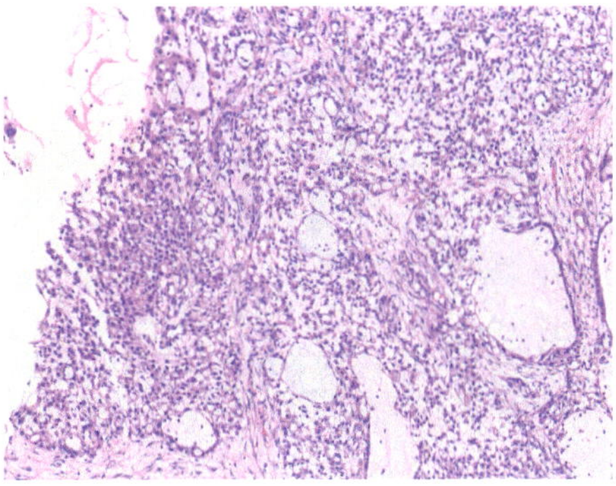

83. 该患者可诊断为
   A. 黏液腺癌　　B. 透明细胞癌
   C. 微腺性增生　　D. 子宫内膜微腺体型腺癌
   E. 宫颈腺体小叶状增生
84. 该病变组织中,间质浸润的炎细胞主要是
   A. 淋巴细胞　　B. 中性粒细胞　　C. 嗜酸性粒细胞
   D. 肥大细胞　　E. 巨噬细胞
85. 关于该疾病的描述,以下哪项是错误的
   A. 常见鳞状上皮化生和柱状上皮下储备细胞增生
   B. 可见印戒样细胞
   C. 核分裂象多见
   D. 可出现非典型性细胞
   E. 免疫组化显示腺上皮腔缘 CEA 表达阴性

(86～87 题共用题干)

男性，40 岁，常下水劳作，反复腹痛腹泻 3 年余，休息后可好转，劳累时发作，近 1 周症状加重，B 超提示脾脏肿大。血常规：白细胞明显升高，中性粒细胞 75%，嗜酸性粒细胞 6%，血红蛋白 105 g/L。

86. 最可能的诊断是

A. 急性血吸虫病　B. 慢性血吸虫病　C. 伤寒
D. 阿米巴病　E. 细菌性痢疾

87. 进一步确诊应进行的检查是

A. 粪便查虫卵　B. 复查血常规　C. 血清肥达反应
D. 腹部 CT　E. 皮内试验

B1 型选择题

(88～89 题共用备选答案)

A. 凝固性坏死　B. 液化性坏死　C. 干酪样坏死
D. 纤维蛋白样坏死　E. 湿性坏疽

88. 融合的多个结核结节中肉眼观淡黄色、质地细腻的区域属于

89. 细菌或某些真菌感染引起的脓肿、缺血缺氧引起的脑软化属于

(90～91 题共用备选答案)

A. 急性阑尾炎　B. 慢性阑尾炎　C. 阑尾类癌
D. 阑尾管腔梗阻　E. 阑尾穿孔

90. 手术切除阑尾的组织学典型图片如图，该阑尾的病变最可能是

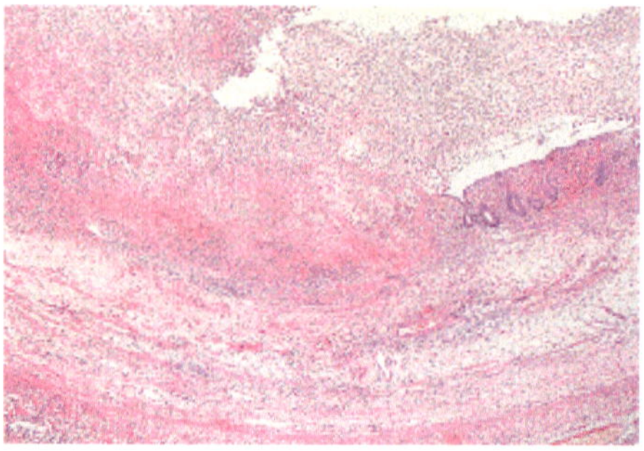

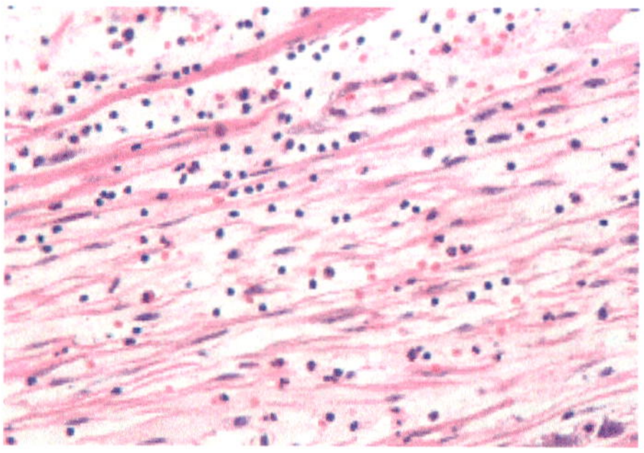

91. 患者若不及时手术，病情继续发展，首先最可能发生的是

(92～93 题共用备选答案)

A. 溃疡直径多在 2 cm 以内，溃疡边缘整齐，周围黏膜皱襞向溃疡集中
B. 溃疡一般较小而浅，直径多在 1 cm 以内，但易发生穿孔
C. 溃疡大且不规则，常呈火山口状，周围皱襞中断，呈结节状肥厚
D. 溃疡呈口小底大的烧瓶状
E. 溃疡呈环状，与肠的长轴垂直

92. 符合胃溃疡大体表现的是
93. 符合溃疡型胃癌大体表现的是
(94～97 题共用备选答案)
A. 大白肾　B. 瘢痕肾　C. 大红肾
D. 多囊肾　E. 固缩肾
94. 急性弥漫增生性肾小球肾炎的肉眼形态多表现为
95. 膜性肾小球病早期的肉眼形态多表现为
96. 慢性硬化性肾小球肾炎的肉眼形态多表现为
97. 慢性肾盂肾炎的肉眼形态多表现为
(98～100 题共用备选答案)
A. 局灶型肺结核　B. 浸润型肺结核　C. 干酪性肺炎
D. 肺结核球　E. 慢性纤维空洞型肺结核
98. 临床最常见的肺结核类型是
99. 预后最差的肺结核类型是
100. 称为开放性肺结核的类型是

答案解析

A1 型选择题

1.【C】支气管黏膜被覆的假复层纤毛柱状上皮化生为鳞状上皮，是进一步发展为肺鳞状细胞癌的组织学基础。

2.【B】肝脏是物质代谢的重要器官，通常肝脂肪变性较为常见。

3.【B】子宫内膜的周期性脱落，由基底部细胞再生修复，不属于纤维性修复。

4.【E】淤血是器官或组织静脉血液回流受阻，血液淤积于小静脉和毛细血管内引起的充血，可以由静脉受压、静脉腔阻塞、心力衰竭引起；其余选项多表现为动脉性充血。

5.【C】肝硬化时食管下段静脉曲张，由于食管胃底静脉压力增大，或者食物粗糙过硬，常导致血管破裂，属于破裂性出血。

6.【E】下肢静脉内的血流受重力的影响，下肢深静脉血栓形成主要与血流速度缓慢有关。

7.【C】炎症时局部组织发红发热主要与局部血管扩张充血、血流加快，组织代谢旺盛有关。

8.【E】P-选择素，E-选择素和 L-选择素是介导白细胞滚动的糖蛋白受体，此时的黏附并不紧密；但整合素分子在炎症介质的作用下从低亲和状态转化为高亲和状态，可使白细胞牢固黏附于内皮细胞。

9.【A】假膜性炎的定义是指黏膜发生的纤维蛋白性炎，渗出的纤维蛋白、中性粒细胞和坏死的黏膜组织以及病原微生物等可以在黏膜表面形成一层灰白色的膜状物，又称作伪膜性炎。

10.【C】病理性核分裂象常见于恶性肿瘤。

11.【D】前列腺癌易发生骨转移，胃癌及结直肠癌易转移至肝脏，喉癌最易转移至颈部淋巴结，隆突性皮肤纤维肉瘤通常表现为原位的复发。

12.【D】异型性是区别良、恶性肿瘤的重要形态学指标。恶性肿瘤的细胞异型性和结构异型性都比较明显。恶性肿瘤的生长速度也可以较慢。良性肿瘤多见包膜包裹，也可伴有副肿瘤综合征，且部分良性肿瘤核分裂象可见。

13.【D】横纹肌肉瘤为恶性肿瘤，其余选项均为良性肿瘤。

14.【C】高血压病肾脏由于肾入球小动脉和肌型小动脉硬化，受累肾单位缺血萎缩、纤维化，病变轻微区域的肾单位代偿肥大扩张，突向肾表面，表现为原发性颗粒性固缩肾。

15.【C】引起病毒性心肌炎常见病毒是柯萨奇 B 组 2-5 型和 A 组 9 型病毒，其次是埃可病毒和腺病毒。

16.【C】肺气肿时肺的体积显著膨大，色灰白，边缘钝圆，柔软而缺乏弹性，指压后压痕不易消退。

17.【B】病毒性肺炎最常见的病原体是流感病毒，其次为呼吸道合胞病毒、腺病毒、副流感病毒、巨细胞病毒及冠状病毒等。

18.【B】存在 MAML2 重排是肺黏液表皮样癌诊断的金标准。

19.【D】幽门螺杆菌是慢性胃炎的常见病原体。

20.【D】溃疡性结肠炎除了肠道溃疡病变外，也常伴有肠外免疫性疾病。溃疡性结肠炎反复发作，黏膜腺体可出现异型增生，有伴发结直肠癌的可能。

21.【A】急性重型肝炎肝细胞发生大面积坏死，肝组织呈现一片“荒凉”景象，常导致肝脏体积明显缩小。由于患者病程短、进展迅速，肝细胞无明显增生现象。

22.【C】中国肝硬化患者的主要病因是病毒性肝炎。

23.【C】急性髓系白血病 FAB 分类：M0 急性髓系白血病，微分化型；M1 急性髓系白血病，未成熟型；M2

急性髓系白血病,伴成熟型;M3 急性早幼粒细胞白血病;M4 急性粒单核细胞白血病;M5 急性单核细胞白血病;M6 急性红白血病;M7 急性巨核细胞白血病。

24. 【E】微小病变性肾小球病的特点是肾小球脏层上皮细胞足突消失,但肾小球内通常没有免疫复合物沉积或仅有微量沉积。其发病机制可能与 T 细胞介导的免疫反应有关,而不是直接由免疫复合物沉积引起。

25. 【C】肾细胞癌起源于肾小管上皮细胞。患者早期症状常不明显,可仅表现为镜下血尿。腰痛、肾区肿块和血尿三联征同时出现常见于中晚期患者。肿瘤切面淡黄色或灰白色,伴灶状出血、坏死、软化或钙化等改变,表现为红、黄、灰、白等多种颜色相交错的多彩特征。肾细胞癌具有较强的血行转移能力,常通过血液转移到肺、肝、骨骼和脑等部位。

26. 【E】膀胱癌好发于膀胱侧壁和膀胱三角区近输尿管开口处。

27. 【E】LSIL 是指鳞状上皮下 1/3 细胞异型显著,可见核分裂象,但上皮上 2/3 细胞成熟,细胞核异型性小。Ki67 是评估细胞增殖的重要指标之一,LSIL 中可见宫颈鳞状上皮基底层和副基底层细胞的细胞核阳性表达。

28. 【A】子宫平滑肌瘤通常表面光滑,界清,无包膜。

29. 【C】本病多由垂体生长激素细胞腺瘤分泌过多的生长激素所致。如果在青春期以前发生,称为垂体性巨人症;如果在青春期后发生,称之为肢端肥大症。

30. 【B】结节性甲状腺肿增生的结节一般无包膜或只有不完整的包膜。

31. 【A】甲状腺乳头状癌镜下乳头分支多、轴心为纤维血管间质。间质内常见呈同心圆状的钙化小体,即砂粒体。

32. 【E】甲状腺髓样癌起源于甲状腺滤泡旁的神经内分泌细胞(C 细胞),其可分泌大量降钙素,间质内有淀粉样物质沉积;部分为遗传性的 2 型多发性内分泌腺肿瘤综合征;神经内分泌标志物及降钙素免疫组织化学染色为阳性表达,而甲状腺球蛋白为阴性。

33. 【B】非胰岛素依赖型糖尿病特点是成年发病,胰岛数目正常或轻度减少,血中胰岛素可正常、增多或降低。

34. 【E】在灰质中 1～2 个少突胶质细胞常分布于单个神经元周围。如果一个神经元由 5 个或 5 个以上少突胶质细胞围绕,称为神经细胞卫星现象。

35. 【D】流行性脑脊髓膜炎病原菌通过血流到达脑(脊)膜中的蛛网膜下腔引起中性粒细胞大量渗出。

36. 【D】中枢神经系统病毒感染特点之一是神经元溶解,但浸润的炎细胞以淋巴细胞、单核细胞和浆细胞为主,而非中性粒细胞浸润。

37. 【E】该题目中 A、B、C、D 四个选项所述的病理改变均可出现于阿尔茨海默病。

38. 【D】脑膜瘤常见于上矢状窦两侧,蝶骨嵴嗅沟、桥小脑脚。

39. 【E】骨质疏松是单位体积的骨量较少,而其他选项均是由骨基质钙盐沉着障碍引起。

40. 【B】骨肉瘤是向成骨方向分化的间叶性恶性肿瘤,好发于长骨干骺端,瘤细胞异型性较明显,其特征是瘤细胞直接产生骨样组织或骨质。

41. 【B】95%的滑膜肉瘤具有特征性 t(X;18)(p11;q11)染色体重排,使位于 X 染色体上的 SSX 基因(SSX1、SSX2 或 SSX4)与位于 18 号染色体上的 SYT 基因(或称 SS18)发生融合,产生 SYT∷SSX 融合基因。

42. 【A】伤寒是由伤寒沙门菌引起的急性传染病,全身单核-巨噬细胞系统的增生为其病变特征,以回肠末端淋巴组织的病变最为突出。

43.【C】细菌性痢疾病变多局限于结肠，以大量纤维蛋白渗出形成假膜为特征。

44.【A】晚期梅毒常侵犯心血管、中枢神经和脑脊髓膜。

45.【D】HIV 与 CD4 分子有高度亲和性，因而主要侵犯 $CD4^+$ 细胞，选项 A、B、C 和 E 均有 CD4 分子表达。

46.【C】阿米巴肝脓肿的“脓液”是阿米巴滋养体溶解组织所致的液化性坏死物和陈旧性血液混合而成的果酱样物质。

47.【B】肠阿米巴病是由溶组织内阿米巴寄生于结肠，引起肠壁损害的炎症性疾病。溶组织内阿米巴生活史一般分包囊期和滋养体期。成熟的四核包囊是阿米巴传染阶段的主要病原体，而滋养体是致病阶段的主要病原体。病变部位主要为盲肠和升结肠，其次为乙状结肠和直肠。基本病变为组织溶解液化为主的变质性炎，以形成口小底大的烧瓶状溃疡为特点。

A2 型选择题

48.【E】肾脏属于实质性脏器，其坏死形态多表现为凝固性坏死，肾小球和肾小管细胞核消失，但组织结构轮廓尚存。

49.【D】按摩患肢可能导致血栓脱落，引发栓塞等严重并发症。卧床休息、抬高患肢和抗凝治疗有助于减轻症状和防止血栓进一步形成，但避免按摩患肢对于预防血栓脱落最为关键。

50.【E】该患者的肺组织病灶为结节状病灶(大叶性肺炎常不表现为结节状病灶)，成分主要为增生的肺泡上皮、血管和纤维组织，以及慢性炎细胞，并未见到渗出的大量纤维素(大叶性肺炎多见)、结核肉芽肿(肺结核可见)、大量的中性粒细胞(小叶性肺炎可见)、异型的肿瘤细胞(肺癌可见)，符合炎性假瘤。

51.【B】von Hippel-Lindau 综合征简称 VHL 综合征，是 VHL 抑癌基因突变所致常染色体显性遗传病。VHL 病患者表现为多器官肿瘤综合征，包括中枢神经系统血管母细胞瘤、肾细胞癌或肾囊肿、胰腺肿瘤或胰腺囊肿、嗜铬细胞瘤、内耳淋巴囊肿瘤和生殖系统囊肿等病变。

52.【D】根据该病例的临床资料及肿瘤的镜下描述，该肿瘤应诊断为嗜铬细胞瘤，CgA 阳性表达是其特征性免疫组化标记。

53.【A】结合患者病史及穿刺组织病理形态，符合急性风湿热的皮肤病变。风湿病急性期可出现发热、关节痛，部分病人可出现以增生性病变为主的皮下结节，镜下可见风湿小体。

54.【E】结合患者肺组织肉眼及镜下改变，提示病变为局限的化脓性炎伴脓腔形成。

55.【A】曲霉菌菌丝特征性地形成 45°的锐角分支，并伴有肉芽肿性炎。

56.【B】慢性胆囊炎多由急性炎症反复发作所致。大体，胆囊增大、缩小或正常大小，黏膜多发生萎缩，各层组织中均有淋巴细胞、单核细胞为主的炎症细胞浸润和明显纤维化。

57.【B】结合患者病史及病理活检所见，淋巴结结构破坏，并见大量 R-S 细胞散在分布，首先考虑霍奇金淋巴瘤。

58.【B】尸检结果提示，该患者可能为慢性感染或炎症相关的肾病。图中可见肾小球周围和肾间质明显纤维化、间质内有大量慢性炎细胞浸润，部分肾小管扩张，其内可见蛋白管型，符合慢性肾盂肾炎。高血压性肾病通常表现为肾脏的弥漫性病变，肾脏瘢痕和变形常不明显。肾结核镜下可见结核结节或干酪样坏死，且病变多呈对称性。急性肾小球肾炎主要表现为急性起病，肾脏通常不会缩小，也不会出现瘢痕和变形。慢性肾小球肾炎通常不会伴有肾乳头萎缩和肾盏肾盂的明显变形。

59.【C】刮宫清除绒毛组织后仍有 hCG 持续升高，提示可能有残留滋养层上皮细胞异常增生。

60.【B】肌上皮细胞完整，无间质浸润，提示为非浸润性癌；而且管腔内大量坏死碎屑常见于高级别导管原位癌。

61.【A】该肿瘤的体积较大,侵袭性强,与未分化癌相符。其他甲状腺恶性肿瘤虽然也可能发生转移,但通常不具备广泛侵袭性。

62.【D】结合患者发病年龄、肿瘤生长部位及大小,局部疼痛症状,病理镜下见肿瘤主要由增生活跃的肌成纤维细胞和成纤维细胞构成,可见红细胞外渗,符合结节性筋膜炎。

63.【C】结合患者临床病史和血清肥达反应阳性,首先考虑肠伤寒;X线见膈下游离气体,说明已并发肠穿孔。

64.【B】图中可见少量挖空细胞,提示宫颈黏膜内存在HPV感染。

A3/A4型选择题

65.【B】多发性骨髓瘤中的肿瘤性浆细胞,胞浆内可见免疫球蛋白合成过多或异常蓄积形成的嗜酸性包涵体,属于细胞内玻璃样变。

66.【E】淀粉样物质特征性的显示刚果红染色阳性、偏振光下呈现苹果绿双折光。

67.【D】多发性骨髓瘤引起骨骼病变、血钙升高,从而导致高钙血症,使钙盐沉积在全身未受损伤的组织中,形成转移性钙化。

68.【D】患者由于外伤后导致下肢活动减少、大腿肿胀可能会出现静脉受压及血流缓慢,这些都是血栓容易形成的因素,故最可能的并发症为血栓形成。

69.【E】肉芽肿为慢性炎症导致的病变,常与血栓无关。其余选项均为血栓形成的后果。

70.【B】该肿瘤是一种与RB基因突变有关的恶性肿瘤,患者术后需要进行后续治疗。视网膜母细胞瘤可分为家族性和散发性。家族性视网膜母细胞瘤患儿年龄小,双侧发病较多;散发性视网膜母细胞瘤发病概率比家族性者小得多,且发病较晚,多为单侧。因此,患儿父母如果要求生育下一个孩子,需要进行基因检测,避免出现下一个RB基因突变的患儿。

71.【A】参见第70题。

72.【C】视网膜母细胞瘤产生自视网膜胚基,肿瘤细胞为幼稚的小圆细胞,形态类似未分化的视网膜母细胞,可见特征性的Flexner-Wintersteiner菊形团。该肿瘤大多数见于3岁以下婴幼儿,对放化疗敏感,治疗效果好。视网膜母细胞瘤易于侵犯视神经并沿着视神经或脑脊液扩散至脑内。

73.【A】结合患者病史及尸检所见,患者起病急,有严重的全身中毒症状,心瓣膜出血、溃疡穿孔及赘生物,并出现败血症,符合急性感染性心内膜炎导致的二尖瓣及主动脉瓣病变。

74.【A】患者左足病变主要是由于瓣膜赘生物脱落后导致的含菌性栓塞,发生败血性梗死。

75.【B】急性感染性心内膜炎的病原微生物以金黄色葡萄球菌最为多见,少数为肺炎球菌、A族链球菌、流感嗜血杆菌和淋球菌等。

76.【A】结合患者病史及影像学检查且抗生素治疗无效,首先考虑为肺内恶性肿瘤,且病灶位于肺门部,最可能的是中央型肺癌。

77.【C】肿瘤组织镜下形态符合高分化鳞状细胞癌,同心圆层状排列的角化物为癌珠或角化珠,该结构与细胞间桥均是诊断高分化鳞癌的特征性改变。

78.【D】中央型肺癌最常见淋巴道转移,最早累及的引流淋巴结是肺门淋巴结。

79.【B】图中可见淋巴结内肿瘤细胞呈明显的结节状生长方式,符合滤泡性淋巴瘤。

80.【D】滤泡性淋巴瘤肿瘤细胞表达CD19、CD20、CD10和单克隆性的表面免疫球蛋白。大多数病例的瘤细胞还表达BCL2蛋白。

81.【B】滤泡性淋巴瘤的组织学特征是在低倍镜下正常淋巴结结构消失,肿瘤细胞形成明显的结节状生长方式,肿瘤性滤泡形态相似,界限不清。肿瘤性滤泡主要由中心细胞和中心母细胞以不同比例混合组成。中心细胞的细胞核形态不规则、有裂沟，核仁不明显，胞浆稀少；中心母细胞较正常淋巴细胞大2～3倍或更大，核圆形或分叶状，染色质呈小斑块状靠近核膜分布，有一至三个靠近核膜的核仁。这些细胞更新快，代表肿瘤的增殖成分。在大多数滤泡性淋巴瘤，绝大多数肿瘤细胞是中心细胞，随着病程的进展，中心母细胞数量逐渐增多。

82.【E】滤泡性淋巴瘤与淋巴结重度反应性滤泡增生均可表现为淋巴结增大，镜下均可见滤泡形成及增生，且都含有中心细胞。

83.【C】宫颈微腺性增生是一种良性的子宫颈腺体增生性疾病，组织形态上可见，复杂性增生的腺体周围有增生的储备细胞和/或不成熟的鳞状上皮化生细胞。图中所示结构主要是复杂的腺体增生，未见明显异型增生。

84.【B】宫颈微腺性增生组织的间质常可见中性粒细胞浸润。

85.【C】参见第83题。

86.【B】患者常下水劳作，接触疫水概率高。腹痛腹泻3年，B超示脾肿大，说明为慢性病变。血常规白细胞明显升高(伤寒时白细胞正常或降低)、嗜酸性粒细胞增高(细菌性痢疾时中性粒细胞增高)进一步支持为血吸虫感染。

87.【A】血吸虫虫卵检查是确证血吸虫病的直接证据；血清肥达反应主要用于伤寒病的诊断，皮内实验则主要用于棘球蚴病。

B1型选择题

88.【C】结核结节中可出现干酪样坏死区，肉眼观为淡黄色、质地细腻的病灶。

89.【B】液化性坏死主要见于细菌或某些真菌感染引起的脓肿、缺血缺氧引起的脑软化灶。

90.【A】图中所示阑尾黏膜大部分变性坏死缺损形成溃疡，阑尾壁全层有大量中性粒细胞浸润。病变以变质和中性粒细胞渗出为主，符合急性炎症。

91.【E】该急性阑尾炎病灶局部蔓延，可突破浆膜，最可能造成阑尾穿孔。若慢性进展，也可能导致慢性阑尾炎、阑尾管腔梗阻。阑尾炎一般不会癌变。

92.【A】胃溃疡多位于胃窦部，外形规则呈圆形或椭圆形，直径一般小于2 cm，较深。溃疡边缘较整齐，黏膜皱襞呈放射状。D选项为急性肠阿米巴病的肠道溃疡特点，E选项为肠结核的肠道溃疡特点。

93.【C】溃疡型胃癌主要表现为溃疡大且不规则，常呈火山口状，周围皱襞中断，呈结节状肥厚。

94.【C】急性弥漫增生性肾小球肾炎肉眼观察，肾脏肿大，充血、被膜紧张、表面光滑、色较红，故称大红肾。

95.【A】膜性肾小球病早期常见双肾肿大，颜色苍白，有“大白肾”之称。

96.【E】慢性硬化性肾炎常见两侧肾脏对称性固缩，表面呈微小颗粒状，故称之为颗粒性固缩肾。

97.【B】慢性肾盂肾炎常见肾体积缩小，变硬，表面高低不平，有不规则凹陷性瘢痕。

98.【B】浸润型肺结核患者结核中毒症状明显，属于临床上常见的活动性肺结核病。

99.【C】干酪样肺炎为病情最凶险、预后最差的继发性肺结核类型。

100.【E】慢性纤维空洞型肺结核的厚壁空洞与支气管相通，内层的干酪样坏死物中含有大量结核分枝杆菌，所以成为结核病的重要传染源，故该型又称为“开放型肺结核”。

(李　娜　李懿萍)

综合实训（二）

英文

Type A1 choice questions

1. Which of the following tumors is associated with metaplasia?
   A. Urothelial carcinoma of the renal pelvis
   B. Gastric adenocarcinoma
   C. Squamous cell carcinoma of the bronchus
   D. Intrahepatic cholangiocarcinoma
   E. Esophageal squamous cell carcinoma
2. The organ that is most prone to fatty change is
   A. Heart B. Liver C. Spleen
   D. Lung E. Kidney
3. Which of the following conditions is commonly not accompanied by fibrous repair?
   A. Natural healing of gastric ulcer
   B. Periodic shedding of endometrium
   C. Old myocardial infarction
   D. Healing by second intention of skin wound
   E. Fracture healing
4. Which of the following condition primarily manifest as congestion?
   A. Facial capillaries become congested when stressed
   B. Hyperemia of the pregnant uterus
   C. Hyperemia after bladder decompression
   D. Gastrointestinal mucosal hyperemia after eating
   E. Hyperemia caused by venous obstruction
5. Which of the following condition generally do not lead to diapedesis hemorrhage?
   A. Organophosphorus poisoning damages vascular walls
   B. Allergic purpura causes hypersensitive vasculitis
   C. Esophageal varices in the lower segment due to liver cirrhosis
   D. Aplastic anemia reduces platelet production
   E. Meningococcal septicemia damages vascular walls
6. The incorrect statement about the mechanism of thrombosis is
   A. Cardiovascular endothelial cells injury is one of the conditions for thrombosis
   B. Slow blood flow facilitates thrombosis

C. Hypoxia can cause thrombosis in the systemic microcirculation
D. Hereditary hypercoagulability is associated with the mutation in the factor V gene
E. Deep vein thrombosis in the lower extremity is mainly related to a hypercoagulable state of the blood

7. The pathological basis for local redness and heat in inflamed tissues is
A. Fibrin exudation B. Serous exudation
C. Vasodilation D. Vascular constriction
E. Erythrocytes diapedesis

8. The main molecules mediating the tight adhesion of leukocytes to endothelial cells during inflammation are
A. P-selectin B. E-selectin C. L-selectin
D. Sialylated Lewis X-modified glycoprotein E. Integrins

9. Pseudomembranous inflammation refers to fibrinous inflammation occurring in which of the following tissues?
A. Mucosa B. Serosa C. Lung tissue
D. Synovium E. Loose connective tissue

10. Which of the following descriptions about pathological mitotic figures is correct?
A. Pathological mitotic figures can be commonly seen in benign tumors
B. Both benign and malignant tumors may show pathological mitotic figures
C. Pathological mitotic figures are common in malignant tumors
D. Pathological mitotic figures are characteristic of benign tumors
E. Pathological mitotic figures are only seen in normal tissues

★ 11. Which of the following malignant tumors is prone to metastasize into bone?
A. Laryngeal carcinoma B. Stomach carcinoma
C. Colorectal carcinoma D. Prostate carcinoma
E. Dermatofibrosarcoma protuberans

12. The important basis for diagnosing malignant tumors is
A. Fast growth B. Covered by a capsule C. Paraneoplastic syndrome
D. Tumor cells with obvious atypia E. Mitotic figures

★ 13. Which of the following mesenchymal tumors is malignant?
A. Pyogenic granuloma B. Lipoma C. Chondroma
D. Rhabdomyosarcoma E. Schwannoma

14. In the late stage of hypertensive nephropathy, the kidneys are often characterized by
A. Compensatory hypertrophy B. Large and red kidney
C. Primary granular atrophy of kidney D. Large and white kidney
E. Atherosclerotic contracted kidney

★ 15. The common virus causing viral myocarditis is

A. Adenovirus　B. Cytomegalovirus　C. Coxsackie virus

D. Influenza virus　E. Echo virus

16. Which of the following statements about the gross morphological description of chronic obstructive pulmonary emphysema is incorrect?

A. Increase in size　B. Gray-white

C. Increase in hardness and elasticity　D. Blunt and rounded edges

E. The indentation after pressure is not easy to fade away

17. The most common pathogen for viral pneumonia is

A. Adenovirus　B. Influenza virus　C. Cytomegalovirus

D. Parainfluenza virus　E. Respiratory syncytial virus

★ 18. Of the following pulmonary tumors, MAML2 rearrangement is most likely to occur in

A. NUT carcinoma　B. Mucoepidermoid carcinoma

C. Fetal adenocarcinoma　D. Enteric-type adenocarcinoma

E. Adenoid cystic carcinoma

19. The common pathogen associated with chronic gastritis is

A. Escherichia coli　B. Staphylococcus　C. Streptococcus

D. Helicobacter pylori　E. Candida albicans

20. The characteristics of ulcerative colitis do not include

A. All segments of the colon can be involved

B. Chronic clinical course

C. Formation of large ulcers in the intestinal wall

D. Easy to repair, not prone to becoming cancer

E. May be accompanied by extraintestinal immune diseases

21. The main reason for liver atrophy in acute fulminant hepatitis is

A. Massive necrosis of hepatocytes, with only a few degenerated hepatocytes remaining peripherally

B. Massive necrosis of hepatocytes, with regeneration of a few remaining hepatocytes

C. Massive atrophy of hepatocytes

D. Piecemeal necrosis of hepatocytes

E. Spotty necrosis of hepatocytes

22. The most common reason for liver cirrhosis in Chinese patients is

A. Drug-induced liver injury　B. Bile secretion disorders

C. Viral hepatitis　D. Biliary tract obstruction

E. Chronic hepatic congestion

★ 23. Which of the following does not belong to the FAB classification of acute myeloid leukemia?
A. Acute myeloid leukemia with minimal differentiation
B. Acute myelomonocytic leukemia
C. Hairy cell leukemia
D. Acute erythroid leukemia
E. Acute megakaryoblastic leukemia

24. Studies have shown that non-immune complex-related glomerulonephritis is
A. Endocapillary proliferative glomerulonephritis
B. Mesangial proliferative glomerulonephritis
C. Membranoproliferative glomerulonephritis
D. Membranous nephropathy
E. Minimal change glomerulopathy

25. Which of the following statements about renal cell carcinoma is correct?
A. Patient often has clinical symptoms in the early stage
B. Most patients are diagnosed due to the triad of hematuria, flank pain, and a mass in the waist
C. Tumor cells often originate from the epithelial cells of proximal convoluted tubule
D. Metastasis rarely occurs and when it does, it is limited to the perirenal area
E. Grossly, the tumor is solid, gray-white, and contains a small amount of lipid on the cut surface

26. The most common site of bladder cancer is
A. Posterior wall of the bladder
B. Intramural segment of the ureter in the bladder
C. The parietal wall of the bladder
D. Bladder neck
E. The trigone of the bladder near the opening of the ureter

★ 27. The incorrect description regarding CIN is
A. White patches stained with acetic acid suggest a possibility of CIN
B. CIN Ⅰ grade is low-grade squamous intraepithelial lesion(LSIL)
C. CIN Ⅱ and Ⅲ grades are high-grade squamous intraepithelial lesions(HSIL)
D. p16 and Ki67 immunohistochemical staining can be used to distinguish LSIL from HSIL
E. Ki67 immunohistochemistry showing diffuse negative nuclear staining suggests that the lesion is LSIL

28. Which of the following morphological changes does not fit the pathological characteristics of uterine leiomyoma?
A. It is often with a clearly defined capsule

B. It can occur in the myometrium, subserosa, or submucosa of the uterus

C. It can be single or multiple

D. The tumor is usually gray, and shows woven or whorled appearance on section

E. Tumor cells are morphologically similar to normal smooth muscle cells

29. The correct statement about pituitary gigantism is

A. Lack or reduction of growth hormone secretion by the anterior pituitary gland

B. Excessive growth and disproportion of bones, organs, and tissues

C. The first onset of the disease is mostly before puberty

D. Limbs are wide and thick, fingers/toes are thick and blunt

E. X-ray result shows no special changes in the sella turcica

30. Which of the following statements about nodular goiter is incorrect?

A. The thyroid shows asymmetric enlargement

B. It usually has a complete capsule

C. Hemorrhage, necrosis, cystic changes, calcification, and scar formation are commonly seen within the section

D. Papillary proliferation of follicular epithelium may undergo malignancy

E. It is often caused by iodine deficiency

31. The most common histological type of thyroid cancer with psammoma body is

A. Papillary carcinoma　　B. Follicular cancinoma

C. Medullary carcinoma　　D. Oncocytic carcinoma

E. Undifferentiated carcinoma

★32. Which of the following statements does not match the characteristics of medullary thyroid carcinoma?

A. It originates from parafollicular cells

B. Tumor cells can secrete large amounts of calcitonin

C. Part is inherited in an autosomal dominant pattern in families

D. There is amyloid deposition in the stroma

E. Immunohistochemical staining often shows positive labeling for thyroglobulin

33. Which of the following is not a characteristic of non-insulin dependent diabetes?

A. Mild clinical manifestation in adulthood at onset, and slow progression

B. There is early destruction and reduction of pancreatic beta cells, with a decrease of blood insulin level

C. Absence of autoimmune reaction

D. More common in obese individuals

E. Amyloidosis of islets is common

34. The main cells involved in the formation of neuronal satellitosis are
   A. Microglias   B. Lymphocytes   C. Astrocytes
   D. Neutrophils   E. Oligodendrocytes
35. In epidemic cerebrospinal meningitis, the pathogenic bacteria primarily invade
   A. Cerebral cortex
   B. Frontal lobe, parietal lobe, and brainstem
   C. Dura mater
   D. Subarachnoid space
   E. Thalamus and basal ganglia
36. Which of the following statements about viral encephalitis is incorrect?
   A. Herpes viruses primarily parasitize in the neurons of the temporal lobe and orbital part of the parietal lobe
   B. Arboviruses include Japanese B encephalitis virus and tick-borne encephalitis virus
   C. Intestinal viruses include poliovirus, Coxackie virus, and Echo virus
   D. The typical lesion is neurolysis with a large number of neutrophil infiltrations
   E. The natural cycle of Japanese B encephalitis virus is: animal-mosquito-animal
37. The pathological changes that occur in Alzheimer's disease include
   A. Senile plaques
   B. Neurofibrillary tangles
   C. Granulovacuolar degeneration of neurons
   D. Hirano bodies
   E. All of the above
★ 38. Meningiomas are most commonly found in
   A. Posterior fossa   B. The lateral sphenoid ridge.
   C. Around confluence of sinuses   D. The both sides of superior sagittal sinus
   E. The cerebral cortex
39. Which of the following is not caused by disorder of calcium deposition in bone matrix?
   A. Rickets   B. Osteomalacia   C. Square skull
   D. Pigeon breast   E. Osteoporosis
40. The pathological features of osteosarcoma are
   A. Microscopically, Codman's triangle is visible
   B. Tumor cells directly produce osteoid or bone tissue
   C. Tumor cells differentiate towards chondrocyte-like cells
   D. Lesions are often located in the middle segment of long bones
   E. Atypia of tumor cells is often unobvious

★41. The characteristic molecular change in synovial sarcoma is
A. USP6∷CDH11 gene fusion
B. SS18∷SSX gene fusion
C. SMARCB1 gene mutation
D. WWTR1∷CAMTA1 gene fusion
E. USP6∷MYH9 gene fusion

42. Which of the following best fits the typical pathological characteristics of typhoid fever?
A. Proliferation of systemic mononuclear-phagocyte system
B. Focal necrosis of mesenteric lymph nodes
C. Dystrophic changes in the myocardium
D. The deposition of immunoglobulin and complement on the glomerular basement membrane
E. The liver and spleen are enlarged due to macrophages proliferation.

43. The typical lesion of acute bacterial dysentery is
A. Swelling of endothelial cells in the systemic small blood vessels
B. Granulomas developed by proliferation of mononuclear macrophages
C. The intestinal mucosa covered by pseudomembrane
D. Flask-shaped ulcers of the intestine
E. Eosinophilic granulomas

44. The system that is most commonly involved by late-stage syphilis is
A. Cardiovascular system
B. Digestive system
C. Endocrine system
D. Peripheral nervous system
E. Skeletal system

45. HIV mainly infects cells that do not include
A. $CD4^+$ T cells
B. Mononuclear macrophages
C. B lymphocytes
D. Plasma cells
E. Microglias

46. The main component of the coffee-like pus in amoebic liver abscess is
A. Liquefied caseous necrosis
B. Liquefied necrotic tissue+bacteria
C. Liquefied necrotic tissue+old blood
D. Caseous necrosis+old blood
E. Pus cells+necrotic tissue+bacteria

47. The incorrect statement about intestinal amoebiasis is
A. Entamoeba histolytica is generally divided into a cyst stage and a trophozoite stage
B. The trophozoite is the principal pathogen in the infectious stage of amoebiasis
C. It primarily affects the cecum and ascending colon
D. Intestinal mucosal ulcers are often flask-shaped, with a small mouth and a wide base
E. The lesion nature is an alterative inflammation

Type A2 choice questions

48. Male, 60 years old, died of "heart failure." Autopsy revealed that the cell nuclei in some renal glomeruli and tubules disappeared, but the outlines of tissue structures were still present. This morphology is most likely to be

A. Liquefactive necrosis
B. Glomerulonephritis
C. Atrophy due to compression
D. Caseous necrosis
E. Coagulative necrosis

★49. A 32-year-old woman developed swelling and pain in her lower limbs after delivery, and clinical examination revealed the deep vein thrombosis. Which of the following measures is most important to prevent from thromboembolism?

A. Stay in bed
B. Elevate the affected limb
C. Anticoagulant therapy
D. Avoid massaging the affected limbs
E. None of the above

★50. Male, 30 years old, a nodule in the lung was discovered during a health check-up, with a maximum diameter of 9 mm. After surgical removal and pathological examination, proliferative alveolar epithelium, blood vessels, fibrous tissue, as well as lymphocytes and plasma cells infiltration were observed microscopically. The most likely diagnosis for this nodule is

A. Lobar pneumonia
B. Pulmonary tuberculosis
C. Bronchopneumonia
D. Early-stage lung cancer
E. Inflammatory pseudotumor of the lung

★51. A 45-year-old female was found to have a cerebellar mass 4 years ago, and the postoperative pathology confirmed hemangioblastoma. One month ago, during a physical examination, she was discovered to have a left renal mass, which was later diagnosed as "clear cell renal cell carcinoma" after local resection of the kidney tumor. This patient may be associated with which of the following syndromes?

A. Lynch syndrome
B. von Hippel-Lindau syndrome
C. Familial adenomatous polyposis
D. Familial retinoblastoma
E. Bloom syndrome

★52. Male, 26 years old, with paroxysmal hypertension accompanied by dizziness during episodes. CT results indicate a retroperitoneal mass. The examined tumor locates in the adrenal medulla and microscopically shows that the tumor cells are arranged in organoid or nest-like patterns, separated by thin-walled sinusoids. Which of the following immunohistochemical markers is most likely to be expressed by the tumor cells?

A. S-100
B. PanCK
C. Desmin
D. CgA
E. CD117

53. A 15-year-old boy was admitted to the hospital with recurrent fever and joint pain for 3 months. An oval-shaped subcutaneous nodular mass appeared on his right elbow, which is movable. Pathologic biopsy showed fibrinoid necrosis at the center of the nodule, and surrounded by proliferating fibroblasts and caterpillar/owl eye-like cells with prominent nucleoli. Which is the most likely condition that matches with the above findings?

A. Rheumatic body
B. Tuberculous granuloma
C. Fungal granuloma
D. Abscess
E. Atheromatous plaque

54. Male, 67 years old. At autopsy, the left lower lobe of the lung was found to be swollen, with a cystic lesion about 5 cm in diameter on cross-section. The cyst wall was approximately 0.7 cm thick and contained yellow-green viscous fluid. Microscopic examination revealed granulation tissue and necrotic tissue in the inner layer of the cyst wall, as well as numerous neutrophils and cellular debris within the cyst cavity. The most likely diagnosis for this patient is

A. Lobar pneumonia
B. Bronchopneumonia
C. Inflammatory pseudotumor of the lung
D. Pulmonary tuberculoma
E. Lung abscess

★ 55. Male, 48 years old, has coughed with sputum for 3 weeks. CT shows a nodule in the right upper lobe of the lung with a maximum diameter of 3.3 cm. Microscopically, multiple epithelioid granulomas with multinucleated giant cells reaction are observed within the pulmonary parenchyma, including fungal hyphae forming sharp angular branching at 45°. The most likely diagnosis for this patient is

A. Pulmonary aspergillosis
B. Pulmonary mucormycosis
C. Pulmonary cryptococcosis
D. Pneumocystis pneumonia
E. Pulmonary actinomycosis

★ 56. Male, 59 years old had intermittent right subcostal pain. Grossly, the gallbladder is enlarged. Microscopically, there is mucosal atrophy with lymphocytes infiltration in the interstitium. The most likely diagnosis for this patient is

A. Acute cholecystitis
B. Chronic cholecystitis
C. Carcinoma of the gallbladder
D. Cholelithiasis
E. Adenomyomatosis of the gallbladder

57. Male, 13 years old, has had left supraclavicular lymph node enlargement for 3 months. Biopsy shows destruction of lymph node structure with many R-S cells scattered in the background of inflammatory cells. The most likely diagnosis is

A. Non-Hodgkin Lymphoma
B. Hodgkin Lymphoma

C. Tuberculous lymphadenitis
D. Metastatic carcinoma in lymph nodes
E. Reactive hyperplasia of lymph nodes

58. A 66-year-old female was found at autopsy to have reduced kidneys in size with irregular scars visible on the surface, and the changes were asymmetrical between both kidneys. The cut sections revealed unclear demarcation between cortex and medulla, atrophy of renal papillae, deformation of calyces and pelvis due to scar contraction, and rough mucosa in the renal pelvis. Microscopic findings are as shown in the figure. Which of the following condition should primarily be considered?

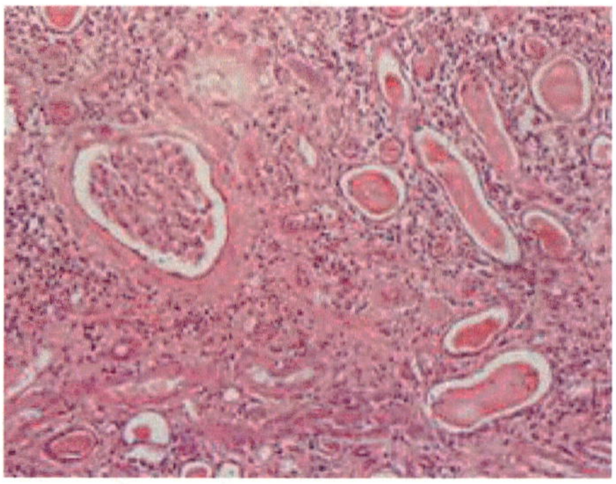

A. Hypertensive nephropathy
B. Chronic pyelonephritis
C. Renal tuberculosis
D. Acute glomerulonephritis
E. Chronic glomerulonephritis

59. Female, 22 years old, was diagnosed with hydatidiform mole 1 month ago. After a complete curettage procedure, continuous monitoring of blood and urine hCG levels is conducted. If hCG levels continue to rise, it indicates that the patient may have

A. Intrauterine pregnancy
B. Ectopic pregnancy
C. Malignancy of hydatidiform mole
D. Uterine leiomyoma
E. Pelvic infection

60. Female, 43 years old, mammography of the breast shows clustered microcalcifications. Pathological biopsy reveals tumor cells with obvious atypia, prominent nucleoli, mitotic figures, and extensive necrotic debris within lumens. The myoepithelial cells are intact, and there is no stromal infiltration. The most likely pathologic diagnosis is

A. Invasive ductal carcinoma
B. High-grade ductal carcinoma in situ
C. Invasive lobular carcinoma
D. Paget's disease
E. Breast abscess

★ 61. Male, 50 years old, with no previous medical history, has had progressively hoarse voice, shortness of breath, and wheezing for the past 3 weeks. Physical examination reveals a hard, large, tender mass in the right thyroid gland. CT scan shows that the mass extends posteriorly to the trachea and into the mediastinum, with pulmonary metastases. During surgery, infiltration of adjacent skeletal muscles and metastases in cervical lymph nodes are found. The most likely diagnosis is

A. Undifferentiated thyroid carcinoma
B. Follicular thyroid carcinoma
C. Medullary thyroid carcinoma
D. Thyroid lymphoma
E. Papillary thyroid carcinoma

★ 62. A 28-year-old female has complained a subcutaneous mass with approximately 1 cm in diameter on the left upper arm, accompanied by pain. Microscopically, the tumor is primarily composed of actively proliferating myofibroblasts and fibroblasts, with extravasated red blood cells. The most likely diagnosis is

A. Dermatofibrosarcoma protuberans
B. Solitary fibrous tumor
C. Inflammatory myofibroblastic tumor
D. Nodular fasciitis
E. Synovial sarcoma

63. Male, 35 years old, has had fever for 3 weeks. He suddenly complained diffuse abdominal pain 3 hours ago. Generalized abdominal tenderness, rebound tenderness, and muscle rigidity are present. The serum Widal reaction is positive, and an abdominal X-ray shows free air under the diaphragm. The first consideration should be

A. Stomach ulcer
B. Intestinal tuberculosis
C. Intestinal typhoid fever with perforation
D. Ulcerative colitis
E. Intestinal carcinoma

★ 64. Female, 45 years old. A cervical TCT screening was performed during a health check-up. The microscopic examination shown in the image indicates that the most likely pathogenic microorganism is

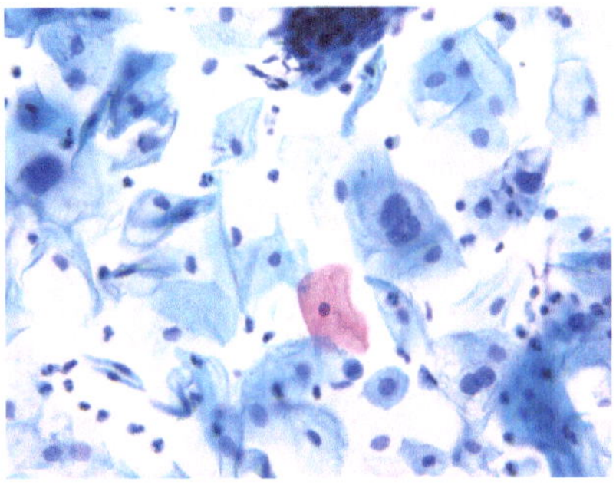

A. EBV
B. HPV
C. HSV
D. Trichomonas
E. Gonococcus

Type A3/A4 choice questions

(Questions 65～67 sharing the stem)

Male, 75 years old, was admitted to the hospital due to "recurring waist pain for over 1 year, worsening in the last half month." Further clinical examinations suggest "multiple myeloma".

65. Bone marrow biopsy shows homogeneous, red-stained, eosinophilic inclusion bodies within the cytoplasm of some neoplastic plasma cells. The morphology of these inclusions belongs to

A. Fibrinoid necrosis
B. Hyaline degeneration
C. Coagulative necrosis
D. Amyloidosis
E. Lipofuscin deposition

66. Kidney biopsy shows homogeneous, light red staining material deposited in the mesangial area of glomeruli. Congo red stain is positive and apple-green birefringence is observed under polarized light. This lesion belongs to

A. Mucoid degeneration B. Caseous necrosis C. Hyaline degeneration
D. Hemosiderin deposition E. Amyloidosis

67. The CT scan shows unevenly sized and high-density consolidated shadows scattered throughout both lungs, with approximately 3～8 mm in diameter, and the upper lobes of both lungs are notably affected. The multiple consolidations in the lungs are most likely to be

A. Lung adenocarcinoma B. Caseous necrosis
C. Lobar pneumonia D. Metastatic calcification
E. Dystrophic calcification

(Questions 68～69 sharing the stem)

Male, 76 years old, was admitted to the hospital for a fracture of the greater trochanter of the left femur after falling. Two weeks later, his left thigh became dark red and swollen, especially below the knee joint. The patient felt pain in his leg, and there was tenderness upon palpation at that site.

68. The most likely complication in this patient is

A. Dry gangrene of the foot B. Fat embolism
C. Disseminated intravascular coagulation D. Thrombosis in the left leg vein
E. Thigh hematoma

69. If the complication continues to develop, the consequence that usually does not occur is

A. Dissolution and absorption B. Organization or recanalization
C. Calcification D. Embolism
E. Granuloma formation

★(Questions 70～72 sharing the stem)

A 2-year-old boy has presented right eye vision decreased for 1 day, and CT suggests a space-occupying lesion in the right eyeball. Postoperative pathology diagnosed him as retinoblastoma.

70. The main topics that doctors need to discuss first are

① The tumor is malignant and requires further treatment.

② There is a high likelihood that the disease is a hereditary genetic disorder, and it is necessary to consider whether the patient is an only child in this family, then select a gene testing scheme based on specific circumstances.

③ After tumor resection surgery, further treatment is not necessary.

A. ① B. ①+② C. ①+③
D. ②+③ E. ①+②+③

71. The gene that needs to be tested in the patient is
   A. RB gene B. p53 gene C. NF1 gene
   D. APC gene E. VHL gene
72. Which of the following descriptions about the tumor is incorrect?
   A. The tumor is common in children under 3 years old
   B. Tumor cells are mostly small blue round cells
   C. The tumor is not sensitive to chemotherapy and radiotherapy, and poor effect with early treatment
   D. The optic nerve is easily invaded
   E. Microscopically, characteristic Flexner-Wintersteiner rosettes are commonly visible

(Questions 73～75 sharing the stem)

Female, 65 years old, died due to unsuccessful resuscitation after sudden heart failure accompanied by chills, high fever, and chest pain for 4 days. She had no history of hypertension and heart disease. Autopsy revealed hemorrhagic patches on both palms, ulcers with perforations in the mitral valve and aortic valve, a large friable vegetation easily detached on the surface of the valves, and abscesses at the roots of the valves and in the myocardium. The left foot was swollen with hemorrhage, necrosis, and abscesses.

73. The most likely diagnosis for the patient is
   A. Acute infective endocarditis B. Subacute infective endocarditis
   C. Viral myocarditis D. Rheumatic heart disease
   E. Keshan disease
74. The most likely cause of the patient's left foot lesion is
   A. Septic infarction B. Gas gangrene
   C. Acute purulent inflammation D. Obstruction of blood reflux
   E. Obstruction of lymphatic reflux
75. The patient had blood culture performed, and the most likely positive bacteria are
   A. Streptococcus pneumoniae B. Staphylococcus aureus
   C. Streptococcus viridans D. Influenza bacillus
   E. Intestinal Gram-negative bacteria

(Questions 76～78 sharing the stem)

Male, 64 years old, has coughed with blood-tinged sputum for 1 month. No improvement after 1 month of antibiotic treatment. He had a smoking history of over 40 years, 1 pack per day. Chest X-ray revealed a mass at the hilum of the lung, 4 cm×3 cm in size.

76. The most likely disease that this patient suffers from is
   A. Central lung carcinoma B. Peripheral lung carcinoma
   C. Diffuse lung carcinoma D. Silicosis
   E. Pulmonary tuberculoma

77. Under the microscope, tumor cells arranged in nests. In these cancerous nests, eosinophilic, concentric lamellar keratinization as well as intercellular bridges between cancer cells can be observed. The atypia of the tumor cells is significant, and pathological mitotic figures are visible. The most likely histological type is

A. Well-differentiated adenocarcinoma

B. Poorly differentiated adenocarcinoma

C. Well-differentiated squamous cell carcinoma

D. Adenosquamous carcinoma

E. Large cell carcinoma

78. If the tumor metastasizes, the earliest affected area is

A. Brain　　B. Liver

C. Retroperitoneal lymph nodes　　D. Lymph nodes of pulmonary hilum

E. Left supraclavicular lymph nodes

★(Questions 79～82 sharing the stem)

Male, 62 years old, has had multiple painless enlargements of lymph nodes in the inguinal region for more than 1 year. Recently, he has felt discomfort in the upper left abdomen. B-ultrasonography shows enlargement of the spleen. Microscopic morphology of the inguinal lymph node is shown in the figure.

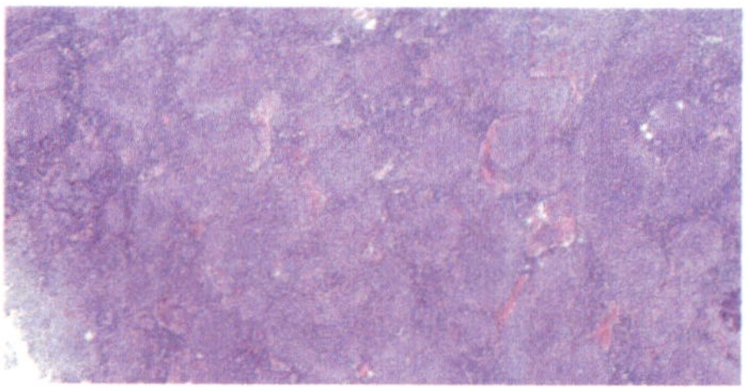

79. The patient's preferred diagnosis is

A. Reactive follicular hyperplasia of lymph nodes

B. Follicular lymphoma

C. Metastatic undifferentiated carcinoma of lymph nodes

D. Nodular sclerosis Hodgkin lymphoma

E. Diffuse large B-cell lymphoma

80. Considering immunohistochemical staining, the main molecules in the tumor cells are positive for

A. CD15, CD3, CD68, MPO　　B. CD3, CD7, CD2, CD5

C. CD3, CD4, CD20, CD79α, TdT　　D. CD10, CD19, CD20, CD22, BCL2

E. CD3, CD4, CD5, CD38, CD138

81. Which of the following microscopic lesions is usually absent in the tumor?

A. Normal lymph node structure is invisible, but replaced by tumorous follicles in similar size

B. Tumorous follicles are closely arranged, round or nearly round, similar in size, with clear boundaries

C. Tumorous follicles lack a mantle layer and do not have bright or dark poles

D. Tumorous follicles are primarily composed of centrocytes and centroblasts in varying proportions

E. The atypia of tumor cells is obvious, with mitotic figures

82. Which of the following diseases should be differentiated from this tumor?

A. Diffuse large B-cell lymphoma

B. Burkitt lymphoma

C. Metastatic undifferentiated carcinoma of lymph nodes

D. Nodular sclerosis Hodgkin lymphoma

E. Severe reactive follicular hyperplasia of lymph nodes

★(Questions 83～85 sharing the stem)

Female, 42 years old, was admitted to hospital due to a cervical polyp for 3 days. Colposcopy shows the cervical polyp with a maximum diameter of about 1 cm. Biopsy was performed, and the microscopic appearance is as shown in the figure.

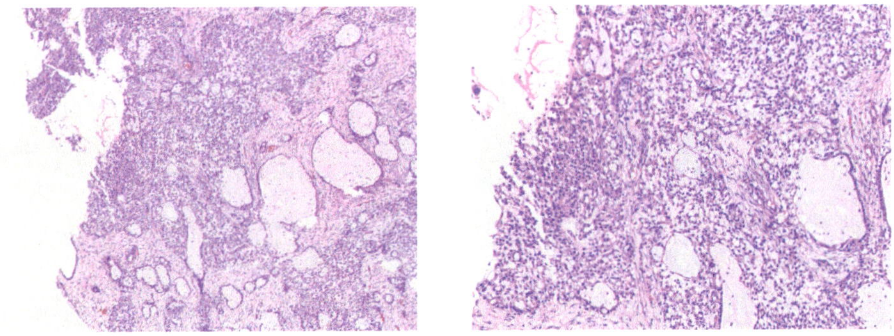

83. The patient can be diagnosed as

A. Mucinous adenocarcinoma

B. Clear cell carcinoma

C. Microglandular hyperplasia

D. Endometrial microglandular adenocarcinoma

E. Lobular endocervical glandular hyperplasia

84. In this lesion, the main inflammatory cells infiltrating the stroma are

A. Lymphocytes

B. Neutrophils

C. Eosinophils

D. Mast cells

E. Macrophages

85. Which of the following statements about the disease is incorrect?

A. Squamous metaplasia and proliferation of reserve cells beneath columnar epithelium are common

B. Signet-ring like cells are visible

C. Many mitotic figures are observed

D. Atypical cells may be present

E. Immunohistochemical staining shows negative CEA expression at the margin of glandular epithelial lumens

(Questions 86～87 sharing the stem)

Male, 40 years old, often works in water. He has had recurrent abdominal pain and diarrhea for more than 3 years, which are alleviated by rest and exacerbated by fatigue. In the past week, his symptoms have worsened. B-ultrasonography shows splenomegaly. Blood routine test: white blood cells are significantly elevated, neutrophils 75%, eosinophils 6%, and hemoglobin 105 g/L.

86. The most likely diagnosis is

A. Acute schistosomiasis
B. Chronic schistosomiasis
C. Typhoid fever
D. Amoebiasis
E. Bacterial dysentery

87. Further diagnostic tests that should be conducted are

A. Fecal examination for eggs
B. Recheck complete blood count
C. Serum Widal test
D. Abdominal CT
E. Intradermal test

Type B1 choice questions

(Questions 88～89 sharing the options)

A. Coagulative necrosis
B. Liquefactive necrosis
C. Caseous necrosis
D. Fibrinoid necrosis
E. Wet gangrene

88. Macroscopically, the fine and pale yellow areas within multiple fused tubercles belong to

89. Abscesses caused by bacteria or certain fungi, and cerebral softening induced by ischemia and hypoxia belong to

(Questions 90～91 sharing the options)

A. Acute appendicitis
B. Chronic appendicitis
C. Appendiceal carcinoid
D. Apendiceal obstruction
E. Appendiceal perforation

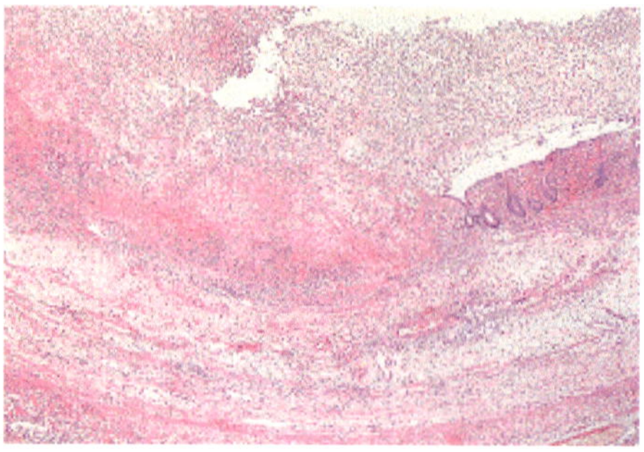

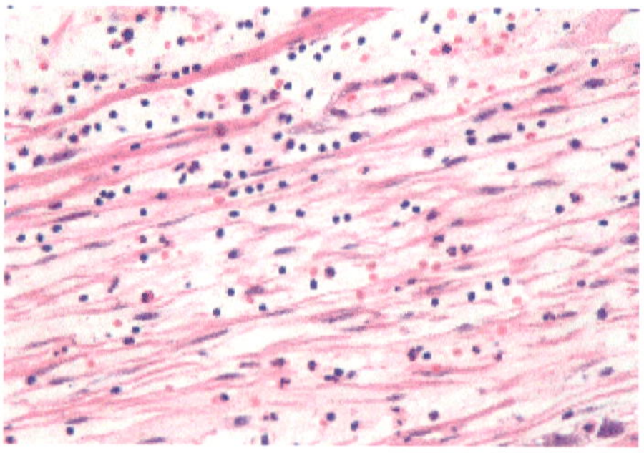

90. The histological typical image of surgically removed appendix are shown in the figures, and the most likely lesion of the appendix is

91. If the patient does not undergo surgery promptly, and the lesion continues to develop, the most likely complication is

(Questions 92～93 sharing the options)

A. The diameter of the ulcer is usually less than 2 cm, with neat edge and surrounding mucosal folds converging towards the ulcer

B. Ulcers are generally small and shallow, mostly less than 1 cm in diameter, but they are prone to perforation

C. Ulcers are large and irregular, often resembling a volcanic crater with interrupted, nodular, and thickened folds

D. The ulcer has a flask-like shape with a small opening and a wide base

E. The ulcer is ring-shaped and perpendicular to the long axis of the intestine

92. The one that matches the gross characteristics of a gastric ulcer is

93. The one that matches the macroscopic appearance of ulcer-type gastric carcinoma is

(Questions 94～97 sharing the options)

A. Big and white kidney
B. Scarred kidney
C. Big and red kidney
D. Polycystic kidney
E. Contracted kidney

94. The gross morphological appearance of acute diffuse proliferative glomerulonephritis is typically characterized by

95. The early gross appearance of membranous glomerulopathy is commonly characterized by

96. The gross appearance of chronic sclerosing glomerulonephritis is generally characterized by

97. The gross appearance of chronic pyelonephritis is featured by

(Questions 98～100 sharing the options)

A. Focal pulmonary tuberculosis
B. Infiltrative pulmonary tuberculosis
C. Caseous pneumonia
D. Pulmonary tuberculoma
E. Chronic fibro-cavitative pulmonary tuberculosis

98. The most common type of pulmonary tuberculosis in clinic is

99. The type of pulmonary tuberculosis with the worst prognosis is

100. The type referred to as opening pulmonary tuberculosis is

Answer Analyses

Type A1 choice questions

1. 【C】 The metaplasia of pseudostratified ciliated columnar epithelium covering the bronchial mucosa to squamous epithelium serves as the histological basis for further development into squamous cell carcinoma of the lung.
2. 【B】 The liver is an important organ for metabolism, and fatty changes in liver cells are usually quite common.
3. 【B】 The periodic shedding of the endometrium, with regeneration and repair by basal cells, does not belong to fibrous repair.
4. 【E】 Congestion is a condition of hyperemia caused by the obstruction of venous blood flow in an organ or tissue, leading to accumulation of blood in small veins and capillaries; it can be caused by pressure on veins, blockage of venous lumen, or heart failure. The other options are mostly characterized by arterial hyperemia.
5. 【C】 When esophageal varices at the lower end of the esophagus in the condition of liver cirrhosis, the esophagogastric veins rupture caused by increasing intravascular pressure, or rough and hard food, which belongs to hemorrhage by rhexis.
6. 【E】 Blood flow in the veins of the lower limbs is affected by gravity, and deep vein thrombosis in the lower extremities is mainly associated with slow blood flow.
7. 【C】 The local redness and heat during inflammation are mainly related to local vasodilation, congestion, increased blood flow, and tissue hypermetabolism.
8. 【E】 P-selectin, E-selectin, and L-selectin are glycoprotein receptors that mediate the rolling of leukocytes, during which adhesion is not tight; however, integrins switch from a low-affinity state to a high-affinity state under the influence of inflammatory mediators, make leukocytes firmly adhere to endothelial cells.
9. 【A】 Pseudomembranous inflammation is defined as a fibrinous inflammation occurring in the mucosa. The exudates of fibrin, neutrophils, necrotic mucosal tissue, and pathogenic microorganisms can form a grayish-white membrane on the surface of the mucosa, also known as pseudomembranous inflammation.
10. 【C】 Pathological mitotic figures are common seen in malignant tumors.
11. 【D】 Prostate carcinoma is prone to bone metastasis, stomach carcinoma and colorectal carcinoma are prone to metastasis to the liver, laryngeal carcinoma most commonly spreads to cervical lymph nodes, and dermatofibrosarcoma protuberans typically manifests as in situ recurrence.
12. 【D】 Atypia is an important morphological indicator for distinguishing benign from malignant tumors. Both cellular and structural atypia are more pronounced in malignant tumors. The growth speed of malignant tumors can also be slow. Benign tumors are mostly encapsulated. Some benign tumors may be associated with paraneoplastic syndromes, or show mitotic figures as well.
13. 【D】 Rhabdomyosarcoma is a malignant tumor, while the other options are benign tumors.
14. 【C】 Hypertensive nephropathy are affected by arteriosclerosis of the afferent glomerular arterioles and

muscular small arteries, leading to ischemic atrophy and fibrosis in involved nephrons. Nephrons in less affected areas compensate through hypertrophy and dilation, protruding towards the surface of the kidneys, resulting in primary granular contracted kidneys.

15. 【C】 The common viruses that cause viral myocarditis are Coxsackie B group 2～5 and A group 9 viruses, followed by echoviruses and adenoviruses.
16. 【C】 The lungs with emphysema become noticeably enlarged in volume, show grayish-white in color, have rounded and blunt edges, feel soft and lack elasticity, and do not readily recover from pressure indentation.
17. 【B】 The most common pathogens for viral pneumonia are influenza viruses, followed by respiratory syncytial virus, adenovirus, parainfluenza virus, cytomegalovirus, and coronavirus, among others.
18. 【B】 The presence of MAML2 rearrangement is the gold standard for diagnosing pulmonary mucoepidermoid carcinoma.
19. 【D】 Helicobacter pylori are a common pathogen in chronic gastritis.
20. 【D】 Ulcerative colitis, not only displays intestinal ulceration, but also often accompanies extraintestinal immune diseases. With recurrent episodes of ulcerative colitis, the mucosal glands may exhibit dysplasia, which carries a risk of developing colorectal carcinoma.
21. 【A】 Acute fulminant hepatitis shows massive necrosis of hepatocytes, giving the liver tissue an appearance of desolation, often resulting in a marked liver atrophy. Due to the short course and rapid progression of the disease, there is no significant proliferation of hepatocytes.
22. 【C】 The main cause of liver cirrhosis in Chinese patients is viral hepatitis.
23. 【C】 FAB classification for acute myeloid leukemia: M0 acute myeloid leukemia with minimal differentiation, M1 acute myeloid leukemia without maturation, M2 acute myeloid leukemia with maturation, M3 acute promyelocytic leukemia, M4 acute myelomonocytic leukemia, M5 acute monocytic leukemia, M6 acute erythroid leukemia, M7 acute megakaryoblastic leukemia.
24. 【E】 Minimal change nephropathy is characterized by the disappearance of foot processes of visceral epithelial cells in the glomeruli, but there is usually no immune complex deposition within the glomeruli or only minimal deposition. Its pathogenesis may be related to T-cell mediated immune reactions rather than being directly caused by immune complex deposition.
25. 【C】 Renal cell carcinoma arises from the epithelial cells of the renal tubules. Early symptoms in patients are often not obvious, and may only present as microscopic hematuria. The triad of waist pain, a renal mass, and hematuria is commonly seen in advanced-stage patients. The cut surface of the tumor is light yellow or grayish white, with focal hemorrhage, necrosis, softening, or calcification, presenting as multicolored features including intertwined red, yellow, gray, and white, among others. Renal cell carcinoma has a strong ability to metastasize via the bloodstream, often spreading to organs such as the lung, liver, bone, and brain.
26. 【E】 Bladder carcinoma is most commonly found on the side walls of the bladder and near the openings of the ureters in the trigone.
27. 【E】 LSIL refers to significant dysplasia in the lower 1/3 cells of the squamous epithelium, with visible mitotic figures, but the upper 2/3 cells of the epithelium are mature with minimal nuclear atypia. Ki67

is an important marker for assessing cell proliferation; in LSIL, there is positive nuclear expression of Ki67 in basal and parabasal layer cells of cervical squamous epithelium.

28. 【A】 Uterine leiomyomas are typically smooth, well-defined, and lack a capsule.

29. 【C】 This condition is usually caused by excess growth hormone secretion from a pituitary somatotroph adenoma. If it occurs before puberty, it is called pituitary gigantism; if it occurs after puberty, it is referred to as acromegaly.

30. 【B】 The hyperplastic nodules in nodular goiter usually have no capsule or only an incomplete one.

31. 【A】 Microscopically, papillary thyroid carcinoma has numerous papillae with a fibrovascular core. The stroma often contains concentrically laminated calcified bodies, known as psammoma bodies.

32. 【E】 Medullary thyroid carcinoma arises from parafollicular neuroendocrine cells in the thyroid gland. The tumor cells secrete large amounts of calcitonin, and amyloid deposition can be observed in the stroma; some cases are part of hereditary type 2 multiple endocrine neoplasia syndrome. The tumor shows positive staining for neuroendocrine markers and calcitonin by immunohistochemistry, but negative for thyroglobulin.

33. 【B】 Non-insulin-dependent diabetes is characterized by onset in adulthood, with a normal or mildly reduced number of islets, and insulin levels in the blood may be normal, increased, or decreased.

34. 【E】 In the gray matter, 1～2 oligodendrocytes are generally distributed around a single neuron. If a neuron is surrounded by 5 or more oligodendrocytes, it is called a satellitosis.

35. 【D】 The pathogenic bacteria of epidemic cerebrospinal meningitis enter the subarachnoid space of the meninges via the bloodstream, causing a massive infiltration of neutrophils.

36. 【D】 One characteristic of viral infections in the central nervous system is neurolysis, but the infiltrating inflammatory cells are primarily lymphocytes, monocytes, and plasma cells rather than neutrophils.

37. 【E】 The pathological changes described in options A, B, C, and D can all occur in Alzheimer disease.

38. 【D】 Meningiomas are commonly found on both sides of the superior sagittal sinus, in sphenoid ridge of olfactory groove and cerebellopontine angle.

39. 【E】 Osteoporosis is characterized by a reduced amount of bone tissue per unit volume, whereas the other options are caused by disorders in the deposition of bone matrix calcium.

40. 【B】 Osteosarcoma is a malignant mesenchymal tumor that differentiates toward osteoblasts, commonly occurring at the metaphyseal ends of long bones. The tumor cells show significant atypia, with the feature being that the tumor cells directly produce osteoid tissue or bone.

41. 【B】 95% of synovial sarcomas have a characteristic chromosomal rearrangement t(X;18)(p11;q11), which fuses the SSX gene(SSX1,SSX2,SSX4) located on the X chromosome with the SYT gene located on chromosome 18, resulting in a SYT::SSX fusion gene.

42. 【A】 Typhoid fever is an acute infectious disease caused by salmonella typhi, characterized by the systemic proliferation of monocytes and macrophages, with the most prominent lesions in the lymphoid tissue at the terminal ileum.

43. 【C】 Bacterial dysentery is usually limited to the colon and is characterized by pseudomembrane development due to large amounts of fibrin exudation.

44. 【A】 Late-stage syphilis often affects the cardiovascular system, central nervous system, and

cerebrospinal meninges.

45. 【D】 HIV has a high affinity for CD4 molecules and therefore primarily infects $CD4^+$ cells. The cells in options A, B, C, and E all express CD4 molecule.

46. 【C】 The "pus" in amoebic liver abscess is a jelly-like substance composed of liquefactive necrotic material caused by amebic trophozoites and old blood.

47. 【B】 Intestinal amoebiasis is an inflammatory disease caused by entamoeba histolytica parasitizing the colon, which leads to the intestinal wall injury. The life cycle of entamoeba histolytica generally consists of a cyst stage and a trophozoite stage. Mature four-nucleated cysts are the primary infectious agents in the transmission phase, while trophozoites are the main causative agents during the disease-causing phase. The affected areas mainly include the cecum and ascending colon, followed by the sigmoid colon and rectum. The basic pathological changes are alterative inflammation characterized by tissue dissolution and liquefaction, with a distinctive feature being the formation of flask-shaped ulcers having small openings and broad bases.

Type A2 choice questions

48. 【E】 The kidneys are solid organs, and their necrosis typically manifests as coagulative necrosis, with the nuclei of glomeruli and tubular epithelial cells disappearing but the outlines of the tissue structures still remaining.

49. 【D】 Massaging the affected limb may cause thrombi detached, leading to serious complications such as embolism. Bed rest, elevating the affected limb and anticoagulant therapy are beneficial to alleviate symptoms and prevent further thrombosis, but avoiding massage of the affected limb is most critical in preventing thrombi detachment.

50. 【E】 The lung tissue lesions in this patient are nodules(nodular lesions are usually not shown in lobar pneumonia), consisting mainly of proliferative alveolar epithelium, blood vessels, and fibrous tissue, along with chronic inflammatory cells. No exudate of large amounts of fibrin(common for lobar pneumonia), tuberculous granulomas(for pulmonary tubuerculosis), or numerous neutrophils(obvious in lobular pneumonia) are observed. There are also no atypical tumor cells(can be seen in lung carcinoma). Therefore, this presentation is consistent with an inflammatory pseudotumor.

51. 【B】 Von Hippel-Lindau syndrome, also known as VHL syndrome, is an autosomal dominant genetic disorder caused by mutations in the VHL tumor suppressor gene. Patients with VHL disease exhibit a multisystem neoplastic syndrome, including hemangioblastomas of the central nervous system, renal cell carcinoma or cysts, pancreatic tumors or cysts, pheochromocytoma, inner ear lymphatic sac tumors, and cysts in the reproductive system.

52. 【D】 Based on the clinical data and microscopic description of this case, the tumor should be diagnosed as a pheochromocytoma, with CgA positive expression being its characteristic immunohistochemical marker.

53. 【A】 Based on the patient's history and the pathological morphology of the biopsy tissue, it is consistent with the skin lesions of acute rheumatic fever. During the acute phase of rheumatism, patients may experience fever and arthralgia; some patients may develop subcutaneous nodules primarily characterized by proliferative changes, which show Aschoff bodies microscopically.

54. 【E】 Based on the gross and microscopic changes in the patient's lung tissue, the lesion is indicative of a localized suppurative inflammation with abscess cavity.
55. 【A】 The hyphae of aspergillus form characteristic acute-angled branches at 45 degrees and are associated with granulomatous inflammation.
56. 【B】 Chronic cholecystitis is often caused by repeated episodes of acute inflammation. Grossly, the gallbladder may be large, small, or normal in size, with the mucosa usually showing atrophy and infiltration by inflammatory cells consisting mainly of lymphocytes and monocytes throughout all layers of tissue, along with significant fibrosis.
57. 【B】 Considering the patient's history and the findings from the pathological biopsy, lymph node structure is destroyed with a large number of R-S cells scattered distributing in the lymph node. The primary diagnosis is Hodgkin lymphoma.
58. 【B】 The autopsy results suggest that the patient may have nephropathy associated with chronic infection or inflammation. There is obvious fibrosis with a large amount of chronic inflammatory cells infiltration in the interstitium; some renal tubules are dilated, with protein casts, which is consistent with chronic pyelonephritis. Hypertensive nephropathy typically presents as diffuse lesions, but often does not show obvious scars or deformities of the kidneys. Renal tuberculosis is featured by observing tuberculous nodules or caseous necrosis, and the lesions are usually symmetrical. Acute glomerulonephritis mainly manifests with an acute onset; the kidneys usually neither shrink in size nor develop scars and deformities. Chronic glomerulonephritis generally does not display atrophy of renal papillae and significant deformation of calyces and pelvises.
59. 【C】 After curettage to remove villous tissue, continued elevation of hCG suggests abnormal proliferation of residual trophoblastic epithelial cells.
60. 【B】 The myoepithelial cells are intact with no stromal infiltration, suggesting a non-invasive carcinoma; furthermore, extensive necrotic debris within the lumen is commonly seen in high-grade ductal carcinoma in situ.
61. 【A】 The tumor is large in size and highly invasive, consistent with undifferentiated carcinoma. Other malignant tumors of thyroid may also metastasize but generally do not exhibit such extensive invasiveness.
62. 【D】 Considering the patient's age at onset, the location and size of the tumor, local pain, and pathological findings showing that the tumor is mainly composed of activated myofibroblasts and fibroblasts with extravasated red blood cells, it is consistent with nodular fasciitis.
63. 【C】 Based on the patient's clinical history and a positive Widal test, intestinal typhoid fever is initially suspected; the presence of free gas under the diaphragm on X-ray indicates that an intestinal perforation has occurred.
64. 【B】 The figure shows a few koilocytes, indicating the presence of HPV infection in the cervical mucosa.

Type A3/A4 choice questions

65. 【B】 In multiple myeloma, the neoplastic plasma cells display intracytoplasmic eosinophilic inclusion bodies representing excessive or abnormal accumulation of immunoglobulin, which is considered as intracellular hyaline change.

66. 【E】 Amyloid substances are characteristically Congo red stain positive and exhibit birefringence as apple-green under polarized light.

67. 【D】 Multiple myeloma causes bone lesions and elevated blood calcium levels, leading to hypercalcemia, which results in the deposition of calcium in undamaged tissues throughout the body, forming metastatic calcification.

68. 【D】 Reduced lower limb movement after an injury, combined with swelling in the thigh may lead to venous compression and slow blood flow, which increases the risk for thrombosis, so the most probable complication is thrombosis.

69. 【E】 Granulomas are lesions caused by chronic inflammation and are usually unrelated to thrombosis. The other options are all consequences of thrombosis.

70. 【B】 The tumor is a malignant one associated with RB gene mutation, and the patient requires follow-up treatment after surgery. Retinoblastoma can be categorized into familial and sporadic types. Children with familial retinoblastoma are younger at diagnosis and more likely to have bilateral lesions; those with sporadic retinoblastoma have a much lower incidence and later onset than those of familial type, usually affecting one eye only. Therefore, if the parents of a child with retinoblastoma wish to have another child, they need to undergo genetic testing to prevent having another child with an RB gene mutation.

71. 【A】 See answer 70.

72. 【C】 Retinoblastoma arises from the retinal blastemal cells and the tumor cells are immature small round cells that resemble undifferentiated retinal cells, with characteristic Flexner-Wintersteiner rosettes. The majority of cases occur in infants under 3 years old, and the tumors are sensitive to radiotherapy and chemotherapy, resulting in good therapeutic effect. Retinoblastoma easily invades the optic nerve and can spread along it or through cerebrospinal fluid into the brain.

73. 【A】 Based on the patient's medical history and autopsy findings, the patient developed the disease suddenly, with severe systemic toxic symptoms, bleeding of heart valves, ulcers perforation, vegetations, and sepsis, which is consistent with mitral and aortic valve lesions caused by acute infective endocarditis.

74. 【A】 The patient's left foot lesion is mainly caused by a bacterial embolism due to the detachment of valvular vegetation, resulting in a septic infarction.

75. 【B】 The causative pathogens for acute infective endocarditis are most commonly staphylococcus aureus, with fewer cases caused by streptococcus pneumoniae, group A streptococcus, haemophilus influenzae, and gonococcus, among others.

76. 【A】 Based on the patient's medical history and imaging examinations, along with ineffective antibiotic treatment, the first consideration is an intrapulmonary malignant tumor. Furthermore, the lesion located in the lung hilum, it indicates that the patient is most likely suffering from central lung carcinoma.

77. 【C】 The microscopic morphology of the tumor tissue is consistent with well-differentiated squamous cell carcinoma. The keratinizing materials with concentric lamellar arrangements are keratin pearls or carcinoma pearls. This structure and intercellular bridges are morphological characteristics to diagnose

well-differentiated squamous cell carcinoma.

78. 【D】 Central lung carcinoma most commonly shows lymphatic metastasis, with the hilar lymph nodes being the first to be involved.

79. 【B】 The figures show that tumor cells in the lymph nodes grow in a conspicuous nodular pattern, which is consistent with follicular lymphoma.

80. 【D】 Tumor cells in follicular lymphoma express CD19, CD20, CD10, and monoclonal surface immunoglobulin. Amongst, the neoplastic cells mostly express BCL2 protein.

81. 【B】 The histological characteristics of follicular lymphoma are the disappearance of normal lymph node architecture at low magnification, with tumor cells presenting distinct nodular growth patterns. The tumorous follicles with similar morphology and indistinct borders are mainly composed of centrocytes and centroblasts in varying proportions. The centrocytes display irregular nuclei with grooves, unobvious nucleoli, and scanty cytoplasm. The centroblasts are 2～3 times larger than normal lymphocytes with round or lobulated nuclei, and the chromatin is distributed in small patches close to the nuclear membrane, with 1～3 nucleoli adjacent to the nuclear membrane. These cells are rapidly renewing and represent the proliferative components of the tumor. In most follicular lymphomas, the majority of tumor cells are centrocytes, but as the disease progresses, the number of centroblasts gradually increases.

82. 【E】 Follicular lymphoma and severe reactive follicular hyperplasia in lymph nodes can both present with enlarged lymph nodes, and microscopically, both show the proliferating follicles containing centrocytes.

83. 【C】 Cervical microglandular hyperplasia is a benign condition characterized by hyperplastic cervical glands. Microscopically, it shows complex proliferative glands surrounded by proliferating reserve cells and/or immature metaplastic squamous cells. The structure shown in the figure mainly consists of complex glandular hyperplasia without obvious dysplasia.

84. 【B】 The stroma of cervical microglandular hyperplasia often displays infiltration by neutrophils.

85. 【C】 See answer 83.

86. 【B】 The patient frequently works in water and has a high risk to contact contaminated water. He has had abdominal pain and diarrhea for 3 years; a B-ultrasongraphy shows splenomegaly, indicating a chronic change. His blood routine test shows a significant increase in leukocytes(normal or decreased leukocytes number for typhoid fever) and an elevation in eosinophils(bacillary dysentery showing an increase in neutrophils), which further supports the diagnosis of schistosomiasis.

87. 【A】 Detection of schistosome eggs is a direct evidence to diagnose schistosomiasis; serum Widal test is mainly used to diagnose typhoid fever, while intradermal testing is primarily for echinococcosis.

Type B1 choice questions

88. 【C】 Caseous necrosis areas can appear in tuberculous granulomas, macroscopically appearing as pale yellow, fine textured lesions.

89. 【B】 Liquefactive necrosis is primarily observed in abscesses caused by bacterial or certain fungal infections, and softening foci of brain tissue due to ischemia and hypoxia.

90. 【A】 The figure shows that most of the appendix mucosa has undergone degeneration, necrosis and exfoliation, forming an ulcer, with a large number of neutrophils infiltrating throughout the layers.

The lesion is characterized by alteration and neutrophils exudation, which is consistent with acute inflammation.

91. 【E】 Acute appendicitis can lead to local spread of the lesion, which may perforate through the serosa, most likely resulting in a ruptured appendix. If it progresses chronically, it may also lead to chronic appendicitis or obstruction of the appendix lumen. Appendicitis generally does not become malignant.
92. 【A】 Gastric ulcers are often located in the pyloric region, with a regular shape that is round or oval and a diameter usually less than 2 cm, being rather deep. The margins of the ulcer are neat, and the surrounding mucosal folds are radial from the ulcer. Option D describes the characteristics of intestinal ulcer with acute amoebiasis, while option E is for the ulcers with intestinal tuberculosis.
93. 【C】 Ulcerative gastric carcinoma is mainly characterized by large and irregular ulcers, often resembling a volcanic crater, with interrupted and nodular thickening of the surrounding folds.
94. 【C】 In acute diffuse proliferative glomerulonephritis, the kidneys are observed to be enlarged and congested, with a tense capsule, smooth surface, and red in color; hence it is called "big and red kidney".
95. 【A】 In the early stage of membranous glomerulopathy, both kidneys are commonly enlarged and pale in color, thus the kidney with membranous glomerulopathy is called "big and white kidney."
96. 【E】 Chronic sclerosing nephritis is commonly characterized by symmetric atrophy of both kidneys, with the surface appearing as tiny granules, hence it is referred to as granular contracted kidney.
97. 【B】 Chronic pyelonephritis commonly present that the kidney is small in size and becomes hardening with an uneven surface and irregular depressed scars.
98. 【B】 Patients with infiltrative pulmonary tuberculosis exhibit pronounced tuberculous intoxication symptoms and are considered to be commonly active pulmonary tuberculosis in clinic.
99. 【C】 Caseous pneumonia is the most dangerous and has the worst prognosis among all the types of secondary pulmonary tuberculosis.
100. 【E】 The thick-walled cavities in chronic fibrocavitary pulmonary tuberculosis communicate with the bronchi and contain large numbers of mycobacteria tuberculosis within the caseous necrotic material, making them an important infectious source of tuberculosis. Therefore, this type is also referred to as "open-type pulmonary tuberculosis."

推荐阅读

[1] 周桥. 病理学[M]. 4 版. 北京:人民卫生出版社,2023.
[2] 卞修武,李一雷. 病理学[M]. 10 版. 北京:人民卫生出版社,2024.
[3] 步宏. 临床病理科分册(国家卫生健康委员会住院医师规范化培训规划教材配套精选习题集)[M]. 北京:人民卫生出版社,2023.
[4] 李一雷,李连宏. 病理学学习指导与习题集[M]. 北京:人民卫生出版社,2018.
[5] 李懿萍,卜晓东. 基础病理形态学[M]. 南京:东南大学出版社,2023.
[6] KUMAR V, ABBAS AK, ASTER JC, et al. Robbins & Kumar Basic Pathology [M]. 11th ed. Philadelphia: Elsevier, 2023.